AF639495

Anthony William

# Heile dein Gehirn

Das Praxisprogramm

arkana

ANTHONY
WILLIAM

# HEILE DEIN GEHIRN

## Das Praxisprogramm

Hochwirksame Ernährungsstrategien und maßgeschneiderte Nährstoff-Therapien bei Angstzuständen, Depression, Long Covid, chronischer Erschöpfung, Alzheimer und Demenz

Mit Heilplänen für mehr als 300 Krankheitsbilder und über 100 Rezepten

Aus dem amerikanischen Englisch
von Jochen Lehner

arkana

Die US-amerikanische Originalausgabe erschien 2022
unter dem Titel »Medical Medium Brain Saver Protocols, Cleanses & Recipes:
For Neurological, Autoimmune & Mental Health« bei Hay House Inc., USA.

Sollte diese Publikation Links auf Webseiten Dritter enthalten,
so übernehmen wir für deren Inhalte keine Haftung,
da wir uns diese nicht zu eigen machen,
sondern lediglich auf deren Stand zum Zeitpunkt
der Erstveröffentlichung verweisen.

Die im Buch geäußerten Ansichten und Erkenntnisse sind solche des Autors und stimmen
nicht notwendigerweise in allen Fallen mit denjenigen des Verlags überein.
Autor und Verlag übernehmen keinerlei Haftung für Schäden irgendwelcher Art, die sich direkt
oder indirekt aus dem Gebrauch dieser Informationen, Tipps, Rezepte, Ratschläge oder Übungen ergeben.
Im Zweifelsfall holen Sie sich bitte ärztlichen Rat ein.

MIX
Papier | Fördert gute Waldnutzung
FSC® C011124

Penguin Random House Verlagsgruppe FSC® N001967

1. Auflage
Deutsche Erstausgabe
© 2023 Arkana, München
in der Penguin Random House Verlagsgruppe GmbH,
Neumarkter Straße 28, 81673 München
Originalausgabe Copyright © 2022 Anthony William
Originally published in 2022 by Hay House Inc. US
Lektorat: Ralf Lay
Umschlaggestaltung: ki 36 Editorial Design, München, Bettina Stickel
Umschlagmotive: © Blaubeer-Shake: © Liliya Kandrashevich/shutterstock
Rezeptfotos: © Courtesy of the author
Bildnachweis: Adobe Stock: 22/23 (Laura Pashkevich), 142/143 (Marina Vilesova),
186/187 (Vera Kuttelvaserova), 270/201 (kei907), 304/305 (adobe_Yulia),
554/555 (Adobe_tomertu)
Satz: Satzwerk Huber, Germering
Repro, Druck und Bindung: Mohn Media, Mohndruck GmbH, Gütersloh
Printed in Germany
ISBN 978-3-442-34304-1

www.arkana-verlag.de

Für die Menschen der Zukunft, auf die gesundheitliche Herausforderungen warten.

Falls Ihnen auf Ihrem Weg der Mut gesunken ist, können Sie sich nun sagen, dass Sie beim Aufschlagen dieses Buchs Ihren Zugang zur Genesung geöffnet haben. Verinnerlichen Sie diese Worte, damit sie in Ihrer Seele Wurzeln schlagen, blühen und Früchte tragen. Lassen Sie sich vom Gedanken an die vielen anderen Menschen aufmuntern, die vor Ihnen hier waren und gesund geworden sind. Sie können einer von ihnen sein. Das ist jetzt Ihre Gelegenheit.

# Inhalt

## Sechster Teil: Reha für Gehirn und Seele

# Vorwort

Anthony ist für mich so etwas wie ein Bruder von einer anderen Mutter – mit Anklängen an einen Guru und einen Schutzengel, überdies ein begnadeter Heiler. Er ist ein wahrhaft guter Mensch und toller Freund. Ich liebe ihn. Wir sind schon länger füreinander da, und Anthony ist es für mich jederzeit. Wenn Sie genau hinspüren, werden Sie sehen, dass ich nicht nur Rauch zum Geist des Mitgefühls hinaufwedle. Meine hohe Meinung von Anthony rührt daher, dass ich vielen Gurus und Heilern, echten und unechten, begegnet bin.

Wir haben in unserer Generation einen wahren Seher (und Zuhörer): das Medical Medium.

Im Jahr 1990 habe ich mein Medizinstudium in Uruguay abgeschlossen und bin nach New York gegangen, um mich auf innere Medizin und dann noch weiter auf Herz-Kreislauf-Erkrankungen zu spezialisieren. Das war ein vollkommen anderes Leben, ich hatte es nicht kommen sehen. Nach vier Jahren dieser Ausbildung war ich übergewichtig und litt am Reizdarmsyndrom sowie an starken Allergien. Noch schlimmer war aber, dass ich Depressionen hatte. Ich kam überhaupt nicht mehr zurecht.

Nach Besuchen bei einem Gastroenterologen, einem Allergologen und einem Psychiater stand ich mit Rezepten für sieben Medikamente zu drei Diagnosen da. Ich starrte diese Rezepte immer wieder an, und etwas in mir schrie: »Du musst etwas anderes finden!«

Also machte ich mich auf die Suche. Ich hielt mich in indischen Klöstern auf und begegnete den einflussreichsten Gurus unserer Zeit. Ich lernte mehr Heiler, Therapeuten, Ärzte, Heilpraktiker, Coaches, Schamanen und Hexen kennen, als ich mir merken kann. Ich fand den Weg zur Heilung meiner selbst durch Detox und die Wiederherstellung meines Darms. Ich bin ein bekannter Vertreter der funktionellen Medizin geworden und habe vier Bücher veröffentlicht. Tausende Menschen konnte ich auf ihrem Heilungsweg unterstützen, weil ich nicht nur mein eigenes Wissen mitbrachte, sondern auch auf ein Team stieß, das für den Heilungsweg so vieler Menschen all das einbrachte, was über mein Wissen hinausgeht. Ich begleite diese Menschen bei ihren Konsultationen anderer Spezialisten oder Heiler. Ich möchte das erkennen, sehen und lernen, was wirklich funktioniert. Ich habe in dieser Welt des Heilens tatsächlich ein paar Dinge gelernt.

Aber nichts erstaunt und begeistert mich mehr als das, wovon Anthony spricht, und das liegt vor allem an den Erfolgen, die damit zu erzielen sind.

Als ich Anthony vor über zehn Jahren kennenlernte, waren die Medical-Medium-Bücher noch nicht veröffentlicht. Bei der Präsentation meines ersten Buchs wurden wir einander vorgestellt. Er war mit einem gemeinsamen Freund gekommen. Der hatte mich beiseitegezogen und mir erzählt, Anthony höre eine Stimme, die ihm alles über Gesundheit und Krankheit erzähle, allgemein und ganz gezielt für bestimmte Menschen. Ich war gleich Feuer und Flamme und wollte ihn kennenlernen. In mir drehten sich die Gedanken: »Kann das sein? Ist er einfach psychotisch und sollte Psychopharmaka nehmen? Oder weiß er wirklich was?« Als wir ins Gespräch kamen, beobachtete ich Anthony kritisch und nahm nicht nur auf, was er sagte. Weitere Fragen gingen in mir um: »Lügt er uns was vor, oder sagt er die Wahrheit? Hört er wirklich eine Stimme? Woher kommt die? Teilt die Stimme ihm Sachen mit, die zutreffen? Und ist das, was sie sagt, eine echte Hilfe?«

In der ersten Minute unseres Gesprächs dachte ich, er sei schüchtern. Nach fünf Minuten wurde mir klar, dass er alles andere als schüchtern, sondern vielmehr unglaublich lebhaft und gesprächig war und ganz aus sich herausging. Er spricht offen und ehrlich und ist dabei auch noch amüsant. Und wenn von Gesundheit und Krankheit die Rede ist, wählt er seine Worte sehr genau. Er denkt sehr strukturiert. Er sprach mit tiefer Überzeugung von Krankheiten und ließ ein so tiefes Verständnis erkennen, als wäre er ein Arzt. Aber was er da mitteilte, war für mich damals wie aus einem Star Wars-Film. Das überzeugte mich. Er hört eine Stimme. Jetzt blieb nur noch die Frage zu klären, ob diese Stimme wusste, wovon sie sprach. Dazu hatte ich zwei Ansätze. Erstens konnte ich in Forschungsberichten nach Beweisen dafür suchen, dass das, was die Stimme sagte, wissenschaftlich erwiesen und medizinisch korrekt war. Und ich konnte den Ansatz anhand seiner Erfolge beurteilen. Ich verfolgte beide Strategien.

An der Forschungs- und Publikationsfront erreichte ich lange Zeit kaum etwas. Wie sich dann zeigte, war die Stimme, die Anthony hörte, sehr hoch entwickelt und vielen Publikationen voraus. Eine von Anthonys zentralen Aussagen besteht darin, dass die meisten chronischen Krankheiten und viele akute von Viren hervorgerufen werden. Manche Viren können über Jahre unauffällig bleiben und werden erst dann unangenehm, wenn die körpereigene Abwehr Schwächen zeigt. Das betrifft alte, mutierte und sogar noch unentdeckte Viren. Manche von denen, die wir schon lange kennen und die so weit verbreitet sind, dass bei Routine-Check-ups kaum nach ihnen geforscht wird. Ein Beispiel dafür ist das Herpesvirus, das immer wieder mal einen Lippenausschlag verursacht. Wir leben mit diesen Viren, und sie machen uns keine Angst. Ein Virus, von dem Anthony schon immer sagt, es sei für viele Symptome und Krankheiten verantwortlich, ist das Epstein-Barr-Virus (EBV). Fast jeder ist nach Anthonys Worten schon mit diesem Virus in Berührung gekommen, das dann entweder in seinem Ruhezustand verharrt oder geringfügige Aktivität in unseren Organen und Drüsen entfaltet, aber irgendwann auf unser Zentralnervensystem übergreift. Viele, so Anthony, bekommen das Virus als Babys von den Eltern übertragen, die es wiederum von ihren Eltern haben. Bekannt ist dagegen, dass das EBV vielfach durch Speichel übertragen wird, wenn jemand eine ansteckende Mononukleose hat. Sie wird auch »Kusskrankheit« genannt, denn durch Küsse wird sie oft übertragen.

In der Literatur fand ich hier und da erwähnt, dass Krankheiten wie Krebs in manchen Fällen mit Viren in Verbindung gebracht werden können. Als die Medical-Medium-Bücher zu erscheinen begannen, ging ein Raunen durch die Reihen der Anhänger von Autoimmun-Theorien, Viren könnten sogar Autoimmunerkrankungen auslösen. Viele Jahre nach meinem Vorwort zum ersten Medical-Medium-Buch, *Mediale Medizin*, heißt es jetzt, das Epstein-Barr-Virus sei die Ursache der Multiplen Sklerose (MS) – und genau das hatte Anthony ja schon in diesem ersten Buch gesagt. Bis ins kleinste Detail führte er uns vor Augen, wie das Epstein-Barr-Virus all die körperlichen und neurologischen Symptome herbeiführt, die wir mit MS verbinden. Die Forschungen zu diesem Thema nehmen jetzt rasch zu, und was Anthony mir vor Jahren erzählte, macht jetzt Schlagzeilen. Heute erscheinen Artikel, in denen gesagt wird, es gäbe Anhaltspunkte dafür, dass Long Covid etwas mit der Reaktivierung des EBV zu tun habe, und das hatte Anthony ebenfalls schon einige Zeit zuvor gesagt.

Das sollen nur ein paar Beispiele dafür sein, dass er seine Informationen aus einer Quelle bezieht, die weiß, wovon sie spricht, und den wissenschaftlichen Beweisen um Jahrzehnte voraus ist. Als Vertreter der funktionellen Medizin und als Kardiologe habe ich Patienten mit allen möglichen chronischen Krankheiten. Bei den meisten dieser Patienten wende ich auf diese oder jene Weise Anthonys Lehren an. Ich bin dadurch ein besserer Arzt geworden. Ich kann heute Menschen helfen, bei denen das früher nicht möglich war.

Deswegen war ich sehr froh, Anthonys neueste Bücher lesen zu können, *Heile Dein Gehirn. Das Basisbuch* und *Heile Dein Gehirn. Das Praxisprogramm.* Das Gehirn ist das Organ, das wir noch am wenigsten kennen, das aber besonders wichtig für unser Leben ist. Wir können Menschen mit transplantierten Herzen, Nieren, Lungen und anderen Organen am Leben erhalten, aber wenn jemand als hirntot gilt, lautet die Empfehlung, die Maschinen abzuschalten.

Ich wünsche auch Ihnen, dass Sie diese Bücher so bald wie möglich lesen, damit Sie für sich selbst die Heilungsansätze entdecken können, nach denen Sie gesucht haben.

*In Liebe und Hochachtung*
*Alejandro Junger*
Autor der *New York Times*-Bestseller *Clean: Reinigen, restaurieren, regenerieren* sowie *Clean Eating: Natürlich und gesund genießen* und *Clean Darm: Das revolutionäre Darmsanierungsprogramm nach CLEAN-Prinzipien*

Selbst wenn Sie nicht daran glauben sollten, dass Ihre Gesundheitsmaßnahmen Sie heilen werden – Sie können trotzdem gesund werden, wenn Sie Ihrem Körper geben, was er braucht, und alles weglassen, womit er nichts anfangen kann, wenn Sie wissen, weshalb Sie krank geworden sind und was Sie unternehmen können, um wieder auf die Beine zu kommen. Das sind die Schritte, mit denen Sie gesund werden können, auch wenn Sie nicht glauben, dass es je dazu kommen wird.

# Vorbemerkung des Autors: Wie aus diesem Buch zwei wurden

»Anthony, das Buch wird deutlich über tausend Seiten haben. Das kann man so nicht drucken. Das wird zu dick.« Diesen Anruf bekam ich eine Woche nach der Ablieferung des Manuskripts von meinem Verlag.

Ich kann nicht einmal sagen, dass es mich überraschte. Im Laufe der Monate und dann Jahre, die ich an meinem »Gehirnbuch« schrieb, hatte ich ja selbst verfolgen können, wie der Blätterstapel auf meinem Schreibtisch höher und höher wurde. Alle, die wussten, woran ich arbeitete, fragten immer wieder: »Meinst du nicht, dass du jetzt allmählich mal zum Abschluss kommen solltest?«

»Die Leute brauchen echte Lösungen«, sagte ich dann immer und schrieb weiter.

Es war nicht mein Plan gewesen, ein so umfangreiches Buch zu schreiben, und mir war auch klar, dass es eines Tages fertig werden musste, wenn sein Inhalt die Menschen überhaupt erreichen sollte. Aber ich stieß einfach auf immer mehr Material. Die Welt änderte sich zunehmend schneller, die Menschen wurden immer kränker, und der Geist des Mitgefühls erinnerte mich immer wieder an alles, was im Laufe der nächsten fünf bis zehn Jahre und darüber hinaus zu erwarten war.

Oft schob ich Zwanzig-Stunden-Schichten, manchmal waren es dann noch zwei Stunden mehr, weil ich so viele Informationen vom Geist bekam. Immer wieder mal schlief ich bei eingeschaltetem Licht in meinem Büro auf dem Boden ein, um Stunden später aufzuwachen und weiterschreiben zu können.

Wenn Sie meine Arbeit ein bisschen kennen, wissen Sie, dass ich glaube, man müsse so gut wie eben möglich für sich selbst sorgen. Ich bin immer dafür, dass die Leute sich gut ernähren, ausreichend schlafen, in die Sonne gehen und Spaziergänge machen, sooft sie eben können. Aber bei mir selbst versäume ich da einiges, wenn ich dem Geist lausche und das tue, was Gott für mich im Sinn hat. Anderen gegenüber äußerte ich öfter mal, das Leben sei so schnell vorbei, und wenn ich einmal verschwinden sollte, dann habe es daran gelegen, dass ich die Kerze an beiden Enden brennen lassen musste, weil es Kräfte der Finsternis gab, die dieses Licht ersticken wollten, damit die Weissagungen des Geistes die Welt nicht erreichten.

Oftmals witzelte ich, durch das ewige Herumrutschen auf meinem Bürostuhl werde irgendwann ein Loch im Bezug entstehen. Das ist inzwischen weitgehend Realität geworden. Der Polsterbezug ist sehr fadenscheinig, und ich werde das Möbelstück wohl jetzt entsorgen müssen.

Wenn ich Informationen vom Geist des Mitgefühls erhalte, entsteht eine Art White-out, ein blendender Dunst, eine Art Schneeblindheit. Ich fühle mich dann von einer Energiequelle umgeben, und es fühlt sich an, als wäre ich anderswo, wobei ich zugleich weiß, dass ich immer noch am gleichen Platz bin, voll bewusst im Augenblick. In jener weißen Wolke war ich meistens auch beim Schreiben dieses Buches. Der Geist möchte einfach, dass ich nicht nur all das vor mir sehe, wofür seine Worte stehen, sondern auch nachempfinde, was die Menschen bei ihren Leiden fühlen. Die weiße Wolke soll mich zeitweilig von meinem persönlichen Leben und seinen Pflichten und Erfahrungen ablösen, damit ich nur für diese Informationen und für die Leiden anderer da bin. Ich empfange also nicht nur Wissen und schreibe es nieder, sondern ich empfange den gesamten Erfahrungsgehalt dessen, was andere bei ihren gesundheitlichen Kämpfen durchzustehen haben.

Das Ganze ist eine wahre Achterbahnfahrt der Traurigkeit und Freude – Traurigkeit über das, was die Menschen zu ertragen haben, und Freude, dass ich ihnen hier vielleicht Chancen für die Überwindung ihrer Krankheit eröffne. Wenn ich die Informationen einmal erhalten habe und mich mit ihnen befasse, muss ich die vom Geist vermittelten Inhalte wie jeder andere studieren und mir erarbeiten.

Mit jedem weiteren Jahr, in dem ich zusammen mit dem Geist des Mitgefühls an immer weiteren Büchern arbeite, fällt mir auf, dass seine Stimme stets die gleiche bleibt, während ich mich ändere. Diese Veränderung hat damit zu tun, dass ich ständig die inzwischen acht Milliarden Menschen auf diesem Planeten vor Augen habe, die irgendwann krank werden und wohl nicht alle auf das stoßen, was der Geist durch mich in die Welt bringt. Das macht mir diesen Weg manchmal ziemlich beschwerlich: zu wissen, dass viele auf die lebendigen Worte dieses Heilwissens stoßen werden, aber viele andere eben auch nicht. Als Kind habe ich immer gedacht, dass doch sicher jeder die Weisheit aus einer höheren Quelle wahrnehmen wird, wenn er mit Gesundheitsproblemen zu kämpfen hat. Inzwischen weiß mein älteres Ich, dass dies nicht unbedingt so sein muss, und hält meinem jüngeren Ich vor, es sei wohl etwas zu optimistisch gewesen, als es so unerschütterlich daran glaubte, jeder könne dieses Heilwissen für sich entdecken. Diese schmerzliche Erkenntnis verändert mich und lässt mich dem Geist allerlei Warum-Fragen stellen. Ich muss immer wieder nachfragen, während ich die Worte entgegennehme und Bücher schreibe, die davon handeln, wie schwer das Leben für uns alle ist.

Beim Schreiben hatte ich außerdem Gelegenheit, mich ganz direkt mit den Beschwerden anderer zu identifizieren. Wenn ich mich aufraffen musste, um zwischendrin mal zu duschen, mir das Gesicht zu waschen, die Zähne zu putzen oder mich frisch einzukleiden, musste ich an all das denken, was chronisch Kranke durchzustehen haben, um solche alltäglichen Vorgänge zu bewältigen, die für Gesunde ganz selbstverständlich sind. Meine eingeschränkte Bewegungsfreiheit hatte ja nur damit zu tun, dass ich eine Mission ausführen sollte. Für Menschen, die Schmerzen leiden oder durch Symptome unbeweglich geworden sind, können solche alltäglichen Verrichtungen wie Berge sein, die sie besteigen müssen. Deshalb habe ich immer Verständnis, wenn jemand im Verlauf des Heilungsprozesses nur beschränkt für sich sorgen kann.

Auch mit chronisch Kranken konnte ich mich identifizieren, weil mich das Schreiben dieses Buchs zwangsläufig ein wenig von den wichtigen Menschen in meinem Leben entfernte und ich Zeit opferte, die ich sonst mit meinen Lieben verbracht hätte. Normalerweise verfolge ich den Lauf der Jahreszeiten sehr genau. Im Frühling freue ich mich, wenn die Frösche zu hören sind. Zu gern lausche ich auch dem Wind. Ich sehe zu, wie sich die Blätter verfärben und dann auch das Gras. Ich erinnere mich nicht, beim Schreiben auch dieses Buches irgendetwas davon mitbekommen zu haben. Nein, ich will mich nicht beklagen, das sind wirklich kleine Opfer. Chronisch Kranke müssen da sehr viel mehr auf sich nehmen, müssen auf mehr verzichten. Ich habe sie immer im Sinn, wenn ich Stunde für Stunde die Lehren aus höherer Quelle niederschreibe, mit denen andere geheilt werden können. Die Freude kommt später, wenn jemand eines dieser Bücher in der Hand hält und dabei ist, sich aus der Asche zu erheben.

Jetzt aber zurück zu der Frage, weshalb *Heile dein Gehirn* ein zweibändiges Werk geworden ist. Der Geist des Mitgefühls liefert immer weiter, und ich könnte pausenlos schreiben. Ich bin es, der dann sagen muss: Ich kann nicht mehr. Irgendwann muss ich mich geschlagen geben, damit die Information zu denen kommt, die sie benötigen. Ich hatte mir gewünscht, alles zu diesem Thema in einem einzigen Buch unterbringen zu können, damit alles Wichtige dazu an ein und demselben Ort versammelt war. Als ich vom Verlag gesagt bekam, wie dick dieses Buch werden würde, musste ich der Tatsache ins Auge schauen, dass niemand ein kiloschweres Buch halten möchte – und ganz bestimmt nicht jemand mit neurologischen Beschwerden.

Ich überlegte noch hin und her, ob ich irgendetwas weglassen konnte, aber es war klar, das Heilwissen und die Anwendungsempfehlungen mussten bleiben. Was war zum Beispiel mit dem Teil, in dem ich erklärte, dass Erkenntnisse der Medialen Medizin die nicht zitierte Quelle vieler neuer medizinischer Forschungsergebnisse zu den chronischen Krankheiten sind, zum Beispiel der, dass das Epstein-Barr-Virus Multiple Sklerose verursachen kann. Ich sprach mit dem Geist des Mitgefühls darüber, und die Entscheidung war klar: Den Lesern vor Augen zu führen, dass beispielsweise bestimmte Erkenntnisse zu Long Covid vom Medical-Medium-Heilwissen abgeleitet sind, sei in sich selbst eine heilsam wirkende Antwort. Wenn den Lesern klar wird, dass Informationen, die da draußen zirkulieren, von Medical-Medium-Lehren abgeleitet sind, haben sie die Möglichkeit, sich anhand der Medical-Medium-Bücher das Gesamtbild vor Augen zu führen und natürlich in erster Linie das Gesamtbild der verfügbaren Heilungsmöglichkeiten.

Ich dachte trotzdem weiter darüber nach, wie das Buch schlanker gemacht werden könnte. Manches darin Mitgeteilte würde zu Kontroversen führen, war es das wert? Na ja, wenn man publik macht, weshalb chronisch Kranke chronisch krank sind, führt das zwangsläufig zu Kontroversen. Ich habe da noch nie ein Blatt vor den Mund genommen. Alles in allem wurden die chronisch Kranken einfach nicht beachtet. Da verläuft die Kontroverse dann untergründig und tritt erst zutage, wenn sich jemand nachdrücklich für sie einsetzt und aufzeigt, weshalb sie leiden. Das Dunkel des Nichtwissens lebt davon, dass Menschen mit Symptomen einfach ratlos stehen gelassen werden und keine Ahnung haben, weshalb es ihnen so schlecht geht. Es lebt davon, dass sie untaugliche Mittel anzuwenden versuchen und ihr Weg dadurch immer schwieriger wird. Kurzum, all das musste im Buch bleiben.

Es war mit anderen Worten jetzt an der Zeit, den Vorschlag des Verlags aufzugreifen und »das Gehirnbuch« in zwei Bände aufzuteilen, nämlich in ein Basisbuch und ein Praxisprogramm. Wir überlegten uns die Einzelheiten: Beide Bücher sollten zum gleichen Zeitpunkt erscheinen, damit die Leser die Gesamtheit der verfügbaren Information auf einmal vorliegen hatten. Beide Bücher würden auch alle wichtigen Heilmittel und Anwendungen bieten – Schwermetall-Detox, Gehirn-Shot-Therapie sowie Reinigungskuren –, die auf den persönlichen Bedarf zugeschnitten werden können. Wenn also jemand nur eines der beiden Bücher zur Hand hätte, würde ihm trotzdem keine der wichtigen Ressourcen fehlen.

Mehr über die Inhalte dieses Buchs finden Sie im folgenden Abschnitt »Was Sie in diesem Buch erwartet«. Beide Bände sind wie gesagt so angelegt, dass sie für sich allein stehen können, und wirklich randvoll mit Informationen, die Sie sofort anwenden können. Der Entstehungsgeschichte dieses zweibändigen Werks können Sie entnehmen, dass Sie am besten geschützt sein werden, wenn Sie beide lesen. Falls ich etwas zum Umgang mit den beiden Bänden sagen sollte, wäre es dies: Die Informationen sind so erschöpfend und so systematisch und vorausschauend platziert, dass Sie nach dem Abschluss der Lektüre durchaus von einem zweiten Durchgang profitieren können, denn so bekommen die Seele und das physische Gehirn die Chance, alles hier Gebotene aufzunehmen und abzuspeichern. Lassen Sie sich Zeit, und wenn Sie so weit sind, lesen Sie beide Bände noch einmal ganz durch. Durchaus möglich, dass Sie bei jedem weiteren Durchgang wieder auf wichtige Informationen und Erkenntnisse stoßen, die Ihnen zuvor nicht aufgefallen sind.

*Meinen Segen haben Sie.*
*Anthony William, Medical Medium*

Der Geist des Mitgefühls hat mir in all den Jahren, in denen wir so vielen Menschen helfen konnten, immer wieder gesagt, der Kampf sei mit der Kenntnis der wahren Ursachen unserer Krankheiten schon zur Hälfte gewonnen. Zu wissen, was dann zu tun oder einzunehmen sei und wie die Instrumente der Heilung gehandhabt werden müssen, das sei die andere Hälfte.

# Was Sie in diesem Buch erwartet

Mithilfe dieses Buchs können Sie sich einen persönlichen Heilplan zusammenstellen, der Sie gesundheitlich so weit bringt, wie es für Sie nötig ist. Alle Mittel und Instrumente stehen zu Ihrer Verfügung, ob es Ihnen mehr um psychische oder um körperliche Gesundheit geht, ob Sie chronische Symptome lindern oder schlimmeren Diagnosen vorbeugen möchten, ob Ihnen große Veränderungen vorschweben oder Sie eher kleine Schritte tun möchten.

Sie finden hier keine Heilpläne mit Einheitsgröße, denn jeder Mensch hat sein ganz eigenes Spektrum aus Belastungen mit Giftstoffen, Krankheitserregern und emotionalen Erfahrungen. Keine zwei Menschen sind in genau der gleichen gesundheitlichen Situation. Deshalb können Sie sich aus dem hier mitgeteilten Heilwissen einen maßgeschneiderten Heilplan machen, der Ihnen optimale Genesungschancen bietet. Ich sagte schon immer, dass es keinen für alle gültigen Medical-Medium-Heilplan gibt. Es existieren unzählig viele Pläne, weil sich alles auf Ihre ganz eigenen Bedürfnisse zuschneiden lässt. Das hat noch nie so umfassend zugetroffen wie in diesem Buch, welches Ihnen Kapitel für Kapitel immer weitere Optionen für Ihre Gesundung erschließt. Sie können ein paar dieser Möglichkeiten erkunden oder ganz eintauchen und mit allen arbeiten, ganz wie Sie möchten. Die Heilung sorgt für sich selbst, wenn sie einmal Fahrt aufgenommen hat.

Der erste Teil wird mit einem Kapitel eröffnet, in dem es darum geht, wie Sie Ihr eigener Gesundheitsdetektiv werden können, um die Patzer zu vermeiden, zu denen es nur allzu leicht kommt, wenn man seine Gesundheit wiederherzustellen versucht. Im anschließenden Kapitel geht es um »goldene Nahrungsergänzungsregeln«, eine Art Guide durch die Listen von Nahrungsergänzungsmitteln mit ihren Dosierungen, die Sie in Kapitel 4 finden. Davor erfahren Sie noch in Kapitel 3 alles über Medical-Medium-Stoßtherapien für die schnelle Linderung Ihrer Beschwerden. Mit zahlreichen besprochenen Symptomen und Beschwerden ist dieser erste Teil eine Art Nachschlagewerk für Sie und Ihre Familie, auf das Sie immer wieder zurückgreifen können, wenn das Leben Sie vor neue Herausforderungen stellt.

Im zweiten Teil des Buchs betrachten wir sehr eingehend all die Nahrungsmittel, Nahrungsergänzungen und Zusatzstoffe, die der Gesundheit unseres Gehirns und Nervensystems nicht dienlich sind, sondern sie eher noch untergraben. Wenn Sie die Verwendung dieser Produkte einschränken oder ganz auf sie verzichten, kann das schon eine durchgreifende Heilwirkung entfalten. Es geht hier jedoch nicht um die Verurteilung von »Trostfutter«, es geht nicht darum, Sie wegen Ihrer Nahrungsvorlieben zu beschämen. Wir wollen vielmehr das finden, was Ihnen wirklich guttut. Sie haben die Freiheit, Ihre Wahl im Wissen um das zu treffen, was Ihrer Gesundheit dient und was nicht.

Mit der im dritten Teil beschriebenen Gehirn-Shot-Therapie können Sie sich zwischendurch jederzeit Erleichterung verschaffen, während Sie mit der tiefen Aufarbeitung Ihrer gesundheitlichen Probleme beschäftigt sind. Mit den hier vorgestellten Rezepten können Sie sich aus gezielt für Ihre Bedürfnisse ausgewählten Zutaten im Handumdrehen wunderbare Heil-Elixiere zubereiten. Wählen Sie unter dreißig verschiedenen Gehirn-Shots aus drei Gruppen für alle Lebenslagen: »Bei Kontamination«, »Umstimmend« und »Stabilisierend«. Dieses vollkommen neue Medical-Medium-Tool kann als flexible eigenständige Therapieform eingesetzt werden, oder Sie versuchen es mit einer der vorgestellten Reinigungskuren mit der Gehirn-Shot-Therapie.

Im vierten Teil stoßen wir zuerst auf ein klassisches Medical-Medium-Heilmittel, das für Menschen überall auf der Welt zu einer unverzichtbaren und lebensverändernden Gesundheitspraxis geworden ist, den Schwermetall-Detox-Smoothie. Hier wird nicht nur erläutert, weshalb dieses Rezept so viel für die Gesundheit des Gehirns bewirken kann und weshalb wir es so sehr benötigen, sondern wir stellen auch neue Heilmittel vor, die von jetzt an zum festen Bestand der Medialen Medizin gehören: den erweiterten Schwermetall-Detox-Smoothie sowie den neuen Giftzieher-Smoothie mitsamt seiner erweiterten Form, die zusammen mit dem ursprünglichen Schwermetall-Detox-Smoothie eine noch effizientere Entgiftung des Gehirns bewirken. Um den größtmöglichen Nutzeffekt zu erzielen, können Sie alle Schwermetall-Detox-Reinigungskuren auf Ihre individuellen Bedürfnisse zuschneiden.

Im fünften Teil werden Ihnen über hundert köstliche Rezepte vorgestellt, die Ihnen Antwort auf die Frage geben, was Ihr Gehirn wirklich nährt. Schnelle und einfache Gerichte gibt es hier ebenso wie Publikumslieblinge, und Sie erhalten Wahlmöglichkeiten in Hülle und Fülle – sehr nützlich in einer Welt, in der es schier unmöglich zu sein scheint zu ermitteln, was gesunde Ernährung wirklich ist. Das alles ist reichhaltig bebildert und macht es der ganzen Familie leicht, sich etwas Köstliches für die Haupt- und Zwischenmahlzeiten des Tages herauszusuchen.

Der abschließende sechste Teil ist als eine Art Zuflucht für Sie gedacht, die Sie immer wieder aufsuchen können. Das Leben verlangt uns einiges ab. Wenn man sich mit hartnäckigen Symptomen herumgeschlagen und keine Lösung gefunden hat, wenn man Angehörige hat leiden sehen oder selbst seelische Verletzungen erlitt, sinkt einem schnell der Mut, und man glaubt schließlich kaum noch, dass man sich je wieder wohlfühlen wird. Hier geht es vor allem darum, wie Sie Ihr Nervenkostüm stärken und sich um seelische Belange kümmern können. Dazu dienen die Heilmeditationen und weiteren Techniken, die Sie befähigen sollen, die in diesem Buch dargestellten Symptome und Beschwerden zu überwinden. Sie haben diese Leiden nicht selbst über sich gebracht, Sie sind nicht schuld daran. Mit diesen neuen Erkenntnissen und Praktiken rückt Ihr wahres Ich wieder in greifbare Nähe.

Falls Sie übrigens noch mehr über die Ursache Ihrer Symptome und Beschwerden wissen möchten, finden Sie dazu in *Heile dein Gehirn. Das Basisbuch* sehr detaillierte Erläuterungen. Was bedeutet es zum Beispiel, ein elektrostatisches oder ein Legierungsgehirn zu haben, ein virales, ein emotionales Gehirn oder entzündete Hirnnerven, ein ausgebranntes Gehirn, ein Mangelgehirn, ein Suchtgehirn, ein saures Gehirn? Sehen Sie sich die Erläuterungen zu zahlreichen Symptomen und Gesundheitsstörungen an und dazu beispielsweise die Spezialkapitel zu den Themen »Angst«, »Depression«, »Essstörungen«, »Zwangsstörungen«, »Bipolare Störung«, »Alzheimer und Demenz«. Hier können Sie auch herausfinden, wie Sie die Kontamination mit Giften und anderen Dingen im Alltag vermindern können, wie Sie sich bei Blutabnahmen schützen, wie Sie die Falle des Prinzips »Alles in Maßen« umgehen und wie Sie unterscheiden können, was wirklich Gehirnnahrung ist und was nicht.

Ob Sie beide Bände dieses Buchs zusammen verwenden oder nur den Teil, den Sie jetzt in Händen halten, betrachten Sie es als ein Nachschlagewerk, das Ihnen ein Leben lang dienen soll. Halten Sie es in der Küche oder auf dem Nachtschränkchen griffbereit, bewahren Sie es irgendwo auf, wo Sie es immer schnell zur Hand haben, um sich diese lebendigen Worte zu Gemüte führen zu können. Wenn Sie mit einer Heilanwendung vertraut geworden sind, die Ihnen besonders liegt, können Sie Ihren Gesichtskreis erweitern und andere Instrumente erproben. Unsere Bedürfnisse ändern sich mit der Zeit. Heilmittel, die jetzt noch nicht angezeigt erscheinen, werden vielleicht in der Zukunft ganz wichtig. Die Selbstheilungskräfte unseres Gehirns gehen weit über das hinaus, was die Medizin bisher erfasst hat. Halten Sie sich an dieses Wissen, und Sie können ein Leuchtfeuer für andere werden, die auf der Suche nach Lösungen sind.

Das Medical-Medium-Heilwissen schert nicht alle über einen Kamm, sondern Sie können das, was für Sie und Ihre Beschwerden richtig ist, auf Ihre persönlichen Bedürfnisse abstimmen und Ihre Genesung so weit voranbringen, wie es nötig ist. Der Individualisierung sind keine Grenzen gesetzt. Wenn man Symptome hat, die einfach nicht weichen wollen, wird es ganz wichtig, ins Detail zu gehen. Wer chronisch krank ist, braucht differenzierte Kenntnisse. Wenn man gesund werden möchte, zählen die kleinen Einzelheiten.

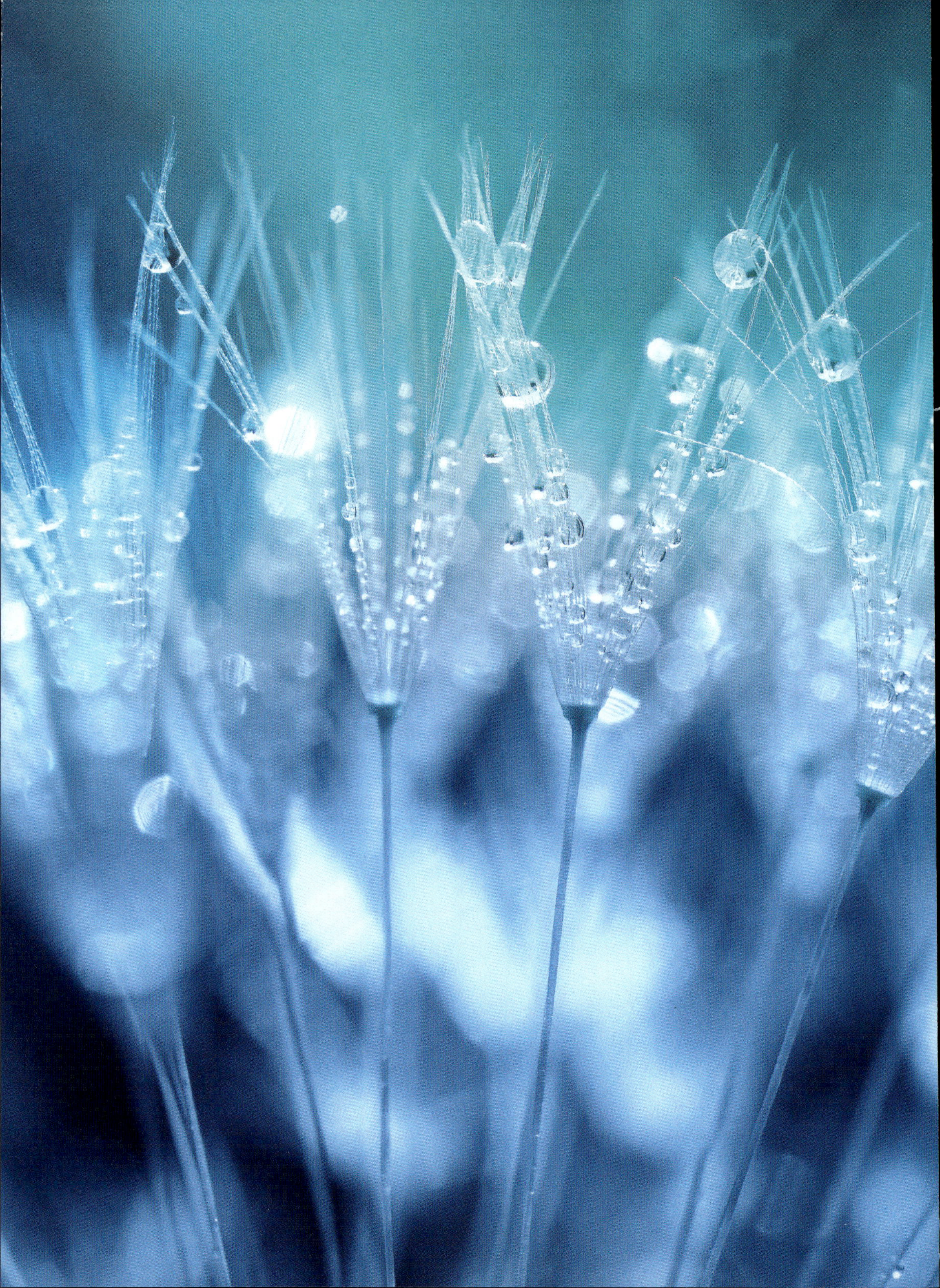

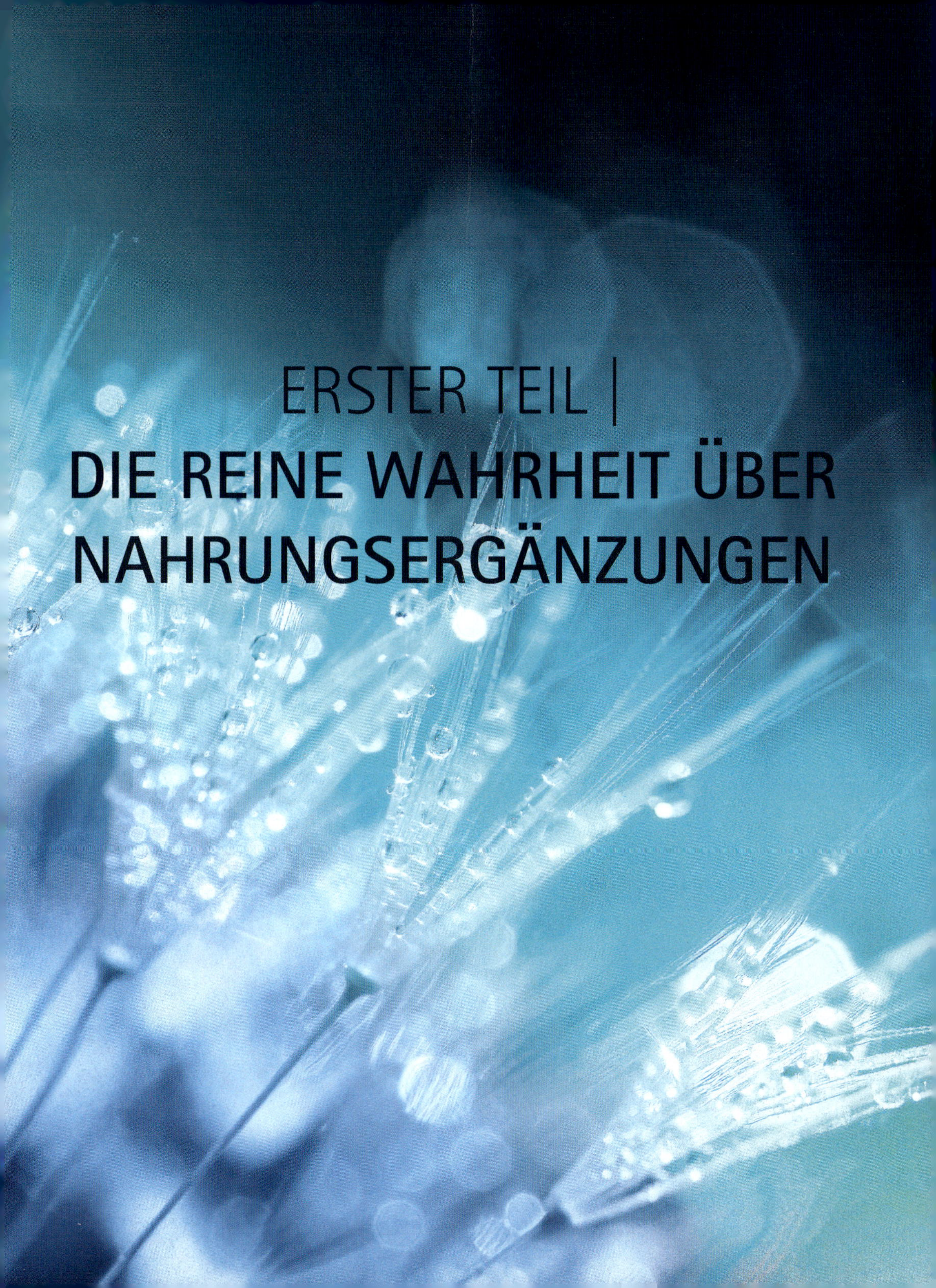

# ERSTER TEIL | DIE REINE WAHRHEIT ÜBER NAHRUNGSERGÄNZUNGEN

Manche sind immer wieder den gleichen Erregern ausgesetzt und können nicht viel dagegen tun, oder es handelt sich um neue Erreger, von denen sie gar nichts wissen. Angenommen, Sie hätten sich durch eine Beziehung ein Virus eingefangen. Das geschieht ja ständig. Es ist dann nicht ungewöhnlich, dass man diesen Erreger mit Medical-Medium-Heilmaßnahmen wieder loswird und sich ganz obenauf fühlt, dann aber in einer neuen Beziehung wieder andere Viren oder Bakterien (wenn nicht etliche Stämme) übertragen werden und der ganze Gehirnnebel und die Fatigue wieder losgehen, sodass man schon meint, es sei alles umsonst gewesen – während es in Wirklichkeit so ist, dass Ihnen die gleichen Kenntnisse und Heilmaßnahmen auch jetzt wieder helfen werden.

## Kapitel 1

# Der Heilungsprozess

Jeder Mensch ist anders. Aber nicht in jeder Hinsicht. Seelisch sind wir verschieden, doch unsere Körper sind so angelegt, dass sie alle ungefähr gleich funktionieren. Wir essen und trinken, wir scheiden über Nieren und Darm aus. Unser Herz schlägt, das Blut zirkuliert. Wir gehen mit unseren Füßen und sehen mit den Augen. Wir hören mit den Ohren, und der Bauch verdaut – so soll es sein. Bis es eben nicht mehr so geht, weil irgendetwas dazwischenkommt. Auf einmal können wir nicht mehr gehen. Oder sprechen, hören, sehen. Oder das Blut verklumpt, und das Herz schlägt nicht mehr richtig. Alle möglichen inneren Probleme unseres Körpers erzeugen unbegrenzt viele Unterschiede: Verletzungen, eine Belastung mit Krankheitskeimen, Stressursachen, Metalle, Traumata, Beziehungen, Umweltbedingungen, mangelnder materieller und personeller Rückhalt, pharmazeutische Stoffe, Erlebnisse, Mangelzustände, Anzahl der Blutabnahmen, der durchgemachten Erkältungen und mitgebrachte Belastungen – all das macht uns so unterschiedlich, und von diesen Unterschieden hängt es ab, wie unsere Genesung verläuft und wie lange sie dauert.

Da Sie dieses Buch zur Hand genommen haben, kann man wohl davon ausgehen, dass Sie unter gesundheitlichen Problemen leiden. Diese Probleme sind vielleicht eine Art Konstante in Ihrem Leben, während die Genesung eher unsicher ist. Möglicherweise liegt bei Ihnen etwas Ernstes vor oder etwas, was Ihr Leben zumindest beeinträchtigt. In *Heile dein Gehirn. Das Basisbuch* können Sie sich ansehen, wie Sie überhaupt krank geworden sind und was in Ihrem Körper los ist, das Ihre Genesung unterbindet. In beiden Büchern können Sie auch nachlesen, was Sie meiden und was Sie tun beziehungsweise anwenden sollten, um Ihr Leben wieder ins richtige Fahrwasser zu lenken.

Die Dauer der Genesung hängt von so vielen individuellen Faktoren ab, dass man kaum mit Übereinstimmungen rechnen darf. Wenn Sie mit dem, was Sie in diesen Büchern vorfinden, nur ein bisschen herumspielen möchten, darf das so sein. Dann trinken Sie vielleicht einen halben Liter Selleriesaft, nehmen etwas hochwertiges Vitamin $B_{12}$ ein und meiden Gluten. Das meine ich mit herumspielen. Auch das bewegt schon einiges, liegt aber noch auf der Ebene des Ausprobierens. Ein anderer Mensch, der sich mit schwierigen Symptomen und Beschwerden herumschlägt, braucht vielleicht einen ganzen Liter Selleriesaft, den Schwermetall-Detox-Smoothie, einen vollständigen Nahrungsergänzungsmittelplan, eine Monodiät-Reinigungskur, und er muss darüber hinaus Eier, Milcherzeugnisse und Essig meiden. Für einen Dritten, der ernsthaft krank ist, sieht auch das vielleicht noch wie ein Experimentieren aus, da er noch weitere Medical-Medium-Heilmaßnahmen ergreifen muss. Dennoch, wenn Sie auch nur eine einzelne der Empfehlungen befolgen können, ist das bereits ein Fortschritt. Ihr Körper wird es entgegennehmen wie Licht vom Himmel.

Genesung ist nicht einfach das passive Warten auf Besserung und Heilung. Sie besteht vielmehr aus den Schritten, die Sie unternehmen, damit Ihr Körper gesund werden kann. Genesung ist etwas Aktives, zu dem Sie Ihren Willen einsetzen und sich die erforderlichen Kenntnisse aneignen, um Ihrem Körper das an Heilmaßnahmen zukommen zu lassen, was er neben seiner Selbstheilungskraft braucht, um gesund zu werden.

Der Verlauf Ihrer Genesung ist auch dadurch bestimmt, was Sie früher schon unternommen haben. Die Mutmaßungen, welche die Gesundheitsszene so anzubieten hat, können die Genesung ganz schön zurückwerfen. Doch das ist dann jetzt eben so, denn Sie gehen ja nun in die andere Richtung. Sie lassen alles früher einmal Ausprobierte hinter sich.

Selbst wenn Sie nicht daran glauben sollten, dass Ihre Gesundheitsmaßnahmen Sie heilen werden – Sie können trotzdem gesund werden, wenn Sie Ihrem Körper geben, was er braucht, und alles weglassen, womit er nichts anfangen kann, wenn Sie wissen, weshalb Sie krank geworden sind und was Sie unternehmen können, um wieder auf die Beine zu kommen. Das sind die Schritte, mit denen Sie gesund werden können, auch wenn Sie nicht glauben, dass es je dazu kommen wird. Indem die Leute sich auf ihren Heilungsweg machen, aber nicht die richtigen Instrumente einsetzen und nicht wissen, weshalb sie überhaupt krank geworden sind, verlieren sie den Glauben, den sie einmal hatten, er erschöpft sich. Nachdem Sie alles versucht haben, auf Ihrer Suche nach Heilung im Laufe der Monate und Jahre so viel durchgestanden haben und dann nach zahlreichen Fehlversuchen und Irreführungen mit geschwundenem oder nicht mehr vorhandenem Zutrauen hier landen, können Sie trotzdem noch gesund werden. Ihr Vertrauen kommt dann schon wieder, wenn Sie Erfolge erleben und Licht am Horizont sehen.

Sofern Sie ein zielstrebiger Mensch sind, sollten Sie zwei Vorhaben anpeilen: sich konkrete Schritte vorzunehmen, beispielsweise eine Reinigungskur durchzuführen oder geeignete Nahrungsergänzungen vorzunehmen, und sich vorzustellen, wie Ihr Leben in der Zukunft sein wird. Wenn es eine Zeit gab, in der Sie sich wohl oder zumindest besser als jetzt fühlten, halten Sie sich diese Zeit vor Augen. Lassen Sie nicht los vom Lebensgefühl dieser Lebensphase mit wenigen oder gar keinen gesundheitlichen Beeinträchtigungen. Dieses Gefühl wirkt unterstützend für Ihr Ziel, gesünder zu werden und zu der Verfassung zurückzufinden, in der Sie einmal waren.

Das Medical-Medium-Heilwissen schert nicht alle über einen Kamm, sondern Sie können das, was für Sie und Ihre Beschwerden richtig ist, auf Ihre persönlichen Bedürfnisse abstimmen und Ihre Genesung so weit voranbringen, wie es nötig ist. Der Individualisierung sind keine Grenzen gesetzt. Wenn man Symptome hat, die einfach nicht weichen wollen, wird es ganz wichtig, ins Detail zu gehen. Wer chronisch krank ist, braucht differenzierte Kenntnisse. Wenn man gesund werden möchte, zählen auch und gerade die kleinen Einzelheiten.

## Kommen Sie sich selbst auf die Schliche

Viele Leute, die sich erstmals auf die Heilanwendungen der Medialen Medizin einlassen, erleben sofort eine Besserung eines oder mehrerer Symptome. Tiefere Heilung oder auch die Linderung weiterer Krankheitszeichen können ein bisschen dauern. Vollständige Heilung geschieht nicht von jetzt auf gleich. Die Schnelligkeit der Abläufe ist bei uns allen verschieden, und dann gibt es ja auch noch Unterbrechungen. Bei niemandem ist die Durchführung perfekt, und es kommt immer wieder mal vor, dass wir aus dem Takt geraten.

Im Verlauf Ihrer Genesung müssen Sie selbst ein Auge auf sich haben. Wenn die Dinge sich nicht so entwickeln, wie Sie es gern hätten, vergegenwärtigen Sie sich einmal, was Sie im Einzelnen tun. Viele nehmen sich eine Medical-Medium-Reinigungskur vor, ziehen sie einmal durch, erzielen gewisse Erfolge, kommen aber nicht darauf, die Kur zu wiederholen und den Prozess mit Nahrungsergänzungen und anderen Tools in Gang zu halten.

Fragen Sie sich auch, wo Sie sich auf trendige Produkte, Nahrungsergänzungen, Nahrungsmittel und Getränke einlassen, die Ihre Genesung womöglich verlangsamen. Viele behalten einfach ihre Gewohnheiten bei oder fallen in alte zurück, ohne es auch nur zu merken. Sie versuchen etwas Neues, möchten aber zugleich am Alten festhalten und überlegen sich nicht, welche Folgen das haben kann. Wie sieht es mit Ihrem Koffeinkonsum aus? Wie viel Schokolade darf es bei Ihnen sein? Kaffeegetränke? Matchatee? Verwenden Sie Essig? Haben Sie es mit veganem Käse oder mit Nährhefe? Wie viel Eiscreme gönnen Sie sich? Wie sieht es mit natürlichen Aromen aus? Wenn es um gesundheitliche Verbesserungen geht, können solche Angewohnheiten bei Misserfolgen ausschlaggebend sein.

Solange Sie keine Symptome und Beschwerden haben, werfen Gewohnheiten Sie wahrscheinlich nicht um. Sollten Sie andererseits irgendetwas haben, hängen die Waagschalen schon nicht mehr gleich hoch. Sie sind bereits aus der Balance. Ob sich dieser Trend noch verstärkt, hängt ganz davon ab, ob Sie ungeeignete Dinge tun oder konsumieren, von denen Sie nicht einmal wissen, wie unproduktiv sie sind.

Wenn Sie Ihre Schwächen nicht ablegen möchten, sollten Sie zumindest wissen, dass Sie Ihre Genesung damit verlangsamen. Aber sobald Sie irgendetwas wirklich überwinden und hinter sich lassen möchten, kommt es auf jede kleine Einzelheit an.

## Lassen Sie sich Zeit für die Genesung

Jede Heilung kann sich auch deshalb ein wenig hinziehen, weil Sie mehrere Vireninfektionen parallel haben und darüber hinaus auch noch unterschiedliche giftige Leicht-, Schwer- und Halbmetalle oder größere Ablagerungen davon vorhanden sind.

Außerdem sind manche immer wieder den gleichen Erregern ausgesetzt und können nicht viel dagegen tun, oder es handelt sich um neue Keime, von denen sie gar nichts wissen. Angenommen, Sie hätten sich durch eine Beziehung ein Virus eingefangen. Das geschieht ja ständig. Es ist dann nicht ungewöhnlich, dass man diesen Erreger mit Medical-Medium-Heilmaßnahmen wieder loswird und sich ganz obenauf fühlt, dann aber in einer neuen Beziehung wieder andere Viren oder Bakterien (wenn nicht gar etliche Stämme) übertragen werden und der ganze Gehirnnebel und die Fatigue wieder losgehen, sodass man schon meint, es sei alles umsonst gewesen – während es in Wirklichkeit so ist, dass Ihnen die gleichen Kenntnisse und Heilmaßnahmen auch jetzt wieder helfen werden.

Manche könnten ganz schnell zu Erfolgen kommen und ihre Symptome reduzieren, weil sie Krankheitserreger wirksam bekämpfen und außerdem giftige Leicht-, Schwer- und Halbmetalle, alte Medikamentenrückstände, giftige Chemikalien sowie unbekömmliche Nahrungsmittel ausleiten. Viel hängt davon ab, in welchen Mengen diese Hirntäuscher vorhanden waren und ausgeleitet werden müssen, damit man sich in Richtung Gesundheit bewegen kann. Bei manchen dauert es, bis sie Erleichterung spüren, weil das Zentralnervensystem und die Nerven im ganzen Körper Zeit brauchen, um sich zu erholen.

Bei manchen dauert es auch deshalb länger, weil sie sexuell überaus aktiv sind und häufig masturbieren, was schließlich ihre Zinkreserven, aber auch die Depots anderer Spurenmineral- und wichtiger Nährstoffe sowie die Adrenalinreserven erschöpft – und zuletzt das Immunsystem schwächt. Dauert bei Männern die Heilung länger als erwartet, ist das ein häufiger Grund, vor allem wenn das Immunsystem von einer Vireninfektion in Atem gehalten wird.

Das Gehirn selbst kann einige Zeit brauchen, um sich wieder in Ordnung zu bringen. Wenn sich hier Gifte, Schadstoffe und Fettablagerungen breitmachen, stören sie das gesunde Gewebe. Solche Hirntäuscher können unsere grauen Zellen mit der Zeit regelrecht verdrängen und Einbuchtungen und Löcher erzeugen. Wenn Sie alles aus unserem Denkorgan entfernen, was da nicht hingehört, und es zugleich mit allem versorgen, was es braucht, werden dort neue Zellen gebildet, die solche Krater wieder auffüllen.

## Vergleiche

Auch bei unserer Genesung sind wir geneigt, uns mit anderen zu vergleichen. Gerade Frauen tendieren dazu, sich in dieser Hinsicht mit Männern in ihrem Leben zu vergleichen, sei es der Partner, der Gatte oder ein Freund. »Peter nimmt so schnell ab und macht gesundheitliche Fortschritte. Wieso dauert es bei mir länger?«

Bei Männern verfallen wir gern in das Klischee, dass sie nur loslegen und dranbleiben müssen und durch gesundheitliche Ausfälle nicht so leicht aus der Bahn zu werfen sind. Eine Erkältung schütteln sie einfach ab. Aber dann sterben sie vielleicht irgendwann an einem Herzinfarkt; und das bedeutet wohl, dass die ganze Zeit etwas nicht stimmte, auch wenn es keine auffälligen Symptome nach sich gezogen hatte oder nur solche, auf die sich niemand einen Reim hatte machen können. Bei Frauen treten oft allerlei Symptome auf, die ihnen immer wieder mal zusetzen. Hier können die Rollen auch vertauscht sein, und dann haben wir zum Beispiel einen Mann, mit dessen Gesundheit es nur langsam oder gar nicht wieder bergauf geht und der sich nun mit einer Frau vergleicht, dic sich schnell erholt und dann wieder in ihrer alten Fahrspur ist. Auf jeden Fall geraten wir nur allzu leicht in diesen Vergleichsmodus.

Man weiß bei den verschiedenen Menschen nie, bei wem mehr zu heilen ist als bei den anderen. Wenn Sie beispielsweise eine Schwangerschaft und Entbindung hinter sich haben, waren Ihre Nebennieren in dieser Zeit enormen Strapazen ausgesetzt. Das kann bedeuten, dass Ihre Genesung mehr Zeit in Anspruch nehmen wird. Das gilt insbesondere dann, wenn Sie Koffein zu sich genommen haben, um die Auswirkung Ihrer vorübergehenden Nebennierenschwäche zu überspielen.

Falls Sie länger auf Besserung warten müssen als jemand anders, muss das nicht bedeuten, Ihr Körper erhole sich langsamer als der Ihres Partners, Ehemanns, eines Familienmitglieds, einer Freundin oder irgendeiner Person in den sozialen Medien, deren Follower Sie sind. Es bedeutet einfach, dass bei Ihnen viel zu heilen ist.

## Trends entzaubern

Ich habe im Laufe der Jahrzehnte viele Trends erlebt, die es nicht vermochten, die Menschen von den Symptomen und Beschwerden zu befreien, die in diesem Buch aufgeführt sind. Und wenn ein wirklich hilfreicher Trend einsetzte, musste ich zusehen, wie er schließlich zu etwas anderem verdreht wurde, von dem die Menschen keinen gesundheitlichen Nutzen hatten. So ist die morgendliche Spülung des Körpers mit frischem Zitronenwasser sehr hilfreich. Trinkt man jedoch stattdessen einen Becher heißes Zitronenwasser, ist die Wirkung eine andere. Zitronensaft verfügt auch dann noch über Heilkräfte, aber heißes Zitronenwasser schwemmt keine Giftstoffe und Schlacken aus der Leber und dem ganzen Körper aus. Das erreicht man nur mit Zitronenwasser von Zimmertemperatur mit lauwarmem, kühlem oder sogar kaltem Zitronenwasser. Zu dieser Abwandlung einer an und für sich nützlichen Praxis zu etwas Unnützem kommt es auch beim Selleriesaft. Dessen voller Nutzeffekt besteht nur, wenn er frisch zubereitet wird und wir ihm nichts hinzufügen. Inzwischen ist jedoch der Trend entstanden, ihn mit Zitronensaft, Eis oder Wasser zu versetzen, und in dieser Form kann er nicht mehr so wirken wie der reine Saft.

Sie müssen den Kopf einigermaßen frei haben, um Heilkenntnisse und die entsprechenden Mittel und Techniken anwenden zu können. Sie müssen den Kopf einigermaßen frei haben, um all das zusammenzutragen und zusammenzuhalten, was Sie in der Zeit Ihrer Genesung brauchen. Und Sie müssen den Kopf einigermaßen frei haben, um sich alles anzueignen und zu verstehen, womit Sie Ihren Heilungsprozess intensivieren können. Wenn Ihr Leben voller Ablenkungen und täglicher Herausforderungen ist, büßen Sie dadurch vielleicht kostbare Gehirnkapazitäten ein. Falls Sie also einem Trend folgen, der nichts bringt, oder nur meinen, dass er funktioniert, während er in Wirklichkeit nicht hält, was er verspricht, bleibt Ihnen entsprechend weniger Raum, um sich den Maßnahmen zu widmen, die Ihnen wirklich weiterhelfen, und sich neue Tools und Heilpläne anzueignen, die tatsächlich Erfolg versprechen. Sie verplempern mit Trends, die letztlich Zeitverschwendung sind, eine Menge Energie.

In der Gesundheitswelt herrscht große Verwirrung in der Frage, worin sich ein chronisch Kranker mit neurologischen Symptomen von einem anderen ohne solche unterscheidet. Man kann hier nicht die gleichen Gesundheitstrends anwenden.

Wenn Sie beispielsweise nicht an neurologischen Beschwerden leiden und mit kalten Tauchbädern experimentieren, können Sie sich einreden, Sie täten damit etwas ganz Wunderbares für Ihre Gesundheit. In Wirklichkeit bringen solche kalten Tauchbäder Ihren Körper ganz schnell in einen Zustand, der bereits nah an der Unterkühlung liegt und für Ihr Nerven-, Herz-Kreislauf- und endokrines System einen Schock bedeutet, der einen Adrenalinschub und ein Adrenalin-High nach sich zieht, weil Ihr Gehirn Notsignale an Ihre Nebennieren sendet und ihnen mitteilt, es gäbe eine körperliche Krisensituation, die lebensbedrohlich werden könnte. Diese gewaltige und plötzliche Absenkung der Körpertemperatur über längere Zeiträume kann die Abwehrkraft herabsetzen. Für Menschen mit chronischen neurologischen Problemen, deren Nerven nicht richtig arbeiten können, weil in ihrem Körper Krankheitskeime, Metalle und andere Störeinflüsse wirksam sind, stellen kalte Tauchbäder eine Katastrophe dar. Für jemanden, der Sehnenentzündungen, Neuropathie, Migräne, chronische Erschöpfung oder Hunderte andere Beschwerden hat, sind kalte Tauchbäder wirklich keine gute Sache. Eine knappe kalte Dusche und ein kurzes kaltes Bad zur Fiebersenkung sind etwas ganz anderes, als sich in den Schnee zu legen, praktisch unbekleidet der eisigen Luft auszusetzen oder längere eiskalte Tauchbäder zu unternehmen.

Dies ist bei allen Trends die Gefahr: Es wird nicht wirklich bedacht, wer sich mit dem Herumprobieren vergnügen kann und bei wem dafür kein Spielraum mehr ist. Das gilt auch für Wasser- oder intermittierendes Fasten. Die Symptome und Beschwerden sind so unterschiedlich gelagert, dass man sich wirklich überlegen muss, worauf man sich einlässt und worauf lieber nicht. Es gibt Trends, die in die falsche Richtung gehen und eher das Gegenteil von Heilung bewirken. Ionisierende Wasseraufbereitungsmaschinen, die basisches Wasser liefern, sind ein gutes Beispiel für Gesundheitstrends, von denen Sie sich Besserung versprechen, die Ihre Gesundheit aber in Wirklichkeit untergraben.

Wenn man sich auf dem Gebiet der tauglichen und untauglichen Gesundheitstrends orientieren möchte, kann man sich beispielsweise die Geschichte ansehen. In der Zeit, in der sich die Leute mit dieser Art der Wasseraufbereitung als ihrer einzigen Gesundheitsmaßnahme beschäftigten, waren keine gesundheitlichen Verbesserungen zu sehen, sondern eher das Gegenteil. Inzwischen hat sich so manches geändert. Die Leute ernähren sich besser, probieren Nahrungsergänzungen aus, die manchmal sogar etwas nützen, sie wählen ihre Nahrungsmittel bewusster und meiden, so gut es geht, Konservierungsstoffe, Füllnahrung, industriell verarbeitete Nahrungsmittel und Fast Food, und das sind Verbesserungen, von denen sie etwas haben. Aber gerade weil hier etwas für sie arbeitet, erkennen sie oft die negativen Folgen von Trends wie der Aufbereitung von basischem ionisiertem Wasser nicht. Insbesondere dann, wenn sie mit Heilanwendungen der Medialen Medizin rasche gesundheitliche Fortschritte erzielen, welche die negativen Auswirkungen dieser Wasseraufbereitungsart kompensieren, wird ihnen gar nicht erst bewusst, wie schlecht es ihnen ginge, falls sie die Medical-Medium-Heilanwendungen nicht zum Ausgleich hätten. Kennt man den geschichtlichen Werdegang nicht, weiß man also nicht, welche Folgen diese Art der Wasseraufbereitung früher hatte, dann kann man wohl auch kaum ermessen, wie viel weiter man ohne diese Art der Wasseraufbereitung schon sein könnte.

## Was »in Maßen« wirklich bedeutet

Um uns die Bedeutung des Ausdrucks »Mäßigung« ganz klarzumachen, müssen wir ein bisschen weiter denken. Von Ihrer Auffassung dieses Begriffs wird es abhängen, ob Sie schneller, langsamer oder vielleicht auch gar nicht gesund werden.

Vielleicht denken Sie, Sie führten ein maßvolles Leben. Wie Sie in Kapitel 10 von *Heile dein Gehirn. Das Basisbuch* lesen können, wird uns beigebracht, ein bisschen von diesem und ein bisschen von jenem wäre ganz in Ordnung. Ab und zu mal ein Espresso, hier und da mal ein Gläschen Wein – das klingt alles so vernünftig, so ausgewogen, so nüchtern und klar. Aber was bedeutet es wirklich, wenn wir es im großen Zusammenhang sehen?

Manche Leute befürchten, dass Zitronen, Bananen, Weintrauben und überhaupt Fruchtzucker ihren Zahnschmelz angreifen, doch haben sie tatsächlich zehntausend oder auch nur tausend Zitronen oder Bananen im Laufe ihres Lebens konsumiert? Nein. Aber Schokolade und Kaffee gab es zehntausendmal und öfter. Möglicherweise trinken Sie noch nicht lange Kaffee und hatten vielleicht erst tausend Tassen. Könnte es sein, dass Sie in fünfzehn Jahren Ihre elftausend Tassen Kaffee intus haben? Werden Sie dann auch am Abend noch Kaffee trinken? Werden Sie nach wie vor gewohnheitsmäßig Schokolade essen? Falls Sie immer wieder Essig verwenden, kann sich das im Laufe von zehn Jahren auf gut 75 Liter summieren.

Viele Leute trinken massenhaft Kaffee, essen Schokolade ohne Ende und verleiben sich so viel Essig ein, wie sie wollen, aber sie verzehren keine zehntausend Bananen, Zitronen oder Weintrauben – dabei sind gerade die Bananen, der Zitronensaft und die Weintrauben das, was uns bei regelmäßigem reichlichem Verzehr guttäte, was man uns aber vielfach auszureden versucht, jedenfalls mehr als im Unterschied zu Kaffee, Schokolade und Essig.

Ich sage ja nicht, dass Sie alles unterlassen müssen, was Sie gern mögen und wonach Sie vielleicht sogar süchtig sind. Mit den in diesem Buch vermittelten Kenntnissen finden Sie sehr wahrscheinlich selbst heraus, wovon Sie sich besser verabschieden. Wenn es heißt, wir sollten uns von alten Kränkungen, Traumata, Beziehungsschmerzen oder auch anderen Nöten lösen, dann wissen wir, dass dies keineswegs leicht ist. »Lass es einfach los«, heißt es dann manchmal, doch das kann schwierig sein, wenn es um geistige und emotionale Angelegenheiten geht, die wir schließlich nicht konkret vor uns haben. Auch das Ablassen von physischen Substanzen und Produkten – der Tafel Schokolade, dem Essig, den wir über unseren Salat gießen, dem Ei, das wir in die Pfanne mit der bereits zischenden Butter schlagen – kann uns einiges abverlangen, aber immerhin sehen wir diese Dinge vor uns, und das macht sie anfass- und handhabbarer. Wir können unsere Hände öffnen, um sie buchstäblich »loszulassen«. Und wenn Sie dann erfahren, Hühnereier schaden Ihrer Gesundheit, sind Sie vielleicht in der Lage, tatsächlich darauf zu verzichten. Sie können Ihren Willen einsetzen, um manche ungeeignete Lebensmittel oder sogar alle von Ihrem Speiseplan zu streichen oder gänzlich aus Ihrem Leben zu verbannen.

Ich habe Verständnis dafür, dass Suchtimpulse, Gelüste und sonstige Schwierigkeiten mit der Ernährung ganz real sind. Sie machen einem das »Loslassen« nicht gerade leicht, wenn es um die Dinge geht, die uns viel bedeuten. Aber Sie wissen jetzt, wie es dazu kommt und was man da tun kann. Mit allem, was Sie in *Heile dein Gehirn. Das Basisbuch* in den Kapiteln 8 über Sucht, 10 über die Falle des Maßhaltens und 33 über Essstörungen in Erfahrung bringen können, sind das keine unlösbaren Rätsel mehr. Sie können sich ein Bild von den Bedürfnissen des Gehirns machen, die da offenbar werden; und mit den Heilanwendungen, Reinigungskuren und Rezepten, die Sie hier vorfinden, haben Sie Möglichkeiten, aktiv zu werden und sich vor Augen zu führen, dass Sie Ihren Gelüsten nicht machtlos ausgeliefert sind.

Ich werde Ihnen im zweiten Teil dieses Buchs von vielen Produkten abraten, die angeblich gut für Sie sind. Apfelessig, Nährhefe, Kaffee, Schokolade, Matcha- und Grüntee gelten als besonders zuträglich. Aber das ist alles Augenwischerei. Niemand weiß wirklich, was uns guttut und was nicht. Die Leute, die Ihnen raten, diese Sachen zu konsumieren, gehen einfach von ihrer eigenen Sucht oder vom Hörensagen aus. Auch die Wissenschaft weiß längst nicht alles. Und das sind die Gründe dafür, dass viele Leute krank sind.

Dann wird uns wie gesagt häufig auch noch von genau den Nahrungsmitteln abgeraten, die uns guttäten. So hört man neuerdings immer öfter, bestimmte Obst- und Gemüsesorten enthielten »Antinährstoffe«. Es steckt nichts wissenschaftlich Stichhaltiges hinter solchen Annahmen. Die Leute essen nicht jeden Tag eine Unmenge rote Paprika, aber sie trinken täglich Kaffee. Niemand isst jeden Tag Staudensellerie, es sei denn aufgrund von Informationen aus dem Wissensschatz der Medialen Medizin. Sie essen auch nicht jeden Tag Rotkohl oder Spinat. Man hat ihnen eingeredet, mit Spinat und Kreuzblütlergemüse wie Kohl müsse man sehr vorsichtig sein, und auf jeden Fall solle man täglich seinen Matchatee trinken. Gewohnheitsmäßig verwendet man jeden oder jeden zweiten Tag Essig, sei es im Restaurant oder daheim. Niemandem wird geraten, täglich Mango oder Papaya zu essen, vielmehr heißt es immer öfter, man müsse mit Obst sehr vorsichtig sein, weil es zu viel (Frucht-)Zucker enthalte. Aber dann kommt Schokolade. Schokolade mit 70 bis 90 Prozent Kakao sei besonders gut, doch tatsächlich bedeutet ein höherer Kakaoanteil entsprechend mehr Koffein, und das tut den Nebennieren gar nicht gut.

Das Prinzip »Alles in Maßen« hält sich hartnäckig. Solange es Menschen gibt, wird auch das Prinzip der Mäßigung überleben. Wünsche und Gelüste liegen in unserer Natur, und da geht es auch oft um schnelle Bedürfnisbefriedigung, um Laster und Süchte. Das Dasein in dieser Welt verlangt uns einiges ab. Mäßigung ist ein beschönigender Ausdruck für »Ich brauche meine kleinen Laster, um den ganz normalen Wahnsinn des ständigen Überlebenskampfs irgendwie zu überstehen«. Gesund werden bedeutet nicht, dass Sie sich mit dem Maßhalten als Gegner herumschlagen sollen. Sie sollen sich vielmehr damit anfreunden, sodass es sich nicht von hinten anschleicht, Ihnen ein Bein stellt und Sie zu Fall bringt. Wahres Maßhalten ist eine ganz wunderbare Schutzmaßnahme für Ihr Gehirn.

Um uns die Bedeutung des Ausdrucks »Mäßigung« ganz klarzumachen, müssen wir ein bisschen weiter denken. Von Ihrer Auffassung dieses Begriffs wird es abhängen, ob Sie schneller, langsamer oder vielleicht auch gar nicht gesund werden.

## Kapitel 2

# Goldene Nahrungsergänzungs-regeln

Bevor Sie sich mit den Listen von Nahrungsergänzungen in den anschließenden Kapiteln befassen, lesen Sie bitte dieses Kapitel ganz durch, damit Sie die Listen so verstehen, wie sie gemeint sind.

Falls Sie sich fragen, ob Nahrungsergänzungen überhaupt etwas für Sie sind, seien Sie versichert, dass die Anwendung dieser Nahrungsergänzungen ein freigestellter Schritt ist. Ziehen Sie es vor, sich ganz auf heilkräftige Ernährung zu verlassen, indem Sie zusätzlich gesunde Lebensmittel auf Ihren Speiseplan setzen und Hirntäuscher-Nahrungsmittel weglassen, ist das völlig in Ordnung. Auch die hier vorgestellten Reinigungskuren wirken ausgesprochen heilsam. Sie müssen sich nicht auf das Gebiet der Nahrungsergänzungen begeben, wenn Sie das nicht möchten.

Es schadet aber nicht, wenn Sie aufgeschlossen bleiben für den Fall, dass Sie es einmal mit wirklich unangenehmen und hartnäckigen Symptomen und Beschwerden zu tun bekommen. Vielleicht haben Sie mit ein paar Dutzend verschiedener Symptome angefangen und viele bereits überwunden, während andere sich beharrlich halten oder einfach länger brauchen. In solchen Fällen ist es ratsam, sich für die Möglichkeit einer ganz gezielten Supplementierung offenzuhalten. Denken Sie auch an die Option, bestimmte Medical-Medium-Reinigungskuren mehrmals zu durchlaufen oder vor dem Einstieg in die Anwendung von Nahrungsergänzungen und zur Beschleunigung Ihrer Genesung nahtlos aneinander anschließen zu lassen.

Die Nahrungsergänzungspläne in diesem Buch sind für Menschen gedacht, die sich mehr Chancen wünschen, weil sie sich in einer Lage befinden, die sie ratlos macht. Wenn das für Sie auch gilt, dann lesen Sie die folgenden Kapitel, und öffnen Sie eine Schatztruhe von weiteren Möglichkeiten in Form gezielt gestalteter Nahrungsergänzungslisten für bestimmte in diesem Buch besprochene Symptome und Gesundheitsstörungen. Von diesen Plänen ist inzwischen hinreichend bekannt, dass sie heilsam wirken und vielen Menschen aus ganz verzwickten Gesundheitskrisen herausgeholfen haben.

Es ist auch gut zu wissen, dass Mangelzustände massiv zu gesundheitlichen

Problemen beitragen. Zink beispielsweise kommt in unseren heutigen Nahrungsmitteln nur noch in verschwindend geringen Mengen vor, und da Zinkmangel unser Immunsystem schwächt, brauchen wir dieses Spurenelement eigentlich ständig. Außerdem haben wir mehr oder weniger große Mengen giftiger Metalle und anderer Schadstoffe im Körper, und Spirulina ist entscheidend wichtig für deren Ausleitung.

Die Listen von Nahrungsergänzungsmitteln in Kapitel 4 sind alphabetisch sortiert. Ausnahmen sind unter anderem der Selleriesaft, der Schwermetall-Detox-Smoothie, die Gehirn-Shot- und die Stoßtherapien, die jeweils am Beginn der Liste aufgeführt sind.

Bedenken Sie, dass die medizinische Forschung weitestgehend nicht weiß, was diese Nahrungsergänzungen für Körper und Gehirn leisten können. Ein paar dieser Mittel sind den Medizinern inzwischen aufgefallen, aber viele andere, deren Nutzen weit über die etablierten Vorstellungen hinausgeht, hat buchstäblich noch niemand als Gesundheitsretter erkannt. Hier liegt aber der Grund dafür, dass Medical-Medium-Nahrungsergänzungspläne so viel bewegen können.

Der Geist des Mitgefühls hat mir in all den Jahren, in denen wir so vielen Menschen helfen konnten, immer wieder gesagt, der Kampf sei mit der Kenntnis der wahren Ursachen unserer Krankheiten schon zur Hälfte gewonnen. Zu wissen, was dann zu tun oder einzunehmen sei und wie die Instrumente der Heilung gehandhabt werden müssen, das sei die andere Hälfte. In *Heile dein Gehirn. Das Basisbuch* können Sie sich über die wahren Ursachen von zig neurologischen Symptomen und Störungen informieren und sich ein Bild davon machen, wie es zur gegenwärtigen Epidemie der chronischen Krankheiten gekommen ist und weshalb Sie selbst mit Symptomen leben müssen oder weshalb Ihr Dasein vielleicht sogar jeden Tag einen Kampf bedeutet. Hier können Sie herausfinden, was zu tun ist. Die in diesem Buch vorgeschlagenen Nahrungsergänzungen sind wirksame Mittel gegen die Ursachen, mit deren Hilfe Sie Ihr Leben wieder in den Griff bekommen und die *ganze* Schlacht für sich entscheiden können.

Für alle Fragen zu Nahrungsergänzungen, die Sie in diesem Buch nicht beantwortet finden, können Sie sich an mein Buch *Heile dich selbst* halten.

## Wichtige Hinweise

Die folgenden Hinweise sollen Ihnen dabei helfen, die Nahrungsergänzungspläne in den folgenden Kapiteln richtig zu interpretieren:

- Der Ausdruck »Pipettenfüllung« bezeichnet immer die Menge, die angesaugt wird, wenn Sie das Gummi am oberen Ende der Tropfpipette einmal drücken und loslassen. Falls die Pipette dann nur halb gefüllt ist, gilt das trotzdem als eine Pipettenfüllung. Die Pipette muss nicht bis oben gefüllt sein.

- Bei manchen Mitteln wird die benötigte Menge in Tropfen angegeben. Zählen Sie bitte genau mit.
- Die meisten hier genannten flüssigen oder pulverförmigen Nahrungsergänzungen sollen in Wasser genommen werden. Lesen Sie bitte die Angaben auf der Packung.
- Bei Kräutertinkturen achten Sie bitte darauf, dass sie keinen Alkohol beziehungsweise kein Ethanol enthalten. Wo nur alkoholische Tinkturen zu bekommen sind, ist es besser, die getrockneten Kräuter einzukaufen und als Tee zuzubereiten.
- Wenn mehrere Kräutertinkturen in einer Liste genannt sind, können Sie sie zusammen in einem Glas Wasser oder Saft einnehmen.
- Ähnliches gilt für Kräutertees: Sind mehrere Heilkräuter für Ihre Beschwerden genannt, können Sie Ihre ganz eigene Mischung daraus herstellen oder, sofern verfügbar, verschiedene Teebeutel zusammen verwenden.
- Eine Tasse Tee wird, wenn nichts anderes angegeben ist, mit (je) einem Beutel oder 1 bis 2 Teelöffeln (TL) des losen Tees aufgebrüht.
- Wenn eine Liste von Nahrungsergänzungen Aloe vera enthält, informieren Sie sich in Kapitel 3 unter »Aloe-vera-Stoßtherapie« über die Gewinnung des frischen Gels.
- Die Dosierung bewegt sich bei manchen Mitteln im Milligrammbereich. Falls Sie keine genau entsprechenden Kapseln finden, nehmen Sie andere, deren Dosierung zumindest in der Nähe der hier gemachten Angaben liegt.
- Die meisten der in Kapitel 4 angegebenen Dosierungen gelten für Erwachsene. Besprechen Sie mit Ihrer Ärztin, was für Ihr Kind richtig ist.
- Der Ausdruck »pro Tag« oder »täglich« bedeutet, dass die angegebene Dosis über den Tag verteilt einzunehmen ist. Die Aufteilung bleibt Ihnen überlassen. Sie können die gesamte Tagesmenge auf einmal nehmen oder, falls Sie empfindlich sind, in mehreren kleinen Portionen. Wenn beispielsweise 2 TL Gerstengrassaftpulver angegeben sind, entscheiden Sie selbst, ob Sie gleich 2 TL in Ihren Smoothie geben oder 1 TL am Morgen verwenden und den zweiten abends mit etwas Wasser nehmen.
- Wenn irgendwo »zweimal täglich« angegeben ist, sind damit zwei Gaben des Mittels gemeint, die Sie verteilen können, wie Sie möchten, es sollen nur mindestens vier Stunden Abstand dazwischen sein. Haben Sie eine Gabe versehentlich ausgelassen, setzen Sie am nächsten Tag wieder neu an.
- Sie können Ihre Nahrungsergänzungen zusammen mit Speisen oder davon getrennt einnehmen.
- Sobald Sie ermittelt haben, was Sie verwenden wollen, können Sie sich, wenn Sie möchten, die Beschreibungen zu den meisten der hier genannten Mittel durchlesen, die Sie in Kapitel 37 von *Heile deine Leber* ab Seite 401 finden.

So wissen Sie, mit welchen vorteiligen Wirkungen Sie rechnen können. (In der Regel sind diese Mittel problemlos online zu bestellen.)

## Wo anfangen?

Wenn Sie Ihr Symptom oder Ihre Krankheit in Kapitel 4 gefunden haben, müssen Sie nicht unbedingt jedes dazu aufgeführte Nahrungsergänzungsmittel einnehmen. Bei besonderer Empfindlichkeit können Sie jeden Tag eines der Mittel ausprobieren, ansonsten nehmen Sie einfach täglich alle ein. Oder Sie wählen einen Mittelweg und suchen sich für den Einstieg ein paar der Mittel aus, um von da aus nach und nach weitere hinzuzufügen.

Selleriesaft sollte von Anfang an dabei sein. Oder probieren Sie eine Gehirn-Shot-Therapie beziehungsweise einen Schwermetall-Detox-Smoothie aus.

Wenn darüber hinaus noch Vitamin $B_{12}$, C, Zink oder Melisse auf Ihrer Liste stehen, nehmen Sie die dazu.

Im nächsten Schritt könnten Sie, falls auf Ihrer Liste aufgeführt, Spirulina, Curcumin, Katzenkralle oder L-Lysin einbeziehen.

Führt das noch nicht zum gewünschten Ergebnis, nehmen Sie schrittweise ein paar weitere der aufgeführten Mittel hinzu.

Wenn Sie das Gefühl haben, dass Sie sehr empfindlich reagieren, können Sie jederzeit die angegebene Dosis reduzieren.

Im Übrigen können Sie auch Nahrungsergänzungen aus verschiedenen Listen zusammen verwenden. Alle in diesem Buch genannten Supplemente sind Optionen für Sie, wenn Sie das Gefühl haben oder der Arzt Ihnen mitteilt, dass Ihr Körper genau das gerade braucht. Alle diese Nahrungsergänzungen wirken unterstützend bei chronischen Gesundheitsstörungen.

Wenn ich sage, Sie können sich Ihren Nahrungsergänzungsplan auf Ihre persönlichen Bedürfnisse zuschneiden, heißt dies nicht, dass Sie andere Mittel als die hier oder in *Heile dich selbst* und *Mediale Medizin* genannten verwenden können. Dazu gleich noch mehr.

Falls Sie sich mit mehreren Symptomen oder Beschwerden herumplagen, fangen Sie da an, wo Sie sich am stärksten beeinträchtigt fühlen. Leiden Sie beispielsweise unter ständiger Müdigkeit, befassen Sie sich zuerst mit dem Nahrungsergänzungsplan für »Fatigue« in Kapitel 4. Vielleicht stellen Sie nach einiger Zeit fest, dass die Bereinigung eines Problems auch für andere Beschwerden Fortschritte mit sich bringt; oder Sie gehen schließlich zu einer weiteren Liste von Nahrungsergänzungen über.

Sollten Ihre Beschwerden nicht in Kapitel 4 aufgeführt sein, versuchen Sie, dort irgendein Symptom zu finden, das Sie haben, und fangen Sie mit der zugehörigen Supplementierungsliste an; oder suchen Sie eine Liste für Beschwerden heraus, die Ihren ähnlich sind. Wenn Ihre spezielle Autoimmunerkrankung nicht aufgeführt ist, sehen Sie sich die generelle Liste für »Autoimmunstörungen und -krankheiten« an.

Bei manchen neurologischen Symptomen und Erkrankungen kann die Heilung länger dauern, weil Nerven auch nach der Ausleitung beziehungsweise Beseitigung von Metallen, Giften, Chemikalien und Viren Zeit für ihre Wiederherstellung brauchen. Hier können Supplemente die Reparatur langfristiger Schäden unterstützen – gewähren Sie Ihren Nerven also Erholungszeit, und bleiben Sie währenddessen bei Ihrem Heilplan.

## Dosierung

Wenn Sie möchten, beginnen Sie mit einer niedrigeren Dosierung als der vorgegebenen, beispielsweise mit einer Teilpipettenfüllung oder einem Teilkapselinhalt. Auch mit einer geringeren Dosis dieser hochwertigen Supplemente erreichen Sie gesundheitlich mehr als mit großen Mengen minderwertiger Mittel. Falls Sie empfindlich sind, halten Sie sich am besten an Ihre eigene Erfahrung und Heilintuition, oder besprechen Sie mit Ihrem Arzt oder Ihrer Ärztin, welche Dosierung Ihr Körper verkraften kann.

## Kinder

Die Dosierungen in den Plänen von Kapitel 4 sind in der Regel für Erwachsene bestimmt. Wenn Sie Supplemente bei Kindern anwenden möchten, beraten Sie sich wie gesagt mit Ihrem Arzt, was angemessen und unbedenklich ist.

Die Dosierungen des Selleriesafts für Kinder finden Sie am Ende dieses Kapitels.

## Qualität ist wichtig

Ich werde oft gefragt, welche Darreichungsform bei einem bestimmten Nahrungsergänzungsmittel die beste ist und ob es darauf wirklich ankommt. Ja, es kommt sehr darauf an. Es gibt feine, aber manchmal entscheidende Unterschiede zwischen den verschiedenen Darreichungsformen eines Mittels, und davon kann es abhängen, wie schnell Ihre Virenbelastung abnimmt, ob und wie rasch sich Ihr Zentralnervensystem erholt, welche Fortschritte Ihre Genesung macht und ob giftige Leicht-, Schwer- und Halbmetalle gefahrlos ausgeleitet werden können oder nicht. Die Form, die Sie da wählen, kann Ihre Heilung beschleunigen oder verzögern. Weil das so wichtig ist, finden Sie auf meiner Website www.medicalmedium.com unter »Supplements« eine Aufstellung der in diesem Buch genannten Nahrungsergänzungsmittel, und zwar in der jeweils günstigsten Applikationsform.

Es wird Ihnen auffallen, dass es sich bei fast allen hier aufgeführten Mitteln um einzelne Heilkräuter beziehungsweise Nahrungsergänzungen handelt. Das hat seine Gründe, die Sie in *Heile dich selbst* nachlesen können. Jedes der in diesem Buch aufgeführten Nahrungsergänzungsmittel bringt gottgegebene Kräfte mit, die Ihrem Körper helfen, gesund zu werden. Ihre Leber, das Verarbeitungszentrum Ihres Körpers, kennt und versteht diese Kräfte und weiß, wie sie einzusetzen sind.

Ein ganz besonderer Geheimtipp besteht darin, Ihre Nahrungsergänzungen mit etwas Obst wie beispielsweise einer Banane oder sogar mit etwas Kartoffel, Süßkartoffel, Winterkürbis, naturreinem Honig, Ahornsirup oder auch Kokoswasser (sofern es nicht rosa oder rot ist) einzunehmen. Natürlicher Zucker trägt Vitamine, Mineralien und andere Nährstoffe mit dem Blut an die Stellen, wo sie benötigt werden. Durch die Einnahme Ihrer Nahrungsergänzungen zusammen mit natürlichem Zucker stellen Sie sicher, dass Ihre Leber und der übrige Körper wirklich etwas damit anfangen können.

## Nahrungsergänzungen, die Sie in der Genesungsphase meiden sollten

Seien Sie bei Nahrungsergänzungen, die nicht in den Büchern zur Medialen Medizin empfohlen werden, besonders vorsichtig. Viele dieser Mittel enthalten Zutaten, die Ihnen nicht guttun. Manche Nahrungsergänzungen, beispielsweise Fischöl und Molkeneiweißpulver, können Ihre Genesung eher behindern, weil sie genau den Krankheitserregern als Futter dienen, welche die hier beschriebenen Symptome und Beschwerden hervorrufen. Andere als die in diesem Buch empfohlenen Nahrungsergänzungen sind also möglicherweise an der Entstehung Ihrer Symptome beteiligt gewesen und lassen diese wieder schlechter werden oder bahnen künftige Probleme an. Etwas, was Sie jahrelang eingenommen haben, könnte nun das Übergewicht bekommen und Sie so zurückwerfen, dass ein neues Gesundheitsproblem entsteht und die Heilung behindert. Wenn Sie nicht empfohlene Supplemente weiterhin nehmen, während Sie sich um Ausleitung und Gesundung bemühen, kann es also sein, dass die erwünschte Besserung ausbleibt.

## Wie lange?

Wie lange Sie diese Nahrungsergänzungen einnehmen, hängt davon ab, welche im Blutbild nicht zu erkennende Mangelzustände bei Ihnen vorliegen, welche Viren Sie im Körper haben (die unentdeckte und nicht diagnostizierte Infektionen auslösen), wie stark giftige Metalle bei Ihnen in Gehirn und Leber vertreten sind, wie stark der Mangel an Glukose und Mineralstoffen in Ihren Organen ist, wie viele weitere Entzündungszustände durch leichte virale oder bakterielle Infektionen in Ihrem Körper geschürt werden, wie weitgehend Ihr Nervensystem geschädigt ist und wie sehr Ihre Körpersysteme insgesamt geschwächt sind – ohne dass in der Arztpraxis etwas festzustellen wäre. Nun sagen Sie vielleicht: »Meine Ärztin hat mich total durchgecheckt und keine Mangelzustände festgestellt. Sie hat auch nichts von Schwermetallen gesagt. Weshalb soll ich dann Nahrungsergänzungsmittel einnehmen?« Weil Ärzte nicht über sämtliche Kenntnisse und Mittel verfügen, die man brauchen würde, um wirklich alles zu erkennen, was hinter chronischen Krankheiten steckt. Die Testverfahren für giftige Metalle machen keine Aussagen über deren Vorhandensein in den Organen. Die Untersuchungen können nicht immer erfassen, was unser Körper in diesem Zeitalter der Schadstoffkontamination auszuhalten hat. Wenn Ihre Ärztin nichts findet, Ihre Beschwerden jedoch bestehen bleiben, sollten Sie die Supplementierung fortsetzen, um an die eigentlichen Ursachen heranzukommen.

Was Sie sonst noch für sich tun – regelmäßige Medical-Medium-Reinigungskuren durchführen und in der übrigen Zeit heilsame Nahrungsmittel wählen, den Fettverzehr einschränken sowie Hirntäuscher und Hirntäuscher-Nahrungsmittel meiden –, bestimmt sehr weitgehend, wie schnell Sie gesundheitliche Fortschritte machen. Es kommt auch ganz darauf an, wie schwer und seit wann schon Ihr Körper vor dem Beginn Ihrer Heilmaßnahmen beeinträchtigt war. Bei jedem verläuft der Heilungsprozess anders. Sie waren möglicherweise lange krank, und dann können Nahrungsergänzungen eine große Hilfe für die Zeit nach Ihrer Genesung sein. Auch wenn Sie sich besser fühlen und von Ihren Beschwerden erholen, bleibt es wichtig, die Supplementierung fortzusetzen.

## Schwangerschaft und Stillzeit

Jede Schwangere sollte mit ihrem Arzt über die Nahrungsergänzungen sprechen, die sie gern nehmen würde. Wenn Sie als frischgebackene Mutter in der Stillzeit mit Symptomen oder Beschwerden zu tun haben, können Sie die in diesem Buch aufgeführten Nahrungsergänzungsmittel jedoch einnehmen. Eventuelle zusätzliche Fragen richten Sie bitte an Ihren Arzt.

## Selleriesaft als Heilmittel

Sämtliche Listen von Nahrungsergänzungen in Kapitel 4 enthalten Selleriesaft und eine Mengenempfehlung. Wie Sie in meinem Buch *Selleriesaft* nachlesen können, ist dieser »Drink« eine hochwirksame Medizin, die alles, was Sie für Ihre Gesundheit tun, noch verstärkt. Das Rezept (Nr. 11) finden Sie in Kapitel 12.

Wie immer gelten für den Umgang mit Selleriesaft die folgenden Regeln:

- Verwenden Sie nur frischen, reinen, unveränderten sowie unverdünnten Selleriesaft ohne zusätzliches Eis, Zitronensaft, Apfelessig, Kollagen oder sonstige Zusätze. So gesund grüne Saftmischungen sein können, sie sind keine Ersatz für reinen Selleriesaft.
- Saft bedeutet ebendas: Saft. Gemixter Sellerie, der anschließend nicht abgeseiht wird, hat nicht den gleichen ge-

sundheitlichen Wert. Lesen Sie dazu gegebenenfalls noch einmal Kapitel 6 (»Entsaften oder nicht?«) in meinem Buch *Heile dich selbst*.

- Frisch heißt frisch. Aufgegossenes Selleriepulver oder hitze- beziehungsweise hochdruckpasteurisierter Selleriesaft hat einfach nicht den gleichen Nutzeffekt. Sie können jeden Entsafter verwenden, den Sie zur Verfügung haben, aber mit einem Slow Juicer erzielen Sie die besten Ergebnisse. Sie können den Saft gegebenenfalls auch frisch in der Saftbar kaufen. Am besten wirkt er, wenn Sie ihn ganz frisch trinken. Falls das einmal nicht möglich ist oder Sie am gleichen Tag eine zweite Portion trinken sollen, können Sie den Saft luftdicht verschlossen im Kühlschrank aufbewahren.
- Sollten Sie Ihren Selleriesaft aufbewahren müssen, bleibt er im Kühlschrank für 24 Stunden stark und heilkräftig. Sie können ihn luftdicht verschlossen für bis zu 48, ja sogar 72 Stunden dort aufbewahren. Nach 48 Stunden büßt er ein wenig von seiner Kraft ein. Versuchen Sie, die 24 Stunden nicht zu überschreiten, in dieser Zeit ist er am besten.
- Sie können Selleriesaft einfrieren. Das ist zwar auch nicht ideal, aber wenn Sie keine andere Möglichkeit haben, gehen Sie ruhig so vor. Trinken Sie ihn dann gleich nach dem Auftauen und ohne Wasser anzugießen – das würde seinen Nutzen schmälern.
- Trinken Sie Ihren frischen Selleriesaft auf nüchternen Magen. Wenn Sie vorher Wasser oder Zitronenwasser getrunken haben, warten Sie mindestens 15 bis 20, am besten aber 30 Minuten ab, bis Sie Ihren Selleriesaft trinken. Nach dem Selleriesaft lassen Sie wieder die gleiche Zeit verstreichen, bevor Sie irgendetwas anderes zu sich nehmen.
- Falls Sie später am Tag noch einmal Selleriesaft trinken, geben Sie Ihrer Verdauung genügend Zeit für alles, was Sie zuvor gegessen haben. Handelte es sich um etwas Fett- oder Eiweißreiches, sollten bis zum Selleriesaft zwei bis drei Stunden vergehen. Haben Sie etwas Leichteres zu sich genommen, beispielsweise Obst, Gemüse, Kartoffeln oder einen Obstsmoothie, können Sie Ihren Selleriesaft bereits eine Stunde später trinken.
- Falls Sie ein verordnetes Medikament einnehmen, kann das vor oder nach dem Selleriesaft geschehen, je nachdem, ob es auf nüchternen Magen oder zum Essen eingenommen werden soll. (Beachten Sie aber, dass Selleriesaft nicht in diesem Sinne als etwas Essbares zu betrachten ist.) Ob Sie Ihr Medikament vor oder nach dem Selleriesaft einnehmen: Halten Sie immer den Mindestabstand von 15 bis 30 Minuten ein. Über alle sonst noch auftretenden Fragen sprechen Sie bitte mit Ihrem Arzt.
- Für sämtliche weitere Nahrungsergänzungen auf Ihrer Liste gilt: nicht zusammen mit dem Selleriesaft einneh-

men. Es würde dadurch kein Schaden entstehen, aber der Selleriesaft ist einfach besser, wenn er für sich bleibt. Warten Sie also mit Ihren übrigen Nahrungsergänzungen die üblichen 15 bis 30 Minuten nach dem Selleriesaft ab.

- Auf alle weiteren Fragen zum Selleriesaft und seiner Anwendung gibt Ihnen mein Buch *Selleriesaft* Antworten in reicher Fülle.

## Dosierung des Selleriesafts für Kinder

Was den Selleriesaft für Kinder angeht, können Sie sich an die Tabelle halten. Sie enthält Empfehlungen für tägliche Mindestmengen. Orientieren Sie sich an Ihrem Gefühl, ob mehr oder weniger für Ihr Kind richtig ist. Und keine Sorge, eine Überschreitung der angegebenen Menge schadet nicht.

| Alter | Menge |
|---|---|
| 6 Monate | 30 ml oder mehr |
| 1 Jahr | 60 ml oder mehr |
| 18 Monate | 90 ml oder mehr |
| 2 Jahre | ca. 1/8 l |
| 3 Jahre | ca. 150 ml |
| 4 bis 6 Jahre | 180 bis gut 200 ml |
| 7 bis 10 Jahre | 250 bis 300 ml |
| 11 Jahre und mehr | 350 ml bis zu knapp 1/2 l |

## Den Schwermetall-Detox-Smoothie mit Ihrem Nahrungsergänzungsplan abstimmen

Wenn Sie in der Zeit der Anwendung eines Nahrungsergänzungsplans jeden Tag Ihren Schwermetall-Detox-Smoothie trinken und im Plan Gerstengrassaftpulver oder Spirulina aufgeführt ist, müssen Sie diese beiden nicht noch einmal gesondert einnehmen, da sie bereits Smoothiezutaten sind.

Kapitel 3

# Medical-Medium-Stoßtherapien

In manchen Nahrungsergänzungsplänen des nächsten Kapitels werden Medical-Medium-Stoßtherapien als Option angegeben. Hier die Liste der Möglichkeiten:

- Zink-Stoßtherapie
- Vitamin-C-Stoßtherapie
- Melissen-Stoßtherapie
- Kanadische-Gelbwurz-Stoßtherapie
- Thymian-Stoßtherapie
- Propolis-Stoßtherapie
- Aloe-vera-Stoßtherapie
- Vitamin-$B_{12}$-Stoßtherapie
- Kalifornischer-Mohn-(Goldmohn-)Stoßtherapie

In diesen Stoßtherapien haben wir hochwirksame Heilmittel, mit denen wir das Immunsystem aufbauen, weil es mit allem versorgt wird, was es zur Abwehr von Infektionen braucht. Außerdem werden Gehirn und Körper bei psychischen Herausforderungen gestärkt, das Nervensystem kann sich erholen, der Verdauungstrakt wird wiederhergestellt, und das Lymphsystem kann sich reinigen und regenerieren und sammelt Kräfte – und zwar unabhängig davon, ob es sich um erstmals auftretende Beschwerden oder einen Rückfall handelt.

Mit diesen Stoßtherapien ist es schon in vielen Fällen gelungen, gesundheitliche Hindernisse zu überwinden. Die Supplementierungstherapie erweist sich bei so gut wie allen Gesundheitsstörungen als nützlich, sie hilft nachdrücklich, ob Sie starkem Stress ausgesetzt sind oder sich nach langer Krankheits-Achterbahnfahrt Erleichterung wünschen.

Medical-Medium-Stoßtherapien sind gerade in der gegenwärtigen Zeit besonders wichtig. Während finstere Kräfte dabei sind, das Gute zu zerstören, erheben wir uns mit aus Licht gemachten Gesundheitswaffen über sie und erobern uns unsere Selbstbestimmung zurück. Die sich wandelnden Umstände bringen für uns neue Stressbelastungen mit sich, und die Gesundheitsdefizite werden für alle Menschen größer, als sie es in früheren Jahrzehnten waren. Milliarden Menschenleben sind von Krankheit beherrscht, und Medical-Medium-Stoßtherapien verbessern einfach unsere Chancen auf diesem Spielfeld, auf dem Chemie- und Medizingiganten ihr oft schmutziges Spiel gegen uns abziehen.

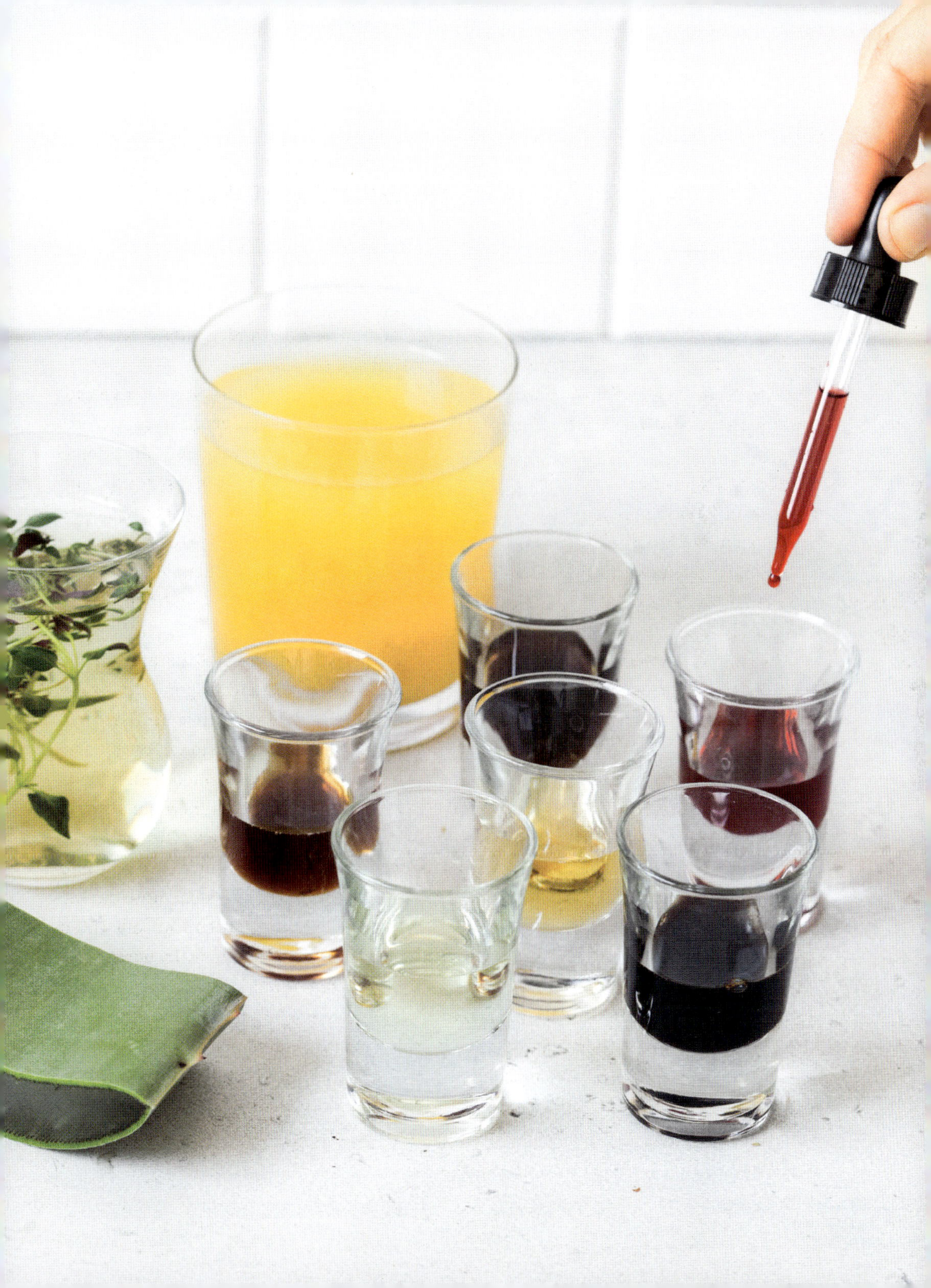

## Vorbemerkungen für alle Stoßtherapien

- Anwendungsempfehlungen finden Sie bei jeder der im Folgenden beschriebenen Stoßtherapien. Sie sind nicht als erschöpfende Indikationsverzeichnisse gemeint. Möchten Sie eine Stoßtherapie bei nicht aufgeführten Symptomen und Beschwerden ausprobieren, können Sie das bedenkenlos tun.
- Wenn Sie zwei oder mehr Stoßtherapien parallel anwenden wollen, sollten Sie die empfohlenen Mittel unvermischt und mit einem Abstand von mindestens 15 Minuten einnehmen.
- Bei jeder Stoßtherapie können Sie die Dosis so weit verringern, wie es Ihnen angenehm ist.

## Die Medical-Medium-Zink-Stoßtherapie

Diese Therapie ist vor allem deshalb sehr nützlich, weil wir so gut wie alle zu wenig Zink haben. Das Element ist längst nicht mehr in unseren Böden vorhanden, was an Reaktionen liegt, zu denen es kommt, wenn giftige Leicht-, Schwer- und Halbmetalle in unsere Ackerböden gelangen und sie mit der Zeit abtöten, weil sie das Immunsystem der Böden untergraben. Das gilt auch für ökologisch bearbeiteten Ackergrund. Schon heute sind nur noch winzige Mengen des Spurenelements Zink in den Böden vorhanden, weil sie mit immer mehr Schadstoffen belastet sind, die Ihr Immunsystem immer weiter schwächen, zum Beispiel Pestizide, Herbizide, Autoabgase, altes Asbest aus früheren Bremsbelägen, DDT und giftige Metalle aus der Atmosphäre. Zink gilt als das wichtigste Kampfmittel unseres Immunsystems; und da wir wie gesagt so wenig davon haben, wird es umso mehr benötigt.

Bei Zinkmangel kann es sein, dass unser Körper auf eindringende Viren wie zum Beispiel Grippeviren zu stark reagiert und dafür auf chronische Infektionen, etwa mit dem Epstein-Barr-Virus (EBV), zu schwach. Überreaktion kann hohes Fieber bedeuten und mit anderen ernsten Symptomen verbunden sein. Zu schwache Reaktion läuft auf ständige leichte Symptome hinaus, die mit der Zeit chronisch werden. Bei einem gut mit Zink versorgten Immunsystem bleiben solche allzu heftigen oder schwachen Reaktionen aus. Auch ganz direkt kann Zink Viren und schädliche, aggressive Bakterien derart ausbremsen, dass unser Immunsystem relativ leichtes Spiel mit ihnen hat.

Auch Unfruchtbarkeit hat in vielen Fällen mit Zinkmangel zu tun, denn für die Zeugung von neuem Leben muss der Körper optimal mit diesem Metall versorgt sein.

### Anwendungsempfehlungen für die Zink-Stoßtherapie

Erkältung, Grippe, Covid, Pfeiffer'sches Drüsenfieber (Mononukleose), Mandelentzündung, Halsweh, Halsentzündung, Allergien, Harnwegsinfekte, Blasenentzündung, Nierenentzündung, Hefepilzinfektionen, anfallsweise neurologische Symptome, Fazialisparese, akute Nervenschmerzen, Körperschmerzen, Herpes simplex 1, Herpes simplex 2, zeitweilige Gehirnentzündung, Aufflackern von Gürtelrose, akuter Ausbruch von Gürtelrose, seelisch traumatisierende Ereignisse, mögliche Virenübertragung, nach Flugreisen oder Strahlenbelastung am Flughafen, Autoimmunschübe, akuter Tinnitus, Schwindelanfälle.

### So gehen Sie bei der Zink-Stoßtherapie vor

- Wenn Sie glauben, dass Sie sich etwas eingefangen haben, oder bereits schniefen oder eine andere der oben genannten Infektionen haben, tröpfeln Sie sich als Erwachsener alle 3 Stunden 2 Pipetten flüssiges Zinksulfat von höchster Qualität in den rückwärtigen Teil des Mundes. Falls Ihnen der Geschmack zu stark ist, können Sie das Zink in wenig Wasser einnehmen, es wirkt auch dann. Warten Sie 10 Sekunden bis 1 Minute, bevor Sie es schlucken. Bei empfindlichem Magen können Sie es auch wieder ausspucken und gegen den strengen Geschmack etwas Wasser oder Saft nachtrinken.
- Solange Ihnen die Erkältung oder der grippale Infekt keine Übelkeit bereitet und der Geschmack des Zinks Ihnen nicht zu sehr widerstrebt, können Sie das bis zu fünf- oder sechsmal pro Tag 2 Tage lang so machen: 2 Pipetten Zink alle 3 Stunden, insgesamt bis zu 10 oder 12 Pipettenfüllungen pro Tag. Bei hartnäckigen Symptomen können Sie das auch einen weiteren und sogar einen vierten Tag so machen.
- Falls Sie einen empfindlichen Gaumen haben, probieren Sie doch einmal die mildere Form der Zink-Stoßtherapie: 1 Pipettenfüllung alle 3 Stunden und bis zu fünfmal pro Tag oder 2 Pipettenfüllungen dreimal täglich.
- Bei allen Durchführungsarten der Zink-Stoßtherapie wird die Dosierung nach 2 bis 4 Tagen auf die in der Liste angegebene Menge reduziert.
- Wenn Sie nach einer Woche oder noch später das Gefühl haben, Sie könnten eine weitere Runde Zink-Stoßtherapie gebrauchen, dann geben Sie diesem Impuls ruhig nach.

Hier die für Kinder empfohlene Menge Zinksulfat bei einer Zink-Stoßtherapie:

- 1 bis 2 Jahre: tagsüber alle 3 Stunden 2 Tropfen (nicht Pipetten) in 1 TL Saft oder Wasser,
- 3 bis 4 Jahre: tagsüber alle 3 Stunden 3 Tropfen in Saft, Wasser oder direkt in den Mund,
- 5 bis 8 Jahre: tagsüber alle 3 Stunden 4 Tropfen in Saft, Wasser oder direkt in den Mund,
- 9 bis 12 Jahre: tagsüber alle 3 Stunden 10 Tropfen in Saft, Wasser oder direkt in den Mund,

- 13 und mehr Jahre: tagsüber alle 4 Stunden 1 Pipettenfüllung direkt in den Mund.

Da Kinder besonders sensibel reagieren, ist es wichtig, das richtige Zinksulfat zu verwenden. Eine entsprechende Empfehlung finden Sie auf meiner Website www.medicalmedium.com unter »Supplements«. So gut wie alle Hersteller bieten Zink in einer zu aggressiven Form an und meist zudem noch mit unangenehmen Zusatzstoffen.

## Die Medical-Medium-Vitamin-C-Stoßtherapie

Was macht diese Stoßtherapie so wertvoll für Ihre Gesundheit? Nun, es bedarf einer bestimmten Art von Glukose (die vor allem in naturreinem Honig, Ahornsirup und Zitrusfrüchten enthalten ist) und der richtigen Art von Vitamin C, damit sich die beiden so verbinden können, dass das Vitamin mühelos in die Zellen und Organe gelangt. Vor allem Honig und frischer Orangensaft heften sich gemeinsam direkt an das Vitamin C, damit sich die ganze antivirale und antibakterielle Kraft dieser heilsamen Nährstoffe im Körper entfalten kann.

Außerdem reagieren Viren und ungesunde Bakterien, die Symptome und Beschwerden verursachen, ausgesprochen empfindlich, ja allergisch auf Vitamin C. Dieses Vitamin schützt Ihre Zellen vor Oxidation, wirkt aber oxidierend auf Erreger, die dadurch geschädigt und schließlich aufgebrochen werden, um sich schließlich aufzulösen.

Unser Körper ist so vielen industriell gefertigten Giftstoffen ausgesetzt, auch im Rahmen von medizinischen Behandlungen, dass wir mehr Vitamin C als je zuvor benötigen. Unser Immunsystem braucht besondere Stärkung, damit wir in dieser Welt bessere Chancen haben. Vitamin C ist der Nährstoff, den unser Körper sich wünscht, damit wir stark bleiben.

### Anwendungsempfehlungen für die Vitamin-C-Stoßtherapie

Erkältung, Husten, Bronchitis, Lungenentzündung, Grippe, Covid, Pfeiffer'sches Drüsenfieber (Mononukleose), Mandelentzündung, Halsweh, Halsentzündung, Allergien, Harnwegsinfekte, Blasenentzündung, Nierenentzündung, Hefepilzinfektionen, anfallsweise neurologische Symptome, Fazialisparese, akute Nervenschmerzen, Körperschmerzen, Herpes simplex 1, Herpes simplex 2, zeitweilige Gehirnentzündung, Aufflackern von Gürtelrose, akuter Ausbruch von Gürtelrose, seelisch traumatisierende Ereignisse, mögliche Virenübertragung, nach Flugreisen oder Strahlenbelastung am Flughafen, Autoimmunschübe, akuter Tinnitus, Schwindelanfälle, vorübergehend hohe Stressbelastung, Beziehungsabbruch, depressive Phasen, Angstanfälle, zeitweilige Zwangsstörung, nach Krampfanfällen, nach chirurgischen Eingriffen, nach medizinischen Prozeduren, nach Verletzungen und Unfällen, bei gefühlsbedingten Adrenalinschüben, nach Freizeitdrogen- und Alkoholkonsum, nach dem Urlaub, nach dem Sport, bei Zahnbehandlungen.

### So gehen Sie bei der Vitamin-C-Stoßtherapie vor

- Für Erwachsene benötigen Sie den Inhalt von 2 Kapseln Micro-C oder vergleichbarem gepufferten Vitamin C à 500 Milligramm, 1/4 Liter vorzugsweise warmes Wasser, 2 TL naturreinen Honig und den frisch gepressten Saft einer Orange.
- Zubereitung: Die Micro-C-Kapseln öffnen und in das Wasser entleeren. Rühren, bis alles aufgelöst ist, dann Honig und Orangensaft einrühren.
- Wenn eine Erkältung, Grippe oder irgendeine der anderen aufgeführten Infektionen im Anzug ist, sollten Sie diesen Heiltrank tagsüber alle 2 Stunden zu sich nehmen. Nach 2 Tagen können Sie die Dosis auf die in der jeweiligen Liste von Nahrungsergänzungen angegebene Menge reduzieren, oder Sie bleiben einfach für die Dauer der Erkältung beziehungsweise des Infekts bei dieser Zubereitung.
- Wenn Sie das Gefühl haben, dass Sie noch mehr Vitamin C benötigen, fügen Sie einfach zu jedem Getränk 2 weitere Kapseln Micro-C hinzu. Statt Honig können Sie Ahornsirup verwenden, wenn Sie möchten. Und wenn Sie Orangen nicht mögen, können Sie stattdessen den Saft einer halben Zitrone nehmen.

Hier die für Kinder empfohlene Menge Vitamin C bei einer Vitamin-C-Stoßtherapie:

- 1 bis 2 Jahre: tagsüber alle 6 Stunden 1 Kapsel Micro-C (500 Milligramm) in 120 Milliliter Wasser, dazu 1 TL naturreiner Honig und der Saft von 1/2 Orange,
- 3 bis 4 Jahre: tagsüber alle 5 Stunden 1 Kapsel Micro-C (500 Milligramm) in 120 Milliliter Wasser, dazu 1 TL naturreiner Honig und der Saft von 1 Orange,
- 5 bis 8 Jahre: tagsüber alle 4 Stunden 1 Kapsel Micro-C (500 Milligramm) in 240 Milliliter Wasser, dazu 2 TL naturreiner Honig und der Saft von 1 Orange,
- 9 bis 12 Jahre: tagsüber alle 2 Stunden 1 Kapsel Micro-C (500 Milligramm) in 240 Milliliter Wasser, dazu 2 TL naturreiner Honig und der Saft von 1 Orange,
- 13 Jahre und älter: tagsüber alle 3 Stunden 2 Kapseln Micro-C (à 500 Milligramm) in 240 Milliliter Wasser, dazu 2 TL naturreiner Honig und der Saft von 1 Orange.

## Die Medical-Medium-Melissen-Stoßtherapie

Zitronenmelisse stabilisiert die Nervenzellen. Sie dringt in die Zellen ein, richtet sie neu aus und stellt das Gleichgewicht wieder her, wenn Sie durch irgendetwas zu einer heftigen Reaktion angeregt worden waren.

Melisse schützt die Zellen auch vor ätzendem Adrenalin, das im Rahmen einer emotionalen Krise ausgeschüttet wurde und den Nervenzellen sonst schaden könnte.

## Anwendungsempfehlungen für die Melissen-Stoßtherapie

Stress, emotionale Turbulenzen und Herausforderungen, psychisches Trauma, gefühlsbetonte Ereignisse, anfallsweise Zwangsstörungen, gesteigerte ADHS (Aufmerksamkeits-Hyperaktivitätsstörung), Angst, Depression, gefühlsstarke Konfrontationen, Verrat, emotionale Krisen, neurologische Störungen vor und nach Krampfanfällen, Unfälle, Nervenschmerzen, Gürtelrose-Ausbrüche, nach überstandener Gürtelrose, nach bipolaren Schüben, Manie, Psychose, Nervosität, mulmige Gefühle, Ängstlichkeit, nervöser Magen, Hirnnerv-Entzündung, Körperschmerzen.

Die Melissen-Stoßtherapie bietet auch starken Rückhalt, wenn man Psychopharmaka wie Antidepressiva, Anxiolytika und Benzodiazepine unter ärztlicher Aufsicht absetzen möchte.

## So gehen Sie bei der Melissen-Stoßtherapie vor

- Erwachsene: Geben Sie tagsüber alle 3 Stunden 4 Pipettenfüllungen alkoholfreie Melissentinktur in 30 Milliliter oder mehr Wasser oder Saft oder auch direkt in den Mund. In dem Fall können Sie etwas Wasser oder Saft nachtrinken.
- Das können Sie 3 bis 5 Tage so machen und dann zu der in Ihrem Supplementierungsplan angegebenen Dosis wechseln.
- Bei anhaltender seelischer Belastung können Sie auch über einige Zeit bei der Melissen-Stoßtherapie bleiben, um Ihr Nervenkostüm widerstandsfähiger zu machen. Und so gehen Sie vor: 3 bis 5 Tage Melissen-Stoßtherapie, dann zurück zu der in Ihrer Liste angegebenen Dosierung. Danach, wenn Sie möchten, wieder 3 bis 5 Tage Melissen-Stoßtherapie – und so weiter.
- Wenn es sich für Sie besser anfühlt, können Sie die Dosierung bei der Melissen-Stoßtherapie auch noch etwas zurückfahren.

Hier die für Kinder empfohlene Menge alkoholfreier Melissentinktur bei einer Melissen-Stoßtherapie:

- 1 bis 2 Jahre: tagsüber alle 3 Stunden 12 Tropfen (nicht Pipettenfüllungen) in Saft oder Wasser,
- 3 bis 4 Jahre: tagsüber alle 3 Stunden 20 Tropfen (nicht Pipettenfüllungen) in Saft oder Wasser,
- 5 bis 8 Jahre: tagsüber alle 3 Stunden 1 Pipettenfüllung in Saft oder Wasser,
- 9 bis 12 Jahre: tagsüber alle 3 Stunden 2 Pipettenfüllungen in Saft oder Wasser,
- 13 und mehr Jahre: tagsüber alle 3 Stunden drei Pipettenfüllungen in Saft oder Wasser.

## Die Medical-Medium-Kanadische-Gelbwurz-Stoßtherapie

Die Kanadische Gelbwurz(el) wirkt antiviral und antibakteriell, somit generell gegen Entzündungen. Sie reduziert Krankheitskeime und stellt das geschwächte Immunsystem wieder her. Die weißen Blutzellen nehmen die antiviralen und antibakteriellen Substanzen der Gelbwurz in sich auf und transportieren sie ins »Kampfgebiet«, um sie dort wieder freizusetzen. Die Gelbwurz-Stoßtherapie leistet bei akuten ebenso wie bei chronischen Gesundheitsstörungen gute Dienste.

### Anwendungsempfehlungen der Gelbwurz-Stoßtherapie

Erkältung, Grippe, verstopfte Nebenhöhlen, akuter und chronischer Husten, Bronchitis, Lungenentzündung, Covid, Mandelentzündung, Ohrenentzündung, Halsweh, Halsentzündung, Nasenlaufen, sinubronchiales Syndrom, Gerstenkorn, Bindehautentzündung (Konjunktivitis), Harnwegsinfekte, Blasenentzündung, Nierenentzündung, bakterielle Scheidenentzündung, Unterleibsentzündung, Hefepilzinfektionen, alle Arten von Akne, Fieberbläschen, Herpes simplex 1, Herpes simplex 2, Gürtelrose, akute neurologische Symptome, Zyklusbeschwerden, Helicobacter pylori, MRSA (Methicillin-resistenter Staphylococcus aureus), Mononukleose.

### So gehen Sie bei der Kanadische-Gelbwurz-Stoßtherapie vor

Erwachsene: Nehmen Sie tagsüber alle 4 Stunden 6 Pipettenfüllungen alkoholfreie Gelbwurz-Tinktur in 30 Milliliter oder mehr Wasser oder Saft ein. Sie können die Tinktur auch direkt in den Mund geben und etwas Saft oder Wasser nachtrinken.

- Das können Sie 3 bis 5 Tage so beibehalten und dann zu der in Ihrer Liste angegebenen Dosierung übergehen.
- Wenn Sie empfindlich sind, können Sie die Menge wie bei allen anderen Medical-Medium-Stoßtherapien so weit reduzieren, bis Sie gut damit zurechtkommen.
- Wenn ein Krankheitsschub, eine Infektion oder sonst irgendein Symptom in der Woche nach dem Abschluss der Gelbwurz-Stoßtherapie nicht zurückgeht, können Sie noch einmal 3 bis 5 Tage dieser Stoßtherapie anhängen. Lassen Sie zwischen diesen Durchgängen mindestens eine Woche vergehen.

Hier die für Kinder empfohlene Menge alkoholfreie Gelbwurz-Tinktur bei einer Gelbwurz-Stoßtherapie:

- 1 bis 2 Jahre: tagsüber alle 4 Stunden 10 Tropfen (nicht Pipettenfüllungen) in Saft oder Wasser,
- 3 bis 4 Jahre: tagsüber alle 4 Stunden 20 Tropfen (nicht Pipettenfüllungen) in Saft oder Wasser,

- 5 bis 8 Jahre: tagsüber alle 4 Stunden 1 Pipettenfüllung in Saft oder Wasser,
- 9 bis 12 Jahre: tagsüber alle 4 Stunden 2 Pipettenfüllungen in Saft oder Wasser,
- 13 und mehr Jahre: tagsüber alle 4 Stunden 3 Pipettenfüllungen in Saft oder Wasser.

## Die Medical-Medium-Thymian-Stoßtherapie

Thymian enthält sekundäre Pflanzenstoffe, die gegen Viren, Bakterien, Schimmel, Hefepilze und weitere ungesunde Pilze wirksam sind. Diese Keime sind auch dann noch im Blut vorhanden, wenn die Nährstoffe aus anderen Nahrungsmitteln längst verwertet wurden oder schon wieder ausgeschieden worden sind. Thymian hält sich länger im Körper und baut eine zeitverzögerte Schutzbarriere gegen Krankheitserreger auf. Die im Thymian enthaltenen Stoffe dringen in jedes Organ vor, während andere Heilkräuter nur in bestimmte Körperbereiche gelangen.

### Anwendungsempfehlungen für die Thymian-Stoßtherapie

Erkältung, Grippe, verstopfte Nebenhöhlen, Husten, Lungenentzündung, Allergien, Covid, Halsweh, Halsentzündung, Halskratzen, Ohrenentzündung, Harnwegsinfekte, Blasenentzündung, Nierenentzündung, Fieberbläschen, HPV (humane Papillomaviren), Herpes simplex 1, Gürtelrose, EBV-(Epstein-Barr-Virus-)bedingte Infektionen, Dünndarmfehlbesiedelung, anfallsweise neurologische Symptome, Zyklusbeschwerden, Helicobacter pylori, Streptokokken, Kolibakterien, MRSA (Methicillin-resistenter Staphylococcus aureus), Clostridium difficile, akute Kieferschmerzen, Zungenschmerzen, Mundschmerzen, Zahnfleischschmerzen, Körperschmerzen, Fieber, Parasiten, Autoimmunschübe.

### So gehen Sie bei der Thymian-Stoßtherapie vor

- Brühen Sie pro Tasse 12 Thymianzweige mit heißem Wasser auf. (Falls Sie nur getrockneten Thymian bekommen können, nehmen Sie davon 2 EL.) Mindestens 15 Minuten ziehen lassen. Danach abseihen beziehungsweise die Zweige herausnehmen.
- Trinken Sie von diesem kraftvollen Tee alle 3 Stunden 1 Tasse.
- Die Therapie können Sie 3 bis 5 Tage so durchführen und dann zu der in Ihrer Supplementliste angegebenen Dosierung übergehen. Nach einer Woche dieser Thymian-Stoßtherapie können Sie eine zweite Runde folgen lassen.
- Falls Sie empfindlich reagieren, können Sie Ihren Thymiantee auch weniger stark brühen. Wenn Sie möchten, ergänzen Sie Ihren Thymiantee mit dem Saft von ½ Zitrone und 1 TL naturreinem Honig. Sie können auch mehr als eine Tasse zubereiten und entsprechend mehr Thymian verwenden. Trinken Sie

den restlichen Tee über den Tag verteilt. Sie müssen ihn nicht unbedingt heiß oder warm zu sich nehmen, lauwarm oder kühl ist er auch gut.

Für Kinder wird der Tee auf die gleiche Art zubereitet und dann nach dem folgenden Altersschema verabreicht:

- 1 bis 2 Jahre: tagsüber alle 3 Stunden 30 Milliliter kühler oder warmer (nicht heißer) Tee,
- 3 bis 4 Jahre: tagsüber alle 3 Stunden 60 Milliliter kühler oder warmer (nicht heißer) Tee,
- 5 bis 8 Jahre: tagsüber alle 3 Stunden 90 Milliliter kühler oder warmer (nicht heißer) Tee,
- 9 bis 12 Jahre: tagsüber alle 3 Stunden 120 Milliliter kühler oder warmer (nicht heißer) Tee,
- 13 und mehr Jahre: tagsüber alle 3 Stunden 180 Milliliter kühler oder warmer (nicht heißer) Tee.

## Die Medical-Medium-Propolis-Stoßtherapie

Propolis ist eine sehr wirksame antivirale und antibakterielle Medizin. Hochwertiges und richtig angewendetes Propolis vermag Infektionen ganz unterschiedlicher Art zu verlangsamen und sogar anzuhalten. Es enthält nicht nur einen einzigen antiviralen Wirkstoff, sondern mehrere und unter Umständen recht viele. Ich stelle Ihnen hier zwei Formen der Propolis-Stoßtherapie vor: die Einnahme und die äußere Anwendung der Tinktur bei wunden Stellen im Mund. Die beiden Applikationen können zusammen oder jede für sich eingesetzt werden. Näheres in den folgenden Abschnitten.

### Anwendungsempfehlungen für die Propolis-Stoßtherapie

Halsweh, Halsentzündung, Mandelentzündung, Nebenhöhlenentzündung, Allergien, Lungenentzündung, Bronchitis, Husten, sinubronchiales Syndrom, Erkältung, Grippe, Covid, Ohrenentzündung, Harnwegsinfekte, Blasenentzündung, Nierenentzündung, Fieber, Schüttelfrost, nächtliches Schwitzen, Trigeminusneuralgie, Zahnfleischschmerzen, Mundschmerzen, Zungenschmerz, Zahnschmerzen, Migräne, Kopfweh, Gürtelrose, anfallsweise neurologische Symptome, Fieberbläschen, Herpes simplex 1, Aphthen (runde weißliche Stellen vor allem an der Lippen- oder Wangeninnenseite), Mundgeschwüre.

### So gehen Sie bei Propolis-Stoßtherapie vor

- Erwachsene: tagsüber alle 3 Stunden 4 Pipettenfüllungen alkoholfreie Propolis-Tinktur in 30 Milliliter oder mehr Wasser oder Saft einnehmen. (Auch in angeblich alkoholfreier Propolis-Tinktur können Spuren verschiedener Alkoholarten enthalten sein. Nehmen Sie

Propolis-Tinktur mit möglichst geringem Alkoholgehalt.)

- Sie können dies 3 bis 5 Tage lang tun und dann zu der in Ihrer Supplementliste angegebenen Dosierung übergehen.
- Gern können Sie auch weiterhin die Propolis-Stoßtherapie durchführen. Sie mögen vielleicht eine Woche Pause machen und sie dann erneut anwenden, oder Sie wiederholen die Runden hintereinander. Wenn Ihre Nahrungsergänzungsliste kein Propolis enthält, können Sie täglich 2 Tropfen Propolis-Tinktur zwischen den Runden der Propolis-Stoßtherapie einnehmen.

Hier die für Kinder* empfohlene Menge Propolis-Tinktur bei dieser Stoßtherapie:

- 1 bis 2 Jahre: tagsüber alle 3 Stunden 8 Tropfen (nicht Pipettenfüllungen) in Saft oder Wasser,
- 3 bis 4 Jahre: tagsüber alle 3 Stunden 16 Tropfen (nicht Pipettenfüllungen) in Saft oder Wasser,
- 5 bis 8 Jahre: tagsüber alle 3 Stunden 1 Pipettenfüllung in Saft oder Wasser,
- 9 bis 12 Jahre: tagsüber alle 3 Stunden 2 Pipettenfüllungen in Saft oder Wasser,
- 13 und mehr Jahre: tagsüber alle 3 Stunden 3 Pipettenfüllungen in Saft oder Wasser.

* Propolis kann Spuren von Honig enthalten. Kinder unter einem Jahr sollten keine Honigprodukte bekommen, da ihre noch Darmflora nicht genügend entwickelt ist. (Anm. der Red.)

### Anwendungsempfehlungen für die Propolis-Stoßtherapie bei wunden Stellen im Mund

Fieberbläschen, Herpes simplex 1, Aphthen, Mundgeschwüre.

Sie können die äußere Anwendung der Propolis-Tinktur mit der Einnahme kombinieren, wenn Sie möchten. Falls Sie mit Fieberbläschen zu tun haben, empfiehlt sich die Anwendung beider Formen dieser Stoßtherapie ganz besonders. Leiden Sie an Aphthen, können Sie auch einfach die äußerliche Propolis-Stoßtherapie anwenden.

### So gehen Sie bei der äußeren Anwendung der Propolis-Stoßtherapie gegen wunde Stellen im Mund vor

- Wenn die wunde Stelle von Speichel benetzt ist, beispielsweise an der Innenseite der Lippe, am Zahnfleisch, an der Innenseite der Wangen oder an der Zunge, trocknen Sie die Stelle kurz mit einem Papiertuch ab, so gut sie erreichbar ist.
- Befindet sich die wunde Stelle in einem ohnehin trockenen Bereich an der Außenseite des Mundes, benetzen Sie sie mit einigen Tropfen Propolis-Tinktur, und belassen Sie die Stelle ½ oder 1 Minute so.
- Handelt es sich um eine Stelle, die erst abgetrocknet werden musste, dann trocknen Sie sie jetzt noch einmal kurz ab, um sie dann mit Propolis-Tinktur zu benetzen, und warten Sie ½ bis 1 Minu-

te ab. Wiederholen Sie das noch zweimal, bis Sie die Propolis-Tinktur insgesamt dreimal an dieser Stelle angewendet haben. Nach der dritten Anwendung nicht wieder trocken tupfen. Belassen Sie die Tinktur einfach an Ort und Stelle, damit sie dort wirken kann.

- Handelte es sich um eine ohnehin schon trockene Stelle, brauchen Sie die Anwendung der Tinktur nicht zu wiederholen – einmal auftragen genügt. Auch hier belassen Sie die Tinktur an Ort und Stelle und gehen weiter Ihren Beschäftigungen nach. (Sie können die Tinktur auch nach ½ bis 1 Minute abwischen, wenn das besser ist.)
- Wiederholen Sie die Anwendung vier- bis sechsmal täglich, bis das Problem behoben ist.
- Am schnellsten geht die Heilung vonstatten, wenn Sie die Tinktur ein letztes Mal unmittelbar vor dem Zubettgehen anwenden.

## Die Medical-Medium-Aloe-vera-Stoßtherapie

Viele plagen sich mit Bauchschmerzen, die im ganzen Rumpf zu spüren sind, merken aber nicht, dass sie vom Magen oder Darm ausgehen. Aloe vera enthält Substanzen, die Säuren neutralisieren und die Nerven in der Darmschleimhaut beruhigen, sodass Darmkrämpfe nachlassen und schließlich aufhören. Darüber hinaus hemmt sie das Wachstum von Pilzen, darunter Hefen und Schimmel, und schließlich beruhigt sie Darmschleimhaut und Nerven. Dadurch dämpft sie nervlich bedingte Schmerzen und mindert den Druck auf die Vagusnerven.

### Anwendungsempfehlungen für die Aloe-vera-Stoßtherapie

Magenschmerzen, Magen-Darm-Schmerzen, die in die Brust und den oberen Rücken aufsteigen und in Hals und Schultern ausstrahlen, Dickdarmentzündung, Reizdarmsyndrom, Morbus Crohn, Zöliakie, Sodbrennen, Geschwüre, Magenbrennen, Helicobacter pylori, Dünndarmfehlbesiedelung, Magenschmerzen gleich nach dem Essen, Magen- und Darmkrämpfe, Magenschleimhautentzündung, schmerzhafte Bauchauftreibung, Verstopfung, Säurekrisen, Magenlähmung (Gastroparese).

### So gehen Sie bei der Aloe-vera-Stoßtherapie vor

- Für Erwachsene: tagsüber alle 2 bis 4 Stunden Gel von 5 bis 10 Zentimeter frischer Aloe vera (ohne Blatthaut) zu sich nehmen (Zubereitung siehe unten).
- Setzen Sie das für bis zu 7 Tage fort.
- 3 oder mehr Tage nach dem Ende dieser Stoßtherapie können Sie einen weiteren Zyklus folgen lassen. Zwischen den Runden dieser Stoßtherapie nehmen Sie zweimal täglich Gel von 4 Zentimetern oder mehr frischer Aloe vera ein.
- Zur Gewinnung des Gels schneiden Sie Ihr 5 bis 10 Zentimeter langes Stück

Aloe-vera-Blatt auf und filetieren es wie Fisch, wobei Sie die grüne Haut und die Stacheln wegschneiden. Dann können Sie das klare Gel herauslöffeln.

- Die Haut darf nicht mitverwendet werden. Achten Sie beim Herauslöffeln des Gels darauf, dass Sie das Innere der Haut nicht mit abschaben. Darin sind Stoffe enthalten, die bei manchen Menschen reizend wirken.
- Am besten ist der Effekt, wenn Sie das Gel gleich so verzehren. Wenn Ihnen das schwerfällt, können Sie es mit Wasser im Mixer verarbeiten, aber auch hier bitte ohne Blatthautanteile.
- Für dieses Rezept ist vorausgesetzt, dass Sie eins der breiten Blätter gekauft haben, die es im Bioladen und manchen Supermärkten gibt. Wenn Sie selbst gezogene Aloe verwenden, achten Sie darauf, dass es sich um eine essbare Sorte handelt.
- Sie können Ihren ganzen Tagesvorrat an Gel morgens zubereiten. Was Sie später am Tag essen wollen, bewahren Sie luftdicht verschlossen im Kühlschrank auf.
- Bei einem angeschnittenen Blatt können Sie die Schnittfläche mit Plastikfolie oder einem feuchten Tuch abdecken und das Blatt so im Kühlschrank aufbewahren.
- Kaufen Sie keine Aloeblätter ein, deren Gel rot ist und wässrig wirkt. Solche Blätter sind nicht mehr frisch und zersetzen sich bereits.
- Wie bei allen anderen Medical-Medium-Stoßtherapien steht es Ihnen frei, weniger als die angegebene Menge zu sich zu nehmen. Verwenden Sie so viel Aloe-vera-Gel, wie es Ihnen angenehm ist.

Hier die für Kinder empfohlene Menge frisches Aloe-vera-Gel bei einer Aloe-vera-Stoßtherapie:

- 1 bis 2 Jahre: tagsüber alle 2 bis 4 Stunden 1 TL frisches Gel,
- 3 bis 4 Jahre: tagsüber alle 2 bis 4 Stunden 2 TL frisches Gel,
- 5 bis 8 Jahre: tagsüber alle 2 bis 4 Stunden 1 EL frisches Gel,
- 9 bis 12 Jahre: tagsüber alle 2 bis 4 Stunden 2 EL frisches Gel,
- 13 und mehr Jahre: tagsüber alle 2 bis 4 Stunden frisches Gel von 5 Zentimeter Aloe vera.

## Die Medical-Medium-Vitamin-$B_{12}$-Stoßtherapie

In körperlich oder geistig anspruchsvollen Zeiten, auch bei einer langwierigen chronischen Erkrankung, büßen wir unsere Vitamin-$B_{12}$-Reserven ein. Der Verbrauch von Vitamin $B_{12}$ kann in Krisenzeiten rapide sehr hoch sein und Jahre später zu weiteren Gesundheitsproblemen führen. Näheres zu Vitamin $B_{12}$ finden Sie in Kapitel 7 von *Heile dein Gehirn. Das Basisbuch* im Abschnitt »Vitamin-$B_{12}$-Mangel«.

### Anwendungsempfehlungen für die Vitamin-$B_{12}$-Stoßtherapie

Stress, Unfälle mit körperlichen Verletzungsfolgen, Unfälle mit psychischen Verletzungsfolgen, gefühlsintensive Ereignisse, seelisches Trauma, Verlust, akute Angstanfälle, akute depressive Anfälle, akute Verschlimmerung einer Zwangsstörung, zeitweilig vermehrter Ärger, zeitweilig verstärkte neurologische Probleme, Krampfanfälle, Fiebernachsorge (nach einer Corona- oder Grippeinfektion), nach chirurgischen Eingriffen und anderen medizinischen Prozeduren, nach Drogen- oder Alkoholkonsum, bei schwierigem Koffeinentzug, nach Urlauben, bei akuten Körperschmerzen, nach Überarbeitung des Gehirns, durch kreative Betätigung, in der Schule, im Studium sowie nach Prüfungen und intensivem Spiel.

### So gehen Sie bei der Vitamin-$B_{12}$-Stoßtherapie vor

- Erwachsene: tagsüber alle 3 Stunden 2 Pipettenfüllungen Vitamin $B_{12}$ (als Adenosylcobalamin mit Methylcobalamin) direkt in den Mund träufeln (Sie können Saft oder Wasser nachtrinken) beziehungsweise in 30 Milliliter oder mehr Saft oder Wasser eingerührt zu sich nehmen.
- Setzen Sie das 2 Tage lang fort. Bei Bedarf können Sie einen dritten und vierten Tag anhängen. Verringern Sie die Vitamin-$B_{12}$-Dosierung nach 1 bis 4 Tagen auf die in Ihrer Nahrungsergänzungsliste angegebene Menge. Wenn Sie mehrere Runden dieser Stoßtherapie absolvieren möchten, warten Sie dazwischen mindestens eine Woche ab.

Hier die für Kinder empfohlene Menge Vitamin $B_{12}$ (als Adenosylcobalamin mit Methylcobalamin) bei einer Vitamin-$B_{12}$-Stoßtherapie:

- 1 bis 2 Jahre: tagsüber alle 3 Stunden 2 Tropfen (nicht Pipettenfüllungen) in Saft oder Wasser,
- 3 bis 4 Jahre: tagsüber alle 3 Stunden 3 Tropfen (nicht Pipettenfüllungen) in Saft oder Wasser,
- 5 bis 8 Jahre: tagsüber alle 3 Stunden 5 Tropfen (nicht Pipettenfüllungen) in Saft oder Wasser,
- 9 bis 12 Jahre: tagsüber alle 3 Stunden 10 Tropfen (nicht Pipettenfüllungen) in Saft oder Wasser,
- 13 und mehr Jahre: tagsüber alle 3 Stunden 1 Pipettenfüllung in Saft oder Wasser.

## Die Medical-Medium-Kalifornischer-Mohn-(Goldmohn-) Stoßtherapie

Der Kalifornische Mohn (Eschscholzia californica) oder Goldmohn enthält Alkaloide, die Schmerzrezeptoren dämpfen und beruhigen können, insbesondere die der Hirnnerven und des Hirnstamms. Goldmohn kann bei starken Schmerzen die Spitzen nehmen.

### Anwendungsempfehlungen für die Goldmohn-Stoßtherapie

Nervenschmerzen, Neuralgie, Trigeminusneuralgie, Nackenschmerzen, Rückenschmerzen, Ischiasschmerzen, Zahnschmerzen, Mundschmerzen, Zungenschmerzen, Kieferschmerzen, Körperschmerzen, Kopfweh, Schulterschmerzen, Hüftschmerzen, Knieschmerzen, Vagusnervensymptome, seelische Bedrängnis, Trauma, Verlust, Angst, seelische Schmerzen und Leiden, starker Stress.

Goldmohn unterstützt die Entwöhnung von Partydrogen und verschreibungspflichtigen Medikamenten sowie Schmerzmedikamenten unter ärztlicher Aufsicht.

### So gehen Sie bei der Goldmohn-Stoßtherapie vor

- Erwachsene: tagsüber alle 4 Stunden 3 Pipettenfüllungen Goldmohn in 30 Milliliter oder mehr Wasser oder Saft oder jeweils 3 Kapseln.
- Bei akuten Schmerzen können Sie die Anwendung 3 Tage lang fortsetzen und danach auch gleich die nächste Runde anschließen (maximal 6 Tage). Danach die Dosis auf 3 Pipettenfüllungen zweimal täglich reduzieren, falls weiterhin Bedarf besteht. Halten sich die Schmerzen auch dann noch, wenden Sie die im nächsten Punkt angegebene Dosierung für chronische Schmerzen an.
- Bei chronischen Schmerzen können Sie diese Therapie für bis zu 7 Tage in Folge anwenden. Reduzieren Sie die Dosis anschließend auf 3 Tage lang 3 Pipettenfüllungen zweimal täglich, falls noch benötigt. Danach können Sie eine weitere Runde von 7 Tagen folgen lassen.
- Falls Sie vom Kalifornischen Mohn schläfrig werden, müssen Sie ihn umsichtig und behutsam anwenden, insbesondere beim Umgang mit Maschinen oder bei langen Autofahrten.

Hier die für Kinder abgewandelten Mengen der alkoholfreien Goldmohn-Tinktur bei einer Kalifornischer-Mohn-(Goldmohn-) Stoßtherapie (eventuelle Fragen zum Kalifornischen Mohn stellen Sie bitte Ihrer Kinderärztin oder Ihrem Kinderarzt):*

- 5 bis 8 Jahre: tagsüber alle 4 Stunden 5 Tropfen (nicht Pipettenfüllungen) in Saft oder Wasser,
- 9 bis 12 Jahre: tagsüber alle 4 Stunden 15 Tropfen (nicht Pipettenfüllungen) in Saft oder Wasser,
- 13 und mehr Jahre: tagsüber alle 4 Stunden 1 Pipettenfüllung in Saft oder Wasser.

* Goldmohn ist eine Heil- und Giftpflanze. Gerade bei der Anwendung für Kinder wird die Rücksprache mit einem Arzt empfohlen. (Anm. d. Red.)

Dies ist bei allen Trends die Gefahr:
Es wird nicht wirklich bedacht, wer sich mit dem
Herumprobieren vergnügen kann und bei wem dafür
kein Spielraum mehr ist.

Kapitel 4

# Medical-Medium-Nahrungsergänzungspläne

Diese Nahrungsergänzungspläne haben eine lange Erfolgsgeschichte bei schwierigen Gesundheitsstörungen vorzuweisen. Zum Verständnis dieser Listen und um den für Sie persönlich besten Einstieg zu finden, sollten Sie Kapitel 2 (»Goldene Nahrungsergänzungsregeln«) lesen, das viele Fragen beantwortet. So können Sie sich beispielsweise auf eine der in einer Liste empfohlenen Nahrungsergänzungen verlegen oder etliche von ihnen anwenden. Die kompletten Listen sollen Ihnen Wahlmöglichkeiten bieten, damit Sie gesundheitlich so viel erreichen können, wie Ihnen vorschwebt.

Sie können es langsam angehen lassen und Ihre Fortschritte genau verfolgen, oder Sie steigen gleich richtig ein. Sie müssen die Mittel nicht in der hier angegebenen vollen Dosierung anwenden, sondern können die Dosis reduzieren. Viele empfinden Medical-Medium-Reinigungskuren, den Schwermetall-Detox-Smoothie und zahlreiche andere Anwendungen der Medialen Medizin als sehr unterstützend für ihre Genesung.

Die Listen sind grundsätzlich alphabetisch aufgebaut, wobei einige Punkte wie der Selleriesaft und der Schwermetall-Detox-Smoothie sowie die Shots wie gesagt immer vorangestellt sind. Grundsätzliches zu den wichtigsten Nahrungsergänzungen können Sie im Abschnitt »Wo anfangen?« in Kapitel 2 nachlesen, das darüber hinaus noch viel mehr an Information bietet.

Wenn Sie Nahrungsergänzungen einnehmen, besprechen Sie das ruhig mit Ihren Gesundheitsfachleuten.

## Krankheitsursachen

Damit in diesem Kapitel möglichst viele Nahrungsergänzungspläne Platz finden, sind im Folgenden nur die reinen Listen aufgeführt, ohne Erörterung der Ursachen. Wenn Sie etwas über die Hintergründe Ihrer Beschwerden erfahren möchten, Finden Sie in Kapitel 38 von *Heile dein Gehirn. Das Basisbuch* detaillierte Erläuterungen zu zahlreichen Symptomen, Beschwerden, Störungen und Krankheiten, die mit dem Gehirn und dem Nervensystem zusammenhängen.

## ADHS (Aufmerksamkeitsdefizit-Hyperaktivitätsstörung)

Lesen Sie vor der Anwendung bitte unbedingt Kapitel 2.

- Frischer Selleriesaft: auf bis zu 1 Liter täglich steigern
- Schwermetall-Detox-Smoothie: täglich 1 Portion (siehe Kapitel 10)
- Burn-out-Stabilisator: 1 Shot pro Tag
- Flucht-Abwehr-Stabilisator (für die Nebennieren): 1 Shot pro Tag
- B-Komplex: 1 Kapsel pro Tag
- Celeryforce: 2 Kapseln pro Tag
- EPA und DHA (fischfrei): 1 Kapsel pro Tag zum Abendessen
- GABA: 1 Kapsel à 250 Milligramm/Tag
- Kanadische Gelbwurz: 1 Pipettenfüllung pro Tag (1 Woche pro Monat)
- Gerstengrassaftpulver: 1 TL oder 3 Kapseln pro Tag
- Holunderbeersirup: 1 TL pro Tag
- Magnesiumglycinat: 2 Kapseln pro Tag
- Melatonin: 1 bis 5 Milligramm pro Tag, vorzugsweise abends*
- Melisse: 3 Pipettenfüllungen pro Tag
- Spirulina: 1 TL oder 3 Kapseln pro Tag
- Süßholzwurzel: 1 Pipettenfüllung pro Tag (1 Woche nehmen, 2 Wochen weglassen)
- Vitamin $B_{12}$ (als Adenosylcobalamin mit Methylcobalamin): 1 Pipettenfüllung pro Tag
- Vitamin C (als Micro-C oder vergleichbares gepuffertes Vitamin C): 2 Kapseln à 500 Milligramm zweimal täglich
- Zink (als flüssiges Zinksulfat): 1 Pipettenfüllung pro Tag

* In Deutschland ist Melatonin als Arzneistoff ab 1 Milligramm verschreibungspflichtig. Die Angaben zur empfohlenen täglichen Dosis schwanken hierzulande zwischen 2 und 5 Milligramm abends. In höheren Dosen kann Melatonin die Aufmerksamkeit im Straßenverkehr oder beim Bedienen von Maschinen einschränken. Bitte holen Sie sich bei der Anwendung von Melatonin im Zweifelsfall ärztlichen Rat, insbesondere wenn Sie andere Medikamente einnehmen. (Anm. d. Red.)

## Akute disseminierte Enzephalomyelitis (ADEM)

Siehe ALS sowie Autoimmunstörungen und -krankheiten.

## Alkoholentzug

Siehe Sucht.

## Alltägliche Pflege und Versorgung des Gehirns

Lesen Sie vor der Anwendung bitte unbedingt Kapitel 2.

- Frischer Selleriesaft: auf bis zu 1 Liter täglich steigern
- Schwermetall-Detox-Smoothie: täglich 1 Portion (siehe Kapitel 10)
- 5-MTHF: 1 Kapsel pro Tag

- Aloe vera: 5 Zentimeter oder mehr frisches Gel (ohne Blatthaut) pro Tag
- B-Komplex: 1 Kapsel pro Tag
- Brennnessel: 2 Tassen Tee oder 3 Pipettenfüllungen pro Tag
- Celeryforce: zweimal täglich 1 Kapsel
- Chagapulver: 2 TL oder 6 Kapseln pro Tag
- Curcumin: 2 Kapseln pro Tag
- EPA und DHA (fischfrei): 1 Kapsel pro Tag zum Abendessen
- Gerstengrassaftpulver: 1 TL oder 3 Kapseln pro Tag
- Glutathion: 1 Kapsel pro Tag
- Himbeerblätter: 1 Tasse Tee pro Tag
- L-Lysin: 3 Kapseln à 500 Milligramm pro Tag
- Magnesiumglycinat: 2 Kapseln pro Tag
- Melatonin: 5 Milligramm zur Bettgehzeit (siehe die Anmerkung bei ADHS)
- Melisse: 3 Pipettenfüllungen pro Tag
- Naszierendes Jod: 4 Tropfen (nicht Pipettenfüllungen) pro Tag
- Spirulina: 1 TL oder 3 Kapseln pro Tag
- Vitamin $B_{12}$ (als Adenosylcobalamin mit Methylcobalamin): 1 Pipettenfüllung pro Tag
- Vitamin C (als Micro-C oder vergleichbares gepuffertes Vitamin C): 4 Kapseln à 500 Milligramm zweimal täglich
- Wilde Blaubeeren: 1 TL Pulver oder 30 Milliliter Saft pro Tag
- Zink (als flüssiges Zinksulfat): bis zu 1 Pipettenfüllung pro Tag

## ALS (amyotrophe Lateralsklerose)

Lesen Sie vor der Anwendung bitte unbedingt Kapitel 2.

- Frischer Selleriesaft: auf bis zu 1 Liter täglich steigern; Sie können die Menge auch auf zweimal 1 Liter steigern
- Schwermetall-Detox-Smoothie: täglich 1 Portion (siehe Kapitel 10)
- Giftzieher-Smoothie: 1 Portion pro Tag (siehe Kapitel 10)
- Nerven-Umstimmer: 1 Shot pro Tag (siehe Kapitel 8)
- Jede Stoßtherapie aus Kapitel 3 bei Bedarf
- 5-HTP: täglich 1 Kapsel zur Schlafenszeit
- 5-MTHF: 1 Kapsel pro Tag
- Aloe vera: 5 Zentimeter oder mehr frisches Gel (ohne Blatthaut) pro Tag
- Ashwagandha: 1 Pipettenfüllung pro Tag
- Gerstengrassaftpulver: 1 TL oder 3 Kapseln pro Tag
- B-Komplex: 1 Kapsel pro Tag
- Katzenkralle: 2 Pipettenfüllungen zweimal täglich
- Celeryforce: 2 Kapseln zweimal täglich
- Coenzym Q10: 1 Kapsel pro Tag
- Curcumin: 2 Kapseln zweimal täglich
- Holunderbeersirup: 1 TL pro Tag
- EPA und DHA (fischfrei): 2 Kapseln pro Tag zum Abendessen
- GABA: 1 Kapsel à 250 Milligramm zweimal täglich
- Glutathion: 2 Kapseln zweimal täglich

- Gelbwurz: 4 Pipettenfüllungen zweimal täglich (abwechselnd 2 Wochen nehmen, 2 Wochen aussetzen)
- L-Lysin: 2 Kapseln à 500 Milligramm zweimal täglich
- Magnesiumglycinat: 3 Kapseln zweimal täglich
- Melatonin: 5 Milligramm zur Bettgehzeit (siehe die Anmerkung bei ADHS)
- Mariendistel: 1 Pipettenfüllung pro Tag
- MSM: 1 Kapsel pro Tag
- Brennnessel: 2 Pipettenfüllungen zweimal täglich
- Olivenblätter: 1 Pipettenfüllung zweimal täglich
- Propolis: 2 Pipettenfüllungen zweimal täglich
- Naturreiner Honig: 1 EL pro Tag
- Spirulina: 1 TL oder 3 Kapseln pro Tag
- Vitamin $B_{12}$ (als Adenosylcobalamin mit Methylcobalamin): 3 Pipettenfüllungen zweimal täglich
- Vitamin C (als Micro-C oder vergleichbares gepuffertes Vitamin C): 8 Kapseln à 500 Milligramm zweimal täglich
- Vitamin $D_3$: 1000 bis 5000 IE pro Tag
- Wilde Blaubeeren: 1 EL Pulver oder 60 Milliliter Saft pro Tag
- Zink (als flüssiges Zinksulfat): 2 Pipettenfüllungen zweimal täglich

## Altersflecken

Siehe Hyperpigmentierung.

## Alzheimer

Lesen Sie vor der Anwendung bitte unbedingt Kapitel 2.

- Frischer Selleriesaft: auf bis zu 1 Liter pro Tag steigern
- Frisch gepresster Orangensaft: ½ Liter pro Tag
- Schwermetall-Detox-Smoothie: 1 Portion pro Tag (siehe Kapitel 10)
- Giftzieher-Smoothie: 1 Portion pro Tag (siehe Kapitel 10)
- Burn-out-Stabilisator: 1 Shot pro Tag (siehe Kapitel 8)
- Stimmungsaufheller: 1 Shot pro Tag (siehe Kapitel 8)
- 5-MTHF: 1 Kapsel zweimal täglich
- Brennnessel: 3 Pipettenfüllungen zweimal täglich
- Celeryforce: 3 Kapseln dreimal täglich
- Coenzym Q10: 1 Kapsel zweimal täglich
- Curcumin: 3 Kapseln zweimal täglich
- EPA und DHA (fischfrei): 2 Kapseln pro Tag zum Abendessen
- GABA: 1 Kapsel à 250 Milligramm zweimal täglich
- Gerstengrassaftpulver: 1 EL oder 9 Kapseln pro Tag
- Glutathion: 1 Kapsel pro Tag
- Katzenkralle: 1 Pipettenfüllung zweimal täglich
- L-Glutamin: 2 Kapseln zweimal täglich
- L-Lysin: 1 Kapsel à 500 Milligramm zweimal täglich
- Magnesiumglycinat: 1 Kapsel zweimal täglich

- Melatonin: 5 Milligramm bis zu sechsmal täglich (siehe die Anmerkung bei ADHS)
- Melisse: 3 Pipettenfüllungen zweimal täglich
- Spirulina: 1 EL oder 9 Kapseln pro Tag
- Vitamin-B-Komplex: 1 Kapsel pro Tag
- Vitamin $B_{12}$ (als Adenosylcobalamin mit Methylcobalamin): 3 Pipettenfüllungen zweimal täglich
- Vitamin C (als Micro-C oder vergleichbares gepuffertes Vitamin C): 2 Kapseln à 500 Milligramm zweimal täglich
- Wilde Blaubeeren: 1 EL Pulver oder 60 Milliliter Saft pro Tag
- Zink (als flüssiges Zinksulfat): 1 Pipettenfüllung pro Tag

## Amnesie

Siehe Gehirnerschütterung, Begleiterscheinungen.

## Anämie

Siehe Autoimmunstörungen und -krankheiten.

## Aneurysma

Siehe Schlaganfall.

## Angst

Lesen Sie vor der Anwendung bitte unbedingt Kapitel 2.

- Frischer Selleriesaft: auf bis zu 1 Liter pro Tag steigern
- Schwermetall-Detox-Smoothie: 1 Portion täglich (siehe Kapitel 10)
- Flucht-Abwehr-Stabilisator (für die Nebennieren): 1 Shot pro Tag (siehe Kapitel 8)
- Nerven-Umstimmer: 1 Shot pro Tag (siehe Kapitel 8)
- Melissen-Stoßtherapie: bei Bedarf (siehe Kapitel 3)
- 5-HTP: 1 Kapsel täglich zur Schlafenszeit
- 5-MTHF: 1 Kapsel pro Tag
- Aloe vera: 5 Zentimeter oder mehr frisches Gel (ohne Blatthaut) pro Tag
- Ashwagandha: 1 Pipettenfüllung zweimal täglich
- Celeryforce: 3 Kapseln dreimal täglich
- Curcumin: 2 Kapseln pro Tag
- EPA und DHA (fischfrei): 1 Kapsel pro Tag zum Abendessen
- GABA: 1 Kapsel à 250 Milligramm pro Tag
- Gerstengrassaftpulver: 2 TL oder 6 Kapseln pro Tag
- Hopfen: 1 Tasse Tee pro Tag
- Ingwer: 2 Tassen Tee pro Tag oder frisch gerieben beziehungsweise entsaftet nach Geschmack
- L-Lysin: 2 Kapseln à 500 Milligramm pro Tag

- Magnesiumglycinat: 3 Kapseln pro Tag
- Melatonin: 5 Milligramm zur Bettgehzeit (siehe die Anmerkung bei ADHS)
- Melisse: 4 Pipettenfüllungen viermal täglich
- Spirulina: 2 TL oder 6 Kapseln pro Tag
- Vitamin-B-Komplex: 1 Kapsel pro Tag
- Vitamin $B_{12}$ (als Adenosylcobalamin mit Methylcobalamin): 3 Pipettenfüllungen zweimal täglich
- Vitamin C (als Micro-C oder vergleichbares gepuffertes Vitamin C): 4 Kapseln à 500 Milligramm zweimal täglich
- Vitamin $D_3$: 1000 IE pro Tag
- Wilde Blaubeeren: 2 TL Pulver oder 60 Milliliter Saft pro Tag
- Zink (als flüssiges Zinksulfat): 1 Pipettenfüllung pro Tag

## Ängstlichkeit

Lesen Sie vor der Anwendung bitte unbedingt Kapitel 2.

- Frischer Selleriesaft: auf bis zu 1 Liter pro Tag steigern
- Schwermetall-Detox-Smoothie: 1 Portion täglich (siehe Kapitel 10)
- Flucht-Abwehr-Stabilisator (für die Nebennieren): 1 Shot pro Tag (siehe Kapitel 8)
- Nerven-Umstimmer: 1 Shot pro Tag (siehe Kapitel 8)
- Ashwagandha: 1 Pipettenfüllung pro Tag
- Celeryforce: 2 Kapseln zweimal täglich
- Chagapulver: 2 TL oder 6 Kapseln pro Tag
- Curcumin: 1 Kapsel zweimal täglich
- EPA und DHA (fischfrei): 1 Kapsel pro Tag zum Abendessen
- GABA: 1 Kapsel à 250 Milligramm pro Tag
- Gerstengrassaftpulver: 1 TL oder 3 Kapseln pro Tag
- Hibiskus: 1 Tasse Tee zweimal täglich
- L-Lysin: 2 Kapseln à 500 Milligramm zweimal täglich
- Magnesiumglycinat: 1 Kapsel zweimal täglich
- Melatonin: 5 Milligramm zur Bettgehzeit (siehe die Anmerkung bei ADHS)
- Melisse: 3 Pipettenfüllungen zweimal täglich
- Spirulina: 1 TL oder 3 Kapseln pro Tag
- Vitamin-B-Komplex: 1 Kapsel pro Tag
- Vitamin $B_{12}$ (als Adenosylcobalamin mit Methylcobalamin): 2 Pipettenfüllungen zweimal täglich
- Vitamin C (als Micro-C oder vergleichbares gepuffertes Vitamin C): 4 Kapseln à 500 Milligramm zweimal täglich
- Vitamin $D_3$: 1000 IE pro Tag
- Wilde Blaubeeren: 2 TL Pulver oder 60 Milliliter Saft pro Tag
- Zink (als flüssiges Zinksulfat): 1 Pipettenfüllung pro Tag

## Anorexie

Siehe Essstörungen.

## Aphasie (Sprachstörung, Sprachverlust)

Siehe Enzephalopathie.

## Aphthen

Lesen Sie vor der Anwendung bitte unbedingt Kapitel 2.

- Frischer Selleriesaft: auf bis zu 1 Liter pro Tag steigern
- Propolis-Stoßtherapie: nach Bedarf (siehe Kapitel 3)
- Curcumin: 2 Kapseln pro Tag
- Kanadische Gelbwurz: 3 Pipettenfüllungen zweimal täglich (abwechselnd 2 Wochen nehmen, 2 Wochen aussetzen)
- Katzenkralle: 2 Pipettenfüllungen pro Tag
- L-Lysin: 4 Kapseln à 500 Milligramm zweimal täglich
- Melisse: 3 Pipettenfüllungen zweimal täglich
- Naturreiner Honig: 1 EL pro Tag
- Propolis: 3 Pipettenfüllungen zweimal täglich (versuchen Sie auch, die Aphthen immer wieder mal mit einem Papiertaschentuch zu trocknen und direkt mit Propolis zu betupfen)
- Spirulina: 2 TL oder 6 Kapseln pro Tag
- Süßholzwurzel: 2 Pipettenfüllungen pro Tag (abwechselnd 2 Wochen nehmen, 2 Wochen aussetzen)
- Vitamin $B_{12}$ (als Adenosylcobalamin mit Methylcobalamin): 2 Pipettenfüllungen pro Tag
- Vitamin C (als Micro-C oder vergleichbares gepuffertes Vitamin C): 6 Kapseln à 500 Milligramm zweimal täglich
- Zink (als flüssiges Zinksulfat): 2 Pipettenfüllungen pro Tag

## Apraxie

Siehe Enzephalopathie.

## Arrhythmie

Siehe Hirnnerv-Entzündung sowie Palpitationen (nicht neurologisch).

## Arteriosklerose

Lesen Sie vor der Anwendung bitte unbedingt Kapitel 2.

- Frischer Selleriesaft auf bis zu 1 Liter pro Tag steigern
- Brennnessel: 2 Pipettenfüllungen zweimal täglich
- Chagapulver: 1 TL oder 3 Kapseln pro Tag
- Coenzym Q10: 1 Kapsel zweimal täglich
- Curcumin: 3 Kapseln zweimal täglich
- EPA und DHA (fischfrei): 1 Kapsel pro Tag zum Abendessen
- Gerstengrassaftpulver: 1 TL oder 3 Kapseln pro Tag
- Glutathion: 2 Kapseln zweimal täglich
- Magnesiumglycinat: 3 Kapseln zweimal täglich

- Mariendistel: 2 Pipettenfüllungen zweimal täglich
- Melatonin: 5 Milligramm zur Bettgehzeit (siehe die Anmerkung bei ADHS)
- Spirulina: 1 TL oder 3 Kapseln pro Tag
- Vitamin $B_{12}$ (als Adenosylcobalamin mit Methylcobalamin): 2 Pipettenfüllungen zweimal täglich
- Vitamin C (als Micro-C oder vergleichbares gepuffertes Vitamin C): 8 Kapseln à 500 Milligramm zweimal täglich
- Weißdornfrüchte: 1 Pipettenfüllung zweimal täglich
- Wilde Blaubeeren: 1 EL Pulver oder 30 bis 120 Milliliter Saft pro Tag
- Zink (als flüssiges Zinksulfat): 1 Pipettenfüllung pro Tag

## Arthritis (reaktiv)

Siehe Autoimmunstörungen und -krankheiten.

## Arthritis (rheumatoid)

Siehe Autoimmunstörungen und -krankheiten.

## Atherom

Siehe Arteriosklerose.

## Atherosklerose

Siehe Arteriosklerose.

## Auditive Verarbeitungs- und Wahrnehmungsstörungen (AVWS)

Lesen Sie vor der Anwendung bitte unbedingt Kapitel 2.

Sie können mit diesen für Erwachsene gedachten Dosierungen zu Ihrer Kinderärztin oder Ihrem Kinderarzt gehen und sie/ihn nach der richtigen Dosis für Ihr Kind fragen. Außerdem finden Sie in Kapitel 2, 8 und 10 die für Kinder richtigen Mengen Selleriesaft, Schwermetall-Detox-Smoothie und bei Gehirn-Shot-Therapien.

- Frischer Selleriesaft auf mindestens ½ Liter pro Tag steigern
- Schwermetall-Detox-Smoothie: 1 Portion pro Tag (siehe Kapitel 10)
- Nerven-Umstimmer: 1 Shot pro Tag (siehe Kapitel 8)
- 5-MTHF: 1 Kapsel pro Tag
- Celeryforce: 1 Kapsel zweimal täglich
- Curcumin: 1 Kapsel pro Tag
- EPA und DHA (fischfrei): 1 Kapsel pro Tag zum Abendessen
- GABA: 1 Kapsel à 250 Milligramm pro Tag
- Gerstengrassaftpulver: 1 TL oder 3 Kapseln pro Tag
- Glutathion: 1 Kapsel pro Tag
- Magnesiumglycinat: 1 Kapsel zweimal täglich

- Melatonin: 5 Milligramm zur Bettgehzeit (siehe die Anmerkung bei ADHS)
- Melisse: 1 Pipettenfüllung zweimal täglich
- Spirulina: 1 TL oder 3 Kapseln pro Tag
- Vitamin $B_{12}$ (als Adenosylcobalamin mit Methylcobalamin): 1 Pipettenfüllung zweimal täglich
- Vitamin C (als Micro-C oder vergleichbares gepuffertes Vitamin C): 2 Kapseln à 500 Milligramm zweimal täglich
- Wilde Blaubeeren: 2 TL Pulver oder 60 Milliliter Saft pro Tag
- Zink (als flüssiges Zinksulfat): 1 Pipettenfüllung pro Tag

## Aufmerksamkeits- und Konzentrationsstörung

Siehe ADHS (Aufmerksamkeitsdefizit-Hyperaktivitätsstörung).

## Autismus

Siehe ADHS (Aufmerksamkeitsdefizit-Hyperaktivitätsstörung).

## Autoimmunstörungen und -krankheiten

Lesen Sie vor der Anwendung bitte unbedingt Kapitel 2.

Wenn Ihr persönliches Autoimmunproblem in diesem Kapitel nicht genannt ist, halten Sie sich an diese allgemeine Liste von Nahrungsergänzungen bei Autoimmunstörungen.

- Frischer Selleriesaft: auf 1 Liter pro Tag steigern, danach eventuell bis zu zweimal 1 Liter täglich
- Schwermetall-Detox-Smoothie: 1 Portion pro Tag (siehe Kapitel 10)
- Kontamination mit Krankheitskeimen: 1 Shot pro Tag (siehe Kapitel 8; jede Stoßtherapie aus Kapitel 3 bei Bedarf, insbesondere bei Krankheitsschüben)
- 5-MTHF: 1 Kapsel zweimal täglich
- ALA (Alpha-Liponsäure): 1 Kapsel à 500 Milligramm zweimal die Woche
- Aloe vera: 5 Zentimeter oder mehr frisches Gel (ohne Blatthaut) pro Tag
- Brennnessel: 2 Pipettenfüllungen zweimal täglich
- Celeryforce: 3 Kapseln zweimal täglich
- Chagapulver: 2 TL oder 6 Kapseln zweimal täglich
- Curcumin: 2 Kapseln zweimal täglich
- Gerstengrassaftpulver: 2 TL oder 6 Kapseln zweimal täglich
- Glutathion: 1 Kapsel pro Tag
- Hibiskus: 1 Tasse Tee pro Tag
- Kanadische Gelbwurz: 2 Pipettenfüllungen zweimal täglich (abwechselnd 2 Wochen nehmen, 2 Wochen aussetzen)
- Katzenkralle: 2 Pipettenfüllungen zweimal täglich
- Königskerze: 2 Pipettenfüllungen zweimal täglich
- Curcumin: 1 Kapsel zweimal täglich

- L-Lysin: 4 Kapseln à 500 Milligramm zweimal täglich
- Lomatium: 1 Pipettenfüllung pro Tag
- Mahonie: 1 Pipettenfüllung zweimal täglich (abwechselnd 2 Wochen nehmen, 2 Wochen aussetzen)
- Melisse: 2 Pipettenfüllungen zweimal täglich
- MSM: 1 Kapsel zweimal täglich
- Naturreiner Honig: 1 bis 3 TL pro Tag
- Naszierendes Jod: 3 Tropfen (nicht Pipettenfüllungen) zweimal täglich
- Propolis: 2 Pipettenfüllungen zweimal täglich
- Selen: 1 Kapsel pro Tag
- Spirulina: 2 TL oder 6 Kapseln pro Tag
- Süßholzwurzel: 1 Pipettenfüllung pro Tag (abwechselnd 2 Wochen nehmen, 2 Wochen aussetzen)
- Thymian: täglich 2 frische Zweige in heißem Wasser als Tee oder 4 Zweige in Wasser von Zimmertemperatur
- Vitamin $B_{12}$ (als Adenosylcobalamin mit Methylcobalamin): 2 Pipettenfüllungen zweimal täglich
- Vitamin C (als Micro-C oder vergleichbares gepuffertes Vitamin C): 6 Kapseln à 500 Milligramm zweimal täglich
- Wilde Blaubeeren: 1 TL Pulver oder 60 Milliliter Saft pro Tag
- Zink (als flüssiges Zinksulfat): bis zu 2 Pipettenfüllungen zweimal täglich

## Ayahuasca (Rehabilitation)

Siehe Sucht.

## Bauchspeicheldrüsenentzündung (autoimmun)

Siehe Autoimmunstörungen und -krankheiten.

## Bauchweh, -krämpfe

Siehe Magenprobleme sowie Vagusnerv-Störungen.

## Bewältigungsprobleme

Lesen Sie vor der Anwendung bitte unbedingt Kapitel 2.

- Frischer Selleriesaft: auf bis zu ½ Liter pro Tag steigern
- Schwermetall-Detox-Smoothie: 1 Portion pro Tag (siehe Kapitel 10)
- Energie-Umstimmer: 1 Shot pro Tag (siehe Kapitel 8)
- Burn-out-Stabilisator: 1 Shot pro Tag (siehe Kapitel 8)
- Schlaf-und-Erholungs-Stabilisator: 1 Shot pro Tag (siehe Kapitel 8)
- Kalifornischer-Mohn-(Goldmohn-)Stoßtherapie: sofern erforderlich (siehe Kapitel 3)
- Melissen-Stoßtherapie: sofern erforderlich (siehe Kapitel 3)
- Celeryforce: 3 Kapseln zweimal täglich
- GABA: 1 Kapsel à 250 Milligramm zweimal täglich

- Goldmohn (Kalifornischer Mohn): 1 Pipettenfüllung zweimal täglich
- Magnesiumglycinat: 2 Kapseln zweimal täglich
- Melisse: 3 Pipettenfüllungen zweimal täglich
- Vitamin $B_{12}$ (als Adenosylcobalamin mit Methylcobalamin): 2 Pipettenfüllungen zweimal täglich

## Binge-Eating-Störung

Siehe Essstörungen sowie Unerklärlicher Hunger.

## Bipolare Störung

Lesen Sie vor der Anwendung bitte unbedingt Kapitel 2.

- Frischer Selleriesaft: auf mindestens ½ Liter pro Tag steigern
- Frischer Gurkensaft: auf ½ Liter pro Tag steigern
- Schwermetall-Detox-Smoothie: 1 Portion pro Tag einnehmen (siehe Kapitel 10)
- Stimmungsaufheller: 1 Gehirn-Shot pro Tag (siehe Kapitel 8)
- Flucht-Abwehr-Stabilisator (für die Nebennieren): 1 Shot pro Tag (siehe Kapitel 8)
- Kalifornischer-Mohn-(Goldmohn-)Stoßtherapie: sofern erforderlich (siehe Kapitel 3)
- Melissen-Stoßtherapie: sofern erforderlich (siehe Kapitel 3)
- 5-HTP: täglich 1 Kapsel zur Schlafenszeit
- 5-MTHF: 1 Kapsel pro Tag
- Ashwagandha: 1 Pipettenfüllung pro Tag
- Celeryforce: 1 Kapsel zweimal täglich
- Curcumin: 1 Kapsel zweimal täglich
- GABA: 1 Kapsel à 250 Milligramm zweimal täglich
- Gerstengrassaftpulver: 1 TL oder 3 Kapseln pro Tag
- Glutathion: 1 Kapsel pro Tag
- Magnesiumglycinat: 2 Kapseln zweimal täglich
- Melatonin: 5 Milligramm zur Bettgehzeit
- Melisse: 4 Pipettenfüllungen zweimal täglich
- Spirulina: 1 TL oder 3 Kapseln pro Tag
- Vitamin-B-Komplex: 1 Kapsel pro Tag
- Vitamin $B_{12}$ (als Adenosylcobalamin mit Methylcobalamin): 2 Pipettenfüllungen zweimal täglich
- Vitamin C (als Micro-C oder vergleichbares gepuffertes Vitamin C): 4 Kapseln à 500 Milligramm zweimal täglich
- Vitamin $D_3$: 1000 IE pro Tag
- Wilde Blaubeeren: 2 TL Pulver oder 60 Milliliter Saft pro Tag
- Zink (als flüssiges Zinksulfat): 1 Pipettenfüllung pro Tag

## Blähungsschmerz

Siehe Magenprobleme.

## Blutabnahme (in der Woche davor)

Dieser Heilplan bietet Optionen zur Stärkung Ihres Bluts und zur Vorbereitung von Gehirn und Körper auf die Blutabnahme. Wenn Sie einige dieser Nahrungsergänzungen bereits nehmen, weil Sie eine andere Liste aus diesem Kapitel zusätzlich anwenden, ist es unbedenklich, bei dieser höheren Dosierung zu bleiben. Versuchen Sie, in dieser Woche möglichst viele Rezepte aus Kapitel 12 unterzubringen.

Weitere Tipps zum Thema »Blutabnahme« finden Sie im gleichnamigen Kapitel 40 in *Heile dein Gehirn. Das Basisbuch*. Lesen Sie vor der Anwendung bitte unbedingt Kapitel 2 in diesem Buch.

- Frischer Selleriesaft: ½ bis 1 Liter pro Tag
- Zitronen- oder Limettenwasser: zweimal täglich 1 Liter
- Kokoswasser: ½ bis 1 Liter oder etwas mehr pro Tag (nicht rosa oder rot)
- Magnesiumglycinat: 2 Kapseln pro Tag
- Vitamin $B_{12}$ (als Adenosylcobalamin mit Methylcobalamin): 2 Pipettenfüllungen pro Tag
- Vitamin C (als Micro-C oder ähnlich gepuffertes Vitamin C): 4 Kapseln à 500 Milligramm pro Tag
- Zink (als flüssiges Zinksulfat): 2 Pipettenfüllungen pro Tag

## Blutabnahme (in der Woche danach)

Dieser Heilplan bietet Optionen zum Wiederaufbau Ihres Bluts und zur Dämpfung des Schocks. Darüber hinaus stärkt er das Immunsystem für die Tage direkt nach der Blutabnahme. Wenn Sie einige dieser Nahrungsergänzungen bereits nehmen, weil Sie eine andere Liste aus diesem Kapitel zusätzlich anwenden, ist es unbedenklich, bei dieser höheren Dosierung zu bleiben. Versuchen Sie, in dieser Woche möglichst viele Rezepte aus Kapitel 12 unterzubringen.

Weitere Tipps zum Thema »Blutabnahme« finden Sie im gleichnamigen Kapitel 40 in *Heile dein Gehirn. Das Basisbuch*. Lesen Sie vor der Anwendung bitte unbedingt Kapitel 2.

- Frischer Selleriesaft: ½ bis 1 Liter pro Tag
- Frischer Gurkensaft: nach Wunsch ½ bis 1 Liter pro Tag
- Zitronen- oder Limettenwasser: zweimal täglich 1 Liter
- Kokoswasser: ½ bis 1 Liter oder etwas mehr pro Tag (nicht rosa oder rot)
- Gehirnstärker: nach Wunsch 1 Portion pro Tag (siehe Kapitel 12, Rezept Nr. 9)
- Hirnbesänftiger-Saft: nach Wunsch 1 Portion pro Tag (siehe Kapitel 12, Rezept Nr. 7)
- Hirnschutz-Salat oder Spinatsuppe: 1 Portion pro Tag (siehe Kapitel 12, Rezepte Nr. 21 und 23)
- Magnesiumglycinat: 2 Kapseln pro Tag

- Melone: ½ Melone, zum Beispiel Honigmelone oder Cantaloupe, oder 2 bis 3 Tassen* zerkleinerte Wassermelone pro Tag
- Vitamin $B_{12}$ (als Adenosylcobalamin mit Methylcobalamin): 2 Pipettenfüllungen pro Tag
- Vitamin C (als Micro-C oder ähnlich gepuffertes Vitamin C): 4 Kapseln à 500 Milligramm pro Tag
- Zink (als flüssiges Zinksulfat): 2 Pipettenfüllungen pro Tag

## Blutgerinnsel

Lesen Sie vor der Anwendung bitte unbedingt Kapitel 2.

- Frischer Selleriesaft: auf 1 Liter pro Tag steigern
- Frischer Gurkensaft: auf 1 Liter pro Tag steigern
- Fettverzehr durch Rezepte aus Kapitel 12 verringern
- Kontamination mit pharmazeutischen Stoffen: 1 Gehirn-Shot pro Tag (siehe Kapitel 8)
- Thymian-Stoßtherapie: nach Bedarf (siehe Kapitel 3)
- Coenzym Q10: 1 Kapsel zweimal täglich
- Curcumin: 2 Kapseln zweimal täglich
- EPA und DHA (fischfrei): 1 Kapsel pro Tag zum Abendessen
- Glutathion: 1 Kapsel pro Tag
- Kanadische Gelbwurz: 2 Pipettenfüllungen zweimal täglich (abwechselnd 2 Wochen nehmen, 2 Wochen aussetzen)
- Magnesiumglycinat: 2 Kapseln zweimal täglich
- Mariendistel: 1 Pipettenfüllung zweimal täglich
- Thymian: 2 Zweige in heißem Wasser als Tee oder 4 Zweige in Wasser von Zimmertemperatur, zweimal täglich
- Vitamin $B_{12}$ (als Adenosylcobalamin mit Methylcobalamin): 2 Pipettenfüllungen zweimal täglich
- Vitamin C (als Micro-C oder vergleichbar gepuffertes Vitamin C): 4 Kapseln à 500 Milligramm zweimal täglich
- Weißdornfrüchte: 1 Pipettenfüllung pro Tag

## Borreliose (Lyme-Borreliose)

Lesen Sie vor der Anwendung bitte unbedingt Kapitel 2.

- Frischer Selleriesaft: auf 1 Liter pro Tag steigern, danach eventuell bis auf 2 Liter täglich
- Frischer Gurkensaft: auf ½ Liter pro Tag steigern
- Schwermetall-Detox-Smoothie: 1 Portion pro Tag (siehe Kapitel 10)
- Kontamination mit Krankheitskeimen: 1 Gehirn-Shot pro Tag (siehe Kapitel 8)
- Kontamination mit pharmazeutischen Stoffen: 1 Gehirn-Shot pro Tag (siehe Kapitel 8)

* Das hier verwendete amerikanische Küchenmaß »Tasse« (cup) entspricht circa 235 Millilitern.

- Jede Stoßtherapie aus Kapitel 3 bei Bedarf
- 5-MTHF: 1 Kapsel zweimal täglich
- Augentrost: 2 Pipettenfüllungen zweimal täglich
- Brennnessel: 3 Pipettenfüllungen zweimal täglich
- Celeryforce: 4 Kapseln zweimal täglich
- Curcumin: 3 Kapseln zweimal täglich
- Gerstengrassaftpulver: 2 TL oder 6 Kapseln zweimal täglich
- Glutathion: 1 Kapsel pro Tag
- Ingwer: 1 Tasse Tee pro Tag oder frisch gerieben beziehungsweise entsaftet nach Geschmack
- Katzenkralle: 3 Pipettenfüllungen zweimal täglich
- Königskerze: 4 Pipettenfüllungen zweimal täglich
- L-Lysin: 5 Kapseln à 500 Milligramm zweimal täglich
- Melisse: 4 Pipettenfüllungen zweimal täglich
- Naszierendes Jod: 3 Tropfen (nicht Pipettenfüllungen) zweimal täglich
- Naturreiner Honig: 1 bis 3 TL pro Tag
- Propolis: 2 Pipettenfüllungen zweimal täglich
- Spirulina: 2 TL oder 6 Kapseln pro Tag
- Süßholzwurzel: 1 Pipettenfüllung zweimal täglich (abwechselnd 2 Wochen nehmen, 2 Wochen aussetzen)
- Vitamin $B_{12}$ (als Adenosylcobalamin mit Methylcobalamin): 3 Pipettenfüllungen zweimal täglich
- Vitamin C (als Micro-C oder vergleichbares gepuffertes Vitamin C): 8 Kapseln à 500 Milligramm zweimal täglich
- Ysop: 1 Tasse Tee pro Tag
- Zink (als flüssiges Zinksulfat): bis zu 2 Pipettenfüllungen zweimal täglich

## Breast implant illness (Krankheiten infolge von Brustimplantaten)

Lesen Sie vor der Anwendung bitte unbedingt Kapitel 2.

- Frischer Selleriesaft: auf 1 Liter pro Tag steigern
- Schwermetall-Detox-Smoothie: 1 Portion pro Tag (siehe Kapitel 10)
- Kontamination mit pharmazeutischen Stoffen: 1 Gehirn-Shot pro Tag (siehe Kapitel 8)
- Kontamination mit Schimmel: 1 Gehirn-Shot pro Tag (siehe Kapitel 8)
- Kontamination mit Strahlung: 1 Gehirn-Shot pro Tag (siehe Kapitel 8)
- 5-MTHF: 1 Kapsel pro Tag
- Aloe vera: 5 Zentimeter oder mehr frisches Gel (ohne Blatthaut) pro Tag
- Ashwagandha: 1 Pipettenfüllung zweimal täglich
- Brennnessel: 2 Pipettenfüllungen zweimal täglich
- Celeryforce: 2 Kapseln zweimal täglich
- Gerstengrassaftpulver: 1 TL oder 3 Kapseln pro Tag
- Glutathion: 2 Kapseln zweimal täglich

- Kanadische Gelbwurz: 2 Pipettenfüllungen zweimal täglich (abwechselnd 2 Wochen nehmen, 2 Wochen aussetzen)
- Katzenkralle: 2 Pipettenfüllungen zweimal täglich
- Löwenzahnwurzel: 1 Tasse Tee pro Tag
- Magnesiumglycinat: 2 Kapseln zweimal täglich
- Melisse: 2 Pipettenfüllungen zweimal täglich
- Spirulina: 1 TL oder 3 Kapseln pro Tag
- Süßholzwurzel: 1 Pipettenfüllung zweimal täglich (abwechselnd 2 Wochen nehmen, 2 Wochen aussetzen)
- Vitamin $B_{12}$ (als Adenosylcobalamin mit Methylcobalamin): 2 Pipettenfüllungen zweimal täglich
- Vitamin C (als Micro-C oder vergleichbares gepuffertes Vitamin C): 6 Kapseln à 500 Milligramm zweimal täglich
- Zink (als flüssiges Zinksulfat): 2 Pipettenfüllungen zweimal täglich

## Brennen auf der Haut

Siehe Gürtelrose sowie Herpes simplex 1 und 2.

## Brennen im Mund

Siehe Gürtelrose sowie Herpes simplex 1 und 2.

## Brennende Hitze ohne Fieber

Siehe Gürtelrose sowie Herpes simplex 1 und 2.

## Brustenge (unerklärlich)

Siehe Vagusnerv-Störungen.

## Bulimie

Siehe Essstörungen.

## Burn-out

Lesen Sie vor der Anwendung bitte unbedingt Kapitel 2.

- Frischer Selleriesaft: auf 1 Liter pro Tag steigern
- Schwermetall-Detox-Smoothie: 1 Portion (siehe Kapitel 10)
- Burn-out-Stabilisator: 1 Gehirn-Shot pro Tag (siehe Kapitel 8)
- 5-MTHF: 1 Kapsel zweimal täglich
- Aloe vera: 5 Zentimeter oder mehr frisches Gel (ohne Blatthaut) pro Tag
- Ashwagandha: 3 Pipettenfüllungen zweimal täglich
- Brennnessel: 2 Pipettenfüllungen zweimal täglich
- Celeryforce: 4 Kapseln dreimal täglich
- Chagapulver: 1 EL oder 9 Kapseln pro Tag

- Coenzym Q10: 1 Kapsel pro Tag
- Curcumin: 2 Kapseln zweimal täglich
- EPA und DHA (fischfrei): 1 Kapsel pro Tag zum Abendessen
- Gerstengrassaftpulver: 1 EL oder 9 Kapseln pro Tag
- Goldmohn (Kalifornischer Mohn): 1 Pipettenfüllung zweimal täglich
- Kanadische Gelbwurz: 1 Pipettenfüllung pro Tag (abwechselnd 2 Wochen nehmen, 2 Wochen aussetzen)
- Katzenkralle: 1 Pipettenfüllung pro Tag
- L-Lysin: 4 Kapseln à 500 Milligramm zweimal täglich
- Magnesiumglycinat: 2 Kapseln zweimal täglich
- Melatonin: 5 Milligramm zur Bettgehzeit (siehe die Anmerkung bei ADHS)
- Melisse: 3 Pipettenfüllungen viermal täglich
- Selen: 1 Kapsel pro Woche
- Spirulina: 2 TL oder 6 Kapseln pro Tag
- Süßholzwurzel: 1 Pipettenfüllung pro Tag (abwechselnd 2 Wochen nehmen, 2 Wochen aussetzen)
- Vitamin-B-Komplex: 1 Kapsel pro Tag
- Vitamin $B_{12}$ (als Adenosylcobalamin mit Methylcobalamin): 4 Pipettenfüllungen zweimal täglich
- Vitamin C (als Micro-C oder vergleichbares gepuffertes Vitamin C): 5 Kapseln à 500 Milligramm zweimal täglich
- Wilde Blaubeeren: 2 EL Pulver oder 60 Milliliter Saft pro Tag
- Zink (als flüssiges Zinksulfat): 2 Pipettenfüllungen zweimal täglich

## Bursitis

Siehe Fibromyalgie.

## Chemikalien- und Nahrungsmittelunverträglichkeiten

Lesen Sie vor der Anwendung bitte unbedingt Kapitel 2.

### Pro Tag

- Frischer Selleriesaft: möglichst auf ½ Liter steigern
- Frischer Gurkensaft: möglichst auf ½ Liter steigern
- Säurestabilisator für Nerven und Darm: 1 Gehirn-Shot (siehe Kapitel 8)
- Aloe vera: 5 Zentimeter oder mehr frisches Gel (ohne Blatthaut)
- Celeryforce: 1 Kapsel
- Naturreiner Honig: 1 TL oder mehr

### Und rotierend, jeweils ein Mittel pro Tag

- 5-MTHF: 1 Kapsel
- Gerstengrassaftpulver: ½ TL o. 1 Kapsel
- L-Lysin: 500 Milligramm
- Melisse: 1 Pipettenfüllung
- Pfefferminze: 1 Tasse Tee
- Vitamin $B_{12}$ (als Adenosylcobalamin mit Methylcobalamin): 1 Pipettenfüllung
- Vitamin C (als Micro-C oder vergleichbares gepuffertes Vitamin C): 2 Kapseln à 500 Milligramm
- Vitamin $D_3$: 1000 IE

### Zusätzlich als Option

- Aloe-vera-Stoßtherapie bei Bedarf (siehe Kapitel 3)
- Monodiät-Reinigungskur: eine der Optionen aus *Heile dich selbst*

## Chorea Huntington

Siehe Enzephalopathie.

## Chronisch inflammatorische demyelinisierende Polyneuropathie (CIDP)

Siehe Hirnnerv-Entzündung.

## Chronische Schuldgefühle (unerklärlich)

Lesen Sie vor der Anwendung bitte unbedingt Kapitel 2.

- Frischer Selleriesaft: auf ½ Liter pro Tag steigern
- Stimmungsaufheller: 1 Gehirn-Shot pro Tag (siehe Kapitel 8)
- Umstimmung bei Schuldgefühlen: 1 Gehirn-Shot pro Tag (siehe Kapitel 8)
- Melissen-Stoßtherapie: bei Bedarf (siehe Kapitel 3)
- 5-MTHF: 1 Kapsel zweimal täglich
- Ashwagandha: 1 Pipettenfüllung zweimal täglich
- Celeryforce: 2 Kapseln dreimal täglich
- Coenzym Q10: 1 Kapsel pro Tag
- Curcumin: 2 Kapseln pro Tag
- EPA und DHA (fischfrei): 1 Kapsel pro Tag zum Abendessen
- GABA: 1 Kapsel à 500 Milligramm zweimal täglich
- Gerstengrassaftpulver: 2 TL oder 6 Kapseln pro Tag
- Hagebutten: 1 Tasse Tee pro Tag
- Hibiskus: 3 Tassen Tee pro Tag
- Ingwer: 1 Tasse Tee pro Tag oder frisch gerieben beziehungsweise entsaftet nach Geschmack
- Magnesiumglycinat: 2 Kapseln pro Tag
- Melatonin: 5 Milligramm zur Bettgehzeit (siehe die Anmerkung bei ADHS)
- Melisse: 3 Pipettenfüllungen dreimal täglich
- Naszierendes Jod: 3 Tropfen (nicht Pipettenfüllungen) pro Tag
- Spirulina: 2 TL oder 6 Kapseln pro Tag
- Süßholzwurzel: 1 Pipettenfüllung pro Tag (abwechselnd 2 Wochen nehmen, 2 Wochen aussetzen)
- Vitamin-B-Komplex: 1 Kapsel pro Tag
- Vitamin $B_{12}$ (als Adenosylcobalamin mit Methylcobalamin): 2 Pipettenfüllungen zweimal täglich
- Zink (als flüssiges Zinksulfat): 1 Pipettenfüllung pro Tag

## Chronische Verärgerung

Lesen Sie vor der Anwendung bitte unbedingt Kapitel 2.

- Frischer Selleriesaft: auf 1 Liter pro Tag steigern
- Frischer Gurkensaft: auf 1 Liter pro Tag steigern
- Schwermetall-Detox-Smoothie: 1 Portion (siehe Kapitel 10)
- Ärger-Umstimmer: 1 Gehirn-Shot pro Tag (siehe Kapitel 8)
- Stimmungsaufheller: 1 Gehirn-Shot pro Tag (siehe Kapitel 8)
- Kontamination mit negativer Energie: 1 Gehirn-Shot pro Tag (siehe Kapitel 8)
- Kalifornischer-Mohn-(Goldmohn-)Stoßtherapie: bei Bedarf (siehe Kapitel 3)
- Melissen-Stoßtherapie: bei Bedarf (siehe Kapitel 3)
- 5-HTP: 1 Kapsel pro Tag zur Bettgehzeit
- Celeryforce: 3 Kapseln zweimal täglich
- GABA: 1 Kapsel à 250 Milligramm zweimal täglich
- Gerstengrassaftpulver: 1 TL oder 3 Kapseln pro Tag
- Magnesiumglycinat: 3 Kapseln zweimal täglich
- Melisse: 4 Pipettenfüllungen zweimal täglich
- Naturreiner Honig: 2 EL pro Tag
- Spirulina: 1 TL oder 3 Kapseln pro Tag
- Vitamin $B_{12}$ (als Adenosylcobalamin mit Methylcobalamin): 2 Pipettenfüllungen zweimal täglich
- Wilde Blaubeeren: 1 EL Pulver oder 60 Milliliter Saft pro Tag

## Chronisches Erschöpfungssyndrom (chronisches Fatigue-Syndrom [CFS])

Siehe ME/CFS (myalgische Enzephalomyelitis/chronisches Fatigue-Syndrom).

## Colitis ulcerosa

Siehe Gürtelrose.

## Covid

Siehe Erkältung, Grippe, Covid. Für Long Covid siehe Mononukleose sowie Autoimmunstörungen und -krankheiten.

## Cushing-Syndrom

Lesen Sie vor der Anwendung bitte unbedingt Kapitel 2.

- Frischer Selleriesaft: auf 1 Liter pro Tag steigern
- Schwermetall-Detox-Smoothie: 1 Portion pro Tag (siehe Kapitel 10)
- Säurestabilisator für Nerven und Darm: 1 Gehirn-Shot pro Tag (siehe Kapitel 8)
- Energie-Umstimmer: 1 Gehirn-Shot pro Tag (siehe Kapitel 8)
- 5-MTHF: 1 Kapsel zweimal täglich
- Aloe vera: 5 Zentimeter oder etwas mehr frisches Gel (ohne Blatthaut) pro Tag

- Ashwagandha: 1 Pipettenfüllung pro Tag
- Chagapulver: 2 TL oder 6 Kapseln pro Tag
- Gerstengrassaftpulver: 1 TL oder 3 Kapseln pro Tag
- Glutathion: 1 Kapsel zweimal täglich
- Himbeerblätter: 1 Tasse Tee mit 2 Beuteln pro Tag
- Ingwer: 1 Tasse Tee pro Tag oder frisch gerieben beziehungsweise entsaftet nach Geschmack
- Magnesiumglycinat: 2 Kapseln zweimal täglich
- Mariendistel: 2 Pipettenfüllungen zweimal täglich
- Spirulina: 1 TL oder 3 Kapseln pro Tag
- Vitamin $B_{12}$ (als Adenosylcobalamin mit Methylcobalamin): 2 Pipettenfüllungen zweimal täglich
- Vitamin C (als Micro-C oder vergleichbares gepuffertes Vitamin C): 6 Kapseln à 500 Milligramm zweimal täglich
- Wilde Blaubeeren: 1 EL Pulver oder 60 Milliliter Saft pro Tag
- Zink (als flüssiges Zinksulfat): 1 Pipettenfüllung zweimal täglich

## Demenz

Siehe Alzheimer.

## Depersonalisation

Lesen Sie vor der Anwendung bitte unbedingt Kapitel 2.

- Frischer Selleriesaft: auf 1 Liter pro Tag steigern
- Schwermetall-Detox-Smoothie: 1 Portion pro Tag (siehe Kapitel 10)
- Stimmungsaufheller: 1 Gehirn-Shot pro Tag (siehe Kapitel 8)
- 5-HTP: 1 Kapsel pro Tag zur Bettgehzeit
- Ashwagandha: 1 Pipettenfüllung zweimal täglich
- Celeryforce: 2 Kapseln zweimal täglich
- GABA: 1 Kapsel à 250 Milligramm pro Tag
- Gerstengrassaftpulver: 1 TL oder 3 Kapseln pro Tag
- Glutathion: 1 Kapsel zweimal täglich
- Helmkraut: 1 Pipettenfüllung zweimal täglich
- Kalifornischer Mohn (Goldmohn): 1 Pipettenfüllung zweimal täglich
- L-Glutamin: 1 Kapsel à 500 Milligramm zweimal täglich
- Magnesiumglycinat: 2 Kapseln zweimal täglich
- Melatonin: 5 Milligramm zur Bettgehzeit (siehe die Anmerkung bei ADHS)
- Melisse: 2 Pipettenfüllungen zweimal täglich
- Naturreiner Honig: 1 EL pro Tag
- Spirulina: 1 TL oder 3 Kapseln pro Tag
- Vitamin $B_{12}$ (als Adenosylcobalamin mit Methylcobalamin): 2 Pipettenfüllungen zweimal täglich

- Wilde Blaubeeren: 1 EL Pulver oder 60 Milliliter Saft pro Tag

## Depression

Lesen Sie vor der Anwendung bitte unbedingt Kapitel 2.

- Frischer Selleriesaft: auf 1 Liter pro Tag steigern
- Schwermetall-Detox-Smoothie: 1 Portion pro Tag (siehe Kapitel 10)
- Giftzieher-Smoothie: 1 Portion pro Tag (siehe Kapitel 10)
- Stimmungsaufheller: 1 Gehirn-Shot pro Tag (siehe Kapitel 8)
- Burn-out-Stabilisator: 1 Gehirn-Shot pro Tag (siehe Kapitel 8)
- Verrat- und Vertrauensbruch-Stabilisator: 1 Gehirn-Shot pro Tag (siehe Kapitel 8)
- Melissen-Stoßtherapie: bei Bedarf (siehe Kapitel 3)
- 5-MTHF: 1 Kapsel pro Tag
- Ashwagandha: 1 Pipettenfüllung zweimal täglich
- Celeryforce: 2 Kapseln dreimal täglich
- Curcumin: 2 Kapseln pro Tag
- EPA und DHA (fischfrei): 1 Kapsel pro Tag zum Abendessen
- GABA: 1 Kapsel à 250 Milligramm pro Tag
- Gerstengrassaftpulver: 2 TL oder 6 Kapseln pro Tag
- Hibiskus: 1 Tasse Tee zweimal täglich trinken
- Ingwer: 1 Tasse Tee pro Tag oder frisch gerieben beziehungsweise entsaftet nach Geschmack
- L-Lysin: 2 Kapseln à 500 Milligramm pro Tag
- Magnesiumglycinat: 2 Kapseln pro Tag
- Melatonin: 5 Milligramm zur Bettgehzeit (siehe die Anmerkung bei ADHS)
- Melisse: 4 Pipettenfüllungen zweimal täglich
- Naszierendes Jod: 3 Tropfen (nicht Pipettenfüllungen) pro Tag
- Spirulina: 2 TL oder 6 Kapseln pro Tag
- Süßholzwurzel: 1 Pipettenfüllung pro Tag (abwechselnd 2 Wochen nehmen, 2 Wochen aussetzen)
- Vitamin-B-Komplex: 1 Kapsel pro Tag
- Vitamin $B_{12}$ (als Adenosylcobalamin mit Methylcobalamin): 2 Pipettenfüllungen zweimal täglich
- Vitamin C (als Micro-C oder vergleichbares gepuffertes Vitamin C): 4 Kapseln à 500 Milligramm zweimal täglich
- Vitamin $D_3$: 1000 IE pro Tag
- Wilde Blaubeeren: 2 TL Pulver oder 60 Milliliter Saft pro Tag
- Zink (als flüssiges Zinksulfat): 1 Pipettenfüllung pro Tag

## Dermatitis herpetiformis Duhring

Siehe Autoimmunstörungen und -krankheiten sowie Herpes simplex 1 und 2.

## Devic-Syndrom (Neuromyelitis optica)

Siehe Hirnnerv-Entzündung.

## Druck im Brustraum (unerklärlich)

Siehe Vagusnerv-Störungen.

## Dunkle Flecken (Gehirn)

Siehe Gehirnläsionen.

## Dunkle Zungenverfärbung

Siehe Gehirnnebel.

## Dysautonomie

Lesen Sie vor der Anwendung bitte unbedingt Kapitel 2.

- Frischer Selleriesaft: auf 1 Liter pro Tag steigern
- Schwermetall-Detox-Smoothie: 1 Portion pro Tag (siehe Kapitel 10)
- Giftzieher-Smoothie: 1 Portion pro Tag (siehe Kapitel 10)
- Nerven-Umstimmer: 1 Gehirn-Shot pro Tag (siehe Kapitel 8)
- Melissen-Stoßtherapie: bei Bedarf (siehe Kapitel 3)
- 5-MTHF: 1 Kapsel pro Tag
- Celeryforce: 2 Kapseln zweimal täglich
- Curcumin: 2 Kapseln zweimal täglich
- GABA: 1 Kapsel à 250 Milligramm pro Tag
- Gerstengrassaftpulver: 1 TL oder 3 Kapseln pro Tag
- Holunderbeersirup: 1 TL pro Tag einnehmen
- Ingwer: 1 Tasse Tee pro Tag oder frisch gerieben beziehungsweise entsaftet nach Geschmack
- Kanadische Gelbwurz: 3 Pipettenfüllungen zweimal täglich (abwechselnd 2 Wochen nehmen, 2 Wochen aussetzen)
- Katzenkralle: 3 Pipettenfüllungen zweimal täglich
- Königskerze: 2 Pipettenfüllungen zweimal täglich
- L-Lysin: 2 Kapseln à 500 Milligramm zweimal täglich
- Magnesiumglycinat: 2 Kapseln zweimal täglich
- Melisse: 3 Pipettenfüllungen zweimal täglich
- Monolaurin: 1 Kapsel pro Tag
- Olivenblätter: 2 Pipettenfüllungen zweimal täglich
- Osha-Wurzel: 1 Pipettenfüllung pro Tag
- Propolis: 2 Pipettenfüllungen zweimal täglich
- Spirulina: 1 TL oder 3 Kapseln pro Tag
- Süßholzwurzel: 1 Pipettenfüllung zweimal täglich (abwechselnd 2 Wochen nehmen, 2 Wochen aussetzen)
- Vitamin $B_{12}$ (als Adenosylcobalamin mit Methylcobalamin): 3 Pipettenfüllungen zweimal täglich

- Vitamin C (als Micro-C oder vergleichbares gepuffertes Vitamin C): 6 Kapseln à 500 Milligramm zweimal täglich
- Wilde Blaubeeren: 2 TL Pulver oder 60 Milliliter Saft pro Tag
- Zink (als flüssiges Zinksulfat): 2 Pipettenfüllungen zweimal täglich

## Dysmorphophobie

Siehe Essstörungen sowie Zwangsstörung.

## Ehlers-Danlos-Syndrom

Siehe Gürtelrose sowie Hirnnerv-Entzündung.

## Eingeschränkte Beweglichkeit des Gesichts

Siehe Gürtelrose sowie Hirnnerv-Entzündung.

## Energiestörung

Siehe ME/CFS (myalgische Enzephalomyelitis/chronisches Fatigue-Syndrom).

## Entwicklungsdyspraxie (Entwicklungsstörung der motorischen Funktionen)

Lesen Sie vor der Anwendung bitte unbedingt Kapitel 2.

Denken Sie daran, dass Sie diese Dosierungsangaben Ihrer Kinderärztin vorlegen können, um zu sehen, welche Mengen für Ihr Kind richtig sind. Die für Kinder abgewandelten Mengenangaben bei Selleriesaft, Smoothies und Gehirn-Shots entnehmen Sie bitte den Kapiteln 2, 8 und 10.

- Frischer Selleriesaft: auf 1 Liter pro Tag steigern
- Schwermetall-Detox-Smoothie: 1 Portion pro Tag (siehe Kapitel 10)
- Giftzieher-Smoothie: 1 Portion pro Tag (siehe Kapitel 10)
- Nerven-Umstimmer: 1 Gehirn-Shot pro Tag (siehe Kapitel 8)
- 5-HTP: 1 Kapsel pro Tag zur Bettgehzeit
- 5-MTHF: 1 Kapsel pro Tag
- Celeryforce: 2 Kapseln zweimal täglich
- GABA: 1 Kapsel à 250 Milligramm pro Tag
- Gerstengrassaftpulver: 1 TL oder 3 Kapseln pro Tag
- Glutathion: 1 Kapsel pro Tag zweimal täglich
- Katzenkralle: 1 Pipettenfüllung pro Tag
- Kieselerde: 1 TL pro Tag
- L-Glutamin: 1 Kapsel à 500 Milligramm pro Tag
- Magnesiumglycinat: 2 Kapseln zweimal täglich

- Melatonin: 5 Milligramm zur Bettgehzeit einnehmen (siehe die Anmerkung bei ADHS)
- MSM: 1 Kapsel pro Tag
- Spirulina: 1 TL oder 3 Kapseln pro Tag
- Vitamin $B_{12}$ (als Adenosylcobalamin mit Methylcobalamin): 1 Pipettenfüllung zweimal täglich
- Vitamin C (als Micro-C oder vergleichbares gepuffertes Vitamin C): 4 Kapseln à 500 Milligramm zweimal täglich
- Wilde Blaubeeren: 2 TL Pulver oder 60 Milliliter Saft pro Tag
- Zink (als flüssiges Zinksulfat): 1 Pipettenfüllung pro Tag

## Entzündliche Myopathie

Siehe Hirnnerv-Entzündung.

## Enzephalitis

Siehe Gehirnentzündung.

## Enzephalopathie

Lesen Sie vor der Anwendung bitte unbedingt Kapitel 2.

- Frischer Selleriesaft: auf 1 Liter pro Tag steigern, danach eventuell bis auf 1 Liter zweimal täglich
- Schwermetall-Detox-Smoothie: 1 Portion pro Tag (siehe Kapitel 10)
- Kontamination mit pharmazeutischen Stoffen: 1 Gehirn-Shot pro Tag (siehe Kapitel 8)
- Kontamination mit Strahlung: 1 Gehirn-Shot pro Tag (siehe Kapitel 8)
- Nerven-Umstimmer: 1 Gehirn-Shot pro Tag (siehe Kapitel 8)
- 5-MTHF: 1 Kapsel zweimal täglich
- Brennnessel: 3 Pipettenfüllungen zweimal täglich
- Celeryforce: 3 Kapseln zweimal täglich
- Coenzym Q10: 1 Kapsel zweimal täglich
- Curcumin: 3 Kapseln zweimal täglich
- EPA und DHA (fischfrei): 2 Kapseln pro Tag zum Abendessen
- Gerstengrassaftpulver: 1 TL oder 3 Kapseln pro Tag
- Glutathion: 2 Kapseln zweimal täglich
- Hibiskus: 1 Tasse Tee pro Tag
- Katzenkralle: 3 Pipettenfüllungen zweimal täglich
- L-Glutamin: 2 Kapseln à 500 Milligramm zweimal täglich
- Magnesiumglycinat: 2 Kapseln zweimal täglich
- Melatonin: auf bis zu 80 Milligramm zur Bettgehzeit steigern (siehe die Anmerkung bei ADHS)
- Naturreiner Honig: 1 EL pro Tag
- Spirulina: 1 TL oder 3 Kapseln pro Tag
- Vitamin-B-Komplex: 1 Kapsel pro Tag
- Vitamin $B_{12}$ (als Adenosylcobalamin mit Methylcobalamin): 3 Pipettenfüllungen zweimal täglich
- Vitamin C (als Micro-C oder vergleichbares gepuffertes Vitamin C): 8 Kapseln à 500 Milligramm zweimal täglich

- Vitamin $D_3$: 1000 IE pro Tag
- Wilde Blaubeeren: 1 EL Pulver oder 60 Milliliter Saft pro Tag
- Zink (als flüssiges Zinksulfat): 1 Pipettenfüllung zweimal täglich

## Epilepsie

Siehe Krampfanfälle.

## Epstein-Barr-Virus (EBV), Frühstadium

Siehe Mononukleose.

## Epstein-Barr-Virus (EBV), spätere Stadien

Siehe Autoimmunstörungen und -krankheiten.

## Epstein-Barr-Virus (EBV), reaktiviert

Siehe Mononukleose.

## Erbrechen (unerklärlich)

Siehe Magenprobleme sowie Vagusnerv-Störungen.

## Erkältung, Grippe, Covid

### Für Erwachsene

Lesen Sie vor der Anwendung bitte unbedingt Kapitel 2.

- Frischer Selleriesaft: auf mindestens ½ Liter pro Tag steigern
- Kontamination mit Krankheitskeimen: 1 Gehirn-Shot pro Tag (siehe Kapitel 8)
- Zink-Stoßtherapie: nach Bedarf (siehe Kapitel 3)
- Vitamin-C-Stoßtherapie: nach Bedarf (siehe Kapitel 3)
- Melissen-Stoßtherapie: nach Bedarf (siehe Kapitel 3)
- Kanadische-Gelbwurz-Stoßtherapie: nach Bedarf (siehe Kapitel 3)
- Thymian-Stoßtherapie: nach Bedarf (siehe Kapitel 3)
- Propolis-Stoßtherapie: nach Bedarf (siehe Kapitel 3)
- Aloe-vera-Stoßtherapie: nach Bedarf (siehe Kapitel 3)
- Vitamin-$B_{12}$-Stoßtherapie: nach Bedarf (siehe Kapitel 3)
- Augentrost: 3 Pipettenfüllungen viermal täglich
- Holunderbeersirup: 1 EL viermal täglich
- Ingwer: 1 Tasse Tee pro Tag trinken oder frisch gerieben beziehungsweise die Wurzel entsaftet nach Geschmack einnehmen
- Kanadische Gelbwurz: 6 Pipettenfüllungen viermal täglich

- Katzenkralle: 2 Pipettenfüllungen viermal täglich
- Königskerze: 6 Pipettenfüllungen viermal täglich
- Lomatium: 3 Pipettenfüllungen viermal täglich
- Melisse: 4 Pipettenfüllungen viermal täglich
- Olivenblätter: 3 Pipettenfüllungen viermal täglich
- Oregano-Öl: 1 Kapsel zweimal täglich
- Osha-Wurzel: 3 Pipettenfüllungen viermal täglich
- Propolis: 4 Pipettenfüllungen viermal täglich
- Thymian: 2 Zweige frischer Thymian in heißem oder 4 Zweige in Wasser von Zimmertemperatur zweimal täglich
- Vitamin $B_{12}$ (als Adenosylcobalamin mit Methylcobalamin): 2 Pipettenfüllungen zweimal täglich
- Vitamin C (als Micro-C oder vergleichbares gepuffertes Vitamin C): 6 Kapseln à 500 Milligramm dreimal täglich
- Zink (als flüssiges Zinksulfat): 2 Pipettenfüllungen dreimal täglich

## Für Kinder von 1 bis 2 Jahren

Lesen Sie vor der Anwendung bitte unbedingt Kapitel 2. Die für Kinder empfohlenen Mengen bei allen Stoßtherapien entnehmen Sie Kapitel 3.*

- Frischer Selleriesaft: gemäß der Tabelle für Kinder in Kapitel 2
- Zink-Stoßtherapie: nach Bedarf
- Vitamin-$B_{12}$-Stoßtherapie: nach Bedarf
- Vitamin-C-Stoßtherapie: nach Bedarf
- Melissen-Stoßtherapie: nach Bedarf
- Kanadische-Gelbwurz-Stoßtherapie: nach Bedarf
- Thymian-Stoßtherapie: nach Bedarf
- Propolis-Stoßtherapie: nach Bedarf
- Aloe-vera-Stoßtherapie: nach Bedarf
- Holunderbeersirup: 1 TL dreimal täglich
- Kanadische Gelbwurz: 4 Tropfen (nicht Pipettenfüllungen) viermal täglich
- Königskerze: 6 Tropfen (nicht Pipettenfüllungen) viermal täglich
- Lomatium: 3 Tropfen (nicht Pipettenfüllungen) viermal täglich
- Melisse: 6 Tropfen (nicht Pipettenfüllungen) viermal täglich
- Olivenblätter: 4 Tropfen (nicht Pipettenfüllungen) viermal täglich
- Propolis: 6 Tropfen (nicht Pipettenfüllungen) viermal täglich
- Vitamin $B_{12}$ (als Adenosylcobalamin mit Methylcobalamin): 4 Tropfen (nicht Pipettenfüllungen) zweimal täglich
- Vitamin C (als Micro-C oder vergleichbares gepuffertes Vitamin C): 1 Kapsel à 500 Milligramm öffnen und den Inhalt auf 2 Gaben aufgeteilt, in Saft oder Smoothie
- Zink (als flüssiges Zinksulfat): 3 Tropfen (nicht Pipettenfüllungen) in Saft oder Wasser zweimal täglich

* Bitte fragen Sie Ihre Kinderärztin oder Ihren Kinderarzt, wenn Sie Kindern hoch dosierte Vitamin- oder Mineralstofftherapien verabreichen möchten. (Anm. d. Red.)

### Für Kinder von 3 bis 4 Jahren

Lesen Sie vor der Anwendung bitte unbedingt Kapitel 2. Welche Einnahmemengen bei allen Stoßtherapien für Kinder genau empfohlen werden, erfahren Sie detailliert im Kapitel 3.

- Frischer Selleriesaft: gemäß der Tabelle für Kinder in Kapitel 2
- Zink-Stoßtherapie: nach Bedarf
- Vitamin-C-Stoßtherapie: nach Bedarf
- Melissen-Stoßtherapie: nach Bedarf
- Kanadische-Gelbwurz-Stoßtherapie: nach Bedarf
- Thymian-Stoßtherapie: nach Bedarf
- Propolis-Stoßtherapie: nach Bedarf
- Aloe-vera-Stoßtherapie: nach Bedarf
- Vitamin-$B_{12}$-Stoßtherapie: nach Bedarf
- Augentrost: 10 Tropfen (nicht Pipettenfüllungen) viermal täglich
- Holunderbeersirup: 2 TL dreimal täglich
- Ingwer: täglich nach Geschmack frisch gerieben in Saft
- Kanadische Gelbwurz: 6 Tropfen (nicht Pipettenfüllungen) viermal täglich
- Königskerze: 6 Tropfen (nicht Pipettenfüllungen) viermal täglich
- Lomatium: 3 Tropfen (nicht Pipettenfüllungen) viermal täglich
- Melisse: 6 Tropfen (nicht Pipettenfüllungen) viermal täglich
- Olivenblätter: 10 Tropfen (nicht Pipettenfüllungen) viermal täglich
- Propolis: 15 Tropfen (nicht Pipettenfüllungen) viermal täglich
- Vitamin $B_{12}$ (als Adenosylcobalamin mit Methylcobalamin): 4 Tropfen (nicht Pipettenfüllungen) zweimal täglich
- Vitamin C (als Micro-C oder vergleichbares gepuffertes Vitamin C): die Hälfte einer 500-mg-Kapsel dreimal täglich in Saft oder Smoothie
- Zink (als flüssiges Zinksulfat): 4 Tropfen (nicht Pipettenfüllungen) in Saft, Wasser oder direkt in den Mund (bei Bedarf Wasser oder Saft nachtrinken) dreimal täglich

### Für Kinder von 5 bis 8 Jahren

Lesen Sie vor der Anwendung bitte unbedingt Kapitel 2. Die für Kinder empfohlenen Mengen bei allen Stoßtherapien entnehmen Sie Kapitel 3.

- Frischer Selleriesaft: gemäß der Tabelle für Kinder in Kapitel 2
- Zink-Stoßtherapie: nach Bedarf
- Vitamin-C-Stoßtherapie: nach Bedarf
- Melissen-Stoßtherapie: nach Bedarf
- Kanadische-Gelbwurz-Stoßtherapie: nach Bedarf
- Thymian-Stoßtherapie: nach Bedarf
- Propolis-Stoßtherapie: nach Bedarf
- Aloe-vera-Stoßtherapie: nach Bedarf
- Vitamin-$B_{12}$-Stoßtherapie: nach Bedarf
- Augentrost: 1 Pipettenfüllung dreimal täglich
- Holunderbeersirup: 1 EL dreimal täglich
- Ingwer: täglich nach Geschmack frisch gerieben in Saft

- Kanadische Gelbwurz: 1 Pipettenfüllung viermal täglich
- Königskerze: 1 Pipettenfüllung viermal täglich
- Lomatium: 1 Pipettenfüllung dreimal täglich
- Melisse: 1 Pipettenfüllung viermal täglich
- Olivenblätter: 1 Pipettenfüllung dreimal täglich
- Propolis: 1 Pipettenfüllung viermal täglich
- Thymiantee: 60 Milliliter dreimal täglich (siehe Kapitel 12, Rezept Nr. 3)
- Vitamin $B_{12}$ (als Adenosylcobalamin mit Methylcobalamin): 6 Tropfen (nicht Pipettenfüllungen) dreimal täglich
- Vitamin C (als Micro-C oder vergleichbares gepuffertes Vitamin C): 1 Kapsel à 500 Milligramm dreimal täglich (oder Kapsel öffnen und Inhalt in Saft oder Smoothie einrühren)
- Zink (als flüssiges Zinksulfat): 6 Tropfen (nicht Pipettenfüllungen) in Saft, Wasser oder direkt in den Mund (bei Bedarf Wasser oder Saft nachtrinken) dreimal täglich

### Für Kinder von 9 bis 12 Jahren

Lesen Sie vor der Anwendung bitte unbedingt Kapitel 2. Die für Kinder empfohlenen Mengen bei allen Stoßtherapien entnehmen Sie Kapitel 3.

- Frischer Selleriesaft: gemäß der Tabelle für Kinder in Kapitel 2
- Kontamination mit Krankheitskeimen: 1 Kinderportion des Gehirn-Shots pro Tag (siehe Kapitel 8)
- Zink-Stoßtherapie: nach Bedarf
- Vitamin-C-Stoßtherapie: nach Bedarf
- Melissen-Stoßtherapie: nach Bedarf
- Kanadische-Gelbwurz-Stoßtherapie: nach Bedarf
- Thymian-Stoßtherapie: nach Bedarf
- Propolis-Stoßtherapie: nach Bedarf
- Aloe-vera-Stoßtherapie: nach Bedarf
- Vitamin-$B_{12}$-Stoßtherapie: nach Bedarf
- Augentrost: 1 Pipettenfüllung dreimal täglich
- Holunderbeersirup: 1 EL viermal täglich
- Ingwer: täglich nach Geschmack frisch gerieben in Saft
- Kanadische Gelbwurz: 2 Pipettenfüllungen viermal täglich
- Königskerze: 2 Pipettenfüllungen viermal täglich
- Lomatium: 1 Pipettenfüllung viermal täglich
- Melisse: 2 Pipettenfüllungen viermal täglich
- Olivenblätter: 1 Pipettenfüllung dreimal täglich
- Osha-Wurzel: 2 Pipettenfüllungen dreimal täglich
- Propolis: 2 Pipettenfüllungen viermal täglich
- Thymiantee: 120 Milliliter dreimal täglich (siehe Kapitel 12, Rezept Nr. 3)
- Vitamin $B_{12}$ (als Adenosylcobalamin mit Methylcobalamin): 1 Pipettenfüllung zweimal täglich

- Vitamin C (als Micro-C oder vergleichbares gepuffertes Vitamin C): 2 Kapsel à 500 Milligramm zweimal täglich (oder Kapseln öffnen und Inhalt in Saft oder Smoothie einrühren)
- Zink (als flüssiges Zinksulfat): 10 Tropfen (nicht Pipettenfüllungen) in Saft, Wasser oder direkt in den Mund (bei Bedarf Wasser oder Saft nachtrinken) dreimal täglich

### Für Kinder von 13 und mehr Jahren

Lesen Sie vor der Anwendung bitte unbedingt Kapitel 2. Welche Einnahmemengen bei allen Stoßtherapien für Kinder genau empfohlen werden, erfahren Sie detailliert im Kapitel 3.

- Frischer Selleriesaft: gemäß der Tabelle für Kinder in Kapitel 2
- Kontamination mit Krankheitskeimen: 1 Kinderportion des Gehirn-Shots pro Tag (siehe Kapitel 8)
- Zink-Stoßtherapie: nach Bedarf
- Vitamin-C-Stoßtherapie: nach Bedarf
- Melissen-Stoßtherapie: nach Bedarf
- Kanadische-Gelbwurz-Stoßtherapie: nach Bedarf
- Thymian-Stoßtherapie: nach Bedarf
- Propolis-Stoßtherapie: nach Bedarf
- Aloe-vera-Stoßtherapie: nach Bedarf
- Vitamin-$B_{12}$-Stoßtherapie: nach Bedarf
- Augentrost: 3 Pipettenfüllungen dreimal täglich
- Holunderbeersirup: 1 bis 2 EL viermal täglich
- Ingwer: täglich nach Geschmack frisch gerieben in Saft
- Kanadische Gelbwurz: 3 Pipettenfüllungen viermal täglich
- Königskerze: 4 Pipettenfüllungen viermal täglich
- Lomatium: 3 Pipettenfüllungen viermal täglich
- Melisse: 3 Pipettenfüllungen viermal täglich
- Olivenblätter: 2 Pipettenfüllungen viermal täglich
- Osha-Wurzel: 3 Pipettenfüllungen dreimal täglich
- Propolis: 3 Pipettenfüllungen viermal täglich
- Thymiantee: 1 Tasse dreimal täglich (siehe Kapitel 12, Rezept Nr. 3)
- Vitamin $B_{12}$ (als Adenosylcobalamin mit Methylcobalamin): 1 Pipettenfüllung zweimal täglich
- Vitamin C (als Micro-C oder vergleichbares gepuffertes Vitamin C): 3 Kapseln à 500 Milligramm dreimal täglich (oder Kapseln öffnen und Inhalt in Saft oder Smoothie einrühren)
- Zink (als flüssiges Zinksulfat): 1 Pipettenfüllung in Saft, Wasser oder direkt in den Mund (bei Bedarf Wasser oder Saft nachtrinken) zweimal täglich

## Ermüdung, Erschöpfung, Fatigue

Lesen Sie vor der Anwendung bitte unbedingt Kapitel 2.

- Frischer Selleriesaft: auf 1 Liter pro Tag steigern
- Schwermetall-Detox-Smoothie: 1 Portion pro Tag (siehe Kapitel 10)
- Energie-Umstimmer: 1 Gehirn-Shot pro Tag (siehe Kapitel 8)
- Burn-out-Stabilisator: 1 Gehirn-Shot pro Tag (siehe Kapitel 8)
- 5-MTHF: 1 Kapsel pro Tag
- Ashwagandha: 1 Pipettenfüllung zweimal täglich
- Celeryforce: 3 Kapseln zweimal täglich
- Chagapulver: 2 TL oder 6 Kapseln pro Tag
- Gerstengrassaftpulver: 2 TL oder 6 Kapseln pro Tag
- Ingwer: 1 Tasse Tee pro Tag oder frisch gerieben beziehungsweise entsaftet nach Geschmack
- Königskerze: 2 Pipettenfüllungen pro Tag
- Kurkuma: 2 Kapseln pro Tag
- Mahonie: 1 Pipettenfüllung pro Tag (abwechselnd 2 Wochen nehmen, 2 Wochen aussetzen)
- Melisse: 2 Pipettenfüllungen pro Tag
- Naszierendes Jod: 6 Tropfen (nicht Pipettenfüllungen) pro Tag
- Naturreiner Honig: 1 EL pro Tag
- Reishipulver: 1 EL oder 3 Kapseln pro Tag
- Spirulina: 2 TL oder 6 Kapseln pro Tag
- Süßholzwurzel: 1 Pipettenfüllung pro Tag (abwechselnd 3 Wochen nehmen, 1 Woche aussetzen)
- Vitamin $B_{12}$ (als Adenosylcobalamin mit Methylcobalamin): 2 Pipettenfüllungen zweimal täglich
- Vitamin C (als Micro-C oder vergleichbares gepuffertes Vitamin C): 4 Kapseln à 500 Milligramm pro Tag
- Zink (als flüssiges Zinksulfat): bis zu 1 Pipettenfüllung pro Tag

## Essstörungen

Lesen Sie vor der Anwendung bitte unbedingt Kapitel 2.

- Frischer Selleriesaft: auf mindestens ½ Liter pro Tag steigern
- Frischer Gurkensaft: auf ½ Liter pro Tag steigern
- Schwermetall-Detox-Smoothie: 1 Portion pro Tag (siehe Kapitel 10)
- Umstimmer bei Nahrungsmitteländgsten: 1 Gehirn-Shot pro Tag (siehe Kapitel 8)
- Gelüste-Umstimmer: 1 Gehirn-Shot pro Tag (siehe Kapitel 8)
- Trauma-, Schock- und Verlust-Stabilisator: 1 Gehirn-Shot pro Tag (siehe Kapitel 8)
- Aloe-vera-Stoßtherapie: nach Bedarf (siehe Kapitel 3)
- Melissen-Stoßtherapie: nach Bedarf (siehe Kapitel 3)
- 5-MTHF: 1 Kapsel pro Tag
- Aloe vera: 5 Zentimeter oder mehr frisches Gel (ohne Blatthaut) pro Tag einnehmen

- Ashwagandha: 1 Pipettenfüllung pro Tag (falls abgeführt wird, 1 Pipettenfüllung zweimal täglich)
- Brennnessel: 2 Pipettenfüllungen pro Tag
- Celeryforce: 3 Kapseln zweimal täglich
- Curcumin: 1 Kapsel zweimal täglich
- D-Mannose: 1 EL in Wasser pro Tag
- EPA und DHA (fischfrei): 2 Kapseln pro Tag zum Abendessen
- GABA: 1 Kapsel à 250 Milligramm pro Tag
- Gerstengrassaftpulver: 2 TL oder 6 Kapseln pro Tag
- Himbeerblätter: 1 Tasse Tee mit 2 Beuteln pro Tag
- Katzenkralle: 1 Pipettenfüllung pro Tag
- Magnesiumglycinat: 1 Kapsel zweimal täglich
- Melisse: 4 Pipettenfüllungen zweimal täglich
- Naszierendes Jod: 6 Tropfen (nicht Pipettenfüllungen) pro Tag
- Spirulina: 1 TL oder 3 Kapseln pro Tag
- Süßholzwurzel: 1 Pipettenfüllung oder 2 Pipettenfüllungen, wenn abgeführt wird, täglich (abwechselnd 2 Wochen nehmen, 2 Wochen aussetzen)
- Vitamin $B_{12}$ (als Adenosylcobalamin mit Methylcobalamin): 1 Pipettenfüllung zweimal täglich
- Zink (als flüssiges Zinksulfat): 1 Pipettenfüllung pro Tag

## Extrasystole

Siehe Hirnnerv-Entzündung.

## Extreme Erschöpfung

Siehe ME/CFS (myalgische Enzephalomyelitis/chronisches Fatigue-Syndrom).

## Fatigue (chronische Erschöpfung) durch Vireninfektion

Siehe ME/CFS (myalgische Enzephalomyelitis/chronisches Fatigue-Syndrom).

## Fazialisparese

Siehe Gürtelrose.

## Fieberbläschen

Siehe Herpes simplex 1 und 2.

## Fibromyalgie

Lesen Sie vor der Anwendung bitte unbedingt Kapitel 2.

- Frischer Selleriesaft: auf 1 Liter pro Tag steigern
- Schwermetall-Detox-Smoothie: 1 Portion pro Tag (siehe Kapitel 10)

- Nerven-Umstimmer: 1 Gehirn-Shot pro Tag (siehe Kapitel 8)
- Kalifornischer-Mohn-(Goldmohn-)Stoßtherapie: nach Bedarf (siehe Kapitel 3)
- Kanadische Gelbwurz-Stoßtherapie: nach Bedarf (siehe Kapitel 3)
- Melissen-Stoßtherapie: nach Bedarf (siehe Kapitel 3)
- 5-MTHF: 1 Kapsel pro Tag
- Ashwagandha: 1 Pipettenfüllung pro Tag
- Brennnessel: 3 Pipettenfüllungen zweimal täglich
- Celeryforce: 2 Kapseln zweimal täglich
- Curcumin: 2 Kapseln zweimal täglich
- EPA und DHA (fischfrei): 1 Kapsel pro Tag zum Abendessen
- Gerstengrassaftpulver: 2 TL oder 6 Kapseln pro Tag
- Katzenkralle: 1 Pipettenfüllung zweimal täglich
- L-Lysin: 3 Kapseln à 500 Milligramm zweimal täglich
- Magnesiumglycinat: 1 Kapsel zweimal täglich
- Melisse: 4 Pipettenfüllungen zweimal täglich
- Monolaurin: 1 Kapsel pro Tag
- MSM: 1 Kapsel pro Tag
- Spirulina: 2 TL oder 6 Kapseln pro Tag
- Süßholzwurzel: 1 Pipettenfüllung pro Tag (abwechselnd 3 Wochen nehmen, 1 Woche aussetzen)
- Vitamin $B_{12}$ (als Adenosylcobalamin mit Methylcobalamin): 2 Pipettenfüllungen zweimal täglich
- Vitamin C (als Micro-C oder vergleichbares gepuffertes Vitamin C): 3 Kapseln à 500 Milligramm zweimal täglich
- Vitamin $D_3$: 1000 IE pro Tag
- Wilde Blaubeeren: 1 EL Pulver oder 60 Milliliter Saft pro Tag
- Zink (als flüssiges Zinksulfat): 1 Pipettenfüllung zweimal täglich

## Flattern im Ohr

Siehe Tinnitus.

## Frozen Shoulder (Schultersteife)

Siehe Gürtelrose.

## Gefühl von Kieferfehlstellung

Siehe Gürtelrose sowie Herpes simplex 1 und 2.

## Gastritis (autoimmun)

Siehe Magenprobleme sowie Autoimmunstörungen und -krankheiten.

## Gastritis

Siehe Magenprobleme.

## Gastroparese (Magenlähmung)

Bei den folgenden Supplementierungsplänen müssen die Tage, an denen Sie Süßholzwurzel einnehmen beziehungsweise aussetzen, nicht unbedingt zusammenhängen. Nehmen Sie also einige Tage lang Süßholzwurzel ein, um die Einnahme dann für 1 bis 2 Tage auszusetzen und sie anschließend wieder für einige Tage aufzunehmen. Sie sollten also ungefähr 21 Tage des Monats Süßholzwurzel einnehmen und die Einnahme an ungefähr 7 Tagen pro Monat aussetzen. Die Einteilung bleibt Ihnen überlassen.

Wenn Sie feste oder gemixte Nahrung zu sich nehmen können, überlegen Sie einmal, ob Sie eine Monodiät aus dem Buch *Heile dich selbst* machen möchten.

Lesen Sie vor der Anwendung bitte unbedingt Kapitel 2.

Sofern Sie schlucken können, hier ein paar geeignete Mittel:

### Gastroparese, leicht

- Frischer Selleriesaft: auf 1 Liter pro Tag steigern
- Frischer Gurkensaft: auf 1 Liter pro Tag steigern
- Schwermetall-Detox-Smoothie: 1 Portion pro Tag (siehe Kapitel 10)
- Säurestabilisator für Nerven und Darm: 1 Gehirn-Shot pro Tag (siehe Kapitel 8)
- Aloe-vera-Stoßtherapie: bei Bedarf (siehe Kapitel 3)
- Melissen-Stoßtherapie: nach Bedarf (siehe Kapitel 3)
- Aloe vera: 5 Zentimeter oder mehr frisches Gel (ohne Blatthaut) pro Tag
- Magnesiumglycinat: 1 Kapsel zweimal täglich
- Melisse: 2 Pipettenfüllungen zweimal täglich
- Süßholzwurzel: 1 Pipettenfüllung zweimal täglich (ungefähr 21 Tage pro Monat nehmen und 7 Tage aussetzen)
- Vitamin $B_{12}$ (als Adenosylcobalamin mit Methylcobalamin): 2 Pipettenfüllungen zweimal täglich
- Zink (als flüssiges Zinksulfat): 1 Pipettenfüllung pro Tag

### Gastroparese, stark

Wenn Sie keine Nahrungsergänzungen schlucken können, haben Sie die Möglichkeit, die folgenden jeweils ½ Minute im Mund zu behalten und dann auszuspucken:

- Melisse: 1 Pipettenfüllung zweimal täglich
- Süßholzwurzel: 1 Pipettenfüllung zweimal täglich (ungefähr 21 Tage pro Monat nehmen und 7 Tage aussetzen)
- Vitamin $B_{12}$ (als Adenosylcobalamin mit Methylcobalamin): 1 Pipettenfüllung zweimal täglich
- Zink (als flüssiges Zinksulfat): 1 Pipettenfüllung zweimal täglich

Falls Sie flüssige Nahrung wie zum Beispiel Säfte zu sich nehmen können, hier ein paar

Getränke, die Sie bis zur vollen Menge steigern können:

- Frischer Selleriesaft: auf 1 Liter pro Tag steigern
- Frischer Gurkensaft: auf 1 Liter pro Tag steigern
- Aloe-Wasser: ½ Liter pro Tag

## Gedächtnisstörung

Siehe Gehirnnebel.

## Gedächtnisverlust und Vergesslichkeit

Siehe Alzheimer.

## Gefühl, nicht gut zu verdauen

Siehe Vagusnerv-Störungen.

## Gehirnabszess

Lesen Sie vor der Anwendung bitte unbedingt Kapitel 2.

- Frischer Selleriesaft: auf 1 Liter pro Tag steigern, danach eventuell bis auf 1 Liter zweimal täglich
- Kontamination mit Krankheitskeimen: 1 Gehirn-Shot pro Tag einnehmen (siehe Kapitel 8)
- Kontamination mit Strahlung: 1 Gehirn-Shot pro Tag (siehe Kapitel 8)
- Kalifornischer-Mohn-(Goldmohn-)Stoßtherapie: bei Bedarf (siehe Kapitel 3)
- Vitamin-C-Stoßtherapie: bei Bedarf (siehe Kapitel 3)
- Zink-Stoßtherapie: bei Bedarf (siehe Kapitel 3)
- Curcumin: 2 Kapseln zweimal täglich
- Gerstengrassaftpulver: 2 TL oder 6 Kapseln pro Tag
- Kanadische Gelbwurz: 3 Pipettenfüllungen zweimal täglich (abwechselnd 2 Wochen nehmen, 2 Wochen aussetzen)
- Katzenkralle: 2 Pipettenfüllungen zweimal täglich
- Königskerze: 3 Pipettenfüllungen zweimal täglich
- Mahonie: 2 Pipettenfüllungen zweimal täglich (abwechselnd 2 Wochen nehmen, 2 Wochen aussetzen)
- Melisse: 4 Pipettenfüllungen zweimal täglich
- Naturreiner Honig: 1 EL pro Tag
- Olivenblätter: 2 Pipettenfüllungen zweimal täglich
- Propolis: 2 Pipettenfüllungen zweimal täglich
- Spirulina: 2 TL oder 6 Kapseln pro Tag
- Vitamin $B_{12}$ (als Adenosylcobalamin mit Methylcobalamin): 1 Pipettenfüllung zweimal täglich
- Vitamin C (als Micro-C oder vergleichbares gepuffertes Vitamin C): 6 Kapseln à 500 Milligramm zweimal täglich
- Wilde Blaubeeren: 2 EL Pulver oder 120 Milliliter Saft pro Tag

- Zink (als flüssiges Zinksulfat): bis zu 2 Pipettenfüllungen zweimal täglich

## Gehirnalterung

Siehe Alltägliche Pflege und Versorgung des Gehirns.

## Gehirnatrophie

Lesen Sie vor der Anwendung bitte unbedingt Kapitel 2.

- Frischer Selleriesaft: auf 1 Liter pro Tag steigern
- Schwermetall-Detox-Smoothie: 1 Portion pro Tag (siehe Kapitel 10)
- Kontamination mit Strahlung: 1 Gehirn-Shot pro Tag (siehe Kapitel 8)
- Kontamination mit pharmazeutischen Stoffen: 1 Gehirn-Shot pro Tag (siehe Kapitel 8)
- Nerven-Umstimmer: 1 Gehirn-Shot pro Tag (siehe Kapitel 8)
- Burn-out-Stabilisator: 1 Gehirn-Shot pro Tag (siehe Kapitel 8)
- 5-HTP: 1 Kapsel pro Tag zur Bettgehzeit
- Brennnessel: 2 Pipettenfüllungen zweimal täglich
- Celeryforce: 3 Kapseln zweimal täglich
- EPA und DHA (fischfrei): 1 Kapsel pro Tag zum Abendessen
- Gerstengrassaftpulver: 1 TL oder 3 Kapseln pro Tag
- GABA: 2 Kapseln à 250 Milligramm zweimal täglich
- Glutathion: 1 Kapsel zweimal täglich
- Kieselerde: 1 TL pro Tag
- L-Glutamin: 2 Kapseln à 500 Milligramm zweimal täglich
- Magnesiumglycinat: 2 Kapseln zweimal täglich
- Melatonin: auf bis zu 40 Milligramm zur Bettgehzeit steigern (siehe die Anmerkung bei ADHS)
- Naturreiner Honig: 1 EL pro Tag
- Spirulina: 1 TL oder 3 Kapseln pro Tag
- Vitamin-B-Komplex: 1 Kapsel pro Tag
- Vitamin $B_{12}$ (als Adenosylcobalamin mit Methylcobalamin): 2 Pipettenfüllungen zweimal täglich
- Vitamin C (als Micro-C oder vergleichbares gepuffertes Vitamin C): 8 Kapseln à 500 Milligramm zweimal täglich
- Vitamin $D_3$: 1000 IE pro Tag
- Wilde Blaubeeren: 2 EL Pulver oder 120 Milliliter Saft pro Tag
- Zink (als flüssiges Zinksulfat): 1 Pipettenfüllung pro Tag

## Gehirnentzündung (Enzephalitis)

Lesen Sie vor der Anwendung bitte unbedingt Kapitel 2.

- Frischer Selleriesaft: auf 1 Liter pro Tag steigern, danach eventuell bis auf 1 Liter zweimal täglich
- Frischer Gurkensaft: auf 1 Liter pro Tag steigern

- Schwermetall-Detox-Smoothie: 1 Portion pro Tag (siehe Kapitel 10)
- Kontamination mit Krankheitskeimen: 1 Gehirn-Shot pro Tag (siehe Kapitel 8)
- Kontamination mit Strahlung: 1 Gehirn-Shot pro Tag (siehe Kapitel 8)
- Kontamination mit pharmazeutischen Stoffen: 1 Gehirn-Shot pro Tag (siehe Kapitel 8)
- Nerven-Umstimmer: 1 Gehirn-Shot pro Tag (siehe Kapitel 8)
- Kanadische-Gelbwurz-Stoßtherapie: bei Bedarf (siehe Kapitel 3)
- Zink-Stoßtherapie: bei Bedarf (siehe Kapitel 3)
- Vitamin-C-Stoßtherapie: bei Bedarf (siehe Kapitel 3)
- Thymian-Stoßtherapie: bei Bedarf (siehe Kapitel 3)
- 5-MTHF: 1 Kapsel pro Tag
- Aloe vera: 5 Zentimeter oder mehr frisches Gel (ohne Blatthaut) pro Tag
- Brennnessel: 2 Pipettenfüllungen zweimal täglich
- Celeryforce: 2 Kapseln zweimal täglich
- Curcumin: 3 Kapseln zweimal täglich
- Gerstengrassaftpulver: 1 TL oder 3 Kapseln pro Tag
- Kanadische Gelbwurz: 4 Pipettenfüllungen zweimal täglich (abwechselnd 3 Wochen nehmen, 1 Woche aussetzen)
- Katzenkralle: 4 Pipettenfüllungen zweimal täglich
- Königskerze: 4 Pipettenfüllungen zweimal täglich
- L-Lysin: 4 Kapseln à 500 Milligramm zweimal täglich
- Magnesiumglycinat: 2 Kapseln zweimal täglich
- Melisse: 3 Pipettenfüllungen zweimal täglich
- Naszierendes Jod: 6 Tropfen (nicht Pipettenfüllungen) pro Tag
- Olivenblätter: 2 Pipettenfüllungen zweimal täglich
- Propolis: 3 Pipettenfüllungen zweimal täglich
- Spirulina: 1 TL oder 3 Kapseln pro Tag
- Vitamin-B-Komplex: 1 Kapsel pro Tag
- Vitamin $B_{12}$ (als Adenosylcobalamin mit Methylcobalamin): 3 Pipettenfüllungen zweimal täglich
- Vitamin C (als Micro-C oder vergleichbares gepuffertes Vitamin C): 8 Kapseln à 500 Milligramm zweimal täglich
- Wilde Blaubeeren: 2 EL Pulver 120 Milliliter Saft pro Tag
- Zink (als flüssiges Zinksulfat): 2 Pipettenfüllungen zweimal täglich

## Gehirnerschütterung, Begleiterscheinungen

Lesen Sie vor der Anwendung bitte unbedingt Kapitel 2.

- Frischer Selleriesaft: auf 1 Liter pro Tag steigern
- Frischer Gurkensaft: auf 1 Liter pro Tag steigern
- Frischer Orangensaft: ½ Liter pro Tag

- Schwermetall-Detox-Smoothie: 1 Portion pro Tag (siehe Kapitel 10)
- Spinatsuppe: 1 Portion pro Tag (siehe Kapitel 12, Rezept Nr. 23)
- Vitamin-C-Stoßtherapie: jede zweite Woche (siehe Kapitel 3)
- ALA (Alpha-Liponsäure): 1 Kapsel pro Tag
- Curcumin: 3 Kapseln zweimal täglich
- Gerstengrassaftpulver: 1 TL oder 3 Kapseln pro Tag
- Glutathion: 1 Kapsel zweimal täglich
- Kalifornischer Mohn (Goldmohn): 2 Pipettenfüllungen zweimal täglich einnehmen
- Magnesiumglycinat: 3 Kapseln zweimal täglich
- Melatonin: 2 Kapseln à 5 Milligramm zur Bettgehzeit (siehe die Anmerkung bei ADHS)
- Melisse: 4 Pipettenfüllungen zweimal täglich
- Spirulina: 1 TL oder 3 Kapseln pro Tag
- Vitamin $B_{12}$ (als Adenosylcobalamin mit Methylcobalamin): 1 Pipettenfüllung zweimal täglich
- Vitamin C (als Micro-C oder vergleichbares gepuffertes Vitamin C): 8 Kapseln à 500 Milligramm zweimal täglich
- Wilde Blaubeeren: 2 EL Pulver oder 120 Milliliter Saft pro Tag
- Zink (als flüssiges Zinksulfat): 1 Pipettenfüllung pro Tag

## Gehirnkrebs

Siehe Gehirntumoren und -zysten.

## Gehirnläsionen

Lesen Sie vor der Anwendung bitte unbedingt Kapitel 2.

- Frischer Selleriesaft: auf 1 Liter pro Tag steigern
- Schwermetall-Detox-Smoothie: 1 Portion pro Tag (siehe Kapitel 10)
- Giftzieher-Smoothie: 1 Portion pro Tag (siehe Kapitel 10)
- Kontamination mit pharmazeutischen Stoffen: 1 Gehirn-Shot pro Tag (siehe Kapitel 8)
- Kontamination mit Strahlung: 1 Gehirn-Shot pro Tag (siehe Kapitel 8)
- Burn-out-Stabilisator: Gehirn-Shot pro Tag (siehe Kapitel 8)
- 5-MTHF: 1 Kapsel pro Tag
- ALA (Alpha-Liponsäure): 1 Kapsel pro Tag
- Aloe vera: 5 Zentimeter oder mehr frisches Gel (ohne Blatthaut) pro Tag
- Brennnessel: 2 Pipettenfüllungen zweimal täglich
- Celeryforce: 2 Kapseln zweimal täglich
- Chagapulver: 1 TL oder 3 Kapseln pro Tag
- Curcumin: 3 Kapseln zweimal täglich
- EPA und DHA (fischfrei): 1 Kapsel pro Tag zum Abendessen

- GABA: 1 Kapsel à 250 Milligramm pro Tag
- Gerstengrassaftpulver: 1 TL oder 3 Kapseln pro Tag
- Glutathion: 2 Kapseln zweimal täglich
- Kalifornischer Mohn (Goldmohn): 1 Pipettenfüllung zweimal täglich (abwechselnd 3 Wochen nehmen, 1 Woche aussetzen)
- Katzenkralle: 3 Pipettenfüllungen zweimal täglich
- Kieselerde: 1 TL pro Tag
- Löwenzahnwurzel: 1 Tasse Tee zweimal wöchentlich
- L-Glutamin: 2 Kapsel à 500 Milligramm zweimal täglich
- L-Lysin: 2 Kapseln à 500 Milligramm zweimal täglich
- Magnesiumglycinat: 2 Kapseln zweimal täglich
- Melatonin: auf bis zu 20 Milligramm zur Bettgehzeit steigern (siehe die Anmerkung bei ADHS)
- Melisse: 2 Pipettenfüllungen zweimal täglich
- MSM: 1 Kapsel pro Tag
- Naturreiner Honig: 1 EL pro Tag
- Propolis: 2 Pipettenfüllungen zweimal täglich
- Selen: 1 Kapsel pro Woche
- Spirulina: 1 TL oder 3 Kapseln pro Tag
- Süßholzwurzel: 1 Pipettenfüllung zweimal täglich (abwechselnd 3 Wochen nehmen, 1 Woche aussetzen)
- Vitamin-B-Komplex: 1 Kapsel pro Tag
- Vitamin $B_{12}$ (als Adenosylcobalamin mit Methylcobalamin): 3 Pipettenfüllungen zweimal täglich
- Vitamin C (als Micro-C oder vergleichbares gepuffertes Vitamin C): 8 Kapseln à 500 Milligramm zweimal täglich
- Wilde Blaubeeren: 2 TL Pulver oder 60 Milliliter Saft pro Tag
- Zink (als flüssiges Zinksulfat): 1 Pipettenfüllung zweimal täglich

## Gehirnnebel

Lesen Sie vor der Anwendung bitte unbedingt Kapitel 2.

- Frischer Selleriesaft: auf 1 Liter am Morgen steigern
- Frischer Gurkensaft: auf 1 Liter pro Tag steigern
- Frischer Orangensaft: ½ bis 1 Liter pro Tag
- Schwermetall-Detox-Smoothie: 1 Portion pro Tag (siehe Kapitel 10)
- Giftzieher-Smoothie: 1 Portion pro Tag (siehe Kapitel 10)
- Nerven-Umstimmer: 1 Gehirn-Shot pro Tag (siehe Kapitel 8)
- Burn-out-Stabilisator: 1 Gehirn-Shot pro Tag (siehe Kapitel 8)
- 5-MTHF: 1 Kapsel zweimal täglich
- Ashwagandha: 1 Pipettenfüllung zweimal täglich
- Brennnessel: 1 Pipettenfüllung zweimal täglich
- Celeryforce: 3 Kapseln dreimal täglich

- Chagapulver: 1 TL oder 3 Kapseln zweimal täglich
- Dulse-Flüssigkeit: 1 Pipettenfüllung pro Tag
- Gerstengrassaftpulver: 1 TL oder 3 Kapseln zweimal täglich
- Katzenkralle: 1 Pipettenfüllung zweimal täglich
- L-Lysin: 2 Kapseln à 500 Milligramm zweimal täglich
- Melisse: 1 Pipettenfüllung zweimal täglich
- Spirulina: 1 TL oder 3 Kapseln zweimal täglich
- Süßholzwurzel: 1 Pipettenfüllung pro Tag
- Vitamin-B-Komplex: 1 Kapsel pro Tag
- Vitamin $B_{12}$ (als Adenosylcobalamin mit Methylcobalamin): 1 Pipettenfüllung zweimal täglich
- Vitamin C (als Micro-C oder vergleichbares gepuffertes Vitamin C): 2 Kapseln à 500 Milligramm zweimal täglich
- Wilde Blaubeeren: 1 EL Pulver oder 60 Milliliter Saft pro Tag
- Zink (als flüssiges Zinksulfat): bis zu 1 Pipettenfüllung zweimal täglich

## Gehirntumoren und -zysten

Lesen Sie vor der Anwendung bitte unbedingt Kapitel 2.

- Frischer Selleriesaft: auf 1 Liter pro Tag steigern, danach eventuell bis auf 1 Liter zweimal täglich
- Erweiterter Schwermetall-Detox-Smoothie: 1 Portion pro Tag (siehe Kapitel 10)
- Erweiterter Giftzieher-Smoothie: 1 Portion pro Tag (siehe Kapitel 10)
- Kontamination mit pharmazeutischen Stoffen: 1 Gehirn-Shot pro Tag (siehe Kapitel 8)
- Kontamination mit Strahlung: 1 Gehirn-Shot pro Tag (siehe Kapitel 8)
- Kalifornischer-Mohn-(Goldmohn-)Stoßtherapie: nach Bedarf (siehe Kapitel 3)
- Melissen-Stoßtherapie: nach Bedarf (siehe Kapitel 3)
- Aloe-vera-Stoßtherapie: nach Bedarf (siehe Kapitel 3)
- 5-HTP: 1 Kapsel pro Tag zur Bettgehzeit
- ALA (Alpha-Liponsäure): 1 Kapsel zweimal täglich
- Aloe vera: 5 Zentimeter oder mehr frisches Gel (ohne Blatthaut) pro Tag
- Amla-Beeren: 2 TL pro Tag
- Brennnessel: 3 Pipettenfüllungen zweimal täglich
- Celeryforce: 2 Kapseln zweimal täglich
- Chagapulver: 1 TL oder 3 Kapseln pro Tag
- Chrysanthemen: 1 Tasse Tee dreimal pro Woche
- Curcumin: 3 Kapseln zweimal täglich
- EPA und DHA (fischfrei): 1 Kapsel pro Tag zum Abendessen
- GABA: 1 Kapsel à 250 Milligramm pro Tag
- Gerstengrassaftpulver: 1 TL oder 3 Kapseln pro Tag

- Glutathion: 2 Kapseln zweimal täglich
- Himbeerblätter: 1 Tasse Tee mit 2 Beuteln pro Tag
- Holunderbeersirup: 2 TL pro Tag
- Kalifornischer Mohn (Goldmohn): 1 Pipettenfüllung pro Tag
- Katzenkralle: 5 Pipettenfüllungen zweimal täglich
- Klettenwurzel: 1 Tasse Tee oder 1 frisch entsaftete Wurzel pro Tag
- L-Lysin: 2 Kapseln à 500 Milligramm zweimal täglich
- Magnesiumglycinat: 2 Kapseln zweimal täglich
- Melatonin: auf bis zu 80 Milligramm zur Bettgehzeit steigern (siehe die Anmerkung bei ADHS)
- Melisse: 4 Pipettenfüllungen zweimal täglich
- Naszierendes Jod: 1 Pipettenfüllung pro Tag (abwechselnd 1 Woche nehmen, 1 Woche aussetzen)
- Naturreiner Honig: 1 EL pro Tag
- Reishipulver: 1 TL oder 3 Kapseln pro Tag
- Spirulina: 1 TL oder 3 Kapseln pro Tag
- Vitamin $B_{12}$ (als Adenosylcobalamin mit Methylcobalamin): 2 Pipettenfüllungen zweimal täglich
- Vitamin C (als Micro-C oder vergleichbares gepuffertes Vitamin C): 8 Kapseln à 500 Milligramm dreimal täglich
- Wilde Blaubeeren: 2 TL Pulver oder 60 Milliliter Saft pro Tag
- Zink (als flüssiges Zinksulfat): 1 Pipettenfüllung zweimal täglich

## Geist-Körper-Syndrom

Siehe Hirnnerv-Entzündung.

## Gelenk- und Muskelschmerzen

Lesen Sie vor der Anwendung bitte unbedingt Kapitel 2.

- Frischer Selleriesaft: auf 1 Liter täglich steigern
- Schwermetall-Detox-Smoothie: täglich 1 Portion (siehe Kapitel 10)
- Nerven-Umstimmer: 1 Gehirn-Shot (siehe Kapitel 8)
- Goldmohn-Stoßtherapie: bei Bedarf (siehe Kapitel 3)
- Melissen-Stoßtherapie: bei Bedarf (siehe Kapitel 3)
- 5-MTHF: 1 Kapsel pro Tag
- Aloe vera: 5 Zentimeter oder mehr frisches Gel (ohne Blatthaut) pro Tag
- Brennnessel: 4 Pipettenfüllungen zweimal täglich
- Coenzym Q10: 1 Kapsel pro Tag
- Curcumin: 3 Kapseln zweimal täglich einnehmen
- Gerstengrassaftpulver: 1 TL oder 3 Kapseln pro Tag
- Glutathion: 1 Kapsel pro Tag
- Katzenkralle: 1 Pipettenfüllung pro Tag
- Kurkuma: 4 Kapseln pro Tag
- L-Lysin: 4 Kapseln à 500 Milligramm zweimal täglich
- Magnesiumglycinat: 2 Kapseln zweimal täglich

- Mariendistel: 1 Pipettenfüllung pro Tag
- Melisse: 3 Pipettenfüllungen zweimal täglich
- Monolaurin: 1 Kapsel pro Tag
- MSM: 2 Kapseln pro Tag
- Spirulina: 1 TL oder 3 Kapseln pro Tag
- Süßholzwurzel: 1 Pipettenfüllung zweimal täglich (abwechselnd 2 Wochen nehmen, 2 Wochen aussetzen)
- Vitamin-B-Komplex: 1 Kapsel pro Tag
- Vitamin $B_{12}$ (als Adenosylcobalamin mit Methylcobalamin): 2 Pipettenfüllungen zweimal täglich
- Vitamin C (als Micro-C oder vergleichbares gepuffertes Vitamin C): 4 Kapseln à 500 Milligramm zweimal täglich
- Vitamin $D_3$: 1000 IE pro Tag
- Wilde Blaubeeren: 1 EL Pulver oder 60 Milliliter Saft pro Tag
- Zink (als flüssiges Zinksulfat): 1 Pipettenfüllung zweimal täglich

## Geruchsverlust

Siehe Hirnnerv-Entzündung.

## Geschmacksverlust

Siehe Hirnnerv-Entzündung.

## Geschwüre

Siehe Magenprobleme.

## Gesichtsschmerz

Siehe Gürtelrose sowie Herpes simplex 1 und 2.

## Glaskörperflocken (Mouches volantes)

Lesen Sie vor der Anwendung bitte unbedingt Kapitel 2.

- Frischer Selleriesaft: auf 1 Liter pro Tag steigern
- Schwermetall-Detox-Smoothie: 1 Portion pro Tag (siehe Kapitel 10)
- Nerven-Umstimmer: 1 Gehirn-Shot pro Tag (siehe Kapitel 8)
- 5-MTHF: 1 Kapsel pro Tag
- Brennnessel: 2 Pipettenfüllungen pro Tag
- Celeryforce: 2 Kapseln zweimal täglich
- Curcumin: 2 Kapseln zweimal täglich
- Dulse-Flüssigkeit: 1 Pipettenfüllung pro Tag
- Gerstengrassaftpulver: 1 TL oder 3 Kapseln pro Tag
- Glutathion: 1 Kapsel pro Tag
- Hagebutten: 1 Tasse Tee pro Tag
- Königskerze: 3 Pipettenfüllungen zweimal täglich
- L-Lysin: 4 Kapseln à 500 Milligramm zweimal täglich
- Lomatium: 1 Pipettenfüllung zweimal täglich
- Melisse: 3 Pipettenfüllungen zweimal täglich

- Monolaurin: 2 Kapseln pro Tag
- Naszierendes Jod: 3 Tropfen (nicht Pipettenfüllungen) pro Tag
- Olivenblätter: 2 Pipettenfüllungen pro Tag
- Spirulina: 1 TL oder 3 Kapseln pro Tag
- Süßholzwurzel: 1 Pipettenfüllung pro Tag (abwechselnd 2 Wochen nehmen, 2 Wochen aussetzen)
- Vitamin-B-Komplex: 1 Kapsel pro Tag
- Vitamin $B_{12}$ (als Adenosylcobalamin mit Methylcobalamin): 2 Pipettenfüllungen zweimal täglich
- Vitamin C (als Micro-C oder vergleichbares gepuffertes Vitamin C): 4 Kapseln à 500 Milligramm zweimal täglich
- Wilde Blaubeeren: 2 TL Pulver oder 60 Milliliter Saft pro Tag
- Zink (als flüssiges Zinksulfat): 2 Pipettenfüllungen pro Tag

## Gleichgewichtsstörungen

Siehe Schwindel.

## Gliederschwäche

Siehe Hirnnerv-Entzündung.

## Grippe, grippaler Infekt

Siehe Erkältung, Grippe, Covid.

## Grüntee-, Matchatee-, Schwarztee-Entzug

Siehe Sucht.

## Guillain-Barré-Syndrom

Siehe Autoimmunstörungen und -krankheiten.

## Gürtelrose

Lesen Sie vor der Anwendung bitte unbedingt Kapitel 2.

- Frischer Selleriesaft: auf 1 Liter pro Tag steigern
- Schwermetall-Detox-Smoothie: 1 Portion pro Tag (siehe Kapitel 10)
- Nerven-Umstimmer: 1 Gehirn-Shot pro Tag (siehe Kapitel 8)
- Jede Stoßtherapie aus Kapitel 3 bei Bedarf
- Aloe vera: 5 Zentimeter oder mehr frisches Gel (ohne Blatthaut) pro Tag, auch äußerlich direkt auf den Ausschlag auftragen
- Brennnessel: 4 Pipettenfüllungen zweimal täglich
- Curcumin: 3 Kapseln dreimal täglich
- Gerstengrassaftpulver: 1 TL oder 3 Kapseln pro Tag
- Kalifornischer Mohn (Goldmohn): 3 Pipettenfüllungen zweimal täglich

- Katzenkralle: 2 Pipettenfüllungen zweimal täglich
- Königskerze: 4 Pipettenfüllungen zweimal täglich
- L-Lysin: 6 Kapseln à 500 Milligramm zweimal täglich
- Melisse: 4 Pipettenf. dreimal täglich
- Propolis: 3 Pipettenfüllungen dreimal täglich
- Spirulina: 1 TL oder 3 Kapseln pro Tag
- Süßholzwurzel: 2 Pipettenfüllungen zweimal täglich (abwechselnd 2 Wochen nehmen, 2 Wochen aussetzen)
- Vitamin $B_{12}$ (als Adenosylcobalamin mit Methylcobalamin): 3 Pipettenfüllungen zweimal täglich
- Vitamin C (als Micro-C oder vergleichbares gepuffertes Vitamin C): 8 Kapseln à 500 Milligramm zweimal täglich
- Wilde Blaubeeren: 2 TL Pulver oder 60 Milliliter Saft pro Tag
- Ysop: 1 Tasse Tee zweimal täglich
- Zink (als flüssiges Zinksulfat): 2 Pipettenfüllungen zweimal täglich

## Halsschmerz, unerklärlich (auch Druck oder Enge)

Siehe Vagusnerv-Störungen.

## Hängendes Gesicht (auch Gesichtslähmung)

Siehe Gürtelrose sowie Herpes simplex 1 und 2.

## Hepatitis (autoimmun)

Siehe Autoimmunstörungen und -krankheiten.

## Herpes simplex 1 und 2

Lesen Sie vor der Anwendung bitte unbedingt Kapitel 2.

- Frischer Selleriesaft: auf 1 Liter pro Tag steigern
- Schwermetall-Detox-Smoothie: 1 Portion pro Tag (siehe Kapitel 10)
- Nerven-Umstimmer: 1 Gehirn-Shot pro Tag (siehe Kapitel 8)
- Jede Stoßtherapie aus Kapitel 3 bei Bedarf
- Aloe vera: 5 Zentimeter oder mehr frisches Gel (ohne Blatthaut) pro Tag, auch äußerlich direkt auf den Ausschlag auftragen
- Brennnessel: 4 Pipettenfüllungen zweimal täglich
- Curcumin: 2 Kapseln zweimal täglich
- Gerstengrassaftpulver: 1 TL oder 3 Kapseln pro Tag
- Katzenkralle: 2 Pipettenfüllungen zweimal täglich
- Königskerze: 4 Pipettenfüllungen zweimal täglich
- L-Lysin: 8 Kapseln à 500 Milligramm zweimal täglich
- Lomatium: 2 Pipettenfüllungen zweimal täglich

- Melisse: 5 Pipettenfüllungen zweimal täglich
- Mahonie: 2 Pipettenfüllungen zweimal täglich (abwechselnd 2 Wochen nehmen, 2 Wochen aussetzen)
- Naszierendes Jod: 3 Tropfen (nicht Pipettenfüllungen) zweimal täglich
- Naturreiner Honig: 1 EL pro Tag
- Propolis: 5 Pipettenfüllungen zweimal täglich, auch den Herpesausschlag (Körper, Gesicht, Mund) damit betupfen
- Spirulina: 1 TL oder 3 Kapseln pro Tag
- Süßholzwurzel: 2 Pipettenfüllungen zweimal täglich (abwechselnd 2 Wochen nehmen, 2 Wochen aussetzen)
- Thymian: 2 frische Zweige in heißem oder 4 Zweige in Wasser von Zimmertemperatur, zweimal täglich
- Vitamin $B_{12}$ (als Adenosylcobalamin mit Methylcobalamin): 2 Pipettenfüllungen zweimal täglich
- Vitamin C (als Micro-C oder vergleichbares gepuffertes Vitamin C): 8 Kapseln à 500 Milligramm zweimal täglich
- Zink (als flüssiges Zinksulfat): 2 Pipettenfüllungen zweimal täglich, auch den Herpesausschlag (Körper, Gesicht, Mund) damit betupfen

## Hinterkopfschmerz (unerklärlich)

Siehe Gürtelrose sowie Herpes simplex 1 und 2.

## Hirndruck

Siehe Hirnnerv-Entzündung.

## Hirnnerv-Atrophie

Lesen Sie vor der Anwendung bitte unbedingt Kapitel 2.

- Frischer Selleriesaft: auf 1 Liter pro Tag steigern
- Schwermetall-Detox-Smoothie: 1 Portion pro Tag (siehe Kapitel 10)
- Nerven-Umstimmer: 1 Gehirn-Shot pro Tag (siehe Kapitel 8)
- Kontamination mit pharmazeutischen Stoffen: 1 Gehirn-Shot pro Tag (siehe Kapitel 8)
- Kontamination mit Strahlung: 1 Gehirn-Shot pro Tag
- 5-MTHF: 1 Kapsel pro Tag
- Aloe vera: 5 Zentimeter oder mehr frisches Gel (ohne Blatthaut) pro Tag
- Amla-Beeren: 1 TL pro Tag
- Celeryforce: 2 Kapseln zweimal täglich einnehmen
- Chagapulver: 2 TL oder 6 Kapseln pro Tag
- Curcumin: 3 Kapseln zweimal täglich einnehmen
- EPA und DHA (fischfrei): 1 Kapsel pro Tag zum Abendessen
- Gerstengrassaftpulver: 2 TL oder 6 Kapseln pro Tag
- Glutathion: 1 Kapsel pro Tag
- Hagebutten: 1 Tasse Tee pro Tag

- Katzenkralle: 3 Pipettenfüllungen zweimal täglich
- Klettenwurzel: 1 Tasse Tee oder 1 frisch entsaftete Wurzel pro Tag
- Königskerze: 3 Pipettenfüllungen zweimal täglich
- L-Lysin: 6 Kapseln à 500 Milligramm zweimal täglich
- Lomatium: 2 Pipettenfüllungen zweimal täglich
- Melisse: 4 Pipettenfüllungen zweimal täglich
- Monolaurin: 2 Kapseln pro Tag
- MSM: 1 Kapsel pro Tag
- Olivenblätter: 2 Pipettenfüllungen zweimal täglich
- Oregano-Öl: 2 Kapseln pro Tag
- Spirulina: 2 TL oder 6 Kapseln pro Tag
- Süßholzwurzel: 1 Pipettenfüllung zweimal täglich (abwechselnd 2 Wochen nehmen, 2 Wochen aussetzen)
- Vitamin $B_{12}$ (als Adenosylcobalamin mit Methylcobalamin): 2 Pipettenfüllungen zweimal täglich
- Vitamin C (als Micro-C oder vergleichbares gepuffertes Vitamin C): 6 Kapseln à 500 Milligramm zweimal täglich
- Wilde Blaubeeren: 1 EL Pulver oder 60 Milliliter Saft pro Tag
- Zink (als flüssiges Zinksulfat): 1 Pipettenfüllung zweimal täglich

## Hirnnerv-Entzündung

Lesen Sie vor der Anwendung bitte unbedingt Kapitel 2.

- Frischer Selleriesaft: auf 1 Liter pro Tag steigern, danach eventuell bis auf zweimal 1 Liter täglich
- Schwermetall-Detox-Smoothie: 1 Portion pro Tag (siehe Kapitel 10)
- Giftzieher-Smoothie: 1 Portion pro Tag (siehe Kapitel 10)
- Nerven-Umstimmer: 1 Gehirn-Shot pro Tag (siehe Kapitel 8)
- Kontamination mit giftigen Duftstoffen: 1 Gehirn-Shot pro Tag (siehe Kapitel 8)
- Kontamination mit Strahlung: 1 Gehirn-Shot pro Tag (siehe Kapitel 8)
- Kontamination mit pharmazeutischen Stoffen: 1 Gehirn-Shot (siehe Kapitel 8)
- Alle Stoßtherapien aus Kapitel 3 bei Bedarf möglich
- 5-MTHF: 1 Kapsel zweimal täglich
- Aloe vera: 5 Zentimeter oder mehr frisches Gel (ohne Blatthaut) pro Tag
- Brennnessel: 4 Pipettenfüllungen zweimal täglich
- Celeryforce: 3 Kapseln zweimal täglich
- Chagapulver: 2 TL oder 6 Kapseln pro Tag
- Curcumin: 3 Kapseln zweimal täglich
- EPA und DHA (fischfrei): 1 Kapsel pro Tag zum Abendessen
- GABA: 1 Kapsel à 250 Milligramm pro Tag
- Gerstengrassaftpulver: 2 TL oder 6 Kapseln pro Tag
- Holunderbeersirup: 1 TL pro Tag
- Kanadische Gelbwurz: 1 Pipettenfüllung zweimal täglich (abwechselnd 2 Wochen nehmen, 2 Wochen aussetzen)

- Katzenkralle: 2 Pipettenfüllungen zweimal täglich
- Königskerze: 3 Pipettenfüllungen zweimal täglich
- L-Lysin: 5 Kapseln à 500 Milligramm zweimal täglich
- Lomatium: 1 Pipettenfüllung zweimal täglich
- Magnesiumglycinat: 1 Kapsel zweimal täglich
- Melatonin: 5 Milligramm zur Bettgehzeit (siehe die Anmerkung bei ADHS)
- Melisse: 4 Pipettenfüllungen zweimal täglich
- Olivenblätter: 1 Pipettenfüllung zweimal täglich
- Oregano-Öl: 1 Kapsel pro Tag
- Propolis: 2 Pipettenfüllungen zweimal täglich
- Spirulina: 2 TL oder 6 Kapseln pro Tag
- Süßholzwurzel: 1 Pipettenfüllung zweimal täglich (abwechselnd 2 Wochen nehmen, 2 Wochen aussetzen)
- Vitamin-B-Komplex: 1 Kapsel pro Tag
- Vitamin $B_{12}$ (als Adenosylcobalamin mit Methylcobalamin): 2 Pipettenfüllungen zweimal täglich
- Vitamin C (als Micro-C oder vergleichbares gepuffertes Vitamin C): 6 bis 8 Kapseln à 500 Milligramm zweimal täglich
- Vitamin $D_3$: 1000 IE zweimal wöchentlich
- Wilde Blaubeeren: 1 EL Pulver oder 60 Milliliter Saft pro Tag
- Zink (als flüssiges Zinksulfat): 1 Pipettenfüllung zweimal täglich

## HIV (Aids)

Siehe Hirnnerv-Entzündung sowie Autoimmunstörungen und -krankheiten.

## Hyperpigmentierung

Lesen Sie vor der Anwendung bitte unbedingt Kapitel 2.

- Frischer Selleriesaft: auf 1 Liter pro Tag steigern, danach eventuell bis auf zweimal 1 Liter täglich
- Erweiterter Schwermetall-Detox-Smoothie: 1 Portion pro Tag (siehe Kapitel 10)
- Erweiterter Giftzieher-Smoothie: 1 Portion pro Tag (siehe Kapitel 10)
- Kontamination mit pharmazeutischen Stoffen: 1 Gehirn-Shot (siehe Kapitel 8)
- Kontamination mit Strahlung: 1 Gehirn-Shot pro Tag (siehe Kapitel 8)
- Vitamin-C-Stoßtherapie: bei Bedarf (siehe Kapitel 3)
- Aloe-vera-Stoßtherapie: bei Bedarf (siehe Kapitel 3)
- Vitamin $B_{12}$ (als Adenosylcobalamin mit Methylcobalamin): 2 Pipettenfüllungen zweimal täglich

## Impulskontrolle, Störung

Siehe Hirnnerv-Entzündung.

## Influenza

Siehe Erkältung, Grippe, Covid.

## Innenohr-Erkrankung

Siehe Tinnitus.

## Ischias

Siehe Gürtelrose.

## Juckreiz und Brennen (ohne Hautausschlag)

Siehe Hirnnerv-Entzündung.

## Kaffeeentzug

Siehe Sucht.

## Kalkablagerungen im Gehirn

Siehe Gehirnläsionen.

## Kalte Hände und Füße

Siehe Kälteempfindlichkeit.

## Kälteempfindlichkeit

Lesen Sie vor der Anwendung bitte unbedingt Kapitel 2.

- Frischer Selleriesaft: auf 1 Liter pro Tag steigern
- Schwermetall-Detox-Smoothie: 1 Portion pro Tag (siehe Kapitel 10)
- Nerven-Umstimmer: 1 Gehirn-Shot pro Tag (siehe Kapitel 8)
- 5-MTHF: 1 Kapsel pro Tag
- Aloe vera: 5 Zentimeter oder mehr frisches Gel (ohne Blatthaut) pro Tag
- Celeryforce: 2 Kapseln zweimal täglich
- Chagapulver: 1 TL oder 3 Kapseln pro Tag
- Curcumin: 3 Kapseln zweimal täglich
- Gerstengrassaftpulver: 1 TL oder 3 Kapseln pro Tag
- Glutathion: 1 Kapsel pro Tag
- Ingwer: 1 Tasse Tee oder frisch gerieben beziehungsweise entsaftet nach Geschmack
- Katzenkralle: 1 Pipettenfüllung zweimal täglich
- Königskerze: 1 Pipettenfüllung zweimal täglich
- L-Lysin: 2 Kapseln à 500 Milligramm zweimal täglich
- Magnesiumglycinat: 2 Kapseln zweimal täglich
- Melisse: 2 Pipettenfüllungen dreimal täglich
- MSM: 1 Kapsel pro Tag
- Spirulina: 1 TL oder 3 Kapseln pro Tag

- Vitamin $B_{12}$ (als Adenosylcobalamin mit Methylcobalamin): 2 Pipettenfüllungen zweimal täglich
- Vitamin C (als Micro-C oder vergleichbares gepuffertes Vitamin C): 4 Kapseln à 500 Milligramm zweimal täglich
- Vitamin $D_3$: 1000 IE pro Tag
- Wilde Blaubeeren: 2 TL Pulver oder 60 Milliliter Saft pro Tag
- Zink (als flüssiges Zinksulfat): 1 Pipettenfüllung zweimal täglich

## Karpaltunnelsyndrom

Siehe Fibromyalgie.

## Kaustörung

Siehe Gürtelrose sowie Herpes simplex 1 und 2.

## Kieferschmerz (unerklärlich)

Siehe Gürtelrose sowie Herpes simplex 1 und 2.

## Knacken in den Ohren

Siehe Tinnitus.

## Koffeinentzug

Siehe Sucht.

## Kollagenose (Bindegewebserkrankung)

Siehe Autoimmunstörungen und -krankheiten.

## Kopfschmerzen

Siehe Migräne.

## Konzentrische Sklerose Baló

Siehe Multiple Sklerose (MS).

## Krampfanfälle (auch epileptisch)

Lesen Sie vor der Anwendung bitte unbedingt Kapitel 2.

- Frischer Selleriesaft: auf 1 Liter pro Tag steigern, danach eventuell bis auf zweimal 1 Liter täglich
- Frischer Gurkensaft: auf 1 Liter pro Tag steigern
- Schwermetall-Detox-Smoothie: 1 Portion pro Tag (siehe Kapitel 10)
- Giftzieher-Smoothie: 1 Portion pro Tag (siehe Kapitel 10)

- Kontamination mit Strahlung: 1 Gehirn-Shot pro Tag (siehe Kapitel 8)
- Kontamination mit pharmazeutischen Stoffen: 1 Gehirn-Shot (siehe Kapitel 8)
- Nerven-Umstimmer: 1 Gehirn-Shot pro Tag (siehe Kapitel 8)
- Melissen-Stoßtherapie: bei Bedarf (siehe Kapitel 3)
- Vitamin-$B_{12}$-Stoßtherapie: bei Bedarf (siehe Kapitel 3)
- Curcumin: 2 Kapseln zweimal täglich
- EPA und DHA (fischfrei): 1 Kapsel pro Tag zum Abendessen
- Magnesiumglycinat: 3 Kapseln zweimal täglich
- Melisse: 1 Pipettenfüllung zweimal täglich
- Vitamin $B_{12}$ (als Adenosylcobalamin mit Methylcobalamin): 1 Pipettenfüllung pro Tag
- Vitamin C (als Micro-C oder vergleichbares gepuffertes Vitamin C): 4 Kapseln à 500 Milligramm zweimal täglich
- Vitamin $D_3$: 1000 IE pro Tag
- Zink (als flüssiges Zinksulfat): 2 Pipettenfüllungen zweimal täglich

## Krämpfe

Siehe Hirnnerv-Entzündung.

## Kraniomandibuläre Dysfunktion

Siehe Gürtelrose.

## Kreuzschmerzen (unerklärliche)

Siehe Gürtelrose sowie Herpes simplex 1 und 2.

## Kribbeln

Siehe Hirnnerv-Entzündung.

## Lähmung der Gesichtsnerven (zeitweilig)

Siehe Hirnnerv-Entzündung.

## Lebensmittelvergiftung

Siehe Magenprobleme.

## Leberflecken

Siehe Hyperpigmentierung.

## Legasthenie

Lesen Sie vor der Anwendung bitte unbedingt Kapitel 2.

Sie können mit diesen für Erwachsene gedachten Dosierungen zu Ihrer Kinderärztin oder Ihrem Kinderarzt gehen und nach der richtigen Dosis für Ihr Kind fragen. Außerdem finden Sie in Kapitel 2, 8 und 10 die für Kinder empfohlenen Mengen bei Selleriesaft, dem Schwermetall-Detox-Smoothie und bei Gehirn-Shot-Therapien.

- Frischer Selleriesaft auf mindestens 1 Liter pro Tag steigern
- Schwermetall-Detox-Smoothie: 1 Portion pro Tag (siehe Kapitel 10)
- Giftzieher-Smoothie: 1 Portion pro Tag (siehe Kapitel 10)
- Kontamination mit pharmazeutischen Stoffen: 1 Gehirn-Shot pro Tag (siehe Kapitel 8)
- 5-MTHF: 1 Kapsel pro Tag
- Celeryforce: 2 Kapseln zweimal täglich
- Gerstengrassaftpulver: 1 TL oder 3 Kapseln pro Tag
- Klettenwurzel: 1 Tasse Tee oder 1 frisch entsaftete Wurzel pro Tag
- L-Glutamin: 1 Kapsel à 500 Milligramm zweimal täglich
- Magnesiumglycinat: 1 Kapsel zweimal täglich
- Spirulina: 1 TL oder 3 Kapseln pro Tag
- Vitamin $B_{12}$ (als Adenosylcobalamin mit Methylcobalamin): 1 Pipettenfüllung zweimal täglich
- Wilde Blaubeeren: 2 TL Pulver oder 60 Milliliter Saft pro Tag

## Lernschwäche, Lernstörung

Lesen Sie vor der Anwendung bitte unbedingt Kapitel 2.

Sie können mit diesen für Erwachsene gedachten Dosierungen zu Ihrer Kinderärztin oder Ihrem Kinderarzt gehen und sie/ihn nach der richtigen Dosis für Ihr Kind fragen. Außerdem finden Sie in Kapitel 2, 8 und 10 die für Kinder empfohlenen Mengen bei Selleriesaft, dem Schwermetall-Detox-Smoothie und bei Gehirn-Shot-Therapien.

- Frischer Selleriesaft auf mindestens 1 Liter pro Tag steigern
- Schwermetall-Detox-Smoothie: 1 Portion pro Tag (siehe Kapitel 10)
- Giftzieher-Smoothie: 1 Portion pro Tag (siehe Kapitel 10)
- Burn-out-Stabilisator: 1 Gehirn-Shot pro Tag
- Celeryforce: 2 Kapseln zweimal täglich
- D-Mannose: 1 TL in Wasser pro Tag
- GABA: 1 Kapsel à 250 Milligramm pro Tag
- Gerstengrassaftpulver: 1 TL oder 3 Kapseln pro Tag
- Glutathion: 1 Kapsel zweimal täglich
- Holunderbeersirup: 1 TL pro Tag
- Magnesiumglycinat: 1 Kapsel zweimal täglich
- Naturreiner Honig: 1 EL pro Tag
- Spirulina: 1 TL oder 3 Kapseln pro Tag
- Vitamin $B_{12}$ (als Adenosylcobalamin mit Methylcobalamin): 1 Pipettenfüllung zweimal täglich
- Vitamin C (als Micro-C oder vergleichbares gepuffertes Vitamin C): 4 Kapseln à 500 Milligramm zweimal täglich
- Wilde Blaubeeren: 2 EL Pulver oder 60 Milliliter Saft pro Tag

## Long Covid und Long Flu

Siehe Mononukleose sowie Autoimmunstörungen und -krankheiten.

## Luftfeuchte-Empfindlichkeit

Siehe Kälteempfindlichkeit.

## Lupus

Siehe Autoimmunstörungen und -krankheiten.

## Magenbrennen

Siehe Magenprobleme.

## Magenkrämpfe

Siehe Magenprobleme.

## Magenprobleme

Lesen Sie vor der Anwendung bitte unbedingt Kapitel 2.

- Frischer Selleriesaft auf 1 Liter pro Tag steigern
- Frischer Gurkensaft: auf 1 Liter pro Tag steigern
- Aloe-vera-Stoßtherapie: bei Bedarf (siehe Kapitel 3)
- Monodiät-Reinigungskur: eine der Optionen aus *Heile dich selbst*
- Aloe vera: 5 Zentimeter oder mehr frisches Gel (ohne Blatthaut) oder bis zu ½ Liter Aloe-Wasser pro Tag (siehe Kapitel 12, Rezept Nr. 4)
- Ingwer: 1 Tasse Tee pro Tag oder frisch gerieben beziehungsweise entsaftet nach Geschmack
- Melisse: 1 Tasse Tee zweimal täglich
- Pfefferminze: 1 Tasse Tee pro Tag
- Süßholzwurzel: 2 Pipettenfüllungen zweimal täglich (abwechselnd 3 Wochen nehmen, 1 Woche aussetzen), dazu optional 1 Tasse Tee pro Tag (nach dem gleichen Einnahmeschema)
- Vitamin $B_{12}$ (als Adenosylcobalamin mit Methylcobalamin): 2 Pipettenfüllungen zweimal täglich
- Zink (als flüssiges Zinksulfat): 1 Pipettenfüllung pro Tag (kann geschluckt oder ½ Minute und länger im Mund behalten und dann ausgespuckt werden)

## Magenschmerzen

Siehe Magenprobleme.

## Magenumdrehen (Magenverstimmung)

Siehe Vagusnerv-Störungen.

## Manie

Siehe Bipolare Störung.

## Marihuana-Entzug

Siehe Sucht.

## ME/CFS (myalgische Enzephalomyelitis/chronisches Fatigue-Syndrom)

Lesen Sie vor der Anwendung bitte unbedingt Kapitel 2.

- Frischer Selleriesaft: auf 1 Liter pro Tag steigern. Danach können Sie die Menge auf 1 Liter zweimal täglich steigern.
- Schwermetall-Detox-Smoothie: 1 Portion pro Tag (siehe Kapitel 10)
- Energie-Umstimmer: 1 Gehirn-Shot pro Tag (siehe Kapitel 8)
- Burn-out-Stabilisator: 1 Gehirn-Shot pro Tag (siehe Kapitel 8)
- Jede Stoßtherapie aus Kapitel 3 bei Bedarf
- 5-MTHF: 1 Kapsel zweimal täglich
- Ashwagandha: 1 Kapsel pro Tag
- Augentrost: 1 Pipettenfüllung pro Tag
- Celeryforce: 2 Kapseln dreimal täglich
- Chagapulver: 2 TL oder 6 Kapseln pro Tag
- Curcumin: 2 Kapseln zweimal täglich
- EPA und DHA (fischfrei): 1 Kapsel pro Tag zum Abendessen
- Gerstengrassaftpulver: 2 TL oder 6 Kapseln pro Tag
- Glutathion: 1 Kapsel pro Tag
- Kanadische Gelbwurz: 2 Pipettenfüllungen zweimal täglich (abwechselnd 2 Wochen nehmen, 2 Wochen aussetzen)
- Katzenkralle: 2 Pipettenfüllungen zweimal täglich
- Königskerze: 2 Pipettenfüllungen zweimal täglich
- L-Lysin: 4 Kapseln à 500 Milligramm zweimal täglich
- Magnesiumglycinat: 1 Kapsel zweimal täglich
- Mahonie: 1 Pipettenfüllung pro Tag (abwechselnd 2 Wochen nehmen, 2 Wochen aussetzen)
- Melisse: 3 Pipettenfüllungen zweimal täglich
- Monolaurin: 2 Kapseln zweimal täglich
- Propolis: 2 Pipettenfüllungen zweimal täglich
- Spirulina: 2 TL oder 6 Kapseln pro Tag
- Süßholzwurzel: 1 Pipettenfüllung zweimal täglich (abwechselnd 2 Wochen nehmen, 2 Wochen aussetzen)
- Vitamin $B_{12}$ (als Adenosylcobalamin mit Methylcobalamin): 2 Pipettenfüllungen zweimal täglich
- Vitamin C (als Micro-C oder vergleichbares gepuffertes Vitamin C): 3 Kapseln à 500 Milligramm zweimal täglich einnehmen
- Ysop: 1 Tasse Tee pro Tag
- Zink (als flüssiges Zinksulfat): 2 Pipettenfüllungen zweimal täglich

## Melasma (Chloasma)

Siehe Hyperpigmentierung.

## Meningitis

Lesen Sie vor der Anwendung bitte unbedingt Kapitel 2.

- Frischer Selleriesaft: auf 1 Liter pro Tag steigern
- Gurkensaft: auf 1 Liter pro Tag steigern
- Kontamination mit Krankheitskeimen: 1 Gehirn-Shot pro Tag (siehe Kapitel 8)
- Jede Stoßtherapie aus Kapitel 3 bei Bedarf
- Augentrost: 3 Pipettenfüllungen zweimal täglich
- Holunderbeersirup: 1 EL zweimal täglich
- Kanadische Gelbwurz: 6 Pipettenfüllungen zweimal täglich
- Katzenkralle: 4 Pipettenfüllungen zweimal täglich
- Königskerze: 6 Pipettenfüllungen zweimal täglich
- L-Lysin: 4 Kapseln à 500 Milligramm zweimal täglich
- Lomatium: 3 Pipettenfüllungen zweimal täglich
- Mahonie: 3 Pipettenfüllungen zweimal täglich
- Melisse: 6 Pipettenfüllungen zweimal täglich
- Olivenblätter: 4 Pipettenfüllungen zweimal täglich
- Osha-Wurzel: 3 Pipettenfüllungen zweimal täglich
- Propolis: 5 Pipettenfüllungen zweimal täglich
- Süßholzwurzel: 4 Pipettenfüllungen zweimal täglich (abwechselnd 3 Wochen nehmen, 1 Woche aussetzen) bis zum Abklingen der Meningitis
- Thymian: 2 frische Zweige in heißem oder 4 Zweige in Wasser von Zimmertemperatur pro Tag
- Vitamin $B_{12}$ (als Adenosylcobalamin mit Methylcobalamin): 4 Pipettenfüllungen zweimal täglich
- Vitamin C (als Micro-C oder vergleichbares gepuffertes Vitamin C): 8 Kapseln à 500 Milligramm dreimal täglich
- Zink (als flüssiges Zinksulfat): 3 Pipettenfüllungen zweimal täglich

## Migräne

Lesen Sie vor der Anwendung bitte unbedingt Kapitel 2.

- Frischer Selleriesaft: auf 1 Liter pro Tag steigern
- Schwermetall-Detox-Smoothie: 1 Portion pro Tag (siehe Kapitel 10)
- Nerven-Umstimmer: 1 Gehirn-Shot pro Tag (siehe Kapitel 8)
- Burn-out-Stabilisator: 1 Gehirn-Shot pro Tag (siehe Kapitel 8)
- Melissen-Stoßtherapie: nach Bedarf (siehe Kapitel 3)

- Kalifornischer-Mohn-(Goldmohn-)Stoßtherapie: nach Bedarf (siehe Kapitel 3)
- Ashwagandha: 1 Kapsel zweimal täglich
- Brennnessel: 4 Pipettenfüllungen zweimal täglich
- Celeryforce: 3 Kapseln dreimal täglich
- Coenzym Q10: 1 Kapsel pro Tag
- Curcumin: 3 Kapseln zweimal täglich
- GABA: 1 Kapsel à 250 Milligramm zweimal täglich
- Gerstengrassaftpulver: 2 TL oder 6 Kapseln pro Tag
- Helmkraut: 2 Pipettenfüllungen oder 2 Kapseln zweimal täglich
- Holunderblüten: 1 Tasse Tee pro Tag
- Kanadische Gelbwurz: 1 Pipettenfüllung zweimal täglich (abwechselnd 2 Wochen nehmen, 2 Wochen aussetzen)
- Katzenkralle: 2 Pipettenfüllungen zweimal täglich
- Kava-Kava: 2 Pipettenfüllungen oder 2 Kapseln pro Tag
- Kurkuma: 2 Kapseln zweimal täglich
- L-Lysin: 4 Kapseln à 500 Milligramm zweimal täglich
- Magnesiumglycinat: 2 Kapseln zweimal täglich
- Melisse: 4 Pipettenfüllungen zweimal täglich
- Mutterkraut (Fieberkraut): 2 Pipettenfüllungen oder 2 Kapseln pro Tag
- Oregano-Öl: 2 Kapseln pro Tag
- Spirulina: 2 TL oder 6 Kapseln pro Tag
- Vitamin $B_{12}$ (als Adenosylcobalamin mit Methylcobalamin): 2 Pipettenfüllungen zweimal täglich
- Vitamin C (als Micro-C oder vergleichbares gepuffertes Vitamin C): 4 Kapseln à 500 Milligramm zweimal täglich
- Weidenrinde: 2 Pipettenfüllungen oder 2 Kapseln pro Tag
- Wilde Blaubeeren: 1 EL Pulver oder 60 Milliliter Saft pro Tag

## Missstimmung (Dysphorie)

Siehe Depression.

## Mitochondriale Myopathie

Siehe Autoimmunstörungen und -krankheiten.

## Mononukleose

Lesen Sie vor der Anwendung bitte unbedingt Kapitel 2.

Die Mononukleose wird auch Pfeiffer'sches Drüsenfieber genannt.

- Frischer Selleriesaft: auf 1 Liter pro Tag steigern
- Kontamination mit Krankheitskeimen: 1 Portion pro Tag (siehe Kapitel 8)
- Propolis-Stoßtherapie: bei Bedarf (siehe Kapitel 3)
- Kanadische-Gelbwurz-Stoßtherapie: bei Bedarf (siehe Kapitel 3)
- Thymian-Stoßtherapie: bei Bedarf (siehe Kapitel 3)

- Vitamin-C-Stoßtherapie: bei Bedarf (siehe Kapitel 3)
- Zink-Stoßtherapie: bei Bedarf (siehe Kapitel 3)
- Augentrost: 3 Pipettenfüllungen zweimal täglich
- Ingwer: 1 Tasse Tee pro Tag oder frisch gerieben beziehungsweise entsaftet nach Geschmack
- Kanadischer Gelbwurz: 4 Pipettenfüllungen zweimal täglich einnehmen (abwechselnd 2 Wochen nehmen, 2 Wochen aussetzen)
- Katzenkralle: 3 Pipettenfüllungen zweimal täglich
- Königskerze: 4 Pipettenfüllungen zweimal täglich
- L-Lysin: 6 Kapseln à 500 Milligramm zweimal täglich
- Lomatium: 3 Pipettenfüllungen zweimal täglich
- Mahonie: 2 Pipettenfüllungen zweimal täglich (abwechselnd 2 Wochen nehmen, 2 Wochen aussetzen)
- Melisse: 4 Pipettenfüllungen zweimal täglich
- Monolaurin: 2 Kapseln zweimal täglich
- Osha-Wurzel: 3 Pipettenfüllungen zweimal täglich
- Süßholzwurzel: 1 Pipettenfüllung zweimal täglich (abwechselnd 2 Wochen nehmen, 2 Wochen aussetzen)
- Thymian: 2 frische Zweige in heißem Wasser als Tee oder 4 Zweige in Wasser von Zimmertemperatur pro Tag
- Vitamin C (als Micro-C oder vergleichbares gepuffertes Vitamin C): 10 Kapseln à 500 Milligramm zweimal täglich
- Zink (als flüssiges Zinksulfat): 3 Pipettenfüllungen zweimal täglich

## Morbus Bechterew

Siehe Autoimmunstörungen und -krankheiten.

## Morbus Castleman

Siehe Autoimmunstörungen und -krankheiten.

## Morbus Crohn

Siehe Magenprobleme.

## Morbus Menière

Siehe Schwindel.

## Morbus Wilson

Siehe Hirnnerv-Entzündung.

## Mukoviszidose

Siehe Autoimmunstörungen und -krankheiten.

## Multiple Sklerose (MS)

Lesen Sie vor der Anwendung bitte unbedingt Kapitel 2.

- Frischer Selleriesaft: auf 1 Liter pro Tag steigern, danach eventuell bis auf 2 Liter
- Schwermetall-Detox-Smoothie: 1 Portion pro Tag (siehe Kapitel 10)
- Giftzieher-Smoothie: 1 Portion pro Tag (siehe Kapitel 10)
- Kontamination mit pharmazeutischen Stoffen: 1 Gehirn-Shot pro Tag (siehe Kapitel 8)
- Kontamination mit Strahlung: 1 Gehirn-Shot pro Tag (siehe Kapitel 8)
- Nerven-Umstimmer: 1 Gehirn-Shot pro Tag (siehe Kapitel 8)
- Jede Stoßtherapie aus Kapitel 3 bei Bedarf
- 5-MTHF: 2 Kapseln zweimal täglich
- ALA (Alpha-Liponsäure): 1 Kapsel pro Tag
- Brennnessel: 4 Pipettenfüllungen zweimal täglich
- Celeryforce: 2 Kapseln dreimal täglich
- Coenzym Q10: 1 Kapsel pro Tag
- Curcumin: 3 Kapseln zweimal täglich einnehmen
- EPA und DHA (fischfrei): 1 Kapsel pro Tag zum Abendessen
- GABA: 1 Kapsel à 250 Milligramm pro Tag
- Gerstengrassaftpulver: 2 bis 3 TL oder 3 bis 9 Kapseln pro Tag
- Glutathion: 1 Kapsel pro Tag
- Kanadische Gelbwurz: 2 Pipettenfüllungen zweimal täglich (abwechselnd 2 Wochen nehmen, 2 Wochen aussetzen)
- Katzenkralle: 3 Pipettenfüllungen zweimal täglich
- Königskerze: 3 Pipettenfüllungen zweimal täglich
- L-Glutamin: 1 Kapsel zweimal täglich
- L-Lysin: 4 Kapseln à 500 Milligramm zweimal täglich
- Magnesiumglycinat: 2 Kapseln zweimal täglich
- Melisse: 4 Pipettenfüllungen zweimal täglich
- Monolaurin: 1 Kapsel zweimal täglich
- MSM: 1 Kapsel zweimal täglich
- Propolis: 2 Pipettenfüllungen zweimal täglich
- Spirulina: 2 TL oder 6 Kapseln pro Tag
- Süßholzwurzel: 2 Pipettenfüllungen zweimal täglich (abwechselnd 2 Wochen nehmen, 2 Wochen aussetzen)
- Vitamin-B-Komplex: 1 Kapsel pro Tag
- Vitamin $B_{12}$ (als Adenosylcobalamin mit Methylcobalamin): 2 Pipettenfüllungen zweimal täglich
- Vitamin C (als Micro-C oder vergleichbares gepuffertes Vitamin C): 6 Kapseln à 500 Milligramm zweimal täglich

- Zink (als flüssiges Zinksulfat): 2 Pipettenfüllungen zweimal täglich

## Muskelkrämpfe

Siehe Hirnnerv-Entzündung.

## Muskelschmerzen (unerklärlich)

Siehe Fibromyalgie.

## Muskelschwäche

Siehe Hirnnerv-Entzündung.

## Muskelschwund

Siehe Multiple Sklerose (MS).

## Muskelzittern (Tremor)

Siehe Hirnnerv-Entzündung.

## Myasthenia gravis

Siehe Autoimmunstörungen und -krankheiten.

## Myelinscheidenverletzung

Siehe Hirnnerv-Entzündung.

## Myokarditis

Siehe Autoimmunstörungen und -krankheiten.

## Nackenschmerzen (rätselhaft)

Siehe Gürtelrose sowie Herpes simplex 1 und 2.

## Nahrungsmittelunverträglichkeit

Siehe Chemikalien- und Nahrungsmittelunverträglichkeiten.

## Narbengewebe im Gehirn

Siehe Gehirnläsionen.

## Narkolepsie

Lesen Sie vor der Anwendung bitte unbedingt Kapitel 2.

- Frischer Selleriesaft: auf 1 Liter pro Tag steigern
- Schwermetall-Detox-Smoothie: 1 Portion pro Tag (siehe Kapitel 10)

- Giftzieher-Smoothie: 1 Portion (siehe Kapitel 10)
- Energie-Umstimmer: 1 Gehirn-Shot pro Tag (siehe Kapitel 8)
- 5-MTHF: 1 Kapsel pro Tag
- ALA (Alpha-Liponsäure): 1 Kapsel pro Tag
- Amla-Beeren: 1 TL oder 3 Kapseln pro Tag
- Ashwagandha: 1 Pipettenfüllung zweimal täglich
- Brennnessel: 1 Pipettenfüllung zweimal täglich
- Celeryforce: 3 Kapseln zweimal täglich
- Coenzym Q10: 1 Kapsel pro Tag
- EPA und DHA (fischfrei): 1 Kapsel pro Tag zum Abendessen
- Gerstengrassaftpulver: 1 TL oder 3 Kapseln täglich
- Glutathion: 1 Kapsel zweimal täglich
- Katzenkralle: 1 Pipettenfüllung zweimal täglich
- L-Glutamin: 1 Kapsel à 500 Milligramm zweimal täglich
- Magnesiumglycinat: 1 Kapsel zweimal täglich
- Spirulina: 1 TL oder 3 Kapseln pro Tag
- Süßholzwurzel: 1 Pipettenfüllung zweimal täglich (abwechselnd 2 Wochen nehmen, 2 Wochen aussetzen)
- Vitamin C (als Micro-C oder vergleichbares gepuffertes Vitamin C): 8 Kapseln à 500 Milligramm zweimal täglich
- Zink (als flüssiges Zinksulfat): 1 Pipettenfüllung zweimal täglich

## Nebennierenrindeninsuffizienz

Siehe Autoimmunstörungen und -krankheiten.

## Neglect, einseitig

Lesen Sie vor der Anwendung bitte unbedingt Kapitel 2.

- Frischer Selleriesaft: auf 1 Liter pro Tag steigern
- Schwermetall-Detox-Smoothie: 1 Portion pro Tag (siehe Kapitel 10)
- Giftzieher-Smoothie: 1 Portion pro Tag (siehe Kapitel 10)
- Kontamination mit Strahlung: 1 Gehirn-Shot pro Tag (siehe Kapitel 8)
- Kontamination mit pharmazeutischen Stoffen: 1 Gehirn-Shot pro Tag (siehe Kapitel 8)
- Celeryforce: 2 Kapseln zweimal täglich
- Coenzym Q10: 1 Kapsel zweimal täglich
- GABA: 1 Kapsel à 250 Milligramm pro Tag
- Gerstengrassaftpulver: 1 TL oder 3 Kapseln pro Tag
- Glutathion: 1 Kapsel zweimal täglich
- Helmkraut: 1 Pipettenfüllung zweimal täglich
- Holunderblüten: 1 Tasse Tee pro Tag
- Magnesiumglycinat: 2 Kapseln zweimal täglich
- Melatonin: 5 Milligramm zur Bettgehzeit (siehe die Anmerkung bei ADHS)
- Spirulina: 1 TL oder 3 Kapseln pro Tag

- Vitamin-B-Komplex: 1 Kapsel pro Tag
- Vitamin C (als Micro-C oder vergleichbares gepuffertes Vitamin C): 6 Kapseln à 500 Milligramm zweimal täglich
- Wilde Blaubeeren: 2 EL Pulver oder 60 Milliliter Saft pro Tag

## Nervenentzündung (Neuritis)

Siehe Gürtelrose.

## Neuralgie (einschließlich Okzipitalneuralgie)

Siehe Gürtelrose sowie Herpes simplex 1 und 2.

## Neuralgische Schulteramyotrophie

Siehe Hirnnerv-Entzündung sowie Multiple Sklerose (MS).

## Neuritis

Siehe Gürtelrose.

## Neurologische Borreliose

Siehe Borreliose.

## Neurologische Erschöpfung

Siehe ME/CFS (myalgische Enzephalomyelitis/chronisches Fatigue-Syndrom).

## Neurologische Magenlähmung

Siehe Gastroparese (Magenlähmung).

## Neurologische Symptome

Siehe Hirnnerv-Entzündung.

## Neurologisches Asthma

Siehe Kapitel 6 in *Heile dein Gehirn. Das Basisbuch.*

## Neuromuskuläre Erkrankung

Siehe Autoimmunstörungen und -krankheiten.

## Neuropathie (Neuritis)

Siehe Gürtelrose.

## Neurose

Siehe Depression, Angst, Zwangsstörung sowie Bipolare Störung.

## Ohnmachtsanfall

Siehe Hirnnerv-Entzündung.

## Ohrenklingen

Siehe Tinnitus.

## Ohrensausen

Siehe Tinnitus.

## Okzipitalneuralgie

Siehe Gürtelrose, Herpes simplex 1 und 2 sowie Neuralgie (einschließlich Okzipitalneuralgie).

## Orthorexie

Lesen Sie vor der Anwendung bitte unbedingt Kapitel 2.

- Umstimmung bei Nahrungsmitteländgsten: 1 Gehirn-Shot pro Tag (siehe Kapitel 8)
- Kontamination mit negativer Energie: 1 Gehirn-Shot pro Tag (siehe Kapitel 8)
- Umstimmung bei Schuld- und Schamgefühlen: 1 Gehirn-Shot pro Tag (siehe Kapitel 8)

Wenn Sie psychisch bedingte Essprobleme bzw. -störungen haben, halten Sie sich an die Nahrungsergänzungspläne für Zwangsstörungen und chronische Schuldgefühle (unerklärlich).

Bei körperlichen Ernährungsproblemen können Sie sich an den Nahrungsergänzungsplänen für Magenprobleme sowie Gastroparese (leichte und starke Magenlähmung) orientieren.

## Orthostatische Dysregulation

Siehe Autoimmunstörungen und -krankheiten.

## Other Specified Feeding and Eating Disorders – OSFED (atypische Essstörungen)

Siehe Essstörungen.

## Palpitationen (neurologisch)

Siehe Hirnnerv-Entzündung.

## Palpitationen (nicht neurologisch)

Lesen Sie vor der Anwendung bitte unbedingt Kapitel 2.

- Frischer Selleriesaft: auf mindestens 1 Liter pro Tag steigern

- Schwermetall-Detox-Smoothie: 1 Portion pro Tag (siehe Kapitel 10)
- Flucht-Abwehr-Stabilisator (für die Nebennieren): 1 Portion pro Tag (siehe Kapitel 8)
- 5-MTHF: 1 Kapsel pro Tag
- Brennnessel: 2 Pipettenfüllungen pro Tag
- Celeryforce: 2 Kapseln zweimal täglich
- Chagapulver: 2 TL oder 6 Kapseln pro Tag
- Coenzym Q10: 2 Kapseln pro Tag
- Curcumin: 2 Kapseln pro Tag
- Gerstengrassaftpulver: 1 TL oder 3 Kapseln pro Tag
- Himbeerblätter: 1 Tasse Tee mit 2 Beuteln pro Tag
- Katzenkralle: 1 Pipettenfüllung zweimal täglich
- Magnesiumglycinat: 3 Kapseln zweimal täglich
- Melisse: 3 Pipettenfüllungen pro Tag
- Naszierendes Jod: 4 Tropfen (nicht Pipettenfüllungen) pro Tag
- Spirulina: 2 TL oder 6 Kapseln pro Tag
- Vitamin $B_{12}$ (als Adenosylcobalamin mit Methylcobalamin): 2 Pipettenfüllungen pro Tag
- Vitamin C (als Micro-C oder vergleichbares gepuffertes Vitamin C): 4 Kapseln à 500 Milligramm zweimal täglich
- Wilde Blaubeeren: 1 EL Pulver oder 60 Milliliter Saft pro Tag
- Zink (als flüssiges Zinksulfat): bis zu 1 Pipettenfüllung pro Tag

## PANDAS (ein neuropsychiatrisches Syndrom bei Kindern und Jugendlichen)

Bei diesem Heilplan gelten die Mengenangaben für Kinder. Die für Kinder empfohlenen Mengen bei allen Stoßtherapien entnehmen Sie bitte Kapitel 3.

Lesen Sie vor der Anwendung bitte unbedingt Kapitel 2.

- Frischer Selleriesaft: gemäß der Tabelle für Kinder in Kapitel 2
- Schwermetall-Detox-Smoothie: 1 Kinderportion pro Tag (siehe Kapitel 10)
- Zink-Stoßtherapie: nach Bedarf anwenden
- Vitamin-C-Stoßtherapie: nach Bedarf
- Melissen-Stoßtherapie: nach Bedarf
- Kanadische-Gelbwurz-Stoßtherapie: nach Bedarf
- Thymian-Stoßtherapie: nach Bedarf
- Propolis-Stoßtherapie: nach Bedarf
- Aloe-vera-Stoßtherapie: nach Bedarf
- Vitamin-$B_{12}$-Stoßtherapie: nach Bedarf
- Augentrost: 4 Tropfen (nicht Pipettenfüllungen) zweimal täglich
- D-Mannose: 1 TL in Wasser zweimal täglich
- Kanadische Gelbwurz: 10 Tropfen (nicht Pipettenfüllungen) zweimal täglich (abwechselnd 2 Wochen nehmen, 2 Wochen aussetzen)
- Katzenkralle: 4 Tropfen (nicht Pipettenfüllungen) zweimal täglich
- Königskerze: 10 Tropfen (nicht Pipettenfüllungen) zweimal täglich

- Melisse: 10 Tropfen (nicht Pipettenfüllungen) zweimal täglich
- Olivenblätter: 10 Tropfen (nicht Pipettenfüllungen) zweimal täglich
- Spirulina: ½ TL pro Tag
- Süßholzwurzel: 10 Tropfen (nicht Pipettenfüllungen) zweimal täglich (abwechselnd 2 Wochen nehmen, 2 Wochen aussetzen)
- Vitamin $B_{12}$ (als Adenosylcobalamin mit Methylcobalamin): 10 Tropfen (nicht Pipettenfüllungen) pro Tag
- Vitamin C (als Micro-C oder vergleichbares gepuffertes Vitamin C): 2 Kapseln à 500 Milligramm zweimal täglich (oder Kapseln öffnen und Inhalt in Saft oder Smoothie oder Wasser einrühren)
- Wilde Blaubeeren: 1 TL Pulver oder 30 Milliliter Saft pro Tag
- Zink (als flüssiges Zinksulfat): bis zu 6 Tropfen (nicht Pipettenfüllungen) in Saft, Wasser oder direkt in den Mund (bei Bedarf Wasser oder Saft nachtrinken) zweimal täglich

## Panikattacken

Siehe Angst.

## Paraneoplastische Kleinhirnatrophie

Siehe Multiple Sklerose (MS).

## Parasiten

Siehe Hirnnerv-Entzündung, Autoimmunstörungen und -krankheiten sowie Magenprobleme.

## Parkinson-Krankheit

Lesen Sie vor der Anwendung bitte unbedingt Kapitel 2.

- Frischer Selleriesaft: auf 1 Liter pro Tag steigern, danach eventuell bis auf zweimal 1 Liter
- Gurkensaft: auf 1 Liter pro Tag steigern
- Schwermetall-Detox-Smoothie: 1 Portion pro Tag (siehe Kapitel 10)
- Nerven-Umstimmer: 1 Gehirn-Shot pro Tag (siehe Kapitel 8)
- Kontamination mit pharmazeutischen Stoffen: 1 Gehirn-Shot pro Tag (siehe Kapitel 8)
- Kontamination mit Strahlung: 1 Gehirn-Shot pro Tag (siehe Kapitel 8)
- Melissen-Stoßtherapie: bei Bedarf (siehe Kapitel 3)
- 5-MTHF: 1 Kapsel pro Tag
- Amla-Beeren: 2 TL pro Tag
- Ashwagandha: 1 Pipettenfüllung zweimal täglich
- Brennnessel: 2 Pipettenfüllungen zweimal täglich
- Celeryforce: 3 Kapseln dreimal täglich
- Coenzym Q10: 1 Kapsel pro Tag
- Curcumin: 3 Kapseln zweimal täglich

- EPA und DHA (fischfrei): 1 Kapsel pro Tag zum Abendessen
- GABA: 1 Kapsel à 250 Milligramm zweimal täglich
- Gerstengrassaftpulver: 2 TL oder 6 Kapseln pro Tag
- Kalifornischer Mohn (Goldmohn): 4 Pipettenfüllungen pro Tag
- Kava-Kava: 1 Kapsel oder 1 Pipettenfüllung zweimal täglich
- Kurkuma: 4 Kapseln pro Tag
- L-Glutamin: 2 Kapseln zweimal täglich
- Magnesiumglycinat: 3 Kapseln zweimal täglich
- Melatonin: von 5 Milligramm auf bis zu 20 Milligramm zur Bettgehzeit steigern, zweimal täglich (siehe die Anmerkung bei ADHS)
- Melisse: 4 Pipettenfüllungen zweimal täglich
- MSM: 1 Kapsel pro Tag
- Naturreiner Honig: 1 EL pro Tag
- Selen: 1 Kapsel pro Tag
- Spirulina: 2 TL oder 6 Kapseln pro Tag
- Vitamin $B_{12}$ (als Adenosylcobalamin mit Methylcobalamin): 3 Pipettenfüllungen zweimal täglich
- Vitamin C (als Micro-C oder vergleichbares gepuffertes Vitamin C): 4 Kapseln à 500 Milligramm zweimal täglich
- Wilde Blaubeeren: 1 EL Pulver oder 60 Milliliter Saft pro Tag
- Zink (als flüssiges Zinksulfat): 1 Pipettenfüllung pro Tag

## Partydrogen-Entzug

Siehe Sucht.

## Peristaltik, gestörte

Siehe Vagusnerv-Störungen sowie Magenprobleme.

## Persönlichkeitsstörung

Siehe Depersonalisation.

## Pica-Syndrom (eine Essstörung)

Siehe Essstörungen.

## Polymyalgia rheumatica

Siehe Fibromyalgie.

## Post-Polio-Syndrom

Siehe Hirnnerv-Entzündung.

## Posttraumatische Belastungsstörung (PTBS)

Lesen Sie vor der Anwendung bitte unbedingt Kapitel 2.

- Frischer Selleriesaft: auf 1 Liter pro Tag steigern
- Schwermetall-Detox-Smoothie: 1 Portion pro Tag (siehe Kapitel 10)
- Flucht-Abwehr-Stabilisator (für die Nebennieren): 1 Gehirn-Shot pro Tag (siehe Kapitel 8)
- Traumwandler: 1 Gehirn-Shot pro Tag (siehe Kapitel 8)
- Trauma-, Schock- und Verlust-Stabilisator: 1 Gehirn-Shot pro Tag (siehe Kapitel 8)
- Verrat- und Vertrauensbruch-Stabilisator: 1 Gehirn-Shot pro Tag (siehe Kapitel 8)
- Melissen-Stoßtherapie: bei Bedarf (siehe Kapitel 3)
- Kalifornischer-Mohn-(Goldmohn-)Stoßtherapie: bei Bedarf (siehe Kapitel 3)
- 5-MTHF: 1 Kapsel pro Tag
- Aloe vera: 5 Zentimeter oder mehr frisches Gel (ohne Blatthaut) pro Tag
- Ashwagandha: 2 Pipettenfüllungen zweimal täglich
- Brennnessel: 3 Pipettenfüllungen zweimal täglich
- Celeryforce: 3 Kapseln dreimal täglich
- Coenzym Q10: 1 Kapsel pro Tag
- Curcumin: 2 Kapseln zweimal täglich
- Chrysanthemen: 1 Tasse Tee pro Tag
- D-Mannose: 1 EL in Wasser pro Tag
- EPA und DHA (fischfrei): 1 Kapsel pro Tag zum Abendessen
- GABA: 1 Kapsel à 250 Milligramm pro Tag
- Gerstengrassaftpulver: 2 TL oder 6 Kapseln pro Tag
- Holunderblüten: 1 Tasse Tee pro Tag
- Kalifornischer Mohn (Goldmohn): 3 Pipettenfüllungen pro Tag zur Bettgehzeit
- Katzenkralle: 1 Pipettenfüllung pro Tag
- Magnesiumglycinat: 2 Kapseln zweimal täglich
- Melatonin: 5 Milligramm zur Bettgehzeit (siehe die Anmerkung bei ADHS)
- Melisse: 5 Pipettenfüllungen dreimal täglich
- NAC (N-Acetylcystein): 1 Kapsel pro Tag
- Naszierendes Jod: 4 Tropfen (nicht Pipettenfüllungen) pro Tag
- Pfefferminze: 1 Tasse Tee zweimal täglich
- Spirulina: 2 TL oder 6 Kapseln pro Tag
- Süßholzwurzel: 1 Pipettenfüllung pro Tag (abwechselnd 2 Wochen nehmen, 2 Wochen aussetzen)
- Vitamin-B-Komplex: 1 Kapsel pro Tag
- Vitamin $B_{12}$ (als Adenosylcobalamin mit Methylcobalamin): 3 Pipettenfüllungen zweimal täglich
- Vitamin C (als Micro-C oder vergleichbares gepuffertes Vitamin C): 2 Kapseln à 500 Milligramm zweimal täglich
- Wilde Blaubeeren: 1 EL Pulver oder 60 Milliliter Saft pro Tag

## Psychedelische Pilze, Entzug

Siehe Sucht.

## Psychose

Lesen Sie vor der Anwendung bitte unbedingt Kapitel 2.

- Frischer Selleriesaft: auf 1 Liter pro Tag steigern
- Schwermetall-Detox-Smoothie: 1 Portion pro Tag (siehe Kapitel 10)
- Giftzieher-Smoothie: 1 Portion (siehe Kapitel 10)
- Kontamination mit pharmazeutischen Stoffen: 1 Gehirn-Shot pro Tag (siehe Kapitel 8)
- Kontamination mit negativer Energie: 1 Gehirn-Shot pro Tag (siehe Kapitel 8)
- Zwangsgedanken-Umstimmer: 1 Gehirn-Shot pro Tag (siehe Kapitel 8)
- Kalifornischer-Mohn-(Goldmohn-)Stoßtherapie: bei Bedarf (siehe Kapitel 3)
- Melissen-Stoßtherapie: bei Bedarf (siehe Kapitel 3)
- Ashwagandha: 2 Pipettenfüllungen zweimal täglich
- Celeryforce: 3 Kapseln zweimal täglich
- GABA: 1 Kapsel à 250 Milligramm zweimal täglich
- Magnesiumglycinat: 3 Kapseln zweimal täglich
- Melatonin: 20 Milligramm zur Bettgehzeit (siehe die Anmerkung bei ADHS)
- Melisse: 4 Pipettenfüllungen zweimal täglich
- Vitamin $B_{12}$ (als Adenosylcobalamin mit Methylcobalamin): 2 Pipettenfüllungen zweimal täglich

## Pulsieren im Kopf

Siehe Hirnnerv-Entzündung.

## Reizbarkeit

Siehe Stimmungsschwankungen.

## Repetitive-Strain-Injury-Syndrom (RSI-Syndrom, Verletzungen durch wiederholte Beanspruchung/Belastung)

Siehe Fibromyalgie.

## Restless-Legs-Syndrom (RLS, auch Willis-Ekbom-Disease oder Wittmaack-Ekbom-Syndrom)

Siehe Hirnnerv-Entzündung sowie Gürtelrose.

## Rheumatoide Arthritis (RA)

Siehe Autoimmunstörungen und -krankheiten.

## Ruhelosigkeit

Siehe Hirnnerv-Entzündung.

## Sarkoidose

Siehe Autoimmunstörungen und -krankheiten.

## Schizophrenie

Lesen Sie vor der Anwendung bitte unbedingt Kapitel 2.

- Frischer Selleriesaft: auf 1 Liter pro Tag steigern
- Schwermetall-Detox-Smoothie: 1 Portion pro Tag (siehe Kapitel 10)
- Giftzieher-Smoothie: 1 Portion (siehe Kapitel 10)
- Kontamination mit pharmazeutischen Stoffen: 1 Gehirn-Shot pro Tag (siehe Kapitel 8)
- Kontamination mit negativer Energie: 1 Gehirn-Shot pro (siehe Kapitel 8)
- Zwangsgedanken-Umstimmer: 1 Gehirn-Shot pro Tag (siehe Kapitel 8)
- Stimmungsaufheller: 1 Gehirn-Shot pro Tag (siehe Kapitel 8)
- Kalifornischer-Mohn-(Goldmohn-)Stoßtherapie: nach Bedarf (siehe Kapitel 3)
- Melissen-Stoßtherapie: nach Bedarf (siehe Kapitel 8)
- Ashwagandha: 2 Pipettenfüllungen zweimal täglich
- Helmkraut: 2 Pipettenfüllungen zweimal täglich
- Kava-Kava: 2 Pipettenfüllungen zweimal täglich
- Magnesiumglycinat: 3 Kapseln zweimal täglich
- Mariendistel: 2 Pipettenfüllungen zweimal täglich
- Melatonin: auf bis zu 60 Milligramm zur Bettgehzeit steigern (siehe die Anmerkung bei ADHS)
- Melisse: 6 Pipettenfüllungen zweimal täglich
- Naszierendes Jod: 6 Tropfen (nicht Pipettenfüllungen) pro Tag
- Vitamin $B_{12}$ (als Adenosylcobalamin mit Methylcobalamin): 2 Pipettenfüllungen zweimal täglich

## Schlafapnoe

Siehe Hirnnerv-Entzündungen.

## Schlaflosigkeit

Lesen Sie vor der Anwendung bitte unbedingt Kapitel 2.

- Frischer Selleriesaft: auf 1 Liter pro Tag steigern
- Frischer Gurkensaft: 1/4 Liter pro Tag (innerhalb der letzten Stunden vor dem Zubettgehen)
- Schwermetall-Detox-Smoothie: 1 Portion pro Tag (siehe Kapitel 10)
- Schlaf- und Erholungs-Stabilisator: 1 Gehirn-Shot pro Tag (siehe Kapitel 8)
- Traumwandler: 1 Gehirn-Shot pro Tag (siehe Kapitel 8)

- Melissen-Stoßtherapie: bei Bedarf (siehe Kapitel 3)
- Kalifornischer-Mohn-(Goldmohn-)Stoßtherapie: bei Bedarf (siehe Kapitel 3)
- 5-MTHF: 1 Kapsel pro Tag
- Aloe vera: 5 Zentimeter oder mehr frisches Gel (ohne Blatthaut) pro Tag
- Ashwagandha: 2 Pipettenfüllungen zweimal täglich
- Celeryforce: 3 Kapseln dreimal täglich
- Curcumin: 2 Kapseln zweimal täglich
- D-Mannose: 1 EL in Wasser pro Tag
- GABA: 1 Kapsel à 250 Milligramm pro Tag
- Gerstengrassaftpulver: 2 TL oder 6 Kapseln pro Tag
- Hibiskus: 1 Tasse Tee mit 2 Beuteln pro Tag, zusammen mit Melisse (siehe unten) zur Bettgehzeit
- Ingwer: 2 Tassen Tee pro Tag oder frisch gerieben beziehungsweise entsaftet nach Geschmack
- Katzenkralle: 1 Pipettenfüllung zweimal täglich
- Magnesiumglycinat: 2 Kapseln zweimal täglich
- Melatonin: 5 bis 20 Milligramm zur Bettgehzeit (siehe die Anmerkung bei ADHS)
- Melisse: 4 Pipettenfüllungen dreimal täglich, (zusätzlich 1 Tasse Tee mit Hibiskustee) zur Bettgehzeit
- Naturreiner Honig: 1 EL oder mehr pro Tag, vorzugsweise abends, zum Beispiel in Tee
- Spirulina: 2 TL oder 6 Kapseln pro Tag
- Süßholzwurzel: 1 Pipettenfüllung pro Tag (abwechselnd 2 Wochen nehmen, 2 Wochen aussetzen)
- Vitamin $B_{12}$ (als Adenosylcobalamin mit Methylcobalamin): 2 Pipettenfüllungen zweimal täglich
- Vitamin C (als Micro-C oder vergleichbares gepuffertes Vitamin C): 4 Kapseln à 500 Milligramm zweimal täglich
- Wilde Blaubeeren: 2 TL Pulver oder 60 Milliliter Saft pro Tag
- Zink (als flüssiges Zinksulfat): 1 Pipettenfüllung pro Tag

## Schlafstörungen

Siehe Schlaflosigkeit sowie Narkolepsie.

## Schlaganfall

Lesen Sie vor der Anwendung bitte unbedingt Kapitel 2.

- Frischer Selleriesaft: auf 1 Liter pro Tag steigern
- Frischer Gurkensaft: auf 1 Liter pro Tag steigern
- Schwermetall-Detox-Smoothie: 1 Portion pro Tag einnehmen (siehe Kapitel 10)
- Kontamination mit Strahlung: 1 Gehirn-Shot pro Tag (siehe Kapitel 8)
- Kontamination mit giftigen Leicht-, Schwer- und Halbmetallen: 1 Gehirn-Shot zweimal täglich, 3 Tage lang nach

medizinischen Untersuchungen (siehe Kapitel 8)
- Kontamination mit Krankheitskeimen: 1 Gehirn-Shot pro Tag (siehe Kapitel 8)
- 5-HTP: 1 Kapsel pro Tag zur Bettgehzeit
- 5-MTHF: 1 Kapsel pro Tag
- Amla-Beeren: 1 TL oder 3 Kapseln pro Tag
- Celeryforce: 3 Kapseln zweimal täglich einnehmen
- Coenzym Q10: 1 Kapsel zweimal täglich
- Curcumin: 3 Kapseln zweimal täglich
- Gerstengrassaftpulver: 1 TL oder 3 Kapseln pro Tag
- Glutathion: 2 Kapseln zweimal täglich
- Hibiskus: 1 Tasse Tee mit 2 Beuteln pro Tag
- L-Glutamin: 1 Kapsel à 500 Milligramm zweimal täglich
- Magnesiumglycinat: 3 Kapseln zweimal täglich
- Melatonin: 5 Milligramm zur Bettgehzeit (siehe die Anmerkung bei ADHS)
- Melisse: 4 Pipettenfüllungen zweimal täglich
- Reishipulver: 1 TL oder 3 Kapseln pro Tag
- Selen: 1 Kapsel zweimal wöchentlich
- Spirulina: 1 TL oder 3 Kapseln pro Tag
- Vitamin $B_{12}$ (als Adenosylcobalamin mit Methylcobalamin): 2 Pipettenfüllungen zweimal täglich
- Vitamin C (als Micro-C oder vergleichbares gepuffertes Vitamin C): 6 Kapseln à 500 Milligramm zweimal täglich
- Weißdornfrüchte: 1 Pipettenfüllung zweimal täglich
- Wilde Blaubeeren: 2 TL Pulver oder 60 Milliliter Saft pro Tag
- Zink (als flüssiges Zinksulfat): 1 Pipettenfüllung pro Tag

## Schluckbeschwerden

Siehe Vagusnerv-Störungen.

## Schluckstörung (Dysphagie)

Siehe Vagusnerv-Störungen sowie Hirnnerv-Entzündung.

## Schmerz im Ohr oder in seiner Umgebung

Siehe Gürtelrose sowie Herpes simplex 1 und 2.

## Schmerzen und Wehwehchen

Siehe Hirnnerv-Entzündung.

## Schnellender Finger, Schnappfinger

Siehe Fibromyalgie.

## Schokoladen- und Kakaoentzug

Siehe Sucht.

## Schwerhörigkeit (unerklärlich)

Siehe Tinnitus.

## Schwierige Scharfstellung der Augen

Siehe Hirnnerv-Entzündung.

## Schwindel

Lesen Sie vor der Anwendung bitte unbedingt Kapitel 2.

Sie können hier die Liste für Vagusnerv-Störungen zusätzlich oder anstelle der folgenden Liste anwenden.

- Frischer Selleriesaft: auf 1 Liter pro Tag steigern
- Schwermetall-Detox-Smoothie: 1 Portion pro Tag (siehe Kapitel 10)
- Nerven-Umstimmer: 1 Gehirn-Shot pro Tag (siehe Kapitel 8)
- Melissen-Stoßtherapie: bei Bedarf (siehe Kapitel 3)
- Augentrost: 1 Pipettenfüllung pro Tag
- Celeryforce: 2 Kapseln zweimal täglich einnehmen
- Chagapulver: 2 TL oder 6 Kapseln pro Tag
- Curcumin: 2 Kapseln zweimal täglich
- EPA und DHA (fischfrei): 1 Kapsel pro Tag zum Abendessen
- Gerstengrassaftpulver: 2 TL oder 6 Kapseln pro Tag
- Ingwer: 1 Tasse Tee pro Tag oder frisch gerieben beziehungsweise entsaftet nach Geschmack
- Katzenkralle: 2 Pipettenfüllungen zweimal täglich
- Königskerze: 3 Pipettenfüllungen zweimal täglich
- L-Glutamin: 1 Kapsel pro Tag
- L-Lysin: 5 Kapseln à 500 Milligramm zweimal täglich
- Lomatium: 2 Pipettenfüllungen zweimal täglich
- Magnesiumglycinat: 1 Kapsel pro Tag
- Melisse: 3 Pipettenfüllungen dreimal täglich
- Monolaurin: 1 Kapsel pro Tag
- Olivenblätter: 1 Pipettenfüllung zweimal täglich
- Spirulina: 2 TL oder 6 Kapseln pro Tag
- Süßholzwurzel: 1 Pipettenfüllung pro Tag (abwechselnd 2 Wochen nehmen, 2 Wochen aussetzen)
- Vitamin-B-Komplex: 1 Kapsel pro Tag
- Vitamin $B_{12}$ (als Adenosylcobalamin mit Methylcobalamin): 2 Pipettenfüllungen zweimal täglich
- Vitamin C (als Micro-C oder vergleichbares gepuffertes Vitamin C): 4 Kapseln à 500 Milligramm zweimal täglich
- Wilde Blaubeeren: 2 TL Pulver oder 60 Milliliter Saft pro Tag
- Zink (als flüssiges Zinksulfat): 2 Pipettenfüllungen zweimal täglich

## Sehnenentzündung (Tendinitis)

Siehe Fibromyalgie.

## Sehnerv-Atrophie (Optikusatrophie)

Siehe Hirnnerv-Atrophie.

## Sehnerv-Entzündung

Siehe Hirnnerv-Entzündung.

## Sehschwäche

Lesen Sie vor der Anwendung bitte unbedingt Kapitel 2.

- Frischer Selleriesaft: auf mindestens ½ Liter pro Tag steigern
- Schwermetall-Detox-Smoothie: 1 Portion pro Tag (siehe Kapitel 10)
- 5-MTHF: 1 Kapsel pro Tag
- ALA (Alpha-Liponsäure): 1 Kapsel jeden zweiten Tag
- Amla-Beeren: 1 TL pro Tag
- Celeryforce: 3 Kapseln zweimal täglich
- Curcumin: 3 Kapseln zweimal täglich
- EPA und DHA (fischfrei): 1 Kapsel pro Tag zum Abendessen
- Gerstengrassaftpulver: 1 TL oder 3 Kapseln pro Tag
- Hagebutten: 1 Tasse Tee pro Tag
- Glutathion: 1 Kapsel pro Tag
- Katzenkralle: 2 Pipettenfüllungen zweimal täglich
- Königskerze: 2 Pipettenfüllungen zweimal täglich
- L-Lysin: 4 Kapseln à 500 Milligramm zweimal täglich
- Magnesiumglycinat: 2 Kapseln zweimal täglich
- Melisse: 3 Pipettenfüllungen zweimal täglich
- Monolaurin: 1 Kapsel pro Tag
- Olivenblätter: 2 Pipettenfüllungen zweimal täglich
- Spirulina: 1 TL oder 3 Kapseln pro Tag
- Süßholzwurzel: 1 Pipettenfüllung pro Tag (abwechselnd 2 Wochen nehmen, 2 Wochen aussetzen)
- Vitamin $B_{12}$ (als Adenosylcobalamin mit Methylcobalamin): 2 Pipettenfüllungen pro Tag
- Vitamin C (als Micro-C oder vergleichbares gepuffertes Vitamin C): 6 Kapseln à 500 Milligramm zweimal täglich
- Vitamin $D_3$: 1000 IE pro Tag
- Wilde Blaubeeren: 1 EL Pulver oder 60 Milliliter Saft pro Tag
- Zink (als flüssiges Zinksulfat): 1 Pipettenfüllung pro Tag

## Sehstörung

Siehe Hirnnerv-Entzündung.

## Sjögren-Syndrom

Siehe Autoimmunstörungen und -krankheiten.

## Sonnenempfindlichkeit

Siehe Kälteempfindlichkeit.

## Sonnenflecken

Siehe Hyperpigmentierung.

## Sprechstörung

Siehe Hirnnerv-Entzündung, ADHS (Aufmerksamkeits-Hyperaktivitätsstörung) und Tourette-Syndrom. Es stehen etliche Supplementierungspläne zur Wahl, weil es ganz unterschiedliche Ursachen gibt.

## Steifheit, auch Stiff-Person-Syndrom (Muskelstarre-Syndrom)

Siehe Hirnnerv-Entzündung.

## Stimmungsschwankungen

Lesen Sie vor der Anwendung bitte unbedingt Kapitel 2.

- Frischer Selleriesaft: auf 1 Liter pro Tag steigern
- Schwermetall-Detox-Smoothie: 1 Portion pro Tag (siehe Kapitel 10)
- Stimmungs-Aufheller: 1 Gehirn-Shot pro Tag (siehe Kapitel 8)
- Melissen-Stoßtherapie: bei Bedarf (siehe Kapitel 3)
- Aloe vera: 5 Zentimeter oder mehr (ohne Blatthaut) pro Tag
- Brennnessel: 1 Pipettenfüllung oder 1 Tasse Tee zweimal täglich
- Celeryforce: 2 Kapseln zweimal täglich
- GABA: 1 Kapsel à 250 Milligramm pro Tag
- Gerstengrassaftpulver: 2 TL oder 6 Kapseln pro Tag
- Hibiskus: 1 Tasse Tee zweimal täglich
- Magnesiumglycinat: 2 Kapseln zweimal täglich
- Melisse: 4 Pipettenfüllungen zweimal täglich
- Naszierendes Jod: 3 Tropfen (nicht Pipettenfüllungen) pro Tag
- Spirulina: 2 TL oder 6 Kapseln pro Tag
- Vitamin $B_{12}$ (als Adenosylcobalamin mit Methylcobalamin): 1 Pipettenfüllung zweimal täglich
- Vitamin C (als Micro-C oder vergleichbares gepuffertes Vitamin C): 2 Kapseln à 500 Milligramm zweimal täglich einnehmen
- Vitamin $D_3$: 1000 IE pro Tag
- Wilde Blaubeeren: 1 EL Pulver oder 60 Milliliter Saft pro Tag
- Zink (als flüssiges Zinksulfat): bis zu 1 Pipettenfüllung pro Tag

## Stromschlag-Gefühl im Kopf

Siehe Hirnnerv-Entzündung.

## Sucht

Lesen Sie vor der Anwendung bitte unbedingt Kapitel 2.

- Frischer Selleriesaft: auf mindestens ½ Liter pro Tag steigern
- Schwermetall-Detox-Smoothie: 1 Portion pro Tag (siehe Kapitel 10)
- Gelüste-Umstimmer: 1 Gehirn-Shot pro Tag (siehe Kapitel 8)
- Flucht-Abwehr-Stabilisator (für die Nebennieren): 1 Gehirn-Shot pro Tag (siehe Kapitel 8)
- Kontamination mit pharmazeutischen Stoffen: 1 Gehirn-Shot pro Tag (siehe Kapitel 8)
- Energie-Umstimmer: 1 Gehirn-Shot pro Tag (siehe Kapitel 8)
- Kalifornischer-Mohn-(Goldmohn-)Stoßtherapie: nach Bedarf (siehe Kapitel 3)
- Melissen-Stoßtherapie: nach Bedarf (siehe Kapitel 3)
- 5-MTHF: 1 Kapsel pro Tag
- Ashwagandha: 1 Pipettenfüllung zweimal täglich
- Celeryforce: 2 Kapseln dreimal täglich
- Chagapulver: 2 TL oder 6 Kapseln pro Tag
- Curcumin: 2 Kapseln zweimal täglich
- EPA und DHA (fischfrei): 2 Kapseln pro Tag zum Abendessen
- GABA: 1 Kapsel à 250 Milligramm pro Tag
- Gerstengrassaftpulver: 1 EL oder 9 Kapseln pro Tag
- L-Glutamin: 2 Kapseln zweimal täglich
- Melatonin: 5 Milligramm zweimal täglich (siehe die Anmerkung bei ADHS)
- Melisse: 4 Pipettenfüllungen dreimal täglich
- Naturreiner Honig: 1 EL pro Tag
- Pfefferminze: 1 Tasse Tee pro Tag
- Spirulina: 1 EL oder 9 Kapseln pro Tag
- Süßholzwurzel: 1 Pipettenfüllung pro Tag (abwechselnd 2 Wochen nehmen, 2 Wochen aussetzen)
- Vitamin $B_{12}$ (als Adenosylcobalamin mit Methylcobalamin): 3 Pipettenfüllungen zweimal täglich
- Vitamin C (als Micro-C oder vergleichbares gepuffertes Vitamin C): 4 Kapseln pro Tag
- Wilde Blaubeeren: 2 EL Pulver oder 60 bis 120 Milliliter Saft pro Tag
- Zink (als flüssiges Zinksulfat): 1 Pipettenfüllung zweimal täglich

## Summen und Brummen im Körper

Siehe Hirnnerv-Entzündung.

## Systemische Belastungsintoleranz-Erkrankung (engl. Abkürzung SEID)

Siehe ME/CFS (myalgische Enzephalomyelitis/chronisches Fatigue-Syndrom).

## Taubheitsgefühl und Kribbeln

Siehe Hirnnerv-Entzündung.

## Tennisellbogen

Siehe Fibromyalgie.

## Tics, Krämpfe und Dystonie

Siehe Hirnnerv-Entzündung.

## Tinnitus

Lesen Sie vor der Anwendung bitte unbedingt Kapitel 2.

- Frischer Selleriesaft: auf 1 Liter pro Tag steigern, danach haben Sie die Möglichkeit, auf zweimal täglich 1 Liter zu steigern
- Schwermetall-Detox-Smoothie: 1 Portion (siehe Kapitel 10)
- Schlaf- und Erholungs-Stabilisator: 1 Gehirn-Shot pro Tag (siehe Kapitel 8)
- Nerven-Umstimmer: 1 Gehirn-Shot pro Tag (siehe Kapitel 8)
- Jede Stoßtherapie aus Kapitel 3 bei Bedarf
- 5-MTHF: 1 Kapsel pro Tag
- ALA (Alpha-Liponsäure): 1 Kapsel zweimal die Woche
- Brennnessel: 3 Pipettenfüllungen zweimal täglich
- Celeryforce: 1 Kapsel zweimal täglich
- Chagapulver: 2 TL oder 6 Kapseln pro Tag
- Curcumin: 3 Kapseln zweimal täglich
- Gerstengrassaftpulver: 2 TL oder 6 Kapseln pro Tag
- Katzenkralle: 2 Pipettenfüllungen zweimal täglich
- Königskerze: 3 Pipettenfüllungen zweimal täglich
- L-Lysin: 6 Kapseln à 500 Milligramm zweimal täglich
- Lomatium: 2 Pipettenfüllungen zweimal täglich
- Magnesiumglycinat: 1 Kapsel zweimal täglich
- Melisse: 4 Pipettenfüllungen zweimal täglich
- Monolaurin: 1 Kapsel pro Tag
- Olivenblätter: 1 Pipettenfüllung zweimal täglich
- Oregano-Öl: 1 Kapsel zweimal täglich einnehmen
- Propolis: 1 Pipettenfüllung zweimal täglich
- Spirulina: 2 TL oder 6 Kapseln pro Tag
- Süßholzwurzel: 1 Pipettenfüllung zweimal täglich (abwechselnd 2 Wochen nehmen, 2 Wochen aussetzen)
- Vitamin $B_{12}$ (als Adenosylcobalamin mit Methylcobalamin): 3 Pipettenfüllungen zweimal täglich
- Vitamin C (als Micro-C oder vergleichbares gepuffertes Vitamin C): 6 Kapseln à 500 Milligramm zweimal täglich
- Wilde Blaubeeren: 1 EL Pulver oder 60 Milliliter Saft pro Tag

- Zink (als flüssiges Zinksulfat): 2 Pipettenfüllungen zweimal täglich

## Tourette-Syndrom

Lesen Sie vor der Anwendung bitte unbedingt Kapitel 2.

- Frischer Selleriesaft: auf 1 Liter pro Tag steigern
- Frischer Gurkensaft: auf 1 Liter pro Tag steigern
- Schwermetall-Detox-Smoothie: 1 Portion (siehe Kapitel 10)
- Giftzieher-Smoothie: 1 Portion pro Tag (siehe Kapitel 10)
- Nerven-Umstimmer: 1 Gehirn-Shot pro Tag (siehe Kapitel 8)
- Melissen-Stoßtherapie: bei Bedarf (siehe Kapitel 3)
- Aloe vera: 5 Zentimeter frisches Gel oder mehr (ohne Blatthaut) pro Tag
- Celeryforce: 1 Kapsel zweimal täglich einnehmen
- Chagapulver: 1 TL oder 3 Kapseln pro Tag
- EPA und DHA (fischfrei): 1 Kapsel pro Tag zum Abendessen
- Gerstengrassaftpulver: 1 TL oder 3 Kapseln pro Tag
- Glutathion: 1 Kapsel pro Tag
- Hagebutten: 1 Tasse Tee pro Tag
- Holunderblüten: 1 Tasse Tee pro Tag
- Kieselerde: 1 TL pro Tag
- L-Glutamin: 1 Kapsel à 500 Milligramm zweimal täglich
- Magnesiumglycinat: 1 Kapsel zweimal täglich
- Melisse: 2 Pipettenfüllungen zweimal täglich
- Spirulina: 1 TL oder 3 Kapseln pro Tag
- Vitamin-B-Komplex: 1 Kapsel pro Tag
- Vitamin $B_{12}$ (als Adenosylcobalamin mit Methylcobalamin): 1 Pipettenfüllung zweimal täglich
- Vitamin C (als Micro-C oder vergleichbares gepuffertes Vitamin C): 2 Kapseln à 500 Milligramm zweimal täglich
- Wilde Blaubeeren: 2 TL Pulver oder 60 Milliliter Saft pro Tag

## Transitorische ischämische Attacke (TIA)

Siehe Schlaganfall.

## Traurigkeit

Siehe Depression sowie Chronische Schuldgefühle (unerklärlich).

## Trigeminusneuralgie

Siehe Gürtelrose sowie Herpes simplex 1 und 2.

## Übelkeit und Erbrechen (rätselhaft)

Siehe Vagusnerv-Störungen sowie Magenprobleme.

## Überernährung

Siehe Essstörungen sowie Unerklärlicher Hunger.

## Übermäßiges Schwitzen (Hyperhidrose)

Lesen Sie vor der Anwendung bitte unbedingt Kapitel 2.

- Frischer Selleriesaft: auf 1 Liter pro Tag steigern
- Schwermetall-Detox-Smoothie: 1 Portion pro Tag (siehe Kapitel 10)
- Nerven-Umstimmer: 1 Gehirn-Shot pro Tag (siehe Kapitel 8)
- Flucht-Abwehr-Stabilisator (für die Nebennieren): 1 Gehirn-Shot pro Tag (siehe Kapitel 8)
- Melissen-Stoßtherapie: bei Bedarf (siehe Kapitel 3)
- 5-HTP: 1 Kapsel pro Tag zur Bettgehzeit
- Ashwagandha: 2 Pipettenfüllungen zweimal täglich
- Celeryforce: 2 Kapseln zweimal täglich
- GABA: 1 Kapsel à 250 Milligramm zweimal täglich
- Gerstengrassaftpulver: 1 TL oder 3 Kapseln pro Tag
- Glutathion: 1 Kapsel pro Tag
- Goldmohn: 1 Pipettenfüllung pro Tag
- Helmkraut: 2 Pipettenfüllungen zweimal täglich
- Holunderblüten: 1 Tasse Tee pro Tag
- L-Glutamin: 1 Kapsel à 500 Milligramm zweimal täglich
- Magnesiumglycinat: 3 Kapseln zweimal täglich
- Melatonin: 5 Milligramm zur Bettgehzeit (siehe die Anmerkung bei ADHS)
- Naturreiner Honig: 1 EL pro Tag
- Spirulina: 1 TL oder 3 Kapseln pro Tag einnehmen
- Süßholzwurzel: 1 Pipettenfüllung zweimal täglich (abwechselnd 2 Wochen nehmen, 2 Wochen aussetzen)
- Vitamin $B_{12}$ (als Adenosylcobalamin mit Methylcobalamin): 2 Pipettenfüllungen zweimal täglich

## Undeutliches Sprechen, Nuscheln, Lallen

Siehe Hirnnerv-Entzündung.

## Unerklärlicher Hunger

Lesen Sie vor der Anwendung bitte unbedingt Kapitel 2.

- Frischer Selleriesaft: auf 1 Liter pro Tag steigern
- Schwermetall-Detox-Smoothie: 1 Portion pro Tag (siehe Kapitel 10)

- Umstimmer bei Nahrungsmitteländsten: 1 Gehirn-Shot pro Tag (siehe Kapitel 8)
- Gelüste-Umstimmer: 1 Gehirn-Shot pro Tag (siehe Kapitel 8)
- Säurestabilisator für Nerven und Darm: 1 Gehirn-Shot pro Tag (siehe Kapitel 8)
- 5-MTHF: 1 Kapsel pro Tag
- Celeryforce: 2 Kapseln zweimal täglich
- Chagapulver: 2 TL oder 6 Kapseln pro Tag
- Chicoréewurzel: 1 Tasse Tee pro Tag
- Curcumin: 2 Kapseln pro Tag
- Dulse-Flüssigkeit: 2 Pipettenfüllungen pro Tag
- Gerstengrassaftpulver: 1 TL oder 3 Kapseln pro Tag
- Ingwer: 1 Tasse Tee pro Tag oder frisch gerieben beziehungsweise entsaftet nach Geschmack
- Kardamom: Speisen täglich nach Geschmack bestreuen
- Maronen: 50 bis 60 Gramm abgepackte Maronen (ohne Konservierungsmittel) pro Tag
- Magnesiumglycinat: 2 Kapseln pro Tag
- Melisse: 2 Pipettenfüllungen zweimal täglich
- Pfefferminze: 1 Tasse Tee pro Tag
- Spirulina: 1 TL oder 3 Kapseln pro Tag
- Süßholzwurzel: 1 Pipettenfüllung pro Tag (abwechselnd 2 Wochen nehmen, 2 Wochen aussetzen)
- Vitamin $B_{12}$ (als Adenosylcobalamin mit Methylcobalamin): 1 Pipettenfüllung pro Tag

## Unspezifische Essstörung

Siehe Essstörungen.

## Unverständliche Befürchtungen und Sorgen

Lesen Sie vor der Anwendung bitte unbedingt Kapitel 2.

- Frischer Selleriesaft: auf 1 Liter pro Tag steigern
- Schwermetall-Detox-Smoothie: 1 Portion pro Tag (siehe Kapitel 10)
- Zwangsgedanken-Umstimmer: 1 Gehirn-Shot pro Tag (siehe Kapitel 8)
- Energie-Umstimmer: 1 Gehirn-Shot pro Tag (siehe Kapitel 8)
- Trauma-, Schock- und Verlust-Stabilisator: 1 Gehirn-Shot pro Tag (siehe Kapitel 8)
- Verrat- und Vertrauensbruch-Stabilisator: 1 Gehirn-Shot pro Tag (siehe Kapitel 8)
- GABA: 1 Kapsel à 250 Milligramm zweimal täglich
- Magnesiumglycinat: 2 Kapseln zweimal täglich
- Vitamin $B_{12}$ (als Adenosylcobalamin mit Methylcobalamin): 2 Pipettenfüllungen zweimal täglich

## Ungewöhnliche Augenbewegungen (auch Störungen der Augenmuskulatur)

Siehe Hirnnerv-Entzündung.

## Vagusnerv-Störungen

Lesen Sie vor der Anwendung bitte unbedingt Kapitel 2.

- Frischer Selleriesaft: auf 1 Liter pro Tag steigern
- Schwermetall-Detox-Smoothie: 1 Portion pro Tag (siehe Kapitel 10)
- Kontamination mit giftigen Duftstoffen: 1 Gehirn-Shot pro Tag einnehmen (siehe Kapitel 8)
- Nerven-Umstimmer: 1 Gehirn-Shot pro Tag (siehe Kapitel 8)
- Melissen-Stoßtherapie: bei Bedarf (siehe Kapitel 3)
- Aloe-vera-Stoßtherapie: bei Bedarf (siehe Kapitel 3)
- Aloe vera: 5 Zentimeter oder mehr frisches Gel (ohne Blatthaut) pro Tag
- GABA: 1 Kapsel à 250 Milligramm pro Tag
- Helmkraut: 1 Pipettenfüllung zweimal täglich
- Hopfen: 1 Tasse Tee pro Tag
- Ingwer: 1 Tasse Tee pro Tag oder frisch gerieben beziehungsweise entsaftet nach Geschmack
- Magnesiumglycinat: 2 Kapseln zweimal täglich
- Melisse: 3 Pipettenfüllungen zweimal täglich
- Monodiät-Reinigungskur: eine der Optionen aus *Heile dich selbst*
- Naturreiner Honig: 1 EL pro Tag
- Pfefferminze: 1 Tasse Tee pro Tag
- Süßholzwurzel: 2 Pipettenfüllungen zweimal täglich und zusätzlich 1 Tasse Tee pro Tag (beides abwechselnd 2 Wochen nehmen, 2 Wochen aussetzen)
- Vitamin $B_{12}$ (als Adenosylcobalamin mit Methylcobalamin): 1 Pipettenfüllung zweimal täglich

## Vaskulitis (Blutgefäßentzündung)

Siehe Autoimmunstörungen und -krankheiten.

## Vergesslichkeit

Siehe Gehirnnebel.

## Vermeidende/restriktive Essstörung (ARFID)

Siehe Essstörungen.

## Verschwommenes Sehen

Siehe Hirnnerv-Entzündung.

## Vibrieren im Gesicht oder am Kopf

Siehe Hirnnerv-Entzündung.

## Vibrieren in den Ohren

Siehe Tinnitus.

## Völlegefühl (stark)

Siehe Magenprobleme.

## Vorhofflimmern

Siehe Hirnnerv-Entzündung sowie Palpitationen (nicht neurologisch).

## Wandernder Schmerz

Siehe Hirnnerv-Entzündung.

## Wärmeempfindlichkeit

Siehe Kälteempfindlichkeit.

## Weiße Flecken (Gehirn)

Siehe Gehirnläsionen.

## Willis-Ekbom-Disease

Siehe Hirnnerv-Entzündung sowie Gürtelrose.

## Winterdepression

Lesen Sie vor der Anwendung bitte unbedingt Kapitel 2.

- Frischer Selleriesaft: auf 1 Liter pro Tag steigern
- Schwermetall-Detox-Smoothie: 1 Portion pro Tag (siehe Kapitel 10)
- Stimmungsaufheller: 1 Gehirn-Shot pro Tag (siehe Kapitel 8)
- Melissen-Stoßtherapie: bei Bedarf (siehe Kapitel 3)
- 5-MTHF: 1 Kapsel pro Tag
- Ashwagandha: 1 Pipettenfüllung pro Tag
- Celeryforce: 3 Kapseln dreimal täglich
- Curcumin: 2 Kapseln zweimal täglich
- EPA und DHA (fischfrei): 1 Kapsel pro Tag zum Abendessen
- Gerstengrassaftpulver: 1 TL oder 3 Kapseln pro Tag
- Holunderblüten: 1 Tasse Tee pro Tag
- Kurkuma: 2 Kapseln pro Tag
- Melatonin: 5 Milligramm zur Bettgehzeit (siehe die Anmerkung bei ADHS)
- Melisse: 4 Pipettenfüllungen zweimal täglich
- Naszierendes Jod: 6 Tropfen (nicht Pipettenfüllungen) pro Tag
- Naturreiner Honig: 1 EL pro Tag

- Rotklee: 1 Tasse Tee pro Tag
- Spirulina: 1 TL oder 3 Kapseln pro Tag
- Vitamin-B-Komplex: 1 Kapsel pro Tag
- Vitamin $B_{12}$ (als Adenosylcobalamin mit Methylcobalamin): 2 Pipettenfüllungen zweimal täglich
- Vitamin C (als Micro-C oder vergleichbares gepuffertes Vitamin C): 6 Kapseln à 500 Milligramm pro Tag
- Vitamin $D_3$: 2000 IE pro Tag
- Wilde Blaubeeren: 1 EL Pulver oder 60 Milliliter Saft pro Tag
- Zink (als flüssiges Zinksulfat): bis zu 2 Pipettenfüllungen pro Tag

## Zahnfleisch-Schmerz (unerklärlich), Zähneknirschen, Zahnschmerz (unerklärlich)

Siehe Gürtelrose sowie Herpes simplex 1 und 2.

## Zerebrale Hypoxie

Lesen Sie vor der Anwendung bitte unbedingt Kapitel 2.

- Frischer Selleriesaft: auf 1 Liter pro Tag steigern
- Schwermetall-Detox-Smoothie: täglich 1 Portion (siehe Kapitel 10)
- Celeryforce: 4 Kapseln zweimal täglich einnehmen
- GABA: 1 Kapsel à 250 Milligramm zweimal täglich
- Gerstengrassaftpulver: 1 TL oder 3 Kapseln pro Tag
- Himbeerblätter: 1 Tasse Tee mit 2 Beuteln zweimal täglich
- Magnesiumglycinat: 4 Kapseln zweimal täglich
- Melisse: 4 Pipettenfüllungen zweimal täglich
- Naturreiner Honig: 1 EL pro Tag
- Spirulina: 1 TL oder 3 Kapseln pro Tag
- Vitamin $B_{12}$ (als Adenosylcobalamin mit Methylcobalamin): 3 Pipettenfüllungen zweimal täglich
- Vitamin C (als Micro-C oder vergleichbares gepuffertes Vitamin C): 8 Kapseln à 500 Milligramm zweimal täglich
- Wilde Blaubeeren: 2 EL Pulver oder 120 Milliliter Saft pro Tag

## Zerebralparese

Lesen Sie vor der Anwendung bitte unbedingt Kapitel 2.

- Frischer Selleriesaft: auf 1 Liter pro Tag steigern.
- Schwermetall-Detox-Smoothie: 1 Portion pro Tag (siehe Kapitel 10)
- Giftzieher-Smoothie: 1 Portion pro Tag (siehe Kapitel 10)
- Kontamination mit pharmazeutischen Stoffen: 1 Gehirn-Shot pro Tag (siehe Kapitel 8)
- Celeryforce: 3 Kapseln zweimal täglich
- Gerstengrassaftpulver: 1 TL oder 3 Kapseln pro Tag

- Glutathion: 1 Kapsel zweimal täglich
- Helmkraut: 1 Pipettenfüllung zweimal täglich
- Magnesiumglycinat: 3 Kapseln zweimal täglich
- Melisse: 3 Pipettenfüllungen zweimal täglich
- Naturreiner Honig: 1 EL pro Tag
- Spirulina: 1 TL oder 3 Kapseln pro Tag
- Vitamin $B_{12}$ (als Adenosylcobalamin mit Methylcobalamin): 2 Pipettenfüllungen zweimal täglich
- Vitamin C (als Micro-C oder vergleichbares gepuffertes Vitamin C): 6 Kapseln à 500 Milligramm zweimal täglich
- Wilde Blaubeeren: 1 EL Pulver pro Tag oder 60 Milliliter Saft

## Zerebrovaskuläre Störung

Lesen Sie vor der Anwendung bitte unbedingt Kapitel 2.

- Frischer Selleriesaft: auf bis zu 1 Liter pro Tag steigern
- Schwermetall-Detox-Smoothie: 1 Portion (siehe Kapitel 10)
- Giftzieher-Smoothie: 1 Portion (siehe Kapitel 10)
- Kontamination mit pharmazeutischen Stoffen: 1 Gehirn-Shot pro Tag (siehe Kapitel 8)
- Brennnessel: 2 Pipettenfüllungen zweimal täglich
- Celeryforce: 2 Kapseln zweimal täglich
- Chagapulver: 2 TL oder 6 Kapseln pro Tag
- Coenzym Q10: 1 Kapsel zweimal täglich
- Curcumin: 3 Kapseln zweimal täglich
- EPA und DHA (fischfrei): 1 Kapsel pro Tag zum Abendessen
- Gerstengrassaftpulver: 1 TL oder 3 Kapseln pro Tag
- Klettenwurzel: 1 Tasse Tee oder 1 frisch entsaftete Wurzel pro Tag
- Magnesiumglycinat: 3 Kapseln zweimal täglich
- Mariendistel: 2 Pipettenfüllungen zweimal täglich
- Naturreiner Honig: 1 EL pro Tag
- Spirulina: 1 TL oder 3 Kapseln pro Tag
- Vitamin $B_{12}$ (als Adenosylcobalamin mit Methylcobalamin): 2 Pipettenfüllungen zweimal täglich
- Vitamin C (als Micro-C oder vergleichbares gepuffertes Vitamin C): 6 Kapseln à 500 Milligramm zweimal täglich
- Weißdornfrüchte: 2 Pipettenfüllungen zweimal täglich
- Wilde Blaubeeren: 2 TL Pulver oder 60 Milliliter Saft pro Tag
- Zink (als flüssiges Zinksulfat): 1 Pipettenfüllung pro Tag

## Zieh-Empfindung im Gesicht (zum Beispiel Nase, Augen, Stirn)

Siehe Hirnnerv-Entzündung.

## Zischen in den Ohren

Siehe Tinnitus.

## Zittern der Hände

Siehe Hirnnerv-Entzündung.

## Zöliakie

Siehe Autoimmunstörungen und -krankheiten.

## Zuckungen (auch am Kopf und im Gesicht)

Siehe Hirnnerv-Entzündung.

## Zungenschmerz (unerklärlich)

Siehe Gürtelrose sowie Herpes simplex 1 und 2.

## Zwangsstörung

Lesen Sie vor der Anwendung bitte unbedingt Kapitel 2.

- Frischer Selleriesaft: auf 1 Liter pro Tag steigern
- Schwermetall-Detox-Smoothie: 1 Portion pro Tag (siehe Kapitel 10)
- Giftzieher-Smoothie: 1 Portion pro Tag
- Zwangsgedanken-Umstimmer: 1 Gehirn-Shot pro Tag (siehe Kapitel 8)
- Melissen-Stoßtherapie: nach Bedarf
- Celeryforce: 3 Kapseln zweimal täglich
- Coenzym Q10: 1 Kapsel pro Tag
- Curcumin: 1 Kapsel zweimal täglich
- EPA und DHA (fischfrei): 1 Kapsel pro Tag zum Abendessen
- GABA: 1 Kapsel à 250 Milligramm pro Tag
- Gerstengrassaftpulver: 1 TL oder 3 Kapseln pro Tag
- Holunderblüten: 1 Tasse Tee pro Tag
- Katzenkralle: 1 Pipettenfüllung pro Tag
- L-Glutamin: 1 Kapsel zweimal täglich
- Magnesiumglycinat: 1 Kapsel zweimal täglich
- Melatonin: 2 Kapseln à 5 Milligramm zur Bettgehzeit (siehe die Anmerkung bei ADHS)
- Melisse: 3 Pipettenf. zweimal täglich
- Spirulina: 1 TL oder 3 Kapseln pro Tag
- Vitamin-B-Komplex: 1 Kapsel pro Tag
- Vitamin $B_{12}$ (als Adenosylcobalamin mit Methylcobalamin): 1 Pipettenfüllung zweimal täglich
- Vitamin C (als Micro-C oder vergleichbares gepuffertes Vitamin C): 2 Kapseln à 500 Milligramm zweimal täglich
- Wilde Blaubeeren: 1 TL Pulver oder 60 Milliliter Saft pro Tag

## Zyklothymia

Siehe Bipolare Störung.

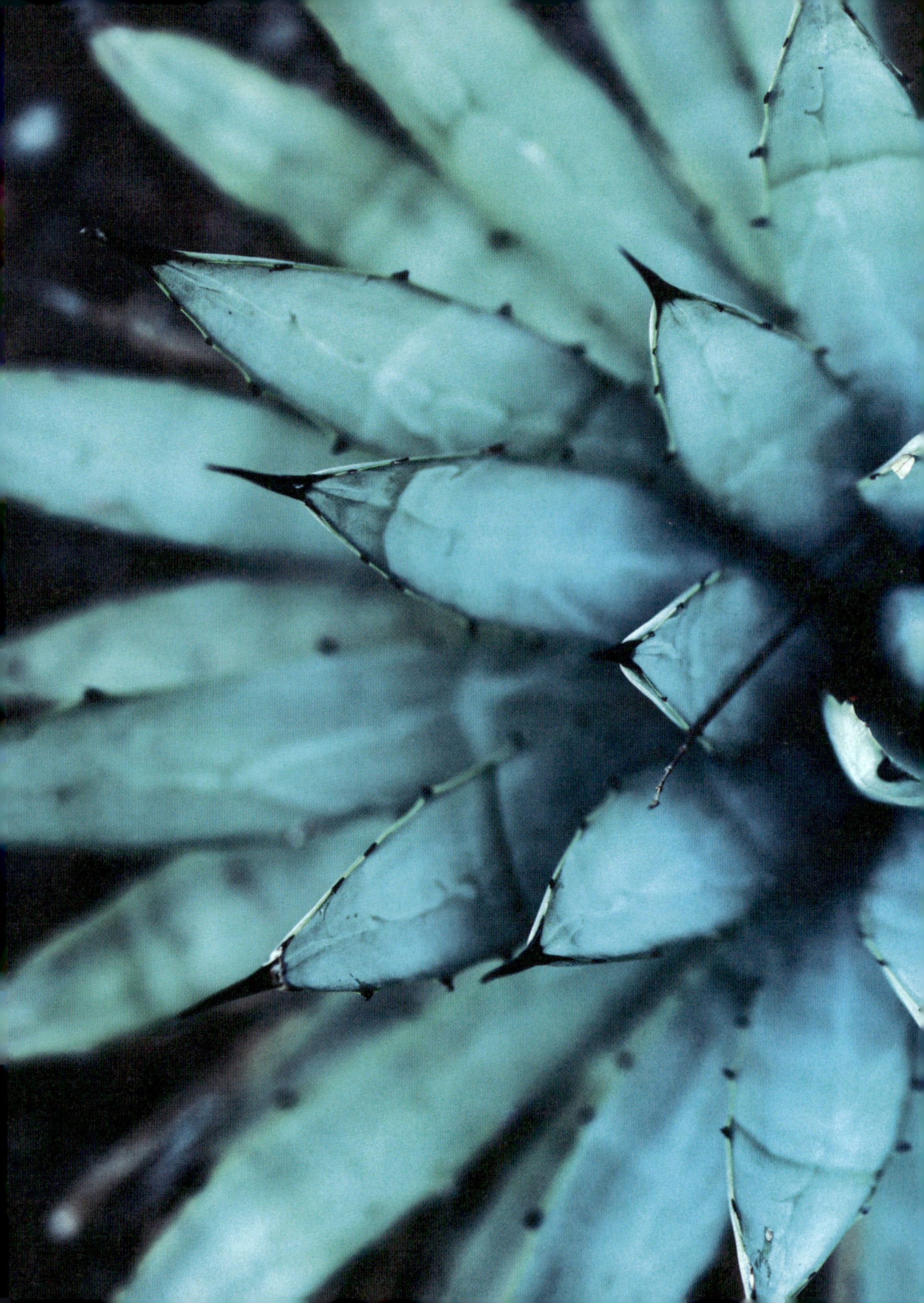

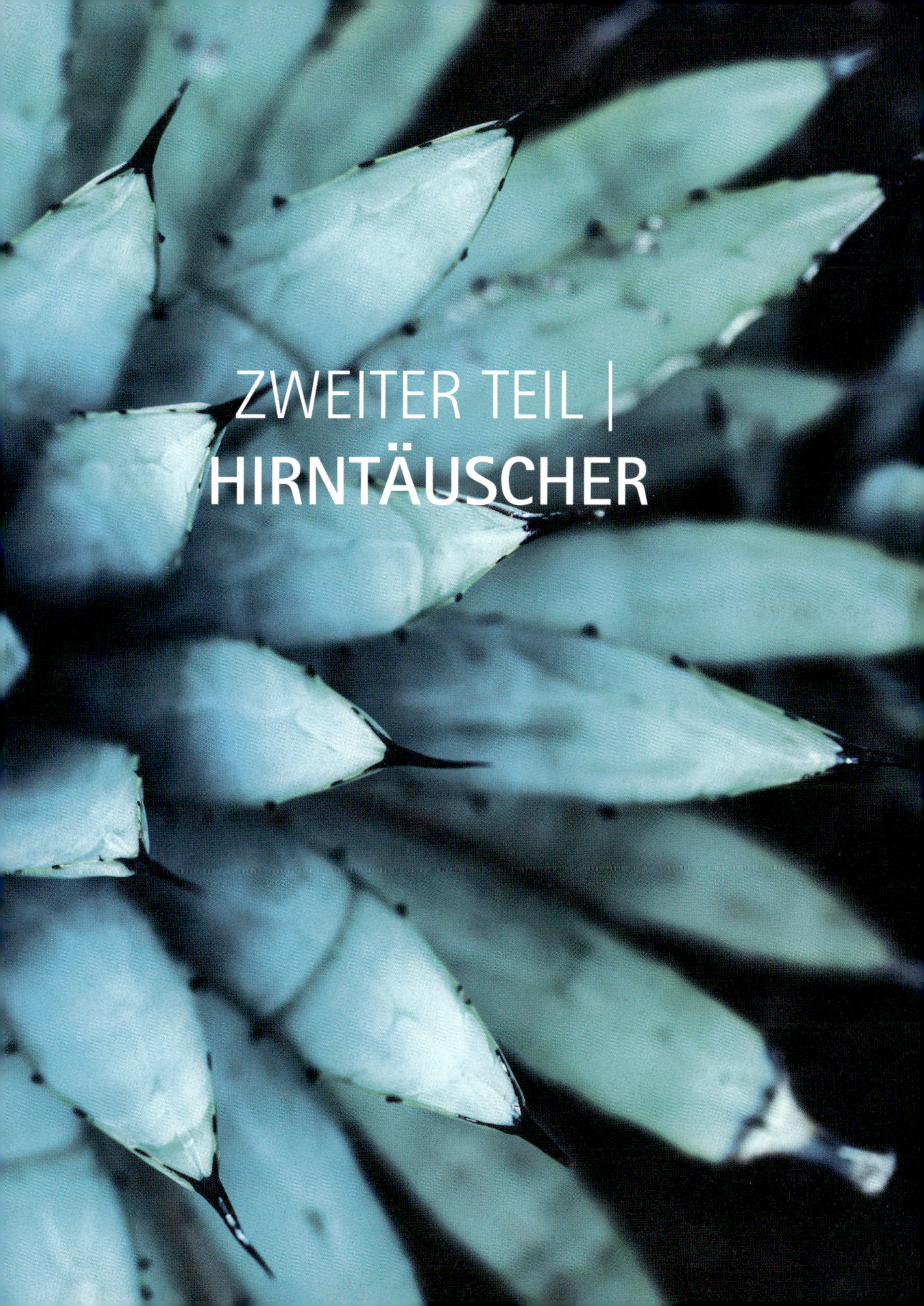

# ZWEITER TEIL | HIRNTÄUSCHER

Die Leute befürchten, dass Zitronen, Bananen, Weintrauben und überhaupt Fruchtzucker ihren Zahnschmelz angreifen, doch haben sie tatsächlich zehntausend oder auch nur tausend Zitronen oder Bananen im Laufe ihres Lebens konsumiert?
Nein. Aber Schokolade und Kaffee gab es zehntausendmal und öfter.
Falls Sie regelmäßig Essig verwenden, kann sich das im Laufe von zehn Jahren auf gut 75 Liter summieren.
Gerade die Bananen, der Zitronensaft und die Weintrauben sind das, was uns bei regelmäßigem reichlichem Verzehr guttäte, was man uns aber vielfach auszureden versucht, jedenfalls mehr als im Vergleich zu Kaffee, Schokolade und Essig.

Kapitel 5

# Hirntäuscher-Nahrungsmittel

Es ist nicht auszuschließen, dass Sie angesichts der Liste von Hirntäuscher-Nahrungsmitteln denken, das seien genau die Produkte, die Sie essen sollen. So irreführend und verunsichernd können Ernährungstrends und -ratschläge sein. Einige der hier genannten Lebensmittel können den Heilungsprozess verlangsamen, stören und sogar unterbrechen. Manche andere beschleunigen neurologische Fehlentwicklungen und chronische Krankheiten. Wieder andere können weitere Gesundheitsprobleme heraufbeschwören.

Es mag zunächst eine Herausforderung sein, einige oder auch nur eins dieser ungeeigneten Produkte wegzulassen, aber Sie dürfen sich sagen, dass es sich lohnt, weil Sie gesundheitlich dadurch nur gewinnen können. Hier geht es nicht um Verurteilung oder den Aufruf zum Verzicht. Ihre Ernährungsform macht Sie nicht zu einem guten oder schlechten Menschen.

Gehen Sie langsam vor, wenn Sie möchten. Probieren Sie einmal aus, ob Sie ein paar in der folgenden Liste genannte Lebensmittel durch einige der im Rezeptkapitel 12 aufgeführten Heilnahrungsmittel ersetzen können. Probieren Sie den Gehirn-Shot zur Gelüste-Umstimmung in Kapitel 8 aus. Überlegen Sie, ob eine zehntägige Gehirn-Shot-Therapie-Reinigungskur aus Kapitel 9 oder eine fünfzehntägige Schwermetall-Detox-Reinigungskur aus Kapitel 11 für Sie infrage kommt – immer in dem Wissen, dass Sie eines Tages zu einer längeren der in diesem Kapitel beschriebenen Reinigungskuren übergehen können, wenn Sie möchten.

Außerdem finden Sie in Kapitel 41 (»Gehirnzellen- und Füllnahrung«) von *Heile dein Gehirn. Das Basisbuch* eine Liste problemlos zuzubereitender gesundheitsfördernder Nahrungsmittel vor. Wenn Sie jene Liste neben den in diesem Buch enthaltenen Rezepten griffbereit halten, haben Sie immer Zugang zu schmackhaften Alternativen zu den aufgeführten Hirntäuscher-Nahrungsmitteln.

In der folgenden Liste sind die schlimmsten davon zuerst genannt. Wenn Sie krank sind und leiden und sich Linderung wünschen, sollten Sie zuerst die Produkte am oberen Ende der Liste weglassen. Um Ihre Heilung dann noch weiter zu beschleunigen, können Sie immer mehr Punkte dieser Liste einbeziehen:

- Eier
- Molkereiprodukte (Milch, Käse, Butter, Ghee, Joghurt, Sahne, Kefir und so weiter)

- Gluten
- Koffein (zum Beispiel Kaffee, grüner Tee, Matchatee, Schokolade und Kakao)
- Alkohol (wenn mehr als gelegentlich)
- Essig (auch Apfelessig)
- Schweinefleisch (Kochschinken, Rohschinken, Würste, Pancetta, Schweinefleischprodukte in Dosen, Schmalz, Kotelett, Schweinebauch, Schwarte)
- Thunfisch
- Mais (auch Maissirup, Maisstärke und andere Maiserzeugnisse)
- Industriell erzeugte Speiseöle (Pflanzenöl, Palmöl, Palmkernöl, Rapsöl, Maisöl, Färberdistelöl, Sojaöl, Baumwollsamenöl, Erdnussöl, gehärtete Öle und Margarine)
- Kombucha
- Nährhefe
- Soja (auch Tofu, Edamame, Sojamilch, Sojasoße, Miso, Sojabohnen, Sojanüsse, texturiertes Soja, Sojaproteinpulver) und Fleischersatzprodukte aus Soja
- Gentechnisch veränderte Nahrungsmittel
- Knochenbrühe
- Bedenkliche Fische und Meeresfrüchte (Wels, Red Snapper, Felsenbarsch, Blaubarsch, Schwertfisch, Zackenbarsch, Muscheln, Austern, Shrimps, Krebse, Hummer, Tintenfisch, Jakobsmuschel, Flunder, Buntbarsch, Haifisch und andere)
- Lammfleisch
- Salz (auch hochwertiges)
- Fermentierte Nahrungsmittel (zum Beispiel Sauerkraut, Pickles, Sauerteig, Käse und Joghurt [auch pflanzlich])
- Getreide, auch glutenfrei, zusammen mit Fett

Es ist keinesfalls ein Mysterium, wie Hirntäuscher-Lebensmittel unseren Alltag okkupieren. Bei unzuträglichen Nahrungsmitteln haben wir aber oft nicht im Blick, wie viel wir davon konsumieren. Es kann sein, wir ernähren uns unwissentlich fettreich, etwa weil wir uns zur trendigen Eiweißernährung überreden lassen und nicht bedenken, dass viel Protein fast immer auch viel Fett bedeutet. Dann heißt es mancherorts noch, viel Fett sei gesund, und so landet noch mehr davon auf unserem Teller oder im Mixer, mit dem wir unsere trendigen Smoothies zubereiten – ohne zu ahnen, dass wir unserem Gehirn damit keinen Gefallen tun.

Manche dieser Nahrungsbestandteile wie zum Beispiel Rapsöl, Nährhefe und Mais sind oft auch dann in Ihren Speisen vorhanden, wenn Sie gar nichts davon wissen. Sobald Sie sehen, dass eine Ölmischung verwendet wurde, müssen Sie stets vorsichtig sein, denn dann besteht die Gefahr, dass einer dieser Hirntäuscher enthalten ist. Auch wenn das Etikett ungemischte Öle ausweist, kann es manchmal doch mit Rapsöl gestreckt sein. Achten Sie also auf hochwertige Öle – oder noch besser: Schränken Sie Ihren Öl- und Fettverzehr ein, um Körper und Gehirn zu schützen.

Das Schlimme an den meisten dieser Hirntäuscher-Nahrungsmittel ist, dass sie Viren wie EBV und Bakterien wie Streptokokken ernähren, die bei vielen Menschen inaktiv im Körper lauern, ohne dass sie es wissen. Bekommen diese Viren und Bakterien geeignete Nahrung aufgetischt, werden sie wahrscheinlich aufwachen und aktiv werden. Manche dieser Nahrungsmittel dienen nicht direkt als Nahrung für sie, sondern schaffen im Körper ein Milieu, in dem Krankheitskeime gedeihen. In beiden Fällen ist es jedenfalls so, dass solche Nahrungsmittel *uns* nicht wirklich zuträglich sind. Viren und Bakterien können sich vermehren, wenn wir Eier, Milch oder Molkereiprodukte sowie Gluten, Soja, Schweinefleisch und Mais konsumieren und uns insgesamt fettreich ernähren.

Es ist auch in Fachkreisen weithin unbekannt, dass Viren »essen«. Aber nur so können sie überleben, sie existieren nicht von mystischer Energie, sondern nehmen bevorzugt schädliche Substanzen durch ihre äußere Hülle auf. Dann verarbeiten sie diese und setzen Abfallstoffe frei, zum Beispiel Neuro- und Dermatoxine. Wenn Erstere unser Zentralnervensystem erreichen, können sie Hunderte von Symptomen und Beschwerden hervorrufen.

Einige dieser Hirntäuscher-Nahrungsmittel sind an sich schon nicht gut für unser Oberstübchen. So heißt es oft, Eier seien wegen ihrer Omega-Fettsäuren nützliches »Gehirnfutter«. Man sagt uns aber nicht, dass Eier voller Hormone sind, die den gesunden Hormonen des Gehirns nur im Wege stehen, sodass jeglicher Nutzeffekt aufgehoben wird. Das Gleiche gilt für alle Erzeugnisse aus Milch. Auch frisch vom Biohof kommende Milch und Eier enthalten Hormone, die sich mit unseren körpereigenen Hormonen nicht vertragen.

## Eier

In der ersten Hälfte des vorigen Jahrhunderts kam man darauf, dass sich Viren und Bakterien gern vom Eiweiß in Hühnereiern ernähren. Das führte zu der Praxis, Krankheitserreger, beispielsweise zu Forschungszwecken, auf Eiern heranzuzüchten. Autoimmunstörungen und chronische neurologische Symptome, die vielfach im Zusammenhang mit Gehirnentzündungen entstehen, sind virenbedingt. Wenn wir Eier essen, füttern wir genau das Virus, das uns chronische neurologische Symptome und Beschwerden beschert.

## Molkereiprodukte

In solchen Nahrungsmitteln, zu denen neben Milch bekanntlich auch Käse, Butter, Ghee, Sahne, Kefir und so weiter gehören, sind Fett und Zucker so verbunden, dass Leber und Bauchspeicheldrüse geschwächt werden und eine Insulinresistenz entsteht. Alles Milchhaltige lässt Krankheitserreger gedeihen. Gerade die Kombination von Milchzucker und -eiweiß wird von Viren wie EBV, HIV, HPV und vielen anderen besonders geschätzt, aber auch von Bakterien wie Streptokokken und Helicobacter pylori im Verdauungstrakt und in der Leber. Darüber hinaus lässt das enthaltene Fett den

Lipidgehalt des Bluts ansteigen, sodass weniger Sauerstoff transportiert werden kann, was wiederum die Krankheitserreger begünstigt, die sich dadurch im Blut und in den Organen besser vermehren und Kolonien bilden können. Dies verschlimmert dann schließlich die neurologischen Beschwerden.

Hier scheint sogenannter veganer Käse eine gute Alternative zu herkömmlichem aus Milch zu sein, aber lassen Sie sich nicht irreführen: Es werden zwar keine tierischen Produkte verarbeitet, aber pflanzlicher Käse kann dem aus Milch so ähnlich sein, dass er ebenfalls Probleme verursacht. Veganer Käse ist dem aus Milch so sehr nachempfunden, dass er ebenfalls Entzündungen schürt, Signale an die emotionalen Zentren des Gehirns abfälscht und letztlich dem Niedergang unserer Gesundheit Tür und Tor öffnet, als handelte es sich um ganz normalen Käse. Außerdem ist pflanzlicher Käse ja ein fermentiertes Produkt mit Füll- und Zusatzstoffen. Und Gärungsprozesse können ihre ganz eigenen negativen Auswirkungen auf unsere Gesundheit haben.

## Gluten

Gluten als solches wirkt nicht entzündungsfördernd. Deshalb wird es von vielen Menschen klaglos vertragen. Die Probleme gehen vielmehr von Krankheitserregern wie Viren und Bakterien aus, die im Körper Entzündungen schüren und dadurch Autoimmunreaktionen in Gang setzen – und diese Viren und Bakterien ernähren sich gern von Gluten. Sie vermehren sich dann besonders rasant und lösen die Symptome und Beschwerden aus, unter denen die Menschen leiden und von denen sie nun annehmen, sie gingen vom Gluten aus. Wenn sich Darmstörungen durch Gluten verschlimmern, dann, weil ungesunde Bakterien und Viren durch diesen Stoff gefördert werden und in der Folge die Symptome auslösen können.

## Koffein

Wodurch ist Koffein – zum Beispiel in Kaffee, Grün- und Matchatee, Kakao und Schokolade – eine psychoaktive Droge? Nicht einfach deshalb, weil es ein verhaltens- und stimmungsveränderndes Rauschmittel wäre. Eine Substanz wird erst dann zur psychoaktiven Droge, wenn sie für das Gehirn giftig ist und chemische Missverhältnisse und Störungen hervorruft. Durch diese toxische Wirkung auf unsere Gehirnzellen kommt es zu emotionalen und mentalen Veränderungen, weil die Droge unsere grauen Zellen veranlasst, auf ihre Giftwirkung zu reagieren.

Koffein löst also eine Reaktion des Gehirns aus, und die besteht darin, dieses Gift wieder loswerden zu wollen. Wenn Gehirnzellen bemüht sind, das mit dem Kaffee eingetragene Koffein auszustoßen, müssen sie zum Ausschwemmen Substanzen und Nährstoffe verwenden, die Sie eigentlich dringend benötigen. Dabei werden auch

Aminosäuren zerstört. (Das Gehirn enthält kleine Mengen natürlich vorkommender Aminosäuren, die teils von der Leber bereitgestellt und teils mit der Nahrung aufgenommen werden. Koffein vernichtet solche Aminosäuren.)

Das zieht in unserer Denkzentrale allerlei Aufregung nach sich, eine Anregung und Erregung, die uns aus dem Alltäglichen heraushebt. Koffein lässt die Gehirnzellen vibrieren, es kommt zu einer sehr feinen, geradezu mikroskopischen Schwingung der Gehirnzellen. Das ist eine ganz typische Reaktion auf ihre Vergiftung. Zu dieser Reaktion kommt es auch durch einen Schlangen- oder Spinnenbiss und neurotoxische Substanzen. Koffein versetzt die Gehirnzellen in den Krisenmodus, der dann Signale des Gehirns an die Nebennieren auslöst. Und so kommt es nach Kaffeegenuss zu einer Adrenalin-(Epinephrin-) Ausschüttung. Es handelt sich um den von einer psychoaktiven neurotoxischen Droge ausgelösten Krisenalarm.

Wenn dieses Adrenalin ins Gehirn gelangt, wird oder bleibt der Mensch wach. Er ist besonders aufnahmebereit und kann klarer denken. Adrenalin beruhigt das Zittern und Schlottern der Gehirnzellen, weil es als Steroid die giftigen Auswirkungen des Koffeins abfangen kann und einen euphorischen Zustand erzeugt, den man als »Koffein- und Adrenalin-High« bezeichnen könnte. (Ohne das Adrenalin-High würde sich das Koffein sehr unangenehm anfühlen. Deshalb reagieren Menschen mit erschöpften Nebennieren intensiver darauf. Die Nebennieren produzieren nicht genügend Adrenalin, um die Giftwirkung des Koffeins zu übertönen.) Nach jedem High kommt man wieder auf den Boden zurück. Wenn das Adrenalin das Gehirn verlässt, nimmt es einen Großteil des Koffeins mit sich, und dann entsteht das Bedürfnis, das Ganze zu wiederholen, entweder heute noch oder eben morgen.

Manchmal muss man das Koffein eine Weile weglassen, um ein Gespür für seine störende Wirkung zu bekommen. Lesen Sie mehr im »Koffein«-Kapitel von *Heile dein Gehirn. Das Basisbuch.*

## Alkohol (wenn mehr als gelegentlich)

Lesen Sie den Abschnitt über Alkohol in Kapitel 7, um zu sehen, was Alkohol als Hirntäuscher macht. Tiefergehende Informationen finden Sie im Kapitel 12 über Alkohol in *Heile dein Gehirn. Das Basisbuch.*

## Essig (auch Apfelessig)

Die in Essig enthaltene Säure dämpft die Aktivität der Neurotransmitter und verlangsamt die Erneuerung der Gliazellen im Gehirn, weil es sie austrocknet. Darüber hinaus beschleunigt diese Säure dort die Oxidation und Korrosion der giftigen Metalle, die dann aufquellen und bröckeln, sodass die Oxidationsprodukte in das umliegende Gewebe einsickern.

Die meisten Menschen sind ohnehin schon chronisch übersäuert, sodass sich alle Körpersysteme auf der Säureseite der pH-Skala befinden; und dies bedeutet, dass der Körper bereits um seine Homöostase kämpfen muss, um auch nur einen neutralen Zustand halten zu können. Essig hebelt diese Bemühungen um das Gleichgewicht der physiologischen Funktionen aus. Wenn man ihn im Rahmen einer angesagten pflanzlichen oder auch einer angeblich basischen Ernährung mit tierischem Eiweiß verwendet, ist es so gut wie unmöglich, basische Verhältnisse herzustellen. Selbst bei einer ausschließlich veganen Ernährung wären Sie dann immer noch übersäuert. Lassen Sie sich nicht von den Werten täuschen, die Sie beispielsweise mit einem pH-Meter ermitteln können. Essig laugt Kalzium aus den Knochen und Zähnen, weil der Körper damit den vom Essig erzeugten Säureschock ausgleichen kann. Kalzium ist alkalisch, also basisch. Wenn wir etwa mit einem Teststreifen unseren Urin prüfen, kommen wir mitunter auf basische Werte, doch das täuscht, denn tatsächlich verliert unser Körper nur basische Stoffe und ist in Wirklichkeit saurer denn je. Das pH-Papier gibt Ihnen keine zuverlässigen Werte an, solange Essig und andere Hirntäuscher auf Ihrem Speiseplan stehen.

Wir brauchen eine gewisse Menge lebendiges und daher wohltuendes Natrium aus pflanzlichen Quellen in unserem Blut und ebenso in unserer Spinalflüssigkeit – sie gehören zu den ungemein wichtigen Elektrolytkomplexen, die für den Erhalt von Gehirn und Körper notwendig sind. Lebendiges Natrium frischt beispielsweise die Neurotransmitter auf, stärkt die Neuronen und schützt alle Gehirnzellen. Essig stört dieses empfindliche Gleichgewicht, weil er das Natrium an sich reißt und für seine Zwecke einspannt. Er sorgt dafür, dass sich lebendiges heilkräftiges Natrium gegen den Körper wendet und die Zellen austrocknet, während es eigentlich dazu da ist, deren Befeuchtung zu fördern.

Natürliches Natrium aus pflanzlichen Quellen wendet sich niemals gegen die Zellen, um sie trockenzulegen. Hinzugefügtes Salz dagegen, auch in hochwertiger Form als Stein- oder Meersalz, wirkt seiner Natur nach diuretisch. Essig vermag sogar die in Obst, Blattgemüse, Kräutern, wilden Nahrungsmitteln und Gemüse enthaltenen Spurenmineralsalze in kleine Biowaffen zu verwandeln. Die Essigsäure heftet sich an das Natrium und lässt es nicht das tun, was eigentlich seine Bestimmung wäre. Dringt der Essig zusammen mit Natrium in die Zellen ein, werden diese gezwungen, Flüssigkeit abzugeben, was letztlich das Gehirn austrocknet und es praktisch »einlegt«.

Zusammen mit hinzugefügtem Salz wirkt Essig noch stärker entwässernd, und Essig wird ja kaum je ohne Salz genossen.

## Schweinefleisch

Durch den hohen Fettanteil von Schweinefleisch (zum Beispiel Kochschinken, Rohschinken, Würsten, Pancetta, Schweinefleischprodukten in Dosen, Schmalz, Kotelett, Schweinebauch und Schwarte) wird die Sauerstoffversorgung des Gehirns so stark eingeschränkt, dass es schier erstickt. Wenn Schweinefett mit dem Blut ins Gehirn gelangt, beschleunigt es die Oxidation giftiger Leicht-, Schwer- und Halbmetalle im Gehirn. Auch die Atrophie des Gehirns nimmt dann zu, insbesondere im Alter, weil das Fett die Aufnahme der wichtigsten Energiequelle des Gehirns, der Glukose, behindert. Schweinefleisch ist ganz einfach ein Glukosehemmer. Sein Fett enthält dem Gehirn viel von dem vor, was es benötigt.

Außerdem schwächt Schweinefett die Bauchspeicheldrüse, verringert die Verdauungskraft und vermindert die Insulinproduktion beziehungsweise baut die Insulinreserven ab.

## Thunfisch

Wir meinen immer, Thunfisch sei nur mit Quecksilber belastet, doch in Wirklichkeit hat er alle giftigen Leicht-, Schwer- und Halbmetalle zu bieten. Er enthält außer Quecksilber auch noch reichlich Kupfer, Aluminium, Cadmium und sogar Blei. Die Metalle aus Thunfischfleisch finden mühelos ihren Weg in unsere Leber, wo sie irgendwann oxidieren. Die Oxidationsprodukte werden anschließend zurück ins Blut sowie in die Galle geleitet und so praktisch auf den ganzen Körper verteilt. Zuletzt werden diese hochgiftigen oxidierten Metalle mit dem Blut dem Gehirn zugeführt.

Viren und weitere Krankheitserreger, die sich in unserer Leber tummeln, tun sich gütlich an Quecksilber und anderen Giftmetallen. Mit denen versorgt sie der Thunfisch so reichlich, dass sie gedeihen und sich vermehren. Wenn Viren Quecksilber bekommen, können sie quecksilberhaltige Neurotoxine produzieren, die alle neurologische Gehirnerkrankungen beschleunigen.

Manche Fische sind stärker fetthaltig als andere. Wenn Sie Thunfisch essen, der eher fettreich ist, können Quecksilber und andere Giftmetalle ziemlich direkt aus Ihrem Darm ins Blut übergehen, weil die Gallenproduktion gesteigert wird, um den Ölanteil des Fleischs zu zersetzen – und das Fett enthält das Quecksilber. Beim Dispergieren des Fetts wird das Metall freigesetzt. Der hohe Fettgehalt von Thunfisch wirkt sich also gegen Sie aus, weil das Quecksilber so leicht durch die Darmwand ins Blut überführt werden kann und so ins Gehirn gelangt. Das zweite Übel besteht darin, dass Quecksilber und andere Giftmetalle durch die Pfortader in die Leber eingeschleust werden.

## Mais

Es ist wirklich bedauerlich, dass Mais wie auch andere Maiserzeugnisse, zum Beispiel Maissirup und Maisstärke, hier aufgeführt werden müssen. Mais wäre von Natur aus kein Hirntäuscher, hätte die pharmazeutische Industrie ihn nicht in vielen Ländern gentechnisch verändert. Seit ungefähr hundert Jahren bemühen sich weite Teile der Pharmaindustrie, den Mais zu einer Waffe zu machen. Inzwischen enthalten viele pharmazeutische Produkte weltweit Genmais, und dieser für Medizinprodukte geeignete Genmais wird industriell gefertigt.

Genmais im Essen oder in Medikamenten – auf beide trifft es zu, dass die enthaltene Glukose das Gehirn täuscht und in die Irre führt. Es ist so, als würde das Benzin im Tank Ihres Wagens mit Diesel versetzt, dann würde der Motor bald nicht mehr »wissen«, was er denn nun machen soll. Glukose aus Genmais bringt unser Gehirn durcheinander, weil einfach Anteile fehlen, die im natürlichen, nicht genmanipulierten Mais enthalten sind. Glukose ist keineswegs einfach Glukose. Ihre chemische Zusammensetzung ist komplexer, als die medizinische Forschung auch nur ahnt. Glukose wurde noch nie richtig und vollständig erforscht. In Genmais-Glukose fehlen Anteile, die dem Gehirn als Brennstoff dienen, und zugleich transportiert sie Substanzen, mit denen Gehirnzellen nichts anfangen können, wir könnten auch von »Frankenstein-Glukose« sprechen.

Für sich allein verzehrter Mais, ohne Butter oder sonstige Fette, wäre ohne die gentechnischen Manipulationen ein gesundes Nahrungsmittel. Eigentlich ist nämlich die Maisglukose perfekt für das Gehirn geeignet, könnte man die Kontamination mit genmanipulierten Sorten von ihm fernhalten. Sogar Bio-Mais kann kontaminiert sein. Wenn Sie sich nicht mit Symptomen und Beschwerden plagen und alte Maissorten aus Bio-Anbau in Ihrer Küche verwenden, ist das wohl kaum bedenklich, solange Sie keine Butter, kein Öl und andere Fette verwenden. Essen Sie ihn einfach nur für sich oder im ölfreien Salat, dann können Sie Nutzen aus seinen guten natürlichen Anlagen ziehen.

## Industriell produzierte Speisefette

Industriell produzierte Öle beziehungsweise Fette – zum Beispiel Pflanzenöl, Palmöl, Palmkernöl, Rapsöl, Maisöl, Distelöl, Sojaöl, Baumwollsamenöl, Erdnussöl, hydrierte (gehärtete) Öle und Margarine – werden von unserem Körper nicht als natürlich akzeptiert. Wenn man gesundes Öl zu sich nimmt, etwa beim Kauen einer Walnuss oder beim Verzehr von natürlich extrahiertem gesundem Walnussöl, sieht der Körper das nicht als etwas Fremdes an. Stammen Industrieöle ursprünglich aus natürlichen Quellen und werden sie erst dann industriell verarbeitet, heißt das noch lange nicht, dass unser Körper sie mit offenen Armen empfängt und als etwas Unbedenkliches empfindet, was ihm guttut und was er verwerten kann.

Industriell erzeugte Öle lassen Elektrolyte nicht ins Gehirn gelangen oder schlucken sie sogar. Solche Öle sind klebrig, heften sich an Gehirngewebe, und man wird sie deshalb schwer wieder los. Wenn Oliven-, Walnuss- oder Kokosöl vom Gehirn aufgenommen werden, verschwinden sie später so gut wie spurlos wieder. Warum ist das so? Solche Öle verkleben nicht mit dem Gehirngewebe, weil die Früchte oder Nüsse, aus denen sie stammen, bindungshemmende Stoffe enthalten, von denen die wissenschaftliche Forschung noch nichts weiß. Industrieöle hingegen verkleben die Wege und Durchgänge im Gehirn, sie verklumpen, binden ab, heften sich ans Gewebe und stören die Arbeit der Neuronen und Neurotransmitter, während sie zugleich die Aufnahme von Nährstoffen behindern, weil sie die Resorption der Glukose unterbinden.

Wenn man sein Leben lang industriell verarbeitete Öle zu sich nimmt, kann das zur Verfettung des Gehirns führen, wodurch die Funktionsfähigkeit des Gehirngewebes reduziert wird und es sogar zur Atrophie des Gehirns kommt. Es schrumpft, und die frei werdenden Räume füllen sich mit Fettablagerungen. Solche Depots findet man häufig in den Gehirnen von Leichen, aber eigentlich weiß niemand, wie sie dorthin gekommen sind. Es ist etwas ganz Ähnliches wie Fettablagerungen in den Gefäßen und Ventrikeln sowie an den Klappen des Herzens. Industriell verarbeitete Speiseöle sind also an sich schon sehr problematisch, aber wenn man mit ihnen kocht und brät, werden sie noch viel weiter denaturiert. Das sind sie bereits durch die industrielle Fertigung, und außerdem sind sie ranzig. Nach dem Kochen und Braten werden sie für den Organismus zu reinen Fremdkörpern.

## Kombucha

Was Kombucha angeht, herrscht heillose Verwirrung. Immer wieder hört man, Kombucha-Tee beuge Krankheiten vor, doch tatsächlich ist genau das Gegenteil der Fall. Alle Symptome und Beschwerden, aus denen schließlich Krankheiten werden, beschleunigen sich, wenn der Körper übersäuert ist, und dazu trägt Kombucha bei. Ausgerechnet die Leute, die wissen, dass im Körper möglichst basische Verhältnisse herrschen sollten, trinken säurebildenden Kombucha-Tee.

Dieser enthält Essigsäure, die das Gehirn schädigt. Dessen Umgebung muss basisch sein, damit es geschützt ist und es ihm gutgeht, damit es neue Gehirnzellen bilden und Krankheiten abwehren kann. Immer wenn Kombucha-Tee getrunken wird, entsteht um das Gehirn herum ein saures Milieu, das es ihm nicht erlaubt, sich zu erneuern oder zu heilen. Es kommt eher zu einer Gegenbewegung, die allem Krankhaften Vorschub leistet. Die Essigsäure im Kombucha-Tee unterscheidet sich ein wenig von der im Essig, aber sie ähneln sich doch. Beide sind ganz schlecht für die Gesundheit, aber die Essigsäure im Kombucha-Tee ist mit Glutaminsäure (dem Ausgangsstoff für Glutamat) und mit Spuren von Alkohol verbunden. Alle drei, Essigsäure, Glutaminsäure und Alkohol, gefährden die Gesundheit Ihres Gehirns.

Die Kombucha-Industrie setzt alles daran, Sie davon zu überzeugen, dass keine Glutaminsäure enthalten ist. Es lässt sich aber nicht leugnen, dass Glutaminsäure bei allen Prozessen entsteht, an denen Hefen beteiligt sind.

Die Essigsäure im Kombucha-Tee beschleunigt die Oxidation giftiger Leicht-, Schwer- und Halbmetalle im Gehirn, und das kann Probleme wie Depression oder Angst verschlimmern. Die Betroffenen wissen wahrscheinlich nicht, dass dieses Getränk ihnen schadet. Wer Kombucha trinkt, ist für gewöhnlich an Gesundheitsthemen interessiert und nimmt wahrscheinlich andere Dinge zu sich, welche die nachteiligen Folgen des Kombucha-Konsums erst einmal ausgleichen. Gut möglich, dass solche Leute grüne Smoothies, gelegentlich auch grüne Säfte oder sogar Selleriesaft zu sich nehmen, außerdem mehr Avocado, Toast, gesündere Fette wie in Nüssen und Kernen, mehr Gemüse, Wasser und immer wieder auch mal etwas Obst. Sie essen nicht viel Fast Food und andere industriell verarbeitete Nahrungsmittel. Würden sie nicht solche ausgleichenden Lebensmittel zu sich nehmen, bekämen sie die schädlichen Wirkungen der im Kombucha enthaltenen Essigsäure und Glutaminsäure und des Alkohols sehr deutlich zu spüren. Wenn Sie jemanden, der einen Monat mit Kombucha-Tee lebt, mit einem anderen Menschen verglichen, der sich einen Monat von Bananen ernährt, würde ins Auge springen, wie schädlich Kombucha ist.

Dann enthält dieser Tee auch noch Koffein, das eine vermehrte Adrenalinausschüttung nach sich zieht. Kombucha überlebt nicht nur, weil viel Geld ins Marketing gesteckt wird, sondern auch deshalb, weil das Koffein den Leuten Energie zuzuführen scheint, bei der es sich aber um eine Mogelpackung handelt. Denn wenn Kombucha in früheren Zeiten viel verwendet wurde, heißt das nicht, dass dieses Getränk jemals wirklich gut für uns war. Alle fermentierten Nahrungsmittel waren Überlebensnahrung, an die man sich hielt, wenn es nichts anderes gab. Kombucha war nie das Geheimnis eines längeren, gesünderen Lebens. Man griff danach, wenn nichts Frisches greifbar war: kein Obst, kein Blattgemüse, keine Kräuter, keine wilden Nahrungsmittel, kein Gemüse.

## Nährhefe

Viele glauben, Nährhefe enthalte zuträgliches Vitamin $B_{12}$. Das ist aber nicht so. Alles in Nährhefe enthaltene Vitamin $B_{12}$ ist hinzugefügt und zudem die falsche Sorte, von der Gehirn und Nervensystem nichts haben. Bei der industriellen Fertigung von Weißbrot beispielsweise werden dem Getreide Nährstoffe entzogen, und später wird es dann vielfach mit hinzugefügten Nährstoffen »angereichert«. Das ist bei Nährhefe ganz ähnlich. Sie muss angereichert werden, weil sie kaum noch Nährstoffe enthält. Außerdem enthält Nährhefe von Natur aus Glutamat, gebildet durch eine Art von Glutaminsäure, die sich von der Glutaminsäure in anderen Nahrungsmitteln unterscheidet. Wo Hefe gärt, entsteht Glutaminsäure, die nur der Hefe selbst dient, nicht aber dem menschlichen Körper. Sie ist für das Gehirn einfach ein Eindringling, ein Fremdkörper, den das Gehirn schwer wieder loswird, weil die Glutaminsäure auf den Neuronen und in ihrer Umgebung kristallisiert.

Stellen Sie sich winzig kleine Kristalle vor, die immer härter werden. Ihre Wirkung im Gehirn ist nicht ganz so schlimm wie die von Giftmetallablagerungen, weil sie im Unterschied zu Metallen nicht leitfähig sind. Glutaminsäurekristalle führen zu einer Überhitzung der Neuronen, wenn jemand freudig erregt oder unfroh erregt ist, einfach weil diese Kristalle eine Art Isolationsschicht um die Neuronen bilden. Wenn sich die Neuronen jetzt durch vermehrte elektrische Aktivität erwärmen und diese Wärme wegen der Schicht aus kristallisierter Glutaminsäure nicht abfließen kann, entstehen Kopfschmerzen, es kommt zu einer Schwächung des Zentralnervensystems, zu leichter Dauermüdigkeit und zu Blutzuckerschwankungen, die einen mürrisch und reizbar machen können. Die Überwärmung der Neuronen durch abgelagerte Glutaminsäure beschleunigt darüber hinaus Gehirnerkrankungen aller Art. Glutaminsäure wirkt im Gehirn als Elektrizitätsdämpfer.

Wenn man bereits mit neurologischen Problemen zu tun hat, können diese Probleme durch Kristalle verschlimmert werden. zu solchen Ansammlungen von Glutaminsäurekristallen kommt es durch übermäßigen Verzehr von Nährhefe. Es lagern sich immer mehr dieser Kristalle an, und falls man über Jahre allzu viel Nährhefe zu sich nimmt, kann das negative gesundheitliche Folgen haben, vor allem wenn bereits Symptome und Vorerkrankungen bestehen.

## Soja

Zu dieser Kategorie zählen auch Tofu, Edamame, Sojamilch, Sojasoße, Miso, Sojabohnen, Sojanüsse, texturiertes Soja, Sojaproteinpulver und Fleischersatzprodukte aus Soja.

Das Gehirn ist ein Organ, das Informationen sammelt, verarbeitet und übermittelt. Seine Signale breiten sich im ganzen Körper aus. Auch Nahrung enthält Information. Schon immer hat unser Gehirn mit den aufgenommenen Lebensmitteln kommuniziert.

Natürliche Nahrungsmittel sollten natürlich bleiben und nicht bis zur Unkenntlichkeit denaturiert werden – einfach wegen dieser Kommunikation zwischen der Nahrung und dem Gehirn, durch die es zu einem Informationsaustausch zwischen den verzehrten Produkten und dem Körper kommt. Durch in vielen Ländern gentechnisch veränderte Nahrungsmittel wie Soja werden diese Kommunikationswege unterbrochen. Unser Gehirn kann sich auf solche Nahrungsmittel nicht einstellen. Es ist nicht vom Menschen gemacht. Der Homo sapiens ist nicht in einem Labor entstanden, und das gilt auch für die Nahrungsmittel, von denen unser Gehirn in früheren Zeiten gelebt hat. Alle möglicherweise gentechnisch veränderten Nahrungsmittel kommen dem

Gehirn entschieden in die Quere. Sie stellen die schlimmsten Hirntäuscher dar, weil die enthaltene Information einfach nur destruktiv ist.

Heutzutage sind viele Sojaarten durch Kreuzung kontaminiert. Bei natürlich angebauten Nahrungsmitteln ist es so, dass die Pflanzen ihre essbaren Bestandteile auf den Bedarf von Mensch und Tier abstimmen, und dadurch bekommt unser Körper die Möglichkeit zu wachsen, sich zu betätigen und gesund zu erhalten. Gentechnisch veränderte Nahrungsmittel sind dagegen nicht auf den menschlichen Bedarf abgestimmt, sie sollen nur sich selbst schützen, nicht den Menschen, der sie verzehrt. Genpflanzen sind nicht dafür gedacht, andere Organismen zu ernähren. Die natürliche Bestimmung der Pflanze ändert sich durch Genmodifikation.

Wir wünschen uns Nahrungsmittel, die unser Gehirn ernähren und es gegen freie Radikale und oxidativen Stress abschirmen. Gen-Nahrungsmittel wie Soja bewirken das Gegenteil. Sie schützen das Gehirn nicht, sondern geben es preis. Gensoja ernährt Viren und Bakterien, und weil auch Bio-Soja heute schon kreuzkontaminiert sein kann – selbst in Ländern, in denen keine genmanipulierten Lebensmittel produziert und angeboten werden dürfen –, hält man sich davon ebenfalls besser fern.

Soja ist etwas Irreführendes. Wir sehen es als Eiweißquelle, doch in Wirklichkeit liefert es eher Fett, aber kein »gesundes«. Sojaöl ist kein gesundes Fett. Soja sollte als radikales Fett und nicht als Eiweißquelle eingestuft werden. Mit seinem hohen Fettgehalt ist Soja ein Glukosehemmer. Zudem wird Soja meist nicht für sich allein verzehrt. Im Normalfall kommt auch noch Fett dazu, etwa als Raps- oder Olivenöl. Viele Sojaprodukte enthalten außerdem auch noch Glutamat, und das sollte bereits Grund genug sein, sich von allen Sojaprodukten fernzuhalten.

In kleinen Mengen können Lebensmittel aus nicht gentechnisch verändertem Soja verträglich sein, solange man nicht bereits krank ist. Wer sich jedoch mit Symptomen und Beschwerden herumschlägt, die Gehirn und Nervensystem betreffen, darf sich von Soja keinen Nutzeffekt versprechen, weil es die Neurotransmitter behindert und wichtige Aminosäuren, Enzyme und sonstige nützliche Substanzen hemmt, die eigentlich der Gesundheit des Gehirns dienen sollen.

## Gentechnisch veränderte Nahrungsmittel*

Außer von »genmodifizierten Organismen« (GMO) sprechen wir mancherorts heute auch zunehmend von biotechnisch veränderten Organismen beziehungsweise Nahrungsmitteln. Die Bedeutung ist die gleiche.

Genmanipulierte Nahrungsmittel sind so »designt«, dass sie dem Gehirn Nährstoffe

* Der Anbau und die Weiterverarbeitung von Gentechnikpflanzen ist in Europa meist verboten, anderswo – zum Beispiel in den USA – vielfach selbstverständlich (Anm. d. Red.).

vorenthalten beziehungsweise rauben. Unser Gehirn nimmt solche Nahrungsmittel wie industrielle Chemikalien wahr. Wenn etwas essbar ist, man es kauen kann und es sogar teilweise verwertet, heißt das noch längst nicht, dass unser Gehirn es als natürlichen Brennstofflieferanten akzeptiert.

Als industriell gefertigte Nahrung unterscheiden sich gentechnisch veränderte Nahrungsmittel von natürlichen oder anderweitig verarbeiteten Nahrungsmitteln. Alles an genmanipulierten Lebensmitteln ist unserem Körper vollkommen fremd. Das Gehirn sieht das als vollkommen synthetische Stoffe an, die nichts mit ihm zu tun haben – als Substanzen aus der Fabrik, selbst wenn es sich ursprünglich um Pflanzen oder Bäume handelte, die in der Erde wurzeln. Jedes gentechnisch veränderte Nahrungsmittel, das wir konsumieren, löst ein Warnsignal unseres Gehirns an die Nebennieren aus und veranlasst sie, einen bestimmten Adrenalinmix zu produzieren, der einen Alarm wie bei einer chemischen Invasion des Organismus auslöst.

Genetisch veränderte Nahrungsmittel weisen keine antivirale und antibakterielle Wirkung auf. Sie haben diese Fähigkeit eingebüßt. Vitamin C aus gentechnisch verändertem Obst und Gemüse beispielsweise sagt dem Körper gar nichts und ist für ihn nicht zu verwerten. Selbst wenn sich im Labor ein hoher Vitamin-C-Gehalt nachweisen lässt, bekommen Menschen, die sich auf solche Produkte verlassen, letztlich kein brauchbares Vitamin C, und ihr Vitamin-C-Mangel wird sich verschärfen.

Gentechnisch veränderte Nahrungsmittel bringen den Hormonhaushalt durcheinander. Dabei handelt es sich um eine der Überlebensstrategien der genmanipulierten Pflanzen: Sie zerstören die Hormone dessen, der sie konsumiert, um ihre eigenen Pflanzenhormone zu schützen. Für den Menschen bringt das eine Verkürzung der Lebenszeit mit sich. Die Überlebensstrategie der Genpflanzen lautet: »Du oder ich.« Sie enthalten Hormonhemmer, die in Hormondrüsen wie die Nebennieren, die Schilddrüse und die Bauchspeicheldrüse eindringen und es ihnen schwer machen, ihre Botenstoffe in der vorgesehenen Weise zu erzeugen, und das wiederum kann das Gehirn schädigen. Auch in Hypothalamus und Hypophyse eindringende Stoffe dieser Art stören dort die Hormonproduktion und reduzieren den Anteil der normal und natürlich gebildeten Hormone.

Hypothalamus und Hypophyse sind außerdem mit der Informationsübermittlung jenseits unseres persönlichen Bewusstseins befasst. Diese Drüsen haben Anteil an unserer Intuition, also dem Vermögen, Informationen zu empfangen, die von außen kommen. Beispielsweise dienen diese Drüsen unserer Fähigkeit, Wetterphänomene einzuschätzen und zu spüren, was auf diesem Planeten derzeit los ist.

## Knochenbrühe

Wenn ein Kuh geschlachtet wird, stoßen ihre Nebennieren unglaubliche Adrenalinmengen aus, und dabei handelt es sich eigentlich um eine Überlebensreaktion: Der Kuh sollen dadurch gewaltige Kräfte zuwachsen, die ihr erlauben, sich zu retten. Um diesen Zweck in einer Bedrohungssituation tatsächlich erfüllen zu können, genügt es nicht, Muskeln, Gehirn und Nervensystem mit Adrenalin zu versorgen, sondern dieses Adrenalin muss bis in die Knochen vordringen. Während nun das Gehirn der Kuh bei der Schlachtung allmählich erlischt, breitet sich das Adrenalin rasch in die Tiefe aus und lässt sich am Ende größtenteils im Rahmen dieser natürlichen Abwehrmaßnahmen in den Knochen nieder, von wo eigentlich die letzte Abwehrreaktion dieser Kuh (oder irgendeines anderen Lebewesens) ausgehen soll.

Wenn wir Knochenbrühe zu uns nehmen, konsumieren wir mit anderen Worten den allerletzten Überlebensimpuls des geschlachteten Tiers. Mit dem Adrenalin im Knochenmark verzehren wir auch die darin abgespeicherten Botschaften.

Adrenalin ist ein Steroid, und deshalb handelt es sich beim Verzehr von Knochenbrühe eigentlich um eine Steroidbehandlung. Die jedoch dient nicht unserer Genesung und Wiederherstellung. An diesem Steroideffekt liegt es aber, dass sich manche Menschen nach dem Genuss von Knochenbrühe so fühlen, als ginge es ihnen besser.

Unser Gehirn versteht Adrenalin auch dann, wenn es nicht unser eigenes ist. Es kennt sich mit Kampf und Flucht aus, wenn es einen Adrenalinschub aus unseren eigenen Nebennieren verspürt. Konsumieren wir also etwas Adrenalinhaltiges von einer Kuh oder einem anderen Nutztier, identifiziert unser Gehirn die enthaltenen Regungen von Angst und chaotischem Geschehen. Unser Gehirn möchte keine Steroide mit den darin enthaltenen Kampf-oder-Flucht-Impulsen, die dem Tod vorausgehen. Solche Steroide gaukeln unserem Körper etwas vor, was tatsächlich nicht der Fall ist, und das macht ihre starke Giftwirkung auf das Gehirn aus. Auf den Konsum von Steroiden folgt immer ein Entzug, den unser Gehirn bei jedem weiteren Konsum wieder zu bewältigen hat. Das ist deshalb so, weil diese Steroide die natürliche Abwehrreaktionen unserer Neuronen auf Giftstoffe betäuben. Lässt die Betäubung wieder nach, entsteht ein Verlangen nach mehr von diesem Stoff. Es bildet sich ein unheilvoller Steroidzyklus, der beschleunigend auf degenerative Gehirnerkrankungen wirkt.

Im Übrigen ist Knochenbrühe sehr fetthaltig, was die Aufnahme der Glukose in die Gehirnzellen behindert und unsere grauen Zellen in einen Mangelzustand treibt. Deshalb haben Knochenbrühe-Liebhaber am Tagesende ein erhöhtes Verlangen nach Süßigkeiten. Und zuweilen enthält Knochenbrühe auch noch Essig. Solch ein Produkt ist wie ein Doppelschlag für unseren Organismus.

## Bedenkliche Fische und Meeresfrüchte

Zu den bedenklichen Fischen und Meeresfrüchten zählen zum Beispiel Wels, Red Snapper, Felsenbarsch, Blaubarsch, Schwertfisch, Zackenbarsch, Muscheln, Austern, Shrimps, Krebse, Hummer, Tintenfisch, Jakobsmuschel, Flunder, Buntbarsch oder Haifisch. Sie bringen Quecksilber, Kupfer, Blei und Barium mit und darüber hinaus Fluoride und Dioxine sowie radioaktive Isotope von Strontium und Uran. Auch Mikroorganismen wie Parasiten und Würmer können enthalten sein.

Zu heftigen allergischen Reaktionen auf Meeresgetier kann es durch die enthaltenen gekochten Mikroorganismen kommen. Das ist eine andere Reaktion als nach dem Genuss von unzureichend gegartem Fisch, in dem die Parasiten oder Würmer noch lebendig sind. Beide Formen der Kontamination – mit lebenden oder durch Hitze abgetöteten Mikroorganismen in Meeresfrüchten – können unser Gehirn schädigen (mehr dazu in Kapitel 22 von *Heile dein Gehirn. Das Basisbuch*).

## Lammfleisch

Lammfleisch sei gesund, so der Trend. Das ist irreführend, Lammfleisch hat nämlich einen hohen Fettanteil. Deshalb macht es die Leber gestaut und träge, und das Gehirn wird stärker mit giftigen Hirntäuschern belastet. Und wie andere Fette wirkt das Fett in Lammfleisch als Glukosehemmer, durch den das Gehirn ausgehungert wird.

## Salz (auch hochwertiges)

Salz wird zum Großteil, aber nicht vollständig wieder vom Körper ausgeschieden. Ein erheblicher Anteil davon sammelt sich im Organismus an, und zwar zuerst in der Leber. Diese ist unsere erste Verteidigungslinie, und hier wird das Salz erst einmal festgehalten und eingelagert. Mit der Zeit können sich sogar im Gehirn Salzdepots bilden.

Auch auf Zugabe von hochwertigem Salz reagiert unser Körper anders als auf das in Obst, Blattgemüse, Kräutern, wilden Nahrungsmitteln und Gemüse enthaltene natürliche Natrium. Hinzugefügtes Salz ist so konzentriert, dass es einen regelrechten Schock auslöst. Es ist nicht wirklich bioverfügbar, weil der Körper es als Bedrohung empfindet.

Salz entzieht den Geweben Wasser. Wenn das Salz einer gesunden Zelle das Wasser abgepresst hat, wird es zusammen mit dieser Flüssigkeit abtransportiert. Die Zelle vermag sich dann schnell oder auch Stunden später wieder mit Wasser zu füllen und zu erholen, aber wenn sie bereits durch andere Giftstoffe und Erreger vorgeschädigt ist und dann viel Salz konsumiert wird, kann dieses Salz auskristallisieren und sich da ansammeln, wo das Gewebe bereits lädiert ist. Hier verhält es sich nämlich so, dass das vom Salz abgepresste Wasser nicht ausreicht, um es auszuschwemmen. Das Salz bleibt vor Ort und kristallisiert.

Das bedeutet, dass sich an den betroffenen Regionen im Körper und im Gehirn Salzablagerungen bilden. Die können im MRT als rätselhafte weiße Flecken erkennbar sein, weil das Salz die Magnetresonanzschwingungen reflektiert. Winzige Schlaganfälle und mikroskopische Blutgerinnsel, mit denen viele Menschen leben, sind Stellen, an denen sich schnell Salzdepots bilden, wenn zu viel Salz konsumiert wird. Und wenn die Neurotransmitter bereits wasserarm und geschwächt sind, kann sich Salz besonders leicht anlagern. Auch um geschwächte Neuronen lagert sich Salz an. Nach zwanzig bis dreißig Jahren eines erhöhten NaCl-(Natriumchlorid-)Konsums können sich überall im Körper Depots gebildet haben, auch im Gehirn. Wir sind dann eine einzige große »Salzlecke«. Salz beschleunigt die Alterung.

## Fermentierte Nahrungsmittel

Immer mehr Leute, darunter auch Mediziner, lassen sich einreden, Gesundheit und Krankheiten säßen im Darm, und man bräuchte eigentlich nur die Darmflora mit fermentierten Nahrungsmitteln (zum Beispiel Sauerkraut, Eingelegtem, Sauerteig, Käse und Joghurt [auch pflanzlich]) zu sanieren, um das Gehirn in Ordnung zu bringen.

Aber fermentierte Nahrungsmittel zu sich zu nehmen ist, was die Gesundheit unseres Gehirns angeht, der falsche Weg. Die eigentliche Bedrohung unseres Gehirns geht nämlich von Krankheitskeimen und den Giftstoffen aus, die sie freisetzen, wenn sie sich von Hirntäuschern ernähren können. Außerdem enthalten fermentierte Nahrungsmittel ohnehin keine gesunden und nützlichen Bakterien. Die auf diesem Wege zugeführten Mikroorganismen unterscheiden sich von den natürlich in unserem Darm vorkommenden gesunden Bakterien und Pilzen.

Fermentierte Nahrungsmittel enthalten untaugliche Kleinstlebewesen, welche die Salzsäure in unserem Magen eigentlich abtöten und zersetzen sollte. Bei den meisten Menschen ist die Magensäure jedoch zu schwach, sodass die unproduktiven Mikroorganismen überleben und sich eine Zeit lang im Gastrointestinaltrakt halten können, bevor sie absterben. In beiden Fällen ist ihnen ein kurzes Leben beschieden, und wenn sie absterben, sind sie Nahrung für ungesunde Bakterien. Selbst wenn fermentierte Nahrungsmittel wirklich nützliche Bakterien enthielten, hätten wir nicht viel davon, weil gesunde Bakterien keinen Kampf gegen ungesunde führen. Mit dem Versuch, »schlechte« Bakterien durch »gute« zu verdrängen, erreichen wir also nicht wirklich etwas. So viel gesunde Darmbakterien wir uns auch zuführen mögen, die ungesunden werden erst absterben, wenn wir ihnen ihre Nahrungsquellen entziehen und uns mit den dafür geeigneten Instrumenten auskennen. Schädliche Bakterien bleiben einfach da, da mag man noch so viel Probiotika oder fermentierte Nahrungsmittel mit theoretisch gesunden Mikroorganismen zu sich nehmen. Da Krankheitskeime und die Giftstoffe, von denen sie leben, die eigentliche Bedrohung unseres Gehirns sind und auch die eigentliche Gefahr in unserem Darm, erreichen wir mit dem Weglassen der Nahrungsmittel, von denen sie leben, mehr als mit der Zufuhr von Billionen der empfohlenen nützlichen Keime.

Weshalb meinen die Leute, sie hätten von fermentierten Nahrungsmitteln gesundheitliche Vorteile? Kaum jemand erweitert einfach die westliche Standardernährung mit fermentierten Nahrungsmitteln, ohne auch andere Veränderungen vorzunehmen. Man ernährt sich insgesamt besser und lässt beispielsweise Gluten und Milcherzeugnisse weg, während man zugleich mehr grüne Säfte zu sich nimmt und die Kalorienaufnahme senkt. Durch die so erreichten positiven Effekte kann der irreführende Eindruck entstehen, das verzehrte Sauerkraut sei unglaublich gesund.

Es gibt einen weiteren Grund dafür, dass fermentierte Nahrung uns gesundheitlich kaum etwas bringt: Unser Gehirn braucht Elektrolyte für seine Funktionen, und fermentierte Nahrungsmittel büßen ihre Elektrolyte durch den Gärungsprozess ein. Die enthaltenen Spurenmineralsalze ändern ihre Zusammensetzung so, dass sie in der Gegenwart von Zersetzungsprodukten praktisch deaktiviert werden. Auch andere in der Pflanze enthaltene Nährstoffe und sekundäre Pflanzenstoffe werden bei der Gärung deaktiviert und zerstört. Ein fermentiertes Nahrungsmittel enthält für das Gehirn praktisch nichts.

Viele zerebrale Störungen sind durch giftige Leicht-, Schwer- und Halbmetalle bedingt. Das lässt sich auch mit fermentierten Nahrungsmitteln nicht beheben. Zahlreiche andere Beeinträchtigungen des Gehirns werden durch Viren ausgelöst, und auch dagegen können fermentierte Nahrungsmittel nichts ausrichten. Sie unterbinden weder die Oxidation dieser Metalle im Gehirn, noch können sie es vor den viralen Neurotoxinen schützen. Außerdem kann fermentierte Nahrung die Viren und die giftigen Metalle nicht aus dem Darm vertreiben.

Pflanzliche fermentierte Nahrungsmittel sind zwar nicht selbst als Nahrung für Viren sowie schlechte Bakterien und Pilze geeignet, aber sie drängen sie auch nicht zurück und töten sie nicht ab. Die wenigen Mikroorganismen in Ihrem Darm, die durch fermentierte Nahrungsmittel abgetötet werden, dienen ungesunden Bakterien und Pilzen als Nahrung. Sie lösen zwar keine explosionsartige Vermehrung dieser Keime aus, sorgen aber dafür, dass sie am Leben bleiben. Lebendige Pflanzennahrung, die einmal antivirale und antibakterielle Eigenschaften besaß, verliert diese Kräfte durch die Fermentation, die alle ursprünglich vorhandenen Pflanzenstoffe des lebendigen Gewächses strukturell verändert.

Das in fermentierten Produkten aus Milch, Fleisch oder Fisch enthaltene Fett macht sie für Bakterien zu einem Lebensraum, in dem sie sich sehr gut vermehren können. Das in fermentierten Fleischprodukten enthaltene Fett ist noch dichter als das in gegartem Frischfleisch, weil das Fett ranzig und dadurch härter wird. Die Galle hat große Schwierigkeiten, dieses ausgehärtete Fett zu zersetzen und aufzuschließen, sodass sich schlechte Bakterien im Darm hier wunderbar vermehren können.

## Getreide, auch glutenfrei, zusammen mit Fett

Getreide wirkt weder antiviral noch antibakteriell, und die enthaltenen Kohlenhydrate sind nicht leicht dem Gehirn zuzuführen. Stattdessen gelangen diese Kohlenhydrate in die Leber und halten sich hier länger auf, als nötig wäre.

Wenn man beispielsweise Haferflocken isst, und die sind noch besser als die meisten anderen Getreide, führt das nicht zu einer schnellen Versorgung des Gehirns mit Glukose. So ist es auch beim Reis und den übrigen Getreiden. Die in Getreide, auch glutenfreiem, enthaltenen Kohlenhydrate werden nicht schnell ins Blut überführt und sind nicht hundertprozentig bioverfügbar, bis sie schließlich in verwertbaren Zucker überführt sind, den das Gehirn verwenden kann. Dazu muss die Glukose erst von der Leber konvertiert werden, und bei fast allen Menschen kränkelt die Leber ein bisschen, sie ist gestaut und träge, voller Krankheitserreger und Giftstoffe.

Eine geschwächte Leber kann Getreide nicht ohne Mühe konvertieren, sodass der Speisebrei klebrig und gummiartig wird, länger in der Leber verbleibt und dort sogar als ein Schutzüberzug für Krankheitserreger dient, weil Getreide eben keine antiviralen und antibakteriellen Kräfte besitzen. Hat die Leber es endlich geschafft, aus den Kohlenhydraten wertvolle Glukose zu machen, sind die Kohlenhydrate inzwischen viel zu lang im Körper gewesen, ohne das Gehirn zu erreichen. Werden diese Kohlenhydrate aus der Leber entlassen, haben sie so lange nutzlos herumgelungert, dass sich ihre chemische Struktur verändert hat.

Das Gehirn braucht lebendigen Treibstoff, der schnell ins Blut übergeht oder von der Leber bereitgestellt wird. Erhält das Gehirn Nahrung aus zwei verschiedenen Quellen, als bioverfügbare Glukose aus geeigneten Lebensmitteln einerseits und weniger bioverfügbarer Glukose aus Getreide andererseits, kommt es zu einem Konflikt. Das Getreide lässt nicht zu, dass das Gehirn ausreichend bioverfügbare Glukose aus anderen Quellen erhält. Deshalb ernährt sich das Gehirn zunehmend von Getreide, einfach weil es Hunger hat und nicht das bekommt, was es eigentlich benötigt. Darin liegt das Suchtpotenzial des Getreides. Kommen noch Fette wie Pflanzenöl, Avocado, Schweinefett, Pflanzenfett, Milchfett oder das in Eiern enthaltene Fett hinzu, ist das Suchtpotenzial noch größer.

Wer Getreide essen möchte, für den ist Hirse die beste Wahl. Hirse macht am wenigsten Ärger, weil sie von der Leber leichter zu konvertieren ist. An zweiter Stelle steht der Hafer und an dritter Stelle Quinoa, das allerdings für die Darmschleimhaut ein wenig kratzig ist. Reis kann in geringen Mengen auch noch ganz gut sein, weil er keine so hohe Nährstoffdichte besitzt. Sogar Naturreis hat eine geringere Nährstoffdichte als Hirse, Hafer und Quinoa. (Manche Leute machen sich Sorgen wegen des Arsens, das in Reis enthalten sein kann. Da geht es aber nur um eine bestimmte Reissorte, die mit konventionellen Spritzmitteln behandelt wurde, deshalb auf Bio-Qualität achten.)

Wenn Sie bestrebt sind, Ihre Gesundheit wiederherzustellen, meiden Sie Fett zusammen mit Getreide. Mischt man Glukose, die von der Leber nur unvollständig konvertiert wurde, mit irgendeinem pflanzlichen oder tierischen Fett, wird das Gehirn einen Großteil der vom Getreide stammenden Glukose nicht bekommen. Deshalb sind manche bald nach dem Essen wieder hungrig. Fett in Verbindung mit Glukose kann auch Gewichtszunahme nach sich ziehen, weil die Leber mit der Verarbeitung von Fett und Getreide-Kohlenhydraten noch stärker überfordert ist als sonst.

Schokolade mit 70 bis 90 Prozent Kakao sei besonders gut, heißt es, doch tatsächlich bedeutet ein höherer Kakaoanteil entsprechend mehr Koffein, und das tut den Nebennieren gar nicht gut.

Kapitel 6

# Nahrungsergänzungsmittel als Hirntäuscher

Für Nahrungsergänzungsmittel gibt es vier Hauptkategorien:

- Problematisch bis schädlich
- Bedenklich
- Überschätzt und zu viel verwendet
- Qualitätsprobleme (hier kommt es ganz besonders darauf an, hochwertige Produkte zu wählen, denn häufig werden minderwertige Zutaten und problematische Zusatzstoffe wie Konservierungsmittel verwendet.)

## Problematisch bis schädlich

1. Aktivkohle zum Einnehmen
2. Apfelessig
3. Ätherische Öle zum Einnehmen
4. Austernextrakt als Nahrungsergänzung
5. Bentonit und andere Tonerden (innerlich)
6. Chlordioxid (Natriumchlorit)
7. Chlorella
8. Diatomeenerde (Kieselgur)
9. Dorsch- und Hai-Lebertran
10. Fettverbrenner
11. Fisch- und Krillöl
12. Gemischte Verdauungspulver
13. Hirschgeweih
14. Ionisierende und alkalisierende Wasseraufbereitungsmaschinen
15. Koffein
16. Koffeinhaltige Energydrinks
17. Koffeinhaltiger Pilz-Kaffee (Mushroom Coffee)
18. Kolostrum
19. Kräutertinkturen in Alkohol
20. L-Carnitin und L-Arginin
21. Molkenprotein
22. Natriumbikarbonat (Natron), in größeren Mengen eingenommen
23. Perlenpulver
24. Salzsäure-Supplemente
25. Terpentinöl
26. Verdauungsbitter
27. Weißöl
28. Zeolithe

## Bedenklich

29. Eisen-Supplemente (nicht pflanzlich)
30. Elektrolytpulver und Elektrolytgetränke

31. Gemischte Kräuterpulver (Gemische zahlreicher Kräuter und fragwürdiger Zutaten)
32. Getrocknete Tierorgane und Drüsen (unter anderem Leber, Nebennieren, Milz, Nieren, Magen, Bauchspeicheldrüse, Gehirn, Zunge und Herz; auch bovines Serum)
33. Hühnerknorpel
34. Kiefernnadeltee
35. Mischung von Aminosäuren-Supplementen
36. Neemöl (innerlich)
37. Ölziehen
38. Sennesblätter
39. Vor dem Work-out einzunehmende Mittel

## Überschätzt und zu viel verwendet

40. CBD (Cannabidiol)
41. Chlorophyll
42. Fulvonsäure und deren Salze (Fulvate); Huminsäure und deren Salze (Humate); Shilajit
43. Kollagen
44. Macawurzel
45. Obst- und Gemüsepulver
46. Pflanzliches Proteinpulver
47. Präbiotika (auch Inulin)
48. Probiotika
49. Vitamin D in zu hoher Dosierung

## Qualitätsprobleme

50. Cyanocobalamin (minderwertiges Vitamin $B_{12}$)
51. MCT-Öl
52. Minderwertiges kolloidales Silber
53. Minderwertiges Zink
54. Multivitamine und Präparate für Haut, Haar und Nägel
55. Oregano-Öl
56. Pränatale Vitamine

## Problematisch bis schädlich

### 1. Aktivkohle zum Einnehmen

Aktivkohle versiegelt die Darmschleimhaut derart, dass Nährstoffe nur mit Mühe resorbiert, assimiliert und schließlich in die Blutbahn überführt werden können. Dadurch entstehen Nährstoffmängel, unter denen die gesunden Bakterien und Mikroorganismen leiden, während die »schlechten« in dieser Atmosphäre gedeihen. Aktivkohle leitet keine giftigen Leicht-, Schwer- und Halbmetalle aus und bindet sie auch nicht. Vielmehr macht sie es geradezu unmöglich, dass diese Giftmetalle den Verdauungstrakt verlassen, weil sie praktisch unter einer Schicht von Aktivkohle gefangen bleiben. Aktivkohle verklebt die Darmschleimhaut und ist erst nach Wochen wieder vollständig abgebaut. Sie wirkt letzten Endes vergiftend, weil sie Toxine im Körper festhält. Das gelegentliche Zähneputzen mit Aktivkohle ist recht nützlich, aber achten Sie darauf, dass Sie die Kohle nicht schlucken, sondern den Mund anschließend gründlich spülen.

## 2. Apfelessig

Apfelessig und Nahrungsergänzungen mit Apfelessig greifen die Zähne an. Näheres im Abschnitt »Essig (auch Apfelessig)« des vorigen Kapitels.

## 3. Ätherische Öle zum Einnehmen

Bei der Einnahme von ätherischen Ölen, insbesondere in größeren Mengen, kann es zu Spasmen der Vagusnerven kommen und dadurch zu Symptomen wie Angst, Panik, brennenden Empfindungen und Übererregung aller Sinne. Ätherische Öle dürfen überhaupt nicht innerlich angewendet werden, wenn jemand Symptome oder Beschwerden hat, die mit einem empfindlichen Nervensystem zusammenhängen.

Seien Sie auch vorsichtig mit der äußeren Anwendung von ätherischen Ölen in Körperlotionen oder anderen Trägersubstanzen. Diese Öle werden zum Teil von Matratzen, Laken, Decken, Sofas, Stühlen und sogar den Wänden aufgesaugt, und alle diese Oberflächen sind dann ölfeucht, sodass sich Staub, Schmutz, Sand und Nahrungspartikel auf ihnen sammeln. Das ist die perfekte Umgebung für Schimmelbildung in der Wohnung. Wenn überhaupt, verwenden Sie ätherische Öle also sparsam, und tupfen oder wischen Sie Überschüsse ab. Das gilt übrigens für alle Öle, auch wenn sie keine ätherischen Öle enthalten.

## 4. Austernextrakt als Nahrungsergänzung

In Bodenbewohnern wie Austern kommen Quecksilber, Dioxine, Strontium, Uran, petrochemische Stoffe und andere giftige Leicht-, Schwer- und Halbmetalle vor. Eine gute Zinkquelle sind sie nicht. Sie enthalten zwar Zink, doch dessen Wirkung wird durch Giftstoffe abgeschwächt oder zunichtegemacht. Durch den Verzehr von Austern, Austernsupplementen oder -extrakt wird der Zinkspiegel nicht erhöht und ein eventueller Zinkmangel nicht behoben.

## 5. Bentonit und andere Tonerden (innerlich)

Diese Tonerden leiten keine giftigen Leicht-, Schwer- und Halbmetalle aus, sie sind auch zu aggressiv für die Darmschleimhaut. Sie wirken im Darm wie Sandpapier. Alle Heilerden reizen die Nerven im Verdauungstrakt und seiner Umgebung. Wer empfindliche oder entzündete Vagusnerven hat, sollte keine Heilerde einnehmen. Sie können auch das Mikrobiom empfindlich stören, denn Bentonit und andere Tonerden ersticken die »guten« Bakterien und Mikroorganismen und leisten den »schlechten« Vorschub, weil sie den Sauerstoff im Darm verknappen. Gesunde Bakterien und Mikroorganismen benötigen viel Sauerstoff, schlechte können auch mit wenig Sauerstoff überleben. Tonerden lassen im Verdauungstrakt möglicherweise einen chronischen Wassermangel entstehen.

### 6. Chlordioxid (Natriumchlorit)

Chlordioxid ist ein Reizstoff für den Darm, der mehr gute als schlechte Darmbakterien und Mikroorganismen abtötet. Wenn er in größeren Mengen ins Blut übertritt, übt er eine Giftwirkung auf das Gehirn aus, weil Chlordioxid in höherer Dosierung die Neuronen schädigt. Falls nach der Einnahme Übelkeit auftritt, handelt es sich um eine Reaktion der Vagusnerven auf die Giftwirkung dieses Stoffes.

### 7. Chlorella

Chlorella kann giftige Leicht-, Schwer- und Halbmetalle nicht richtig binden, sondern gibt sie an umliegendes Gewebe ab, was letztlich alle Gehirnprobleme verschlimmert. Sie kann die giftigen Metalle auch nicht gut ausleiten und besitzt außerdem keine antiviralen und -bakteriellen Kräfte. Vielmehr enthält diese Alge häufig ungesunde Bakterien, und das kann ernährungsbedingte Krankheiten entstehen lassen.

### 8. Diatomeenerde (Kieselgur)

Dieser Stoff reizt die Darmschleimhaut, klebt an ihr und wird nicht leicht wieder ausgeschieden. Auf die empfindlichen Nervenenden im Verdauungstrakt wirkt er eher aggressiv und scheuernd, und das kann Symptome heraufbeschwören, die von den empfindlichen Vagusnerven ausgehen.

Atmen Sie dieses Pulver auf keinen Fall ein, da es die Abwehrkraft schwächt, wenn es in die Lunge gelangt. Unsere weißen Blutzellen nehmen die Partikel als Eindringlinge wahr, die sie fressen müssen, und das kann das lymphatische Immunsystem überlasten und zum Aufflackern viral bedingter chronischer Beschwerden führen.

### 9. Dorsch- und Hai-Lebertran

Dorsch- und Hai-Lebertran enthalten Giftstoffe, darunter Quecksilber und andere giftige Leicht-, Schwer- und Halbmetalle in hoher Konzentration.

### 10. Fettverbrenner

Diese Mittel enthalten oft Füllstoffe, Konservierungsmittel, Glutamat und Koffein. Solche »Fatburner« unterstützen keineswegs die Fettverbrennung, sondern belasten die ohnehin schon gestaute und träge Leber noch mehr und beschleunigen dadurch die Fetteinlagerung. Die meisten dieser Mittel sind von anregender Wirkung, was dazu führt, dass man sich bei der Anwendung letztlich mit Adrenalin über die Phasen des Hungers hinweghilft.

### 11. Fisch- und Krillöl

Diese Öle enthalten Quecksilber in geradezu homöopathischer Verdünnung, gleichsam die Essenz des Quecksilbers, die in vielen

Fischölen erhalten bleibt, nachdem ihnen das Quecksilber entzogen wurde. Dieses Methylquecksilber dringt bis ins Gehirn vor und lässt Gehirnerkrankungen schneller fortschreiten. Die meisten Fischöle werden aus Abfällen verschiedenster Fischarten hergestellt, die bei den Produzenten angeliefert und dann während des Extraktionsprozesses durchmischt werden. So kann es sein, dass in einer Fischölkapsel Dutzende Fischarten verarbeitet sind.

Wenn ein Fisch stirbt, oxidieren die giftigen Leicht-, Schwer- und Halbmetalle in seinem Körper besonders schnell im enthaltenen Öl oder Tran, weil hier durch den Zersetzungsprozess Gase entstehen. Deshalb ist es viel besser, Fisch zu essen, als Öl einzunehmen. Beim Verzehr einer Fischmahlzeit nehmen Sie nie so viel Öl zu sich wie das, was in einer solchen Kapsel konzentriert ist. Wie Sie in Kapitel 20 von *Heile dein Gehirn. Das Basisbuch* nachlesen können, kommt Quecksilber weniger im Muskelfleisch der Fische als in ihrem Fett und Öl vor.

## 12. Gemischte Verdauungspulver

Bei gemischten Verdauungspulvern handelt es sich um schmirgelnde Kombinationen von Reizstoffen, die das Mikrobiom nicht ins Gleichgewicht zurückführen, sondern es im Gegenteil erst richtig durcheinanderbringen. Das verschlimmert bei sensiblen Menschen alle Verdauungsprobleme, vor allem wenn sie mit Störungen des Nervensystems zusammenhängen, zum Beispiel mit Entzündungen der Vagus- und Zwerchfellnerven, durch die es vermehrt zu Angst und Verdauungsstress kommt. Solche Verdauungspulver können zu Magen- und Darmkrämpfen führen und dadurch entsprechende Schmerzen, eine Magenschleimhautentzündung und Völlegefühl nach sich ziehen. Die Gesundheitsfachleute interpretieren das gern als heilsame Detox-Reaktion, in Wirklichkeit handelt es sich jedoch um das Gegenteil.

## 13. Hirschgeweih

Hirschgeweih (beziehungsweise Bast) ergibt keinen Nutzen für Menschen mit chronischen Krankheiten. Die enthaltenen Hormone stören die Wirkung der natürlich im Körper vorkommenden Botenstoffe. Die im Hirschgeweih vorkommenden Steroide bringen die menschliche Hormonproduktion eher durcheinander, und je höher man diese Mittel dosiert, desto stärker ist die störende Wirkung. Bei längerer Einnahme solcher Mittel darf man anschließend mit Entzugserscheinungen rechnen, und schließlich kann es zu Nebennierenschwäche und Haarausfall kommen.

## 14. Ionisierende und alkalisierende Wasseraufbereitungsmaschinen

Die Metallplatten in diesen Maschinen oxidieren und korrodieren mit der Zeit, und diese Oxidationsprodukte gehen in der Form metallischer Nanopartikel ins Wasser über. Das gilt für sämtliche Wasseraufbereitungsmaschinen aller Hersteller. Oxide und metallische Nanopartikel ziehen irgendwann neurologische Symptome nach sich. Bei dieser Wasseraufbereitung wird das Wasser nicht gereinigt, die Filtration ist unzureichend, und das Wasser ist nach der Aufbereitung tot, das heißt durch Elektrizität zerstört. Solches Wasser wird vom menschlichen Körper als fremd empfunden.

### 15. Koffein

Siehe koffeinhaltige Energydrinks und koffeinhaltiger Pilz-Kaffee.

### 16. Koffeinhaltige Energydrinks

Koffein dämpft das Immunsystem, schwächt die Nebennieren, wirkt auf das Gehirn neurotoxisch, entzieht Knochen und Zähnen wertvolle Mineralstoffe und ist eine psychoaktive Droge von hohem Suchtpotenzial. Lesen Sie mehr im »Koffein«-Kapitel von *Heile dein Gehirn. Das Basisbuch.*

### 17. Koffeinhaltiger Pilz-Kaffee (Mushroom Coffee)

Pilze wie Reishi, Chaga, Cordyceps, Shiitake und Löwenmähne sind von wohltuender Wirkung, kommt jedoch koffeinhaltiger Kaffee dazu, wird das Ganze problematisch. Die Droge Koffein erzeugt den Eindruck eines Energieschubs, und das beflügelt den Absatz solcher Produkte. Man versucht, die Kunden glauben zu machen, die Klarheit und Energie komme von den Pilzen, während es hier in Wirklichkeit um die Koffeinsucht geht. Genießen Sie die Pilze lieber ohne den Kaffee.

### 18. Kolostrum

»Kolostrum« nennt man bei Säugetieren die erste Substanz, die nach der Schwangerschaft von den weiblichen Milchdrüsen produziert wird. Bei diesem Ergänzungsmittel handelt es sich um ein Milcherzeugnis, das Krankheitskeimen wie Viren und Bakterien als Nahrung dient und dadurch chronischen Krankheiten Vorschub leistet. Milcherzeugnisse einschließlich Kolostrum werden auch als Nährstoffe bei der Aufzucht von Krankheitserregern im Labor verwendet.

### 19. Kräutertinkturen in Alkohol

Lesen Sie dazu den Abschnitt »Alkohol« im nächsten Kapitel. Sehen Sie sich nach alkoholfreien Kräutertinkturen um.

### 20. L-Carnitin und L-Arginin

Manche Aminosäuren sind von antiviraler Wirkung, L-Lysin zum Beispiel, ein schönes Beispiel für diese Art von nützlichen Aminosäuren. L-Carnitin und L-Arginin besitzen diese Wirkung dagegen nicht. In hoher Dosierung als Nahrungsergänzung dienen sie Viren vielmehr als Nahrung und fördern ihre Vermehrung, weil Viren im Labor mit Eiern als Nährstoffe großgezogen werden, und in Eiern sind L-Carnitin und L-Arginin stark vertreten.

### 21. Molkenprotein

Dieses Pulver dient Viren und ungesunden Bakterien, Hefen und Schimmelpilzen im Körper als Nahrung und verstärkt somit alle bereits vorhandenen Symptome und Beschwerden. Dadurch schürt es auch Entzündungen. Molkeneiweißpulver ist keine sinnvolle Eiweißquelle, weil es in Magen und Dünndarm nicht vollständig aufgeschlossen wird. Unsere natürliche Magensäure vermag das Molkeneiweiß nicht zu zersetzen, folglich kann es unser Körper nicht verwerten.

### 22. Natriumbiocarbonat (Natron), in größeren Mengen eingenommen

Eingenommenes Natron ist zu aggressiv für die Darmschleimhaut. Als Backpulver und bei anderen Verwendungen in der Küche ist Natron in Ordnung. Bei Therapien mit diesem Stoff werden weitaus größere Mengen eingesetzt. Bei Verdauungsstörungen wirkt Natron nur verschlimmernd, weil es Darmkrämpfe verursacht und die Vagusnerven schädigt, aber auch alle anderen mit dem Darm verbundenen Nerven. Die Vagusnerven werden in einen starken Erregungszustand versetzt, wodurch es vermehrt zu Angstanfällen kommen kann.

### 23. Perlenpulver

Dieses Mittel ist von reizender und aggressiver Wirkung auf die Darmschleimhaut, es wiegelt die Vagusnerven auf, was wiederum Ängste schüren und verschlimmern kann. Perlenpulver wird nicht schnell wieder ausgeschieden, sondern sammelt sich als verbackene Masse in unzugänglichen Winkeln der Darmschleimhaut an. Meiden Sie es, wenn Sie irgendwelche Verdauungsstörungen haben. Perlenpulver enthält Spuren von Quecksilber. Ansammlungen von Perlenpulver auf der Darmschleimhaut führen möglicherweise irgendwann zur Bauchauftreibung, weil die Gase nicht richtig abgeleitet werden können.

### 24. Salzsäure-Supplemente

Salzsäure-Supplemente sind etwas ganz anderes als die Salzsäuren, die Ihr Magen selbst in seinen Belegzellen produziert. Ersatzprodukte nehmen den Magen und Zwölffingerdarm sowie die Darmschleimhaut arg mit, sodass es zu Reizerscheinungen kommt. Sie lösen das Problem des Salzsäuremangels im Magen nicht, sondern führen nur die Belegzellen in die Irre und verschlimmern das Problem. Diese Supplemente enthalten nur eine einzige Säureart. Unsere natürliche Magensäure dagegen setzt sich aus etlichen Säuren zusammen und ist wesentlich komplexer, als den Medizinern bekannt ist. Deshalb schließen diese Ergänzungsmittel das verzehrte Eiweiß nicht im Magen auf. Die anderen Säuren, die zusammen unsere körpereigene Magensäure bilden, fehlen hier, um diese Wirkung zu erzielen. Unsere natürliche Magensäure lässt sich nicht nachmachen und verabreichen.

### 25. Terpentinöl

Terpentinöl verätzt die Darmschleimhaut und tötet mehr gesunde Bakterien und Mikroorganismen als ungesunde. Wenn es ins Blut übertritt, erhöht es dessen Giftbelastung, was wiederum Leber und Gehirn hohem Stress aussetzt. Terpentinöl muss eigentlich bereits zu den Lösungsmitteln gezählt werden.

### 26. Verdauungsbitter

Diese Verdauungshilfen enthalten normalerweise Alkohol. Über die Problematik von Alkohol in Supplementen können Sie im nächsten Kapitel mehr erfahren. Lesen Sie auch Kapitel 12 in *Heile dein Gehirn. Das Basisbuch.*

### 27. Weißöl

Weißöl wird aus Petroleum hergestellt und enthält oft eine Vielzahl industrieller Giftstoffe. Nehmen Sie es nicht ein, und verwenden Sie es nicht als Feuchthaltemittel.

### 28. Zeolithe

In den letzten Jahren werden Industrie-Zeolithe auch da abgebaut, wo für den innerlichen Gebrauch verwendbare Zeolithe gewonnen werden. Dadurch kommt es zu Verunreinigungen. Weder einnehmbare noch andere Zeolithe überwinden die Blut-Hirn-Schranke oder gelangen auf anderen Wegen ins Gehirn. Verunreinigte Zeolithe verweilen sehr lange im Verdauungstrakt und reizen die Schleimhäute, was zur Austrocknung führt und die Empfindlichkeit der Vagusnerven steigert.

Auch Zeolithe für den inneren Gebrauch, die nach menschlichem Ermessen nicht verunreinigt sind, sollen nicht in größeren Mengen eingenommen werden, weil sie sich im Darm ansammeln und dadurch ebenfalls Wassermangel und andere Störungen verursachen. Eingenommene Zeolithe in hoher Dosierung können den Haushalt der Spurenmineralstoffe durcheinanderbringen, weil sie nicht zwischen giftigen Leicht-, Schwer- und Halbmetalle und kostbaren Spurenmineralstoffen unterscheiden. Sie gelangen auch nicht ins Blut, um dort giftige Metalle zu binden. Überhaupt besitzen sie keine zuverlässige Bindungskraft. Sie sind wie Heilerden nur im Verdauungstrakt wirksam, können dort aber verhindern, dass Spurenmineralstoffe aus dem Darm ins Blut überführt werden und die Leber erreichen.

## Bedenklich

### 29. Eisen-Supplemente (nicht pflanzlich)

Als Nahrungsergänzung zugeführtes Eisen behebt nicht die tieferen Probleme, zu denen es durch Viren wie EBV kommt. Wenn Sie Eisen einnehmen möchten, sollte es aus pflanzlichen Quellen stammen; oder setzen Sie vermehrt eisenhaltige Nahrungsmittel auf Ihren Speiseplan, zum Beispiel Brombeeren, Gerstengras, Grünkohl, Kartoffeln (mit Schale), Klettenwurzel (entsaftet), Koriander, Kürbis, Kürbiskerne (in kleinen Mengen), Petersilie, Rosinen, schwefelfreie getrocknete Aprikosen, Spargel, Spinat, Sprossen, Weintrauben (dunkle Sorten) und wilde Blaubeeren. Darüber hinaus können Sie sich an Medical-Medium-Heilpläne halten, zum Beispiel den für Autoimmunstörungen und -erkrankungen in Kapitel 4.

### 30. Elektrolytpulver und Elektrolytgetränke

Sie verschärfen den Wassermangel in Gehirn und Körper wegen des enthaltenen minderwertigen Salzes, das den Pulvern und Getränken zugesetzt wird. Makro-Mineralstoffe haben kaum etwas mit den Elektrolyten gemein, die in Obst, Blattgemüse, Kräutern, wild wachsenden Nahrungsmitteln und Gemüse enthalten sind: Sie frischen weder Neurotransmitter noch Neuronen auf, weil diese vom Menschen hergestellten Mittel nicht einmal in die Nähe der Wirkung von beispielsweise Kokoswasser und Selleriesaft kommen.

### 31. Gemischte Kräuterpulver

Bei diesen Gemischen zahlreicher Kräuter und fragwürdiger Zutaten handelt es sich um minderwertige Produkte, die vielfach auch noch giftige Metalle enthalten. Außerdem werden darüber hinaus gern andersartige Zutaten wie Heilerden und Probiotika verwendet, welche die Darmschleimhaut reizen beziehungsweise keinen Nutzeffekt für das Gehirn und den übrigen Körper erbringen. Die Kräuterzusammensetzung hat oft etwas Wahlloses und ist nicht auf bestimmte Symptome oder Beschwerden ausgerichtet. Und wenn Kräuter enthalten sind, die etwas Nützliches bewirken könnten, sind sie in zu geringen Mengen vertreten.

### 32. Getrocknete Tierorgane und Drüsen

Diese Mittel (unter anderem Leber, Nebennieren, Milz, Nieren, Magen, Bauchspeicheldrüse, Gehirn, Zunge und Herz; auch bovines Serum) enthalten giftige Leicht-, Schwer- und Halbmetalle, wasserfreies Adrenalin, Überreste von Krankheitserregern und körperfremde Hormone. Sie belasten das Gehirn mit Giftstoffen, die in diesen tierischen Organen und Drüsen angereichert sind. So etwas sollte man gar nicht zu sich nehmen, weder in getrockneter noch in der ursprünglichen Form.

### 33. Hühnerknorpel

Solche Nahrungsergänzungen tun überhaupt nichts für den Körper. Hühnerknorpel machen das Blut saurer und führen überall im Organismus zur Übersäuerung. Dies wiederum zwingt den Körper, seine Kalziumspeicher anzuzapfen, um die Säure zu neutralisieren. So werden die Knochen geschwächt, und außerdem können Nieren- und Gallensteine entstehen.

## 34. Kiefernnadeltee

Kiefernnadeltee besitzt entgegen anderslautenden Behauptungen im Zusammenhang mit Covid keinerlei Nutzeffekt. Vielmehr reizen die Harzstoffe des Tees die Darmschleimhaut. Wenn man empfindliche Vagusnerven oder überhaupt ein empfindliches Nervensystem hat, kann Kiefernnadeltee als Trigger wirken und beispielsweise eine Angststörung verschlimmern. Die Reizung der Darmschleimhaut hinterlässt dann möglicherweise den irreführenden Eindruck, man scheide belastende Stoffe aus.

## 35. Mischung von Aminosäuren-Supplementen

Hier werden ohne ein Verständnis der Ursachen chronischer Krankheiten einfach verschiedene Aminosäuren zusammengemischt. Viele davon leisten Krankheitserregern Vorschub oder wecken sie überhaupt erst aus ihrem Ruhezustand auf. Andere behindern das Immunsystem oder beeinflussen die Reaktionen der Abwehrzellen, und es gibt auch einige, welche die Abwehr von Krankheitserregern unterstützen. Die Hersteller solcher Supplemente kennen diese Unterschiede jedoch nicht, und so kann es passieren, dass die Einnahme der Mittel einen Krankheitsschub auslöst.

## 36. Neemöl (innerlich)

Nehmen Sie kein Neemöl ein, es ist zu stark zusammenziehend (adstringierend). Seine Inhaltsstoffe wirken im Magen und Darm zu aggressiv. Aus diesem Grund reizt Neemöl auch die Vagusnerven.

## 37. Ölziehen

Ob Sie die Zähne mit Öl umspülen oder beispielsweise mit Kokosöl putzen, auf jeden Fall werden »schlechte« Bakterien durch das Öl eingeschlossen und praktisch geschützt und können unter Sauerstoffabschluss noch besser gedeihen. Das Umspülen oder das Putzen mit Öl, welcher Art auch immer, zieht keine Giftstoffe aus und transportiert sie nicht ab. Aber das Öl hinterlässt auf den Zähnen ein so glattes Gefühl, als wären sie blitzsauber. Falls Sie bei dieser Praxis bleiben möchten, sollten Sie die Zähne anschließend ohne Öl noch einmal putzen, um alles Öl von Zähnen und Zahnfleisch zu entfernen.

## 38. Sennesblätter

Sennesblätter üben eine Reizwirkung auf den Darm aus und können Krämpfe auslösen, die manchmal bei Verstopfung oder anderen Verdauungsbeschwerden eine Darmentleerung bewirken. Es gibt bessere Mittel zur Anregung der Peristaltik. Sehen Sie sich beispielsweise die Heilpläne für Vagusnerv-Störungen sowie Magenprobleme in Kapitel 4 an.

### 39. Vor dem Work-out einzunehmende Mittel

Diese Mittel bieten dem Körper nichts von dem, was er vor dem Training wirklich braucht, sondern trocknen ihn vielmehr aus und können zudem auch noch Glutamat oder sogar Koffein enthalten.

## Überschätzt und zu viel verwendet

### 40. CBD (Cannabidiol)

Die meisten chronischen Krankheiten werden durch Krankheitskeime und Giftstoffe verursacht. CBD wirkt weder antiviral noch entgiftend. Es wurde früher verbreitet als Einzeltherapeutikum eingesetzt. Als die Erfolge ausblieben, gab das Anlass, andere Verwendungsformen einzuführen. Der Einsatz von CBD hat eine Evolution durchlaufen, und heute verkauft man es als Mischung mit anderen Arzneistoffen wie Kräutern, Vitaminen und Nährstoffen, mit denen man bei Menschen mit diversen Symptomen mehr erreicht. Das ist für CBD-Anwender eher irreführend, weil Heilerfolge hauptsächlich dem CBD zugeschrieben werden, während es in Wirklichkeit die anderen Wirkstoffe eines Kombipräparats sind, die Positives bewirken.

### 41. Chlorophyll

Der Körper kann mit isoliertem Chlorophyll, das aus seinem natürlichen Zusammenhang gerissen worden ist, nicht viel anfangen. Dem isolierten Chlorophyll fehlt die Einbindung in den natürlichen Zusammenhang eines Nahrungsmittels, und so kann es seine Wirkung nicht entfalten. Separiertes und isoliertes Chlorophyll kann seinem eigentlichen Zweck nicht mehr dienen. Nur in seinem ursprünglichen Verbund mit anderen Pflanzennährstoffen und Substanzen ist es verwertbar.

Der Trend geht dahin, dass man seinem Trinkwasser ein paar Tropfen zusetzt, um es grün zu machen, als wäre es ein Lebensmittelfarbstoff. Klüger wäre es, Ihrem Wasser ein paar Tropfen Petersiliensaft oder Gerstengrassaftpulver zuzusetzen.

### 42. Fulvonsäure und deren Salze (Fulvate); Huminsäure und deren Salze (Humate); Shilajit

Wer sich lange genug mit einer chronischen Krankheit geplagt hat, stößt in seiner Verzweiflung irgendwann auf solche Produkte und stellt dann fest, dass sie nicht die Allheilmittel sind, als die sie dargestellt werden. Wenn solche Produkte mit anderen Therapieformen oder Nahrungsergänzungen kombiniert werden, ist man versucht zu glauben, sie seien für gesundheitliche Verbesserungen verantwortlich. Für sich allein sind sie im Allgemeinen einfach nur enttäuschend. Diese in Wirklichkeit störenden Supplemente vermitteln den falschen Eindruck, man führe sich Mineralstoffe zu, und dadurch werde sich alles bessern. Nicht alles Pflanzliche ist ungiftig und unbedenklich. Nicht jeder Teil jeder Pflanze ist für den menschlichen Verzehr geeignet. Daran wird aber nicht gedacht, wenn man Fulvate, Humate und Shilajit zu Nahrungsergänzungen verarbeitet. Meist bleibt unklar, woher die Zutaten stammen und was tatsächlich verwendet wird. Eine volle Aufschlüsselung sucht man oft vergeblich.

Wer Magen-Darm-Probleme hat, muss hier ganz vorsichtig sein, da diese Stoffe die Darmschleimhaut reizen. Fulvate, Humate und Shilajit besitzen keine antiviralen und antibakteriellen Eigenschaften. Sie leiten weder selbst giftige Metalle aus, noch unterstützen sie die Selbstreinigungskraft des Körpers. Sie binden keine schädlichen Stoffe. Sie gehören nicht zu einer natürlichen Ernährung des Menschen. Sie müssen technisch verändert werden, um theoretisch resorbierbar und assimilierbar zu sein. In höherer Dosierung wirken sie stark austrocknend.

## 43. Kollagen

Kollagenprodukte können eine gestaute und träge gewordene Leber verstopfen, und dann ist sie noch weniger in der Lage, Vitamine und Nährstoffe für das Gehirn aufzubereiten. Was man sich von Kollagen verspricht, können in Wirklichkeit nur Vitamine und andere Nährstoffe leisten. Zugeführtes Kollagen baut das unsere nicht wieder auf, ganz im Gegenteil. Es beschleunigt dessen Abbau, weil es eine bereits in ihrer Funktionsfähigkeit eingeschränkte Leber noch weiter belastet. Kollagenprodukte haben noch nie etwas bewirkt, denn zugeführtes Kollagen lässt kein neues körpereigenes Kollagen entstehen. Sie müssen pflanzliche Nahrungsmittel wie Blattgemüse, Kräuter und Obst zu sich nehmen, damit Ihr Körper das bekommt, woraus er selbst Kollagen erzeugen kann. Durch den Einfluss der Medialen Medizin ändert sich allmählich etwas bei diesen Produkten. Man mischt das Kollagen jetzt mit Kieselerde, Vitamin C, Brennnesselblättern und anderen Kräutern sowie pflanzlichen Zubereitungen und Vitaminen. Wo nach wie vor Kollagen mitverwendet wird, handelt es sich nicht um empfehlenswerte Nahrungsergänzungen. Irgendwann werden diese Produkte überhaupt kein Kollagen mehr enthalten.

## 44. Macawurzel

Maca enthält Stoffe, die den Hormondrüsen große Schwierigkeiten bereiten. Diese Substanzen dringen in die Drüsen ein und unterdrücken hormonproduzierende Zellen, was die natürlichen Muster der Hormonproduktion entgleisen lässt. Wenn man über längere Zeit täglich Maca einnimmt, kommen die Hormondrüsen aus dem Tritt und produzieren entweder mehr Hormone, als jeweils benötigt werden, oder zu wenig davon. Durch seinen leichten Steroideffekt kann Maca ein vorübergehendes Wohlgefühl vermitteln, das sich aber bald wieder verliert, sodass man den Konsum dann steigert, um das wohlige Gefühl wiederherzustellen. Irgendwann bleibt der Wohlfühleffekt jedoch aus, einerlei, wie hoch man die Wurzel dosiert.

### 45. Obst- und Gemüsepulver

Es handelt sich hier um minderwertige Pulvermischungen von Obst und Gemüse aus viel zu vielen Sorten, sodass jede Kapsel immer nur ein paar Krümel von allem enthält, zu wenig für die effektive Umsetzung im Körper. Man mischt Dutzende luft- oder gefriergetrocknete Obst- und Gemüsesorten, füllt sie in Kapseln ab und meint dann, so etwas wirke besser als frisches Obst und Gemüse. Aber eine in ihrer ursprünglichen Form belassene Karotte, Orange oder Tomate ist von höherem Nährwert als ein solches Produkt, denn sie bieten einfach mehr an Nähr- und sekundären Pflanzenstoffen, lebendigem Wasser und Antioxidanzien als 1 bis 2 Gramm gemischtes Pflanzenpulver. Wenn Obst oder Gemüse in Kapseln überhaupt einen Nutzeffekt haben sollen, brauchen sie einen Hauptbestandteil und dürfen nicht einfach aus allen möglichen Substanzen bestehen. Am besten wären solche Kapseln, wenn ihr Inhalt aus wild wachsenden oder sehr naturnahen oder besonders nahrhaften Pflanzen bestünde.

### 46. Pflanzliche Proteinpulver

Wenn man empfindlich ist, kann die scheuernde Wirkung von Eiweißpulvern die darmnahen Enden der Vagusnerven reizen. Rechnen Sie auch damit, Glutamat in Eiweißpulvern anzutreffen, das als »natürliches Aroma« getarnt wird. Achten Sie auch auf versteckte Zucker und Fette, die ein falsches Sättigungsgefühl erzeugen sollen. Vorsicht ebenso bei Proteinpulvern, die aus vielen Zutaten angemischt werden. Eiweiß gehört nicht zu den wichtigen Nährstoffen, wenn es darum geht, Gehirnerkrankungen und chronische Krankheiten zu verhindern oder zu beheben.

### 47. Präbiotika (auch Inulin)

Die Heilkraft solcher Nahrungsergänzungen wird stark überschätzt. Die eigentlichen Präbiotika sind Obst, Blattgemüse, Kräuter, wild wachsende Nahrungsmittel und Gemüse in ihrer rohen, natürlichen Form. Alles industriell Aufbereitete und Abgepackte und nicht mehr als vollwertiges lebendiges Lebensmittel Vorhandene ist dagegen eher das Gespenst eines Präbiotikums.

### 48. Probiotika

Probiotika können nicht als Heilmittel für chronische Krankheiten gelten. Sie sind nicht in der Lage, ungesunde Bakterien und Mikroorganismen aus dem Darm zu vertreiben. Außerdem werden vielfach schädliche Zutaten verwendet, die der Körper eher als giftig empfindet.

Neuerdings ändern die Hersteller von Probiotika die Zusammensetzung ihrer Mittel und ergänzen sie um Empfehlungen aus der Medialen Medizin. Das sind zum Beispiel Zink, Vitamin $B_{12}$, C und Kräuter wie Brennnessel, Melisse und Kanadische

Gelbwurz. Diesen Firmen geht allmählich auf, dass sie mehr bieten müssen, um mit ihren Mitteln irgendeinen Nutzeffekt zu erzielen und dem Verbraucher zumindest ein wenig Erleichterung zu verschaffen. Auch solche Probiotika sind noch nicht die Lösung für Autoimmunstörungen, chronische Krankheiten, neurologische Symptome und Verdauungsprobleme wie beispielsweise Völlegefühl und Bauchauftreibung. Die enthaltenen Bakterien sind nicht die gesunden Mikroorganismen, die in unserem Darm für die Aufbereitung und Verwertung der Nahrung sorgen.

Und selbst wenn diese Probiotika die richtigen Mikroorganismen mitbrächten, wären sie immer noch nicht die Lösung. Die »guten« Bakterien bekämpfen die schlechten nicht und vertreiben sie nicht. (Näheres in Kapitel 22 von *Heile dein Gehirn. Das Basisbuch.*)

### 49. Vitamin D in zu hoher Dosierung

Hohe Dosen Vitamin D belasten die Leber, vor allem wenn man bereits unter den Folgen einer gestauten und trägen Leber leidet. Die Gesundheitsexperten bilden sich viel auf ihre Empfehlungen zu diesem Vitamin ein, kennen aber die wahren Ursachen der Symptome und Beschwerden nicht und wissen auch nicht, dass Vitamin D keineswegs das wichtigste Mittel dagegen ist. Vitamin D ist keine Nährstoff mit antiviraler und antibakterieller Wirkung. Hohe Dosen Vitamin D werden gern als Mittel zum Aufbau der Abwehrkraft verordnet, aber man erreicht damit in Wirklichkeit das Gegenteil, weil praktisch alle Körpersysteme belastet werden.

Vitamin D wird nicht durch zugesetztes Vitamin K besser aufgenommen oder verwertet. Vitamin K ist ein besonders leicht zugänglicher Nährstoff und in praktisch allen Nahrungsmitteln enthalten. Manche davon enthalten besonders viel Vitamin K. Es besteht in der Regel kein Mangel daran, und wir haben keinen Grund, es zu supplementieren.

Vitamin D ist insgesamt gut für unsere Gesundheit, wenn es bei 1000 bis 5000 IE pro Gabe bleibt. Bei starkem Mangel können gelegentlich 10 000 IE angebracht sein. Hüten Sie sich vor ungeeigneten Vitamin-D-Quellen.

## Qualitätsprobleme

Im Folgenden finden Sie einige Nahrungsergänzungen wie beispielsweise Zink, die in hochwertiger Form sehr nutzbringend, in minderwertiger aber problematisch sind. Für die besten und besonders bioverfügbaren Formen von Nahrungsergänzungen siehe meine (englischsprachige) Website www.medicalmedium.com unter »Supplements«. Machen Sie sich auch bewusst, dass Nahrungsergänzungen gern Füllstoffe, Konservierungsmittel, Bindemittel, sonstige Chemikalien und auch nicht näher genannte Zusatzstoffe enthalten.

## 50. Cyanocobalamin (minderwertiges Vitamin B12)

Hierbei handelt es sich um Vitamin $B_{12}$, das der Körper nicht als natürlich und daher nicht als verwertbar betrachtet. Die Leber muss alle Nährstoffe und Vitamine für Sie konvertieren, und bei Cyanocobalamin kann sie das nicht.

## 51. MCT-Öl

MCT-Öl behindert wie alle anderen Öle die Glukoseaufnahme im Gehirn, wenn es löffelweise eingenommen wird, und in hoher Dosierung verursacht es wie alle anderen Öle Insulinresistenz. Tropfenweise verzehrt, ist MCT-Öl harmlos. Hüten Sie sich vor MCT-Öl, das aus Palmkernöl gewonnen wird. Dabei handelt es sich nicht um eine hochwertige Quelle.

## 52. Minderwertiges kolloidales Silber

Vorsicht bei minderwertigem kolloidalem Silber, das nicht aus dem reinen Metall erzeugt wird und größere Mengen Nickel und Kupfer enthalten kann. Minderwertiges ist unzureichend nanoaufbereitet und dadurch nicht wirklich aktiviert.

## 53. Minderwertiges Zink

Es gibt aggressive Zink-Supplemente, die bei empfindlichen Menschen Brechreiz auslösen können. Hier ist das Zink nicht ausreichend stabilisiert. Die beste Wahl ist flüssiges Zinksulfat. Zitronensäure und andere Konservierungsstoffe sollten nicht enthalten sein.

## 54. Multivitamine und Präparate für Haut, Haar und Nägel

Diese Mittel bestehen manchmal aus minderwertigen oder sogar überalterten Zutaten, die man mit Füllstoffen mischt, damit sie etwas hermachen und dem Hersteller maximale Gewinne sichern, während sie dem Konsumenten kaum etwas bieten. Eine Kapsel oder Tablette enthält die zahlreichen Zutaten nur in winzigen Mengen, mit denen man bei Gehirnerkrankungen und chronischen Krankheiten wenig ausrichtet. In der Regel werden hier Vitamine, Mineral- und andere Nährstoffe ohne Kenntnis der wahren Ursachen chronischer Krankheiten nach theoretischen Gesichtspunkten kombiniert.

## 55. Oregano-Öl

Oregano-Öl muss die richtige Form haben und zur richtigen Zeit eingenommen werden. Seine Stärke liegt auf dem Gebiet der mit der Nahrung aufgenommenen Krankheitserreger. Nützlich ist es zum Beispiel, wenn man auswärts isst und Bedenken wegen einer möglichen Lebensmittelvergiftung hat. Oder wenn sich nach einer Lebensmittelvergiftung Folgebeschwerden einstellen, die länger als eine Woche anhalten. Oregano-Öl ist nützlich, wenn sich ungesunde Bakterien im Darm eingenistet haben. Seine Heilkraft erstreckt sich jedoch nicht auf die Symptome und Beschwerden chronischer Erkrankungen, die mit dem Gehirn zusammenhängen. Oft wird der Fehler gemacht, dass man ätherisches statt in der als Nahrungsergänzung geeigneten Form des Oregano-Öls einnimmt.

## 56. Pränatale Vitamine

Diese Mittel werden oft aus minderwertigen und nicht besonders bioverfügbaren Zutaten hergestellt und geben ein falsches Sicherheitsgefühl, weil sie als ganz authentische, von solider Wissenschaft gedeckte Arzneimittel daherkommen. Das sind sie aber nicht. Glauben Sie nicht, mit solchen Mitteln wäre für alles Wesentliche gesorgt. In diese pränatalen Nahrungsergänzungen gehen keine wissenschaftliche Erkenntnisse über die wahren Bedürfnisse des neu entstehenden Lebens ein. Wenn Sie solche Mittel einnehmen, ergänzen Sie sie am besten mit Spirulina, Gerstengrassaftpulver und wilden Blaubeeren in jeder Form, dazu Methylfolat, Vitamin B und ascorbinsäurefreiem Vitamin C – natürlich in Absprache mit Ihrem Arzt oder Ihrer Ärztin.

Kapitel 7

# Hirntäuscher-Chemikalien in Nahrungs- und Nahrungsergänzungsmitteln

Achten Sie immer sehr genau darauf, woraus Nahrungsmittel, Getränke und Nahrungsergänzungen bestehen, damit Sie Hirntäuscher dieser Art umgehen können. Darauf bin ich auch in *Heile dein Gehirn. Das Basisbuch* eingegangen. Manche Zusatzstoffe wie zum Beispiel Ammoniak werden Sie in Zutatenlisten nicht genannt finden, deshalb sollten Sie sich das Insiderwissen zunutze machen, damit Sie wissen, wie diese Chemikalien in unsere Nahrungsmittel und Nahrungsergänzungen eingeschleust werden.

- Alkohol
- Aromen (natürliche und künstliche)
- Aspartam und andere künstliche Süßungsmittel
- Glutamat (auch Gewürzmischungen mit Glutamat, Fleischersatz, Flaschen- oder Päckchensoßen, Aufschnitt und Würstchen)
- Konservierungsstoffe, Ammoniak, Formaldehyd und Nitrat (einschließlich Natriumnitrat)
- Softdrinks (konventionell und natürlich)
- Zitronensäure

Solche Stoffe schleichen sich in unser Leben ein. Auf Zutatenlisten erscheinen sie häufig als »Aromastoffe« oder »Würzmittel«, sind aber in Wirklichkeit längst nicht so harmlos, wie sie dargestellt werden. Sie sind von großer Wirkung, auch in kleinsten Mengen.

Die Nachweispflicht bei der Deklaration von Nahrungsbestandteilen ist längst noch nicht ausreichend. Auch wenn Sie nichts kaufen, bei dem in der Zutatenliste Konservierungsstoffe genannt werden, können Sie nicht sicher sein, dass sie wirklich nicht enthalten sind. Mit ziemlicher Sicherheit waren sie in Lebensmitteln vorhanden, die Sie früher einmal zu sich genommen haben und die sich seitdem in Ihrem Gehirn, in Ihrer Leber und in Ihrem ganzen Körper herumtreiben. Solange Sie diese Hirntäuscher nicht aktiv ausleiten, können sie sich Jahrzehnte in Ihrem Körper halten. Wenn Sie als Kind bei einer Sportveranstaltung einen Hotdog gegessen und eine Limo getrunken haben, kann es sein, dass die Zusatzstoffe heute noch wirksam sind und Ihre Gesundheit beeinflussen.

Eigentlich sollten Zusatzstoffe von Nahrungsmitteln überhaupt nicht in Ihr Gehirn gelangen können. Sie verstärken Überempfindlichkeiten und schädigen die Gewebe, weil sie so giftig sind. Solche Chemikalien können Gehirnzellen abtöten, weil sie Gehirngewebe zerfressen, sodass kleine Löcher, Ritzen und Einbuchtungen entstehen, ganz ähnlich, wie sie von giftigen Leicht-, Schwer- und Halbmetallen hinterlassen werden. Diese Chemikalien können im Gehirngewebe Läsionen entstehen lassen, weiße, graue und schwarze Flecken. Sie können das Gehirn beschleunigt atrophieren lassen.

Ungesunde chemische Zusatzstoffe sind giftige Eindringlinge, die ihre Wirkung gern in den emotionalen Zentren des Gehirns entfalten. Das sind heilige Räume. Wir Menschen müssen uns immer bemühen, emotional stabil und ausgeglichen zu bleiben. Je mehr Aspartam, Glutamat und andere in der Liste genannte Substanzen sich in unserem Gehirn anreichern, desto emotional instabiler und irritierbarer werden wir. Außerdem erzeugen diese Hirntäuscher Süchte und machen uns abhängig, ohne dass wir es merken. Und das ist wirklich schlimm. Denn so haben wir ständig den falschen Eindruck, unser Gehirn brauche diese Stoffe, und dann konsumieren wir immer mehr davon.

## Alkohol

Alkohol als Trägerstoff von Tinkturen ist aus verschiedenen Gründen nicht notwendig. Früher wurden mit Alkohol Kräuter-Flüssigextrakte hergestellt. Heute muss das nicht mehr sein, und eigentlich war es noch nie wirklich erforderlich. Wässrige Kräuterauszüge, zum Beispiel Kräutertees, leisten mehr als alkoholische Tinkturen. Alkohol schwächt das Immunsystem bei Menschen, die bereits eine Abwehrschwäche haben, noch weiter. Alkohol führt zu einem Mangel an Salzsäure im Magen, weil er die Belegzellen des Magens mit der Zeit schädigt. Deshalb bekommen Menschen mit Magenproblemen, die alkoholische Tinkturen zu sich nehmen, noch größere Beschwerden. Überdies setzt Alkohol die Leber unter Stress.

Für Alkohol als Auszugsmittel wird das Argument vorgebracht, nur so könne man die Inhaltsstoffe der Kräuter gewinnen. In sehr seltenen Fällen, zum Beispiel bei Propolis, sind kleine Mengen Alkohol vertretbar und machen den Nutzen der Arznei nicht zunichte. Machen Sie sich aber bewusst, dass das wirklich ganz seltene Ausnahmen sind. In den allermeisten Fällen trifft es nicht zu, dass Alkohol als Auszugsmittel notwendig ist, zumal er ja auch die Inhaltsstoffe der Heilpflanzen schädigt. Wenn Sie den Alkohol Ihrer Tinktur vor dem Konsum abdampfen lassen, bleibt immer noch eine gewisse Restmenge übrig, und die Schädigung der Pflanzeninhaltsstoffe bleibt ebenfalls bestehen. Deshalb haben solche alkoholischen Tinkturen bei chronischen Krankheiten nicht gerade eine Erfolgsgeschichte vorzuweisen. Kräuterheilkundige und naturheilkundliche Ärzte und Ärztinnen, die alkoholische Kräutertinkturen schon seit Langem bei Krankheiten wie Borreliose, ME/CFS verschreiben, feiern damit keine rauschenden Erfolge oder sogar überhaupt keine. Alkoholfreie Tinkturen dienen dagegen ganz eindeutig der Genesung, wie sich unter chronisch Kranken bereits herumgesprochen hat – vor allem wenn es sich um hochwertige Tinkturen mit den richtigen Kräutern für die jeweiligen Beschwerden handelt, beispielsweise im Rahmen der Medical-Medium-Heilpläne.

## Aromen (natürliche und künstliche)

Künstliche Aromastoffe erhalten schon immer Glutamat. Irgendwann tauchten dann natürliche Aromen auf und gaben sich als benutzerfreundliche Alternative, doch auch hier spielt Glutamat noch ganz im Verborgenen eine Rolle.

Natürliche Aromen sind eine der vielen Formen der Augenwischerei der Alternativmedizin, und zwar in Nahrungsmitteln ebenso wie in Nahrungsergänzungsmitteln. Natürliche Aromen sind deshalb in Supplementen und abgepackten Nahrungsmitteln und Getränken enthalten, weil jeder, der eine Firma für entsprechende Produkte aufziehen möchte, bei den Herstellern erfragen muss, was genau in diesen Produkten enthalten ist – und auf diese Auskünfte muss er sich dann verlassen. Am Ende weiß derjenige dann nicht wirklich, was in dem von ihm vertriebenen Produkt enthalten ist. Vielleicht macht man einen Geschmackstest, aber mitunter nicht einmal das. Selbst wenn man erfährt, dass sogenannte natürliche Aromen zur Geschmacksverbesserung verwendet wurden, weiß man trotzdem nicht, was diese Zusätze wirklich enthalten. Man muss sich praktisch darauf verlassen, dass die Hersteller und deren Chemiker einem ein Nahrungsmittel liefern, das man mit einem gewissen Selbstbewusstsein oder sogar Stolz verkaufen kann.

Leider sind nur allzu viele Nahrungsergänzungsmittel und Getränke mit Glutamat kontaminiert. »Natürliche Aromen« ist der neue Ausdruck für verstecktes Glutamat und andere Stoffe, die uns nicht guttun. (Das ist ganz ähnlich wie bei den Ausdrücken »Duftstoffe« oder »Parfüm«, hinter denen man andere Chemikalien versteckt, deren Verwendung man auf diese Art verschweigen kann.) Überall, wo Ausdrücke wie »Aroma« oder »Aromastoffe« auftauchen, sollten wir aufhorchen. »Beeren-Aroma« »Schokoladen-Aroma«, »Zitronen-Aroma«, was es auch sei, Glutamat ist mit ziemlicher Sicherheit enthalten, auch wenn »natürlich« als Zusatzbezeichnung verwendet wird. Seien Sie auf der Hut. Wenn solche Aromastoffe Nahrungsergänzungsmitteln beigemischt werden, ist der Glutamatgehalt anschließend höher als bei Nahrungsmitteln mit sogenannten natürlichen Aromastoffen. In Nahrungsergänzungsmitteln werden einfach höher konzentrierte Aromastoffe verwendet, um den meist schlechten Geschmack zu überdecken.

## Aspartam und andere künstliche Süßungsmittel

Aspartam und andere künstliche Süßungsmittel schwächen die Blutgefäße. Das kann die ganz kleinen Blutgefäße (Kapillaren) reißen lassen, was den Körper dazu veranlasst, sie mit Flüssigkeit zu umgeben. In sehr vielen Fällen sind solche Gefäßbrüche schnell wieder behoben.

Konsumiert man solche Süßstoffe häufiger und in größeren Mengen, kann es mit der Zeit zu vielen dieser Gefäßverletzungen kommen. Ist der Mensch dann auch noch größeren Belastungen ausgesetzt, etwa durch ein geschwächtes Immunsystem oder eine starke Belastung mit Giftmetallen oder einfach durch Stress, kann der Körper diese kleinen Blutgefäße nicht mehr alle reparieren, und es bildet sich Narbengewebe. Hoher Aspartamkonsum kann mit der Zeit zu leichten Schlaganfällen führen.

Aspartam wirkt auch neurotoxisch, schädigt also sowohl die Neuronen als auch die Nerven, beispielsweise die Vagus- und andere Hirnnerven. Wer unter neurologischen Störungen irgendeiner Art leidet, sollte Aspartam meiden.

## Glutamat

Glutamat (auch Gewürzmischungen mit Glutamat, Fleischersatz, Flaschen- oder Päckchensoßen, Aufschnitt und Würstchen) wird in Nahrungsmitteln unter anderem wegen seines Suchtpotenzials verarbeitet. Ist Glutamat einmal im Gehirn, werden wir es nur dann wieder los, wenn wir es aktiv ausleiten.

Glutamat wirkt im Gehirn als elektrischer Leiter, obwohl es selbst kein Metall ist. Es neigt dazu, in bestimmten Gegenden des Gehirns Nester zu bilden, wo es dann zu einer Art Kristallbildung kommt, die aber anders verläuft als die Kristallisation von Salz oder giftigem Kalzium. Glutamatkristalle werden nämlich im Unterschied zu Salz oder Kalzium nicht hart, sondern bleiben klebrig. Alles, was sonst noch an Glutamat des Weges kommt, bleibt an solchen Stellen kleben, sodass sich Glutamatklümpchen im Gehirn bilden. Bis es dazu kommt, muss man allerdings über Jahre oder sogar ein Leben lang Glutamat konsumiert haben.

Glutamatklümpchen im Gehirn sind von hoher Giftwirkung und haben sogar ein gewisses Gewicht und üben Druck auf das Gehirngewebe aus. Auch deshalb kann Glutamat Kopfschmerzen nach sich ziehen. Diese winzigen Klümpchen oder Zysten, die sich im Gehirn bilden, haben eine glatte und spiegelnde Oberfläche, auch das unterscheidet sie von Kalzium- oder Salzablagerungen. Außerdem verstärken sie den elektrischen »Funkenflug«, was bedeutet, dass elektrische Impulse gleichsam von ihnen abprallen und dann für einen Moment heißer werden, als würden sie aufglühen. Das kann dazu führen, dass man sich gegen Ende des Tages ausgelaugt fühlt und manchmal keinen klaren Gedanken fassen kann – und wenn man dann zu angestrengt denkt, kann ein Gefühl von Druck im Kopf entstehen. Glutamat stört die Arbeit der Neurotransmitter und Neuronen, weil es die Informationsaufnahme behindert.

## Konservierungsstoffe, Ammoniak, Formaldehyd und Nitrat (einschließlich Natriumnitrat)

Hirntäuscher dieser Art trifft man in industriell verarbeiteten Nahrungsmittel und Fast Food an. Sie finden auf zwei Wegen ihren Weg ins Gehirn: mit dem Blut und über die Spinalflüssigkeit. Diese chemischen Stoffe überwinden auch die Blut-Hirn-Schranke und erschweren den Neurotransmittern ihre Arbeit. Pflanzeninhaltsstoffe sowie Elektrolyte und Enzyme sollen eigentlich von den Neurotransmittern aufgenommen werden und mit ihnen kommunizieren. Ammoniak, Nitrate, Formaldehyd und alle möglichen anderen Konservierungsstoffe unterbrechen jedoch diese Kommunikation. Sie breiten sich über die Neurotransmitter aus und schirmen sie ab, sodass keine Information zu ihnen durchdringt und sie nichts von den Pflanzenstoffen, Elektrolyten und Enzymen haben, die eigentlich dazu da sind, sie zu unterstützen und länger funktionsfähig zu halten.

## Softdrinks (konventionell und natürlich)

Softdrinks sind alles in allem nicht gerade gut für das Gehirn. Sie enthalten immer etwas, was den Gehirnzellen schadet, die Giftbelastung steigert, zum Beispiel Maissirup, Aspartam, Glutamat, natürliche oder künstliche Aromen, Farbstoffe, Kohlensäure, Koffein, Konservierungsstoffe oder auch schlichtweg minderwertige Zutaten, die giftige Leicht-, Schwer- und Halbmetalle enthalten. Mit großer Sicherheit sind auch ungenannte Zutaten dabei. Softdrinks sollten Sie besser meiden.

Bei Softdrinks in Dosen greift die enthaltene Säure die Beschichtung des Gefäßes an, sofern es überhaupt eine gibt. (Mehr über Getränkedosen finden Sie in Kapitel 20 von *Heile dein Gehirn. Das Basisbuch.*)

## Zitronensäure

Seien Sie bitte sehr vorsichtig bei Produkten, die Zitronensäure enthalten, denn die wird unter Umständen aus Genmais oder anderen genmanipulierten Quellen gewonnen.

Nur ganz wenige Produkte enthalten echte Zitronensäure aus echten Zitrusfrüchten, und auch diese Zitronensäure ist nicht mit dem Verzehr einer Orange, Zitrone oder Grapefruit zu vergleichen. Die Zitronensäure wird durch den Herstellungsprozess denaturiert und in etwas ganz anderes als Zitrusfrüchte verwandelt.

Durch die Konzentration beim Herstellungsprozess wirkt Zitronensäure reizend auf Magen- und Darmschleimhaut. Zitronensäure enthält Zusatzstoffe, die in der Zutatenliste möglicherweise nicht zusammen mit ihr genannt werden, und diese Zusatzstoffe entfalten im gesamten Verdauungstrakt eine Reizwirkung. Diese Reizwirkung überträgt sich auf die den Darm begleitende große Nervenleitbahn der Vagusnerven.

Die auf Maisbasis industriell produzierte Zitronensäure ist mit Abstand die aggressivste Form, und gerade diese Form wird in vielen Ländern für Nahrungsergänzungsmittel verwendet. Die Hersteller solcher Mittel begehen mit der Verarbeitung dieser Zitronensäure in Zinkpräparaten und anderen Mitteln einen furchtbaren Fehler und belasten die Verwender solcher Mittel mit allen möglichen Magenproblemen wie Schmerzen, Übelkeit und Erbrechen.

Zitronensäure sollte man grundsätzlich meiden, es sei denn, das verwendete Produkt ist von so hohem Nutzen, dass die problematischen Nebenwirkungen in Kauf zu nehmen sind.

Wenn Sie die Verwendung dieser Produkte einschränken oder ganz auf sie verzichten, kann das schon eine durchgreifende Heilwirkung entfalten. Es geht hier jedoch nicht um die Verurteilung von »Trostfutter«, es geht nicht darum, Sie wegen Ihrer Nahrungsvorlieben zu beschämen. Wir wollen vielmehr das finden, was Ihnen wirklich guttut. Sie haben die Freiheit, Ihre Wahl im Wissen um das zu treffen, was Ihrer Gesundheit dient und was nicht.

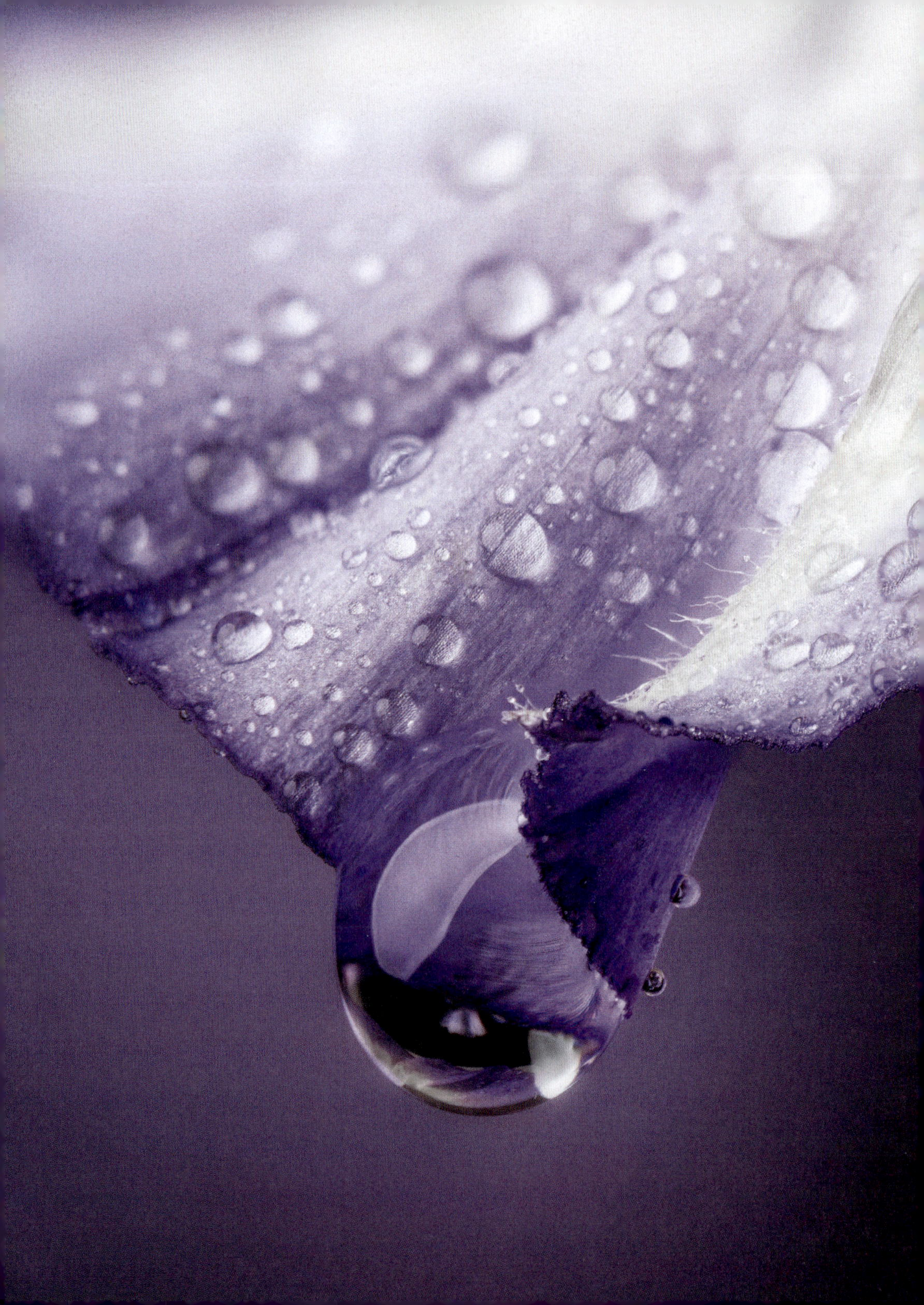

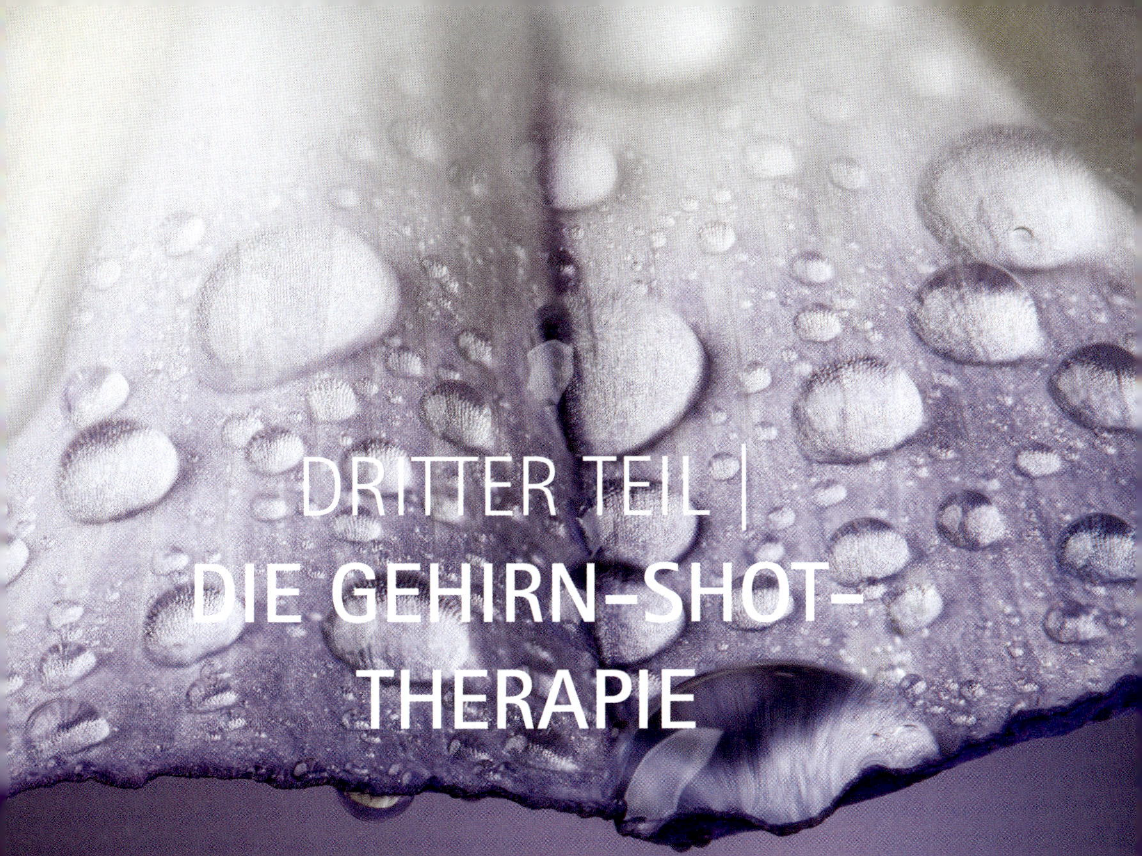

# DRITTER TEIL | DIE GEHIRN-SHOT-THERAPIE

Der Verlauf Ihrer Genesung ist auch dadurch bestimmt, was Sie früher schon unternommen haben. Die Mutmaßungen, welche die Gesundheitsszene so anzubieten hat, können die Genesung ganz schön zurückwerfen. Doch das ist dann jetzt eben so, denn Sie gehen ja nun in die andere Richtung. Sie lassen alles früher einmal Ausprobierte hinter sich.

Kapitel 8

# Die Medical-Medium-Gehirn-Shot-Therapie

Während Sie damit beschäftigt sind, Ihre Gesundheitsprobleme mit Gehirn, Nervensystem und Körper in der Tiefe zu bereinigen, bietet die Gehirn-Shot-Therapie baldige Erleichterung. Gehirn und Körper reagieren besonders schnell auf arzneilich wirksame Stoffe, die in flüssiger Form – was ich als »Shot« bezeichne – verabreicht werden. Die wertvollen Heilbestandteile der Gehirn-Shots erreichen das Gehirn sehr flott. Diese Shots mit ihrer speziellen Zusammensetzung bewirken im Gehirn ein Reset und »verkabeln« es zugleich neu, um es aus alten Mustern herauszuschubsen und zugleich die Wirkung von Triggern zu dämpfen.

Die Gehirn-Shot-Therapie ist Neuland. Es handelt sich um speziell auf synergetische Wirkung abgestimmte Zusammensetzungen, durch die sich uns erschließt, wie Obst, Kräuter, Blattgemüse, wilde Nahrungsmittel und Gemüse arzneilich wirken können. Kreative Mischsäfte haben ebenfalls ihren Platz, und Kreativität in der Küche ist wirklich achtbar, aber hier schließen Sie jetzt mit etwas anderem Bekanntschaft. Bei diesen Gehirn-Shots handelt es sich nicht um köstliche Kleinigkeiten, die man aus Experimentierfreude oder nur so zum Spaß zusammenmischt.

Die Heil-Shots der Medical-Medium-Gehirn-Shot-Therapie sind Anwendungen, die von oben kommen. Diese Gehirn-Shots bieten gezielte Zusammenstellungen von Zutaten, die systematisch auf etwas Bestimmtes hin zusammenwirken, was nur einer höheren Quelle bekannt sein kann. Die Beziehungen zwischen diesen Zutaten sind sehr subtil vernetzt, und niemand kennt sie. Bisher war dieses Wissen aus höherer Quelle noch unerschlossen.

## Die drei Hauptgruppen in der Gehirn-Shot-Therapie

### Bei Kontamination

1. Krankheitskeime
2. Giftige Duftstoffe
3. Negative Energie
4. Schimmel
5. Elektromagnetische Felder und 5G
6. Strahlung
7. Giftige Leicht-, Schwer- und Halbmetalle

8. Pestizide, Herbizide und Fungizide
9. Pharmazeutische Stoffe
10. Chemtrails

### Umstimmend

1. Zwangsgedanken
2. Stimmung
3. Nerven
4. Energie
5. Nahrungsmittelängste
6. Gelüste
7. Ärger
8. Schuldgefühle und Scham
9. Ego
10. Träume

### Stabilisierend

1. Nerven und Darm
2. Trauma, Schock, Verlust
3. Flucht oder Abwehr, durch Adrenalin bedingt
4. Burn-out
5. Verrat und Vertrauensbruch
6. Geplatzte Beziehungen
7. Schlaf und Erholung
8. Die eigene Wahrheit aussprechen
9. Seinen Lebenszweck finden
10. Weisheit und Intuition

## Zur Anwendung der Gehirn-Shot-Therapie

Die Medical-Medium-Gehirn-Shot-Therapie lässt sich ganz präzise auf Ihre persönlichen Bedürfnisse abstimmen. Hier die beiden grundsätzlichen Optionen:

1. Wenden Sie die Shots für sich allein als Gehirn-Shot-Therapie an. Nehmen Sie diese nach Bedarf oder Wunsch ein, je nachdem, welche Form der Erleichterung Sie im Sinn haben. Vielleicht möchten Sie wie bei jeder anderen Medical-Medium-Therapie weitere Tools integrieren, um Ihren Heilplan auf Ihre persönlichen Bedürfnisse abzustimmen.
2. Verwenden Sie die Shots im Rahmen einer Medical-Medium-Gehirn-Shot-Reinigungskur. Arbeiten Sie sich systematisch im Rahmen einer zehn-, zwanzig- oder dreißigtägigen Reinigungskur durch die Shots hindurch. Detaillierte Hinweise für das Vorgehen finden Sie im nächsten Kapitel.

### Die Wahl Ihrer therapeutischen Werkzeuge

Wenn Sie die Gehirn-Shot-Therapie für sich allein anwenden möchten, können Sie vielleicht schon an den Namen erkennen, welche Shots Sie ausprobieren möchten. Oder Sie lesen erst einmal die Anwendungshinweise und wissen dann, was Sie anspricht. Vielleicht möchten Sie auch alle erst einmal durchprobieren.

Bei den zu jedem Shot angegebenen Indikationen handelt es sich um Beispiele. Möglicherweise haben Sie es mit etwas zu tun, was nicht aufgeführt ist. Lassen Sie sich davon nicht beirren, sicher ist der Shot trotzdem für Sie geeignet. Sie haben vielleicht bei Shots wie »Stimmungswandler«, »Burn-out-Stabilisator« und unter den Kontaminations-Shots bei »Giftige Duftstoffe« den Eindruck, sie könnten für Ihre gegenwärtige Situation hilfreich sein, finden dann aber bei den Einsatzgebieten nichts, was genau Ihrer momentanen Lage entspricht. Diese Brain-Shots sind dann trotzdem gut für Sie.

Bei der Gehirn-Shot-Therapie empfiehlt es sich, die Dinge auszukundschaften. Jeder Gehirn-Shot ist grundsätzlich für alle geeignet. Experimentieren Sie ruhig, bevor Sie Ihre Wahl treffen. Setzen Sie sie als therapeutische Mittel ein, ob Sie ein bestimmtes Ziel im Sinn haben oder nicht. Wahrscheinlich gibt es nämlich Ursachen und Gründe für die Notwendigkeit gerade dieser Shots. So wissen Sie vielleicht nicht, dass es bei Ihnen mit dem Vertrauen hapert, aber wenn Sie den Shot zur Stabilisierung bei Verrat und Vertrauensbruch ausprobieren, geht Ihnen möglicherweise ein Licht auf.

Viele wissen nicht, welche inneren Schwierigkeiten sie haben. Sie wissen nicht, dass da ein Knacks ist. Bei der Medical-Medium-Gehirn-Shot-Therapie brauchen Sie nicht zu wissen, wo es fehlt, denn diese Shots helfen Ihnen. Selbst wenn Sie nichts zu brauchen glauben, werden die Shots herausfinden, wie sie Ihnen helfen können. Deshalb können Reinigungskuren mit der Medical-Medium-Gehirn-Shot-Therapie eine echte Offenbarung sein.

Mit der Gehirn-Shot-Therapie, unabhängig von der Anwendungsform, betreten Sie Neuland, was Ihre Genesung angeht.

## Wann die Shots getrunken werden

Wenn Sie die Gehirn-Shot-Therapie als eigenständige Anwendung machen, können Sie Ihre Shots jederzeit trinken, solange Sie diese goldene Regel einhalten: Trinken Sie Ihre Gehirn-Shots mindestens 15 bis 30 Minuten vor oder nach dem Selleriesaft. Trinken Sie Ihre Shots also immer getrennt vom Selleriesaft und immer mit 15 bis 30 Minuten Abstand. Sie wollen die Wirkung des reinen Selleriesafts in Gehirn und Körper ja nicht unterbrechen.

Ideal wäre es, mit den Gehirn-Shots auch zu allen anderen Nahrungsmitteln und Getränken diesen Abstand einzuhalten. Warten Sie also nach dem Verzehr von irgendetwas anderem diese Viertel- bis halbe Stunde ab, bevor Sie Ihren Gehirn-Shot trinken, und danach auch wieder die gleiche Zeit, bevor Sie irgendetwas anderes zu sich nehmen. Es ist ratsam, sich ohne Eile auf jeden Shot einzulassen, das Heilsame in Ihr Blut aufzunehmen und sich physisch und metaphysisch auf die Frequenz des Shots einzuschwingen.

## Häufigkeit

Bei der eigenständigen Gehirn-Shot-Therapie entscheiden Sie selbst, wie oft Sie die Shots trinken. Das kann täglich sein, wenn Sie möchten. Falls Sie einen besonderen Bedarf an Kontaminationsschutz, Umstimmung oder Stabilisierung verspüren oder die Umstände gar zu aggressiv sind, können Sie die Shots mehrmals täglich nehmen.

Probieren Sie gern verschiedene Shots am gleichen Tag oder von Tag zu Tag andere Shots aus.

## Zubereitung und Aufbewahrung

Sie können Ihre Gehirn-Shots frisch oder im Voraus zubereiten, zum Beispiel am Vorabend. Oder Sie entsaften am Morgen gleich die Menge für Ihre Shots des ganzen Tages. Was Sie nicht sofort trinken, bewahren Sie am besten luftdicht verschlossen im Kühlschrank oder in einem Kühlbehälter auf. Verbrauchen Sie Ihre Shots innerhalb von 24 Stunden nach der Zubereitung.

## Entsaften

- Sie können jeden Entsafter verwenden, aber ein Slow Juicer extrahiert die Nährstoffe besser aus den verwendeten Zutaten, insbesondere bei Blattgemüse und Kräutern. Falls Sie eine Saftzentrifuge verwenden, sollten Sie bedenken, dass unter Umständen die Mengen etwas erhöht werden müssen, um ganze Shots zu erzeugen.
- Wollen Sie Kräuter und grüne Blätter in der Saftzentrifuge verarbeiten, könnte die Ausbeute dann am besten sein, wenn Sie das Grünzeug um festere Zutaten wie zum Beispiel Äpfel wickeln, anstatt sie für sich allein in den Schacht zu geben.
- Sollten Sie das Gefühl haben, dass Ihr Entsafter keine vollen Shots zuwege bringt, können Sie ausprobieren, wie es ist, ein kleines Schlückchen Wasser oder Kokoswasser durch den Entsafter laufen zu lassen, wenn alle anderen Zutaten bereits verarbeitet sind. Ideal ist das allerdings nicht. Produziert Ihr Entsafter mit der Zubereitung nach Rezept nicht genügend Saft, ist es besser, die Menge der Zutaten ein wenig zu erhöhen.
- Die besten Ergebnisse erzielen Sie, indem Sie sich bei jedem Rezept an die Zutatenliste halten. Ist das aus irgendeinem Grund nicht möglich, verwenden Sie so viele der Zutaten, wie Sie können, oder halten Sie sich an Gehirn-Shots, für die alle Zutaten da sind. Fehlen bestimmte Zutaten, weil sie gerade nicht zu beschaffen sind, finden Sie sie vielleicht ein andermal oder machen sich daran, sie selbst anzubauen. Haben Sie schließlich doch das komplette Rezept zusammen, ist dieser Gehirn-Shot kostbarer.

## Abwandlungen für Kinder

Je nach Alter und Größe Ihres Kindes sollte es nur einen Teil eines vollen Gehirn-Shots bekommen, zum Beispiel nur etwa 30 Milliliter oder sogar nur 1 TL.

# Shots bei Kontamination

Diese Gehirn-Shots können vor, während oder gleich nach Kontakten mit Giftstoffen oder Krankheitskeimen oder auch erst Tage, Wochen oder Monate später angewendet werden.

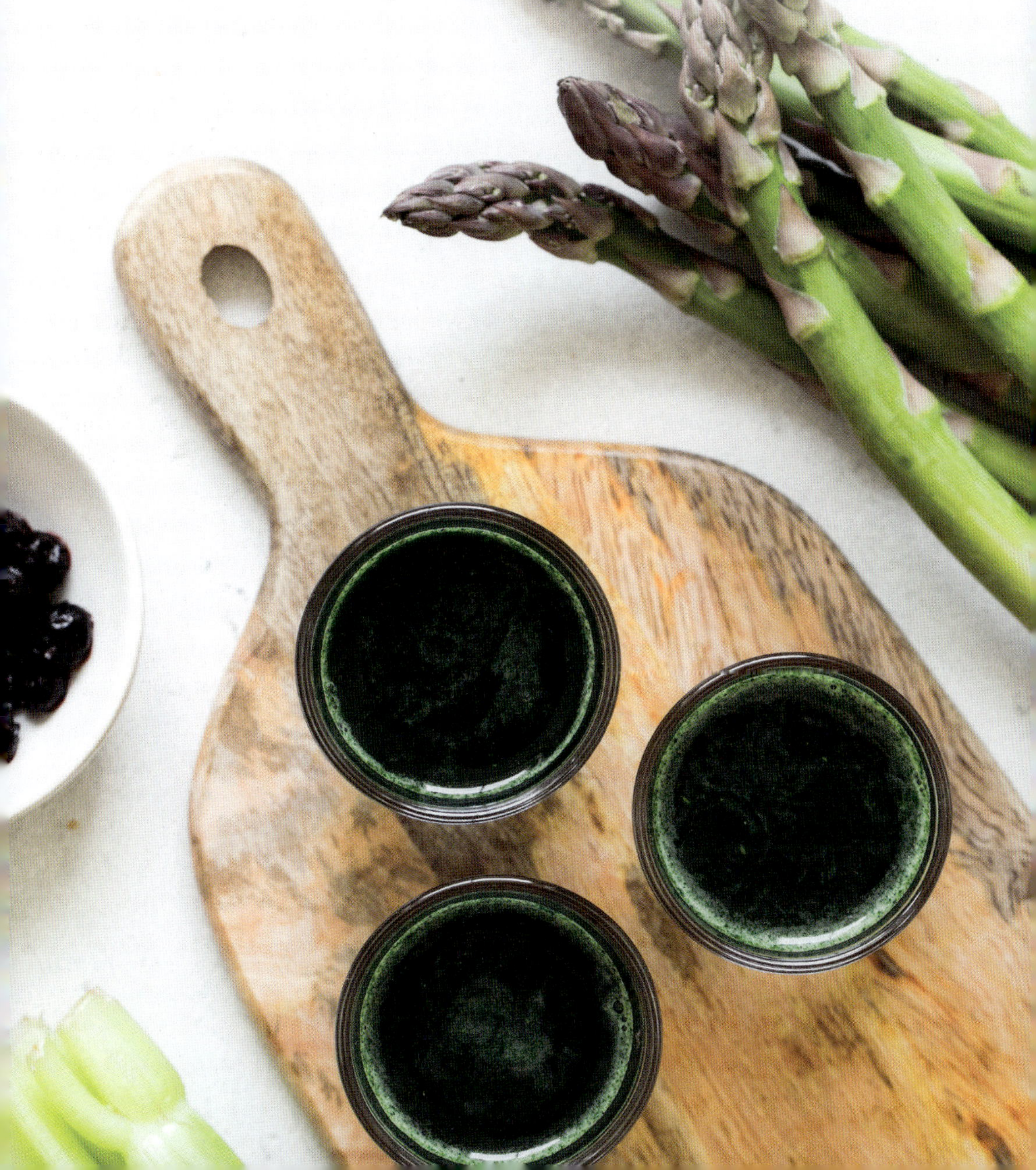

# Krankheitskeime

(Viren, Bakterien und virale oder bakterielle Abfallprodukte)

Ergibt 1 bis 2 Shots

Dieser Shot kann wertvoll sein, wenn Sie

- das Gefühl haben, Menschen begegnet zu sein, bei denen Sie sich mit Covid, Grippe oder Mononukleose angesteckt haben könnten,
- Bedenken haben, weil Sie mit jemand anderem mit dem gleichen Besteck vom selben Teller gegessen oder aus demselben Glas getrunken haben,
- befürchten, dass es auf einer öffentlichen Toilette oder beim Geschlechtsverkehr zum Austausch von Körperflüssigkeiten gekommen ist oder
- besorgt sind, Sie könnten mit der Nahrung Krankheitskeime aufgenommen haben und jetzt möglicherweise eine Lebensmittelvergiftung bekommen.

Überlegen Sie, ob Sie diesen Shot vielleicht vor dem geselligen Zusammensein mit anderen oder vor einem Essen im Restaurant ausprobieren möchten.

*6 frische Thymianzweige*
*2 frische Rosmarinzweige*
*1 kleine Knoblauchzehe (optional)*
*2 rohe mittelgroße grüne Spargelstangen (zerkleinert ¼ Tasse*)*
*2 rohe Rosenkohlröschen*
*1 bis 2 Stangen Sellerie*

Alle Zutaten in der angegebenen Reihenfolge entsaften.

Einschenken und genießen.

* Das in diesem Rezeptteil verwendete amerikanische Küchenmaß »Tasse« *(cup)* entspricht circa 235 Millilitern.

## Tipp

- Wenn die Thymian- oder Rosmarinstängel verholzt sind, verwenden Sie nur die Blätter. Solange die Stiele weich sind, können sie mitverwendet werden.

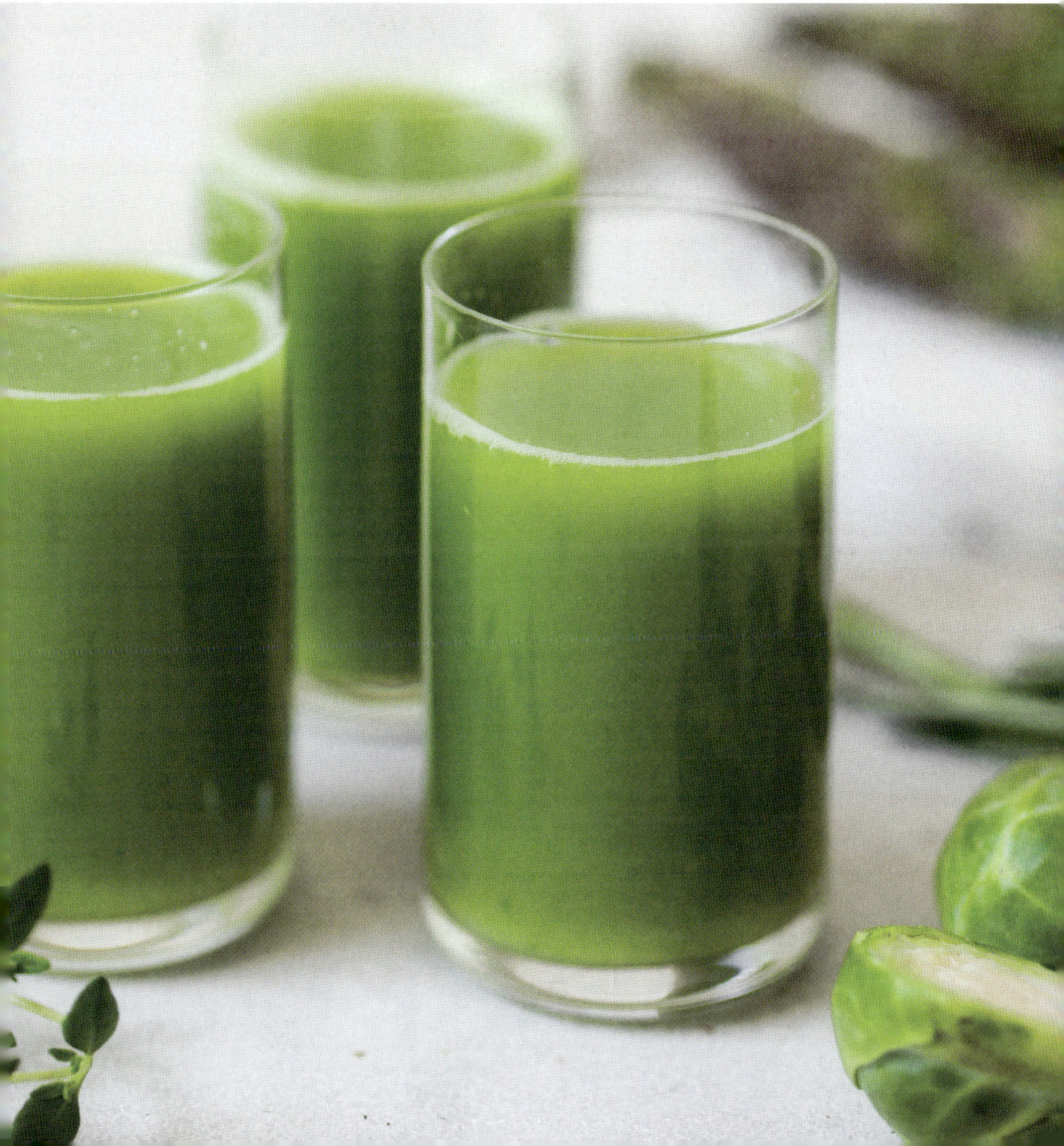

# Giftige Duftstoffe

Ergibt 1 bis 2 Shots

Probieren Sie diesen Shot aus, wenn Sie mit giftigen Duftstoffen und Gerüchen in Berührung gekommen sind, zum Beispiel unter Umständen wie diesen:

- in Menschengruppen, wo die Düfte von den Personen ausgehen,
- in Kaufhäusern, Supermärkten, anderen Geschäften oder auch in der Arztpraxis, wo Düfte von Parfüm, Eau de Cologne, Weichspülern, Duftkerzen, Lufterfrischern und dergleichen in der Luft sein könnten,
- bei Fahrten in Autos mit Lufterfrischern und zusammen mit anderen stark parfümierten oder nach Wäscheparfüm beziehungsweise anderen giftigen Chemiedüften riechenden Menschen,
- durch Kontakt mit Menschen, die stark nach Haarpflegemitteln, Aftershave, Kosmetika, Körperlotionen und Körperölen rochen, oder
- beim Waschtag in der Nachbarschaft, durch den Trocknerabluft voller Waschmittel- und Weichspülerparfüm in die Luft geblasen wird.

*1 Radieschen*

*1 Tasse grob zerkleinerte, zusammengedrückte grüne Salatblätter*

*1 Tasse zusammengedrückter frischer Koriander*

*1 Apfel*

Alle Zutaten in der angegebenen Reihenfolge entsaften.

Einschenken und genießen.

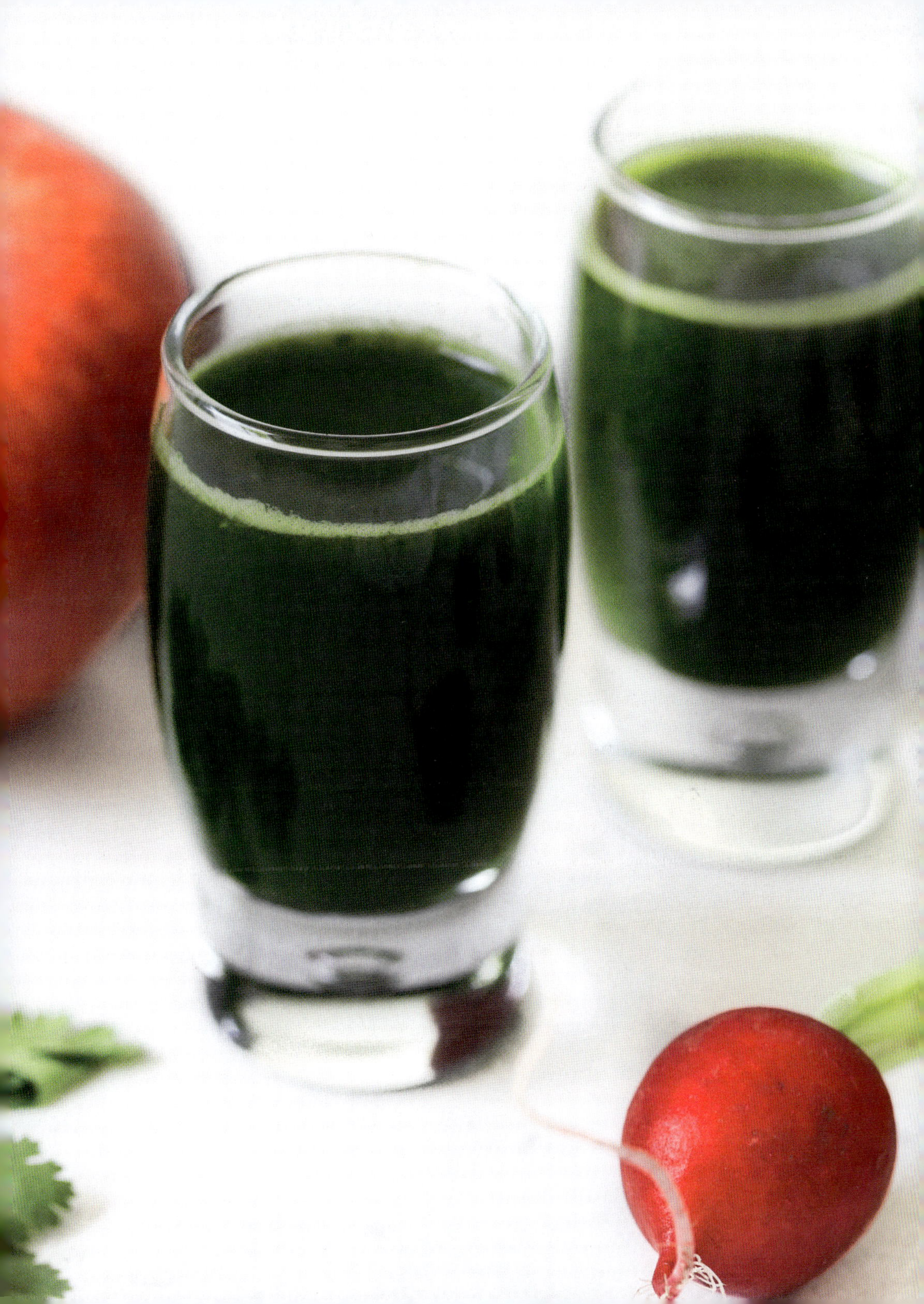

# Negative Energie

Ergibt 1 bis 2 Shots

Dies ist ein nützlicher Shot immer dann, wenn

- Sie fühlen, wie eine unerklärliche Traurigkeit Sie überfällt,
- es zwischen Ihnen und jemand anderem zu einem Streit oder Missverständnis kommt,
- Sie oder jemand anders sich auf einmal unverständlicherweise ärgern,
- Sie »einen schlechten Tag« haben,
- etwas in Ihrem Leben schiefzugehen scheint oder Sie sich als Pechvogel fühlen,
- Sie etwas oder jemanden fürchten und das nicht abschütteln können,
- das ungute Gefühl nach einem bösen Traum bestehen bleibt,
- Sie durchhalten müssen, weil Sie gezwungen sind, sich in der Nähe von jemandem, beispielsweise einer Freundin oder einem Kollegen, aufzuhalten, die oder der nach Ihrem Gefühl eine negative Energie ausstrahlt oder dauerhaft eine negative Einstellung hat,
- Sie mit jemandem zusammen sind, der psychische Probleme hat und dadurch ständig ärgerlich oder traurig ist,
- Sie sich in der Nähe von jemandem aufhalten, der es so schwer hat, dass er suizidgefährdet ist, oder wenn
- Sie bedrückende, üble Gedanken einfach nicht loswerden können.

*¼ Tasse (ungefähr 30) zusammengedrückte frische Salbeiblätter*
*½ Tasse zusammengedrückte Sonnenblumensprossen*
*¼ Tasse zusammengedrücktes Weizengras (oder 2 TL aufgetauter TK-Weizengrassaft)*
*½ kleine Knoblauchzehe*
*½ bis 1 geschälte Orange oder 1 bis 2 Mandarinen*

Alle Zutaten in der angegebenen Reihenfolge entsaften.

Den aufgetauten Weizengrassaft, falls verwendet, einrühren.

Einschenken und genießen.

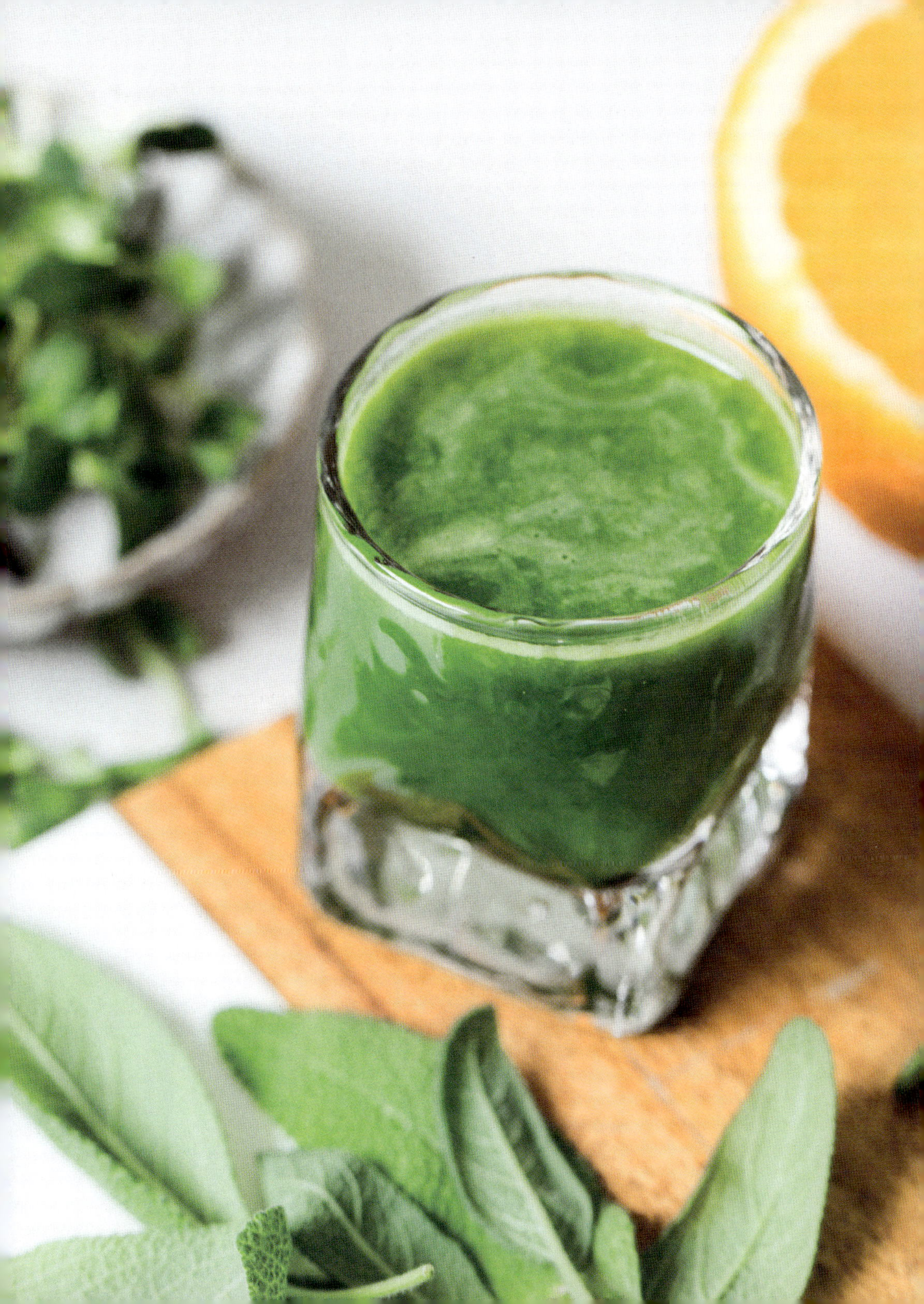

# Schimmel

Ergibt 1 bis 2 Shots

Dieser Shot ist ein nützlicher Schutz bei jeglichem Kontakt mit Schimmel oder Mehltau, zum Beispiel wenn

- Sie in einem von Schimmel befallenen Haus zu Besuch waren oder wohnen,
- Ihr Büro oder Arbeitsplatz Schimmelbefall aufweist,
- Sie Schimmel aus der Kleidung einer anderen Person einatmen oder
- mit Schimmel- beziehungsweise Mehltausporen kontaminiertes Wasser trinken oder verschimmelte Speisen zu sich nehmen.

*½ Tasse zusammengedrücktes frisches Basilikum*
*½ Tasse zusammengedrückter frischer Oregano*
*2 kleine Zweige frischer Rosmarin*
*gut 1 cm frischer geschälter Ingwer*
*2 Radieschen*
*¼ Fenchelknolle (zerkleinert ½ Tasse)*

Alle Zutaten in der angegebenen Reihenfolge entsaften.

Einschenken und genießen.

## Tipps

- Hat der Rosmarin holzige Stängel, benutzen Sie nur die Blätter. Sind die Stängel weich, können sie mitverwendet werden.
- Beim Entsaften des Fenchels können Sie ausschließlich die Knolle verwenden oder auch den unteren bis mittleren Teil der Austriebe (aber nicht die Blattwedel).

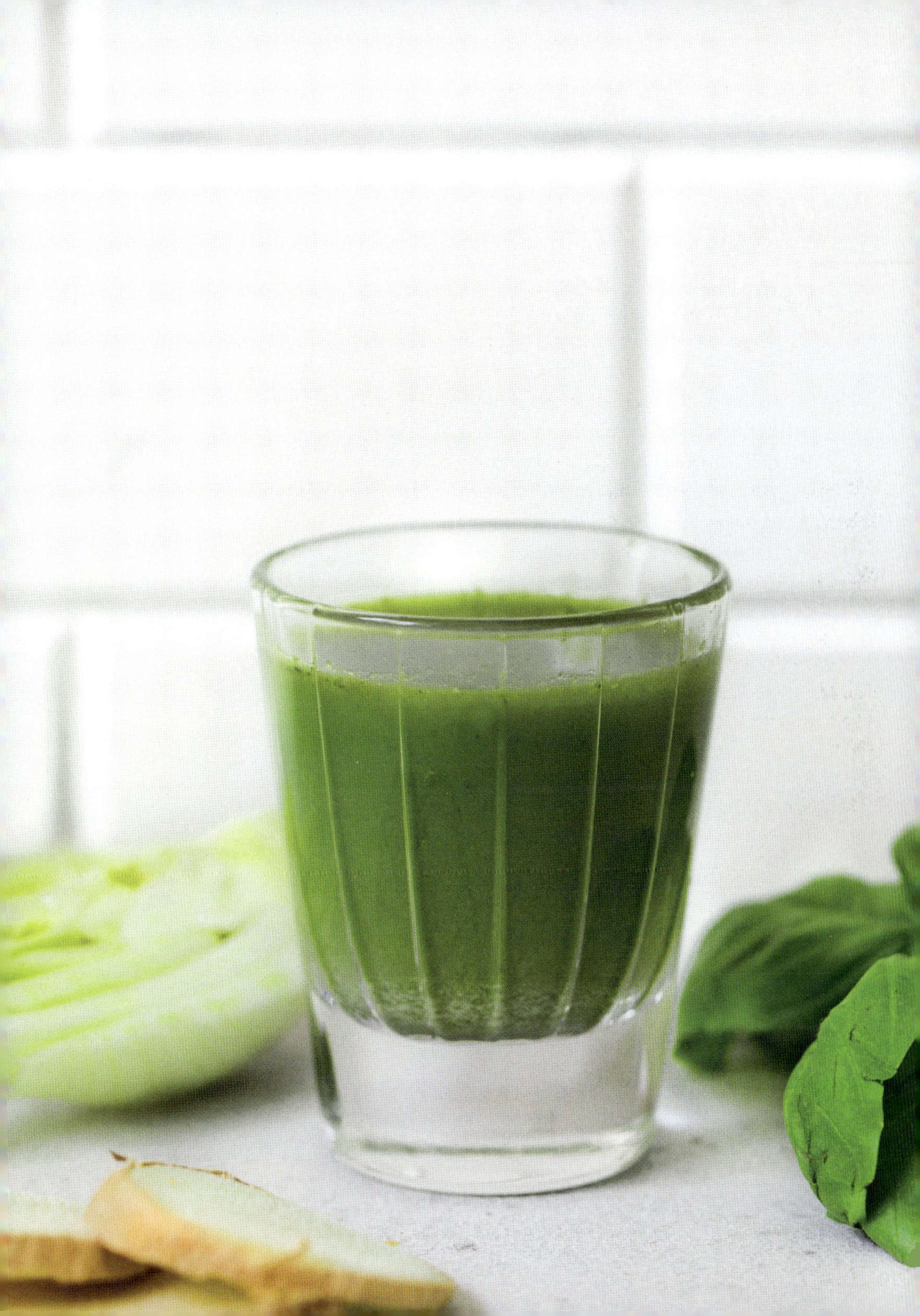

# Elektromagnetische Felder und 5G

Ergibt 1 bis 2 Shots

Dieser Shot ist sehr geeignet, wenn Sie

- viel Zeit am Computer oder mit computergesteuerten Gerätschaften verbringen,
- in der Nähe von Hochspannungsanlagen wohnen,
- mit dem Handy telefonieren oder SMS versenden,
- Flugreisen machen,
- mit anderen zusammenleben oder -arbeiten, die ihre Kommunikationsgeräte benutzen,
- den ganzen Tag einen Router in Ihrer Nähe haben oder
- nah einem Handymast wohnen.

*¼ Tasse zusammengedrückte frische Petersilie*
*½ Tasse geschälte und gewürfelte rohe Kartoffeln (eine Sorte Ihrer Wahl)*
*1 bis 2 Selleriestangen*

Alle Zutaten in der angegebenen Reihenfolge entsaften.

Einschenken und genießen.

## Tipp

- Die Kartoffeln vor dem Schälen gut bürsten und waschen. Lassen Sie die weg, die grüne Stellen haben oder schon auskeimen.

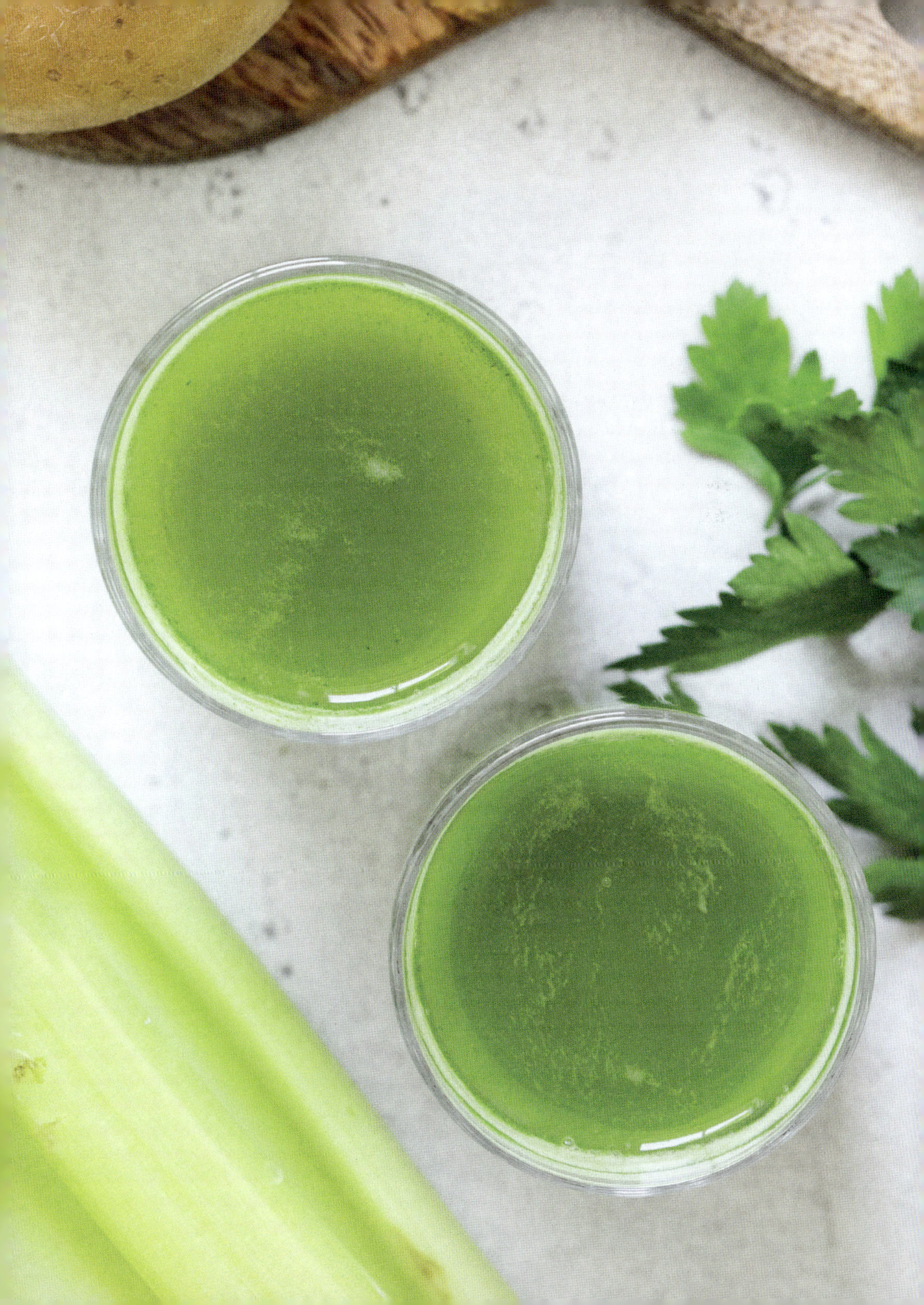

# Strahlung

Ergibt 1 bis 2 Shots

Dieser Shot unterstützt Sie

- bei Flugreisen,
- auf Ihrem Weg durch den Airport und in der Nähe von Scannern,
- beim Aufenthalt in der Nähe von gescanntem Gepäck,
- bei medizinischen Untersuchungen mit CT, Röntgen, Fluoroskopie und MRT,
- in der Nähe von Menschen, die Untersuchungen mit diesen Verfahren hinter sich haben,
- nach dem Umgang mit computergesteuerten Gerätschaften und
- bei Sonnenbrand.

*½ Tasse zusammengedrückter frischer Koriander*
*½ Tasse frische oder aufgetaute wilde TK-Blaubeeren oder 2 EL reiner Wildblaubeersaft oder 1 EL reines Wildblaubeerpulver*
*4 rohe mittelgroße grüne Spargelstangen (zerkleinert ½ Tasse)*
*1 Selleriestange*
*½ TL Spirulina*
*½ TL Gerstengrassaftpulver*

Koriander, wilde Blaubeeren, Spargel und Sellerie in der angeführten Reihenfolge entsaften. Falls Sie Blaubeersaft oder Blaubeerpulver verwenden, werden sie im nächsten Schritt hinzugefügt.

Spirulina und Gerstengrassaftpulver einrühren sowie, falls verwendet, Wildblaubeersaft oder Wildblaubeerpulver.

Einschenken und genießen.

## Tipp

- Wenn Sie in Ihrer Wohngegend keine frischen oder tiefgekühlten wilden Blaubeeren, keinen Wildblaubeersaft oder kein Wildblaubeerpulver bekommen können, sind Brombeeren eine akzeptable Alternative. Sie besitzen zwar auch hohe antioxidative Kraft, reichen aber nicht an wilde Blaubeeren heran, wenn es darum geht, Ihre Zellen vor Metallen, Chemikalien, Strahlung und anderen toxischen Einflüssen zu schützen.

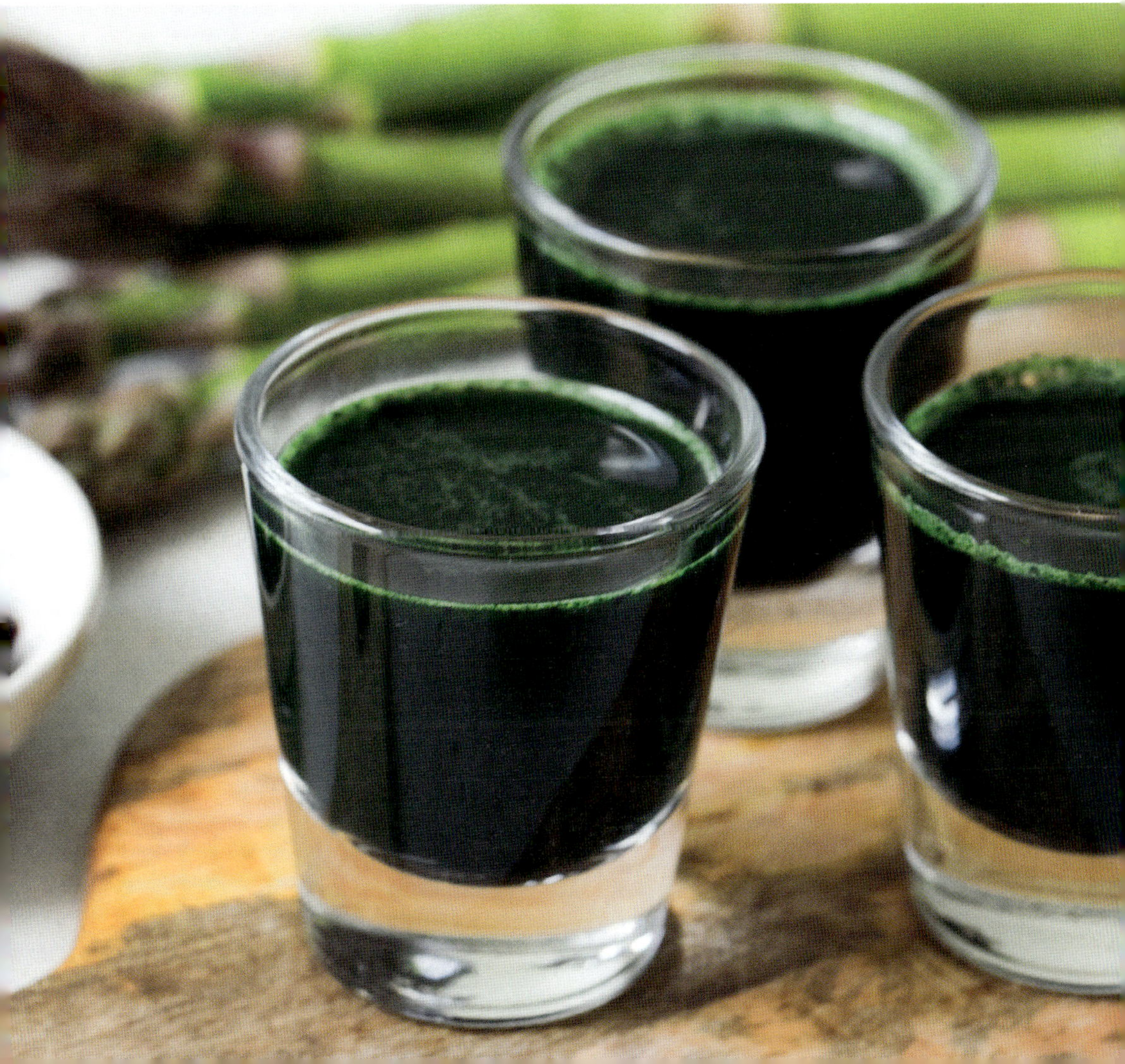

# Giftige Leicht-, Schwer- und Halbmetalle

Ergibt 1 bis 2 Shots

Dieser Kontaminations-Shot ist speziell für aktuelle Kontakte mit giftigen Metallen ausgelegt und dient der Abwehr der Einlagerung solcher Metalle tief im Körper. Er kann als begleitende Maßnahme zum Gebrauch der Schwermetall-Detox-Smoothies in Kapitel 10 dienen, die den Zweck haben, bereits abgelagerte Giftmetalle auszuleiten und laufende Unterstützung bei der Belastung von Blut und Lymphe oder des Verdauungstrakts mit solchen giftigen Metallen zu bieten.

*½ Tasse zusammengedrückter frischer Koriander*
*⅓ Tasse zusammengedrückter Rucola*
*⅓ Tasse zusammengedrückter, fein gehackter Kopfkohl (rot oder grün)*
*½ Tasse frische oder aufgetaute wilde TK-Blaubeeren oder 2 EL reiner Wildblaubeersaft oder 1 EL reines Wildblaubeer-pulver*
*1 bis 2 Selleriestangen*
*½ bis 1 geschälte Orange oder 1 bis 2 Mandarinen (optional)*
*½ TL Spirulina*

Koriander, Rucola, Kohl, wilde Blaubeeren, Sellerie und Orange oder Mandarine (falls verwendet) in der aufgeführten Reihenfolge entsaften. Wenn Sie Wildblaubeersaft oder Wildblaubeerpulver wählen, folgen sie im nächsten Schritt.

Spirulina und, falls verwendet, Wildblaubeersaft oder Wildblaubeerpulver einrühren.

Einschenken und genießen.

Die besten Gelegenheiten, diesen Shot anzuwenden, sind Situationen wie die folgenden:

- Zahnbehandlungen wie die Entfernung von Amalgamfüllungen und deren Ersatz durch neue Füllungen irgendeiner anderen Art (auch mit Verbundmaterialien),
- bei Fluoridbehandlungen und dem Gebrauch von Zahnspangen,
- nach dem Verzehr von Restaurantessen oder nach Getränken in Ketten-Cafés, in denen Leitungswasser zum Zubereiten der Speisen und Getränke verwendet wird,
- wenn Sie Duftstoffe von Lufterfrischern, Parfüms, Eau de Cologne, Duftkerzen und Weichspülern eingeatmet haben,
- wenn Sie Rauch riechen und nicht wissen, woher er kommt und was da brennt,
- wenn Sie synthetischen Duftstoffen ausgesetzt waren,
- wenn Sie in der Nähe eines erst kürzlich mit Pestiziden, Herbiziden oder Insektiziden gesprühten Bereichs leben oder
- wenn Sie sich nach einem Feuerwerk im Freien aufhalten.

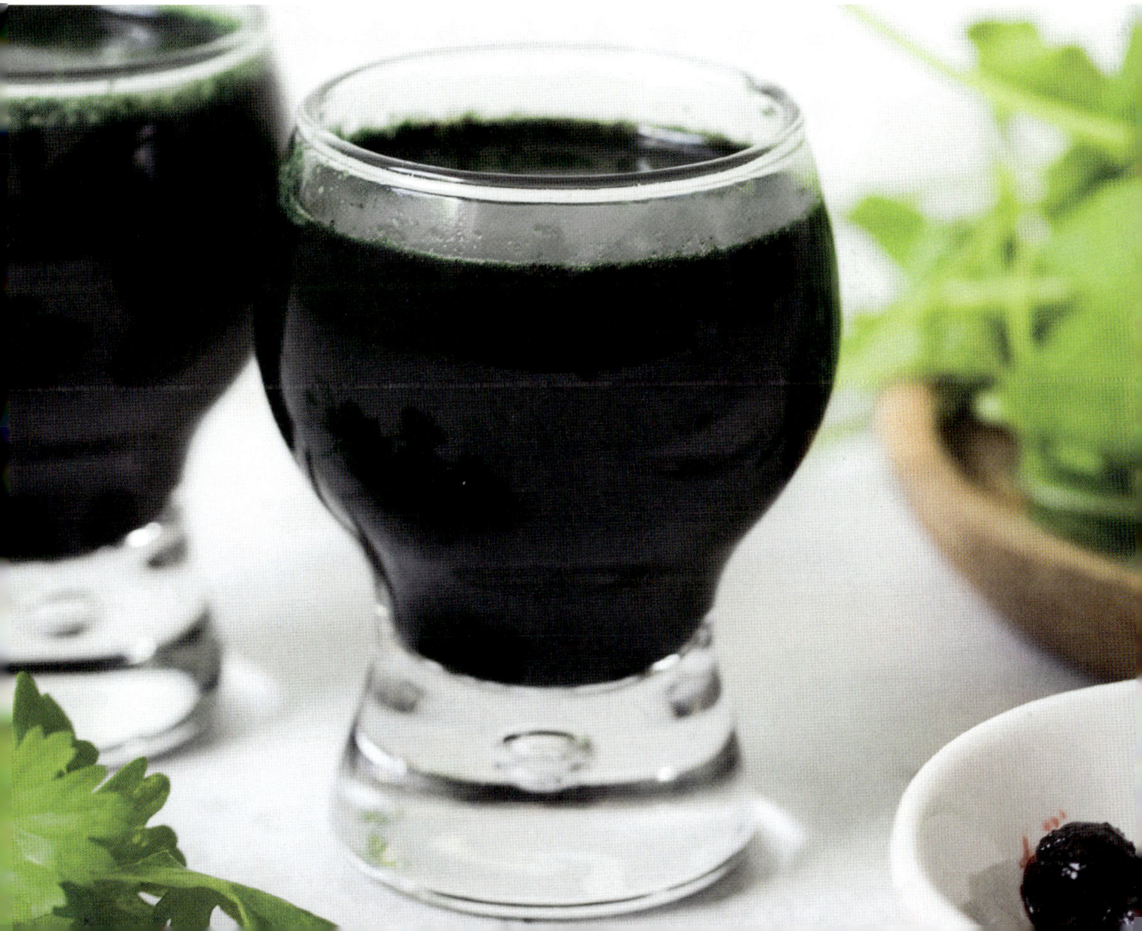

# Pestizide, Herbizide und Fungizide

Ergibt 1 bis 2 Shots

Dieser Shot ist wunderbar geeignet, wenn

- Sie fremde oder sonderbare Gerüche einatmen,
- Sie etwas im Paket geliefert bekommen,
- in Nachbargärten Insektizide oder chemische Düngemittel angewendet werden,
- in der Umgebung von Wohnanlagen chemische Behandlungen erfolgen,
- die Gemeinde die Straßenbepflanzung behandeln lässt und Sie sich in der Nähe aufgehalten haben,
- Sie jemanden sehen, der Unkrautspritzmittel ausbringt,
- Sie kleine Tankfahrzeuge der Gemeinde sehen, die gerade irgendwo zum Sprühen unterwegs gewesen sein könnten,
- Sie sich in Parks oder auf dem Golfplatz aufhalten oder wenn
- Sie in der Vegetationsperiode in einem Radius von 40 Kilometern um konventionelle Obst- oder Gemüseerzeugungsbetriebe wohnen.

*¼ Tasse zusammengedrückte frische Petersilie*
*½ Tasse zusammengedrückter frischer Koriander*
*2 große Grünkohlblätter*
*2 Radieschen*
*¼ Tasse frische oder aufgetaute TK-Brombeeren*
*1 bis 2 Selleriestangen*
*½ bis 1 geschälte Orange oder 1 bis 2 Mandarinen (optional)*
*¼ TL Spirulina*

Petersilie, Koriander, Kohl, Radieschen, Brombeeren, Selleriestangen und Orange oder Mandarinen (falls verwendet) in der angegebenen Reihenfolge entsaften.

Spirulina einrühren.

Einschenken und genießen.

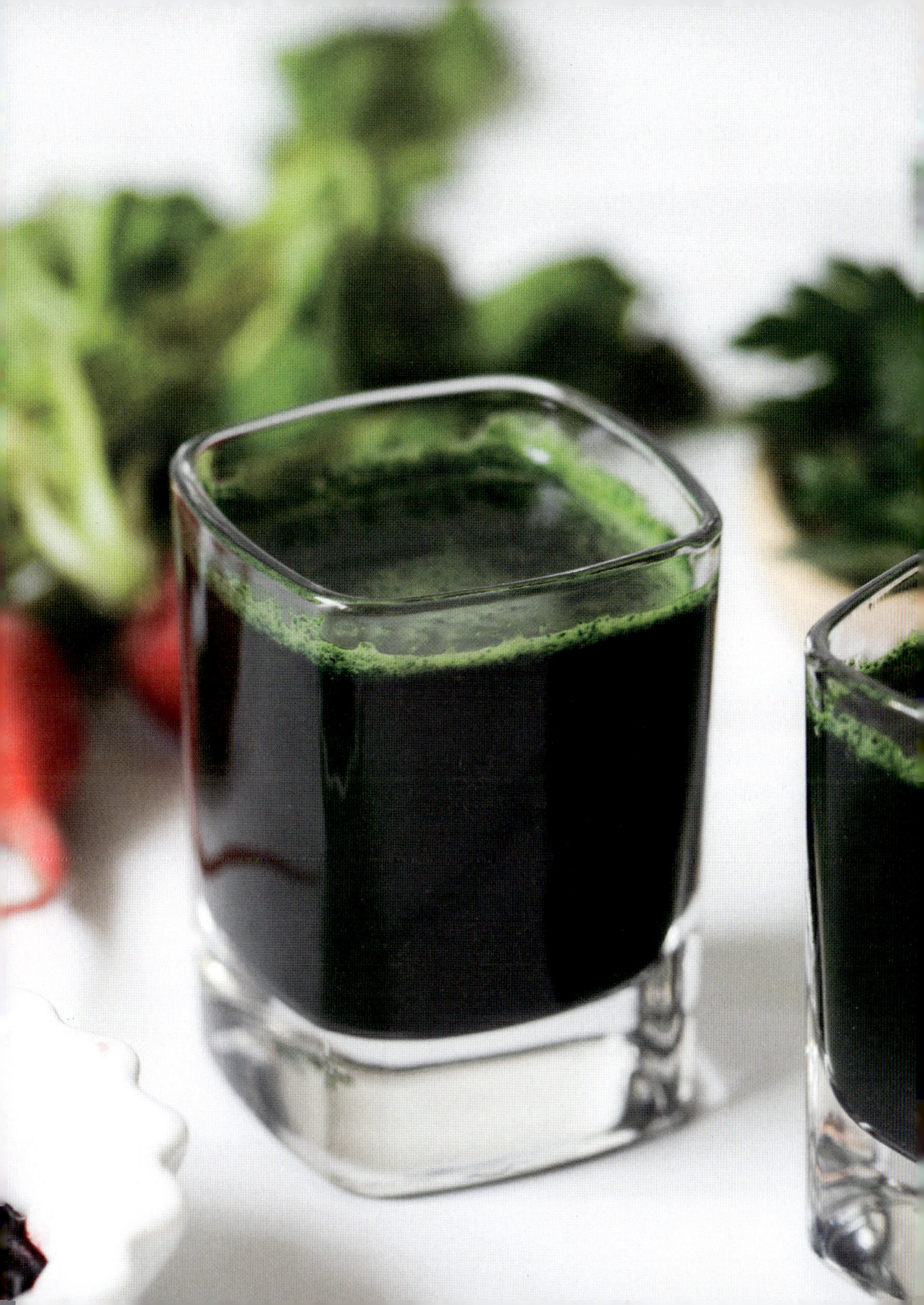

# Pharmazeutische Stoffe

Ergibt 1 bis 2 Shots

Dieser Shot eignet sich durch seine Zusammensetzung bei allen verschreibungspflichtigen oder frei verkäuflichen Medikamenten oder Pharmazeutika anderer Art, die einmalig oder dauerhaft verwendet werden, sowie medizinischen Maßnahmen, zum Beispiel

- Antibiotika bei Infektionen,
- Anästhetika bei Zahnbehandlungen,
- Verhütungsmitteln,
- Schmerzmitteln,
- chirurgischen Eingriffen,
- kosmetischer Ausbesserung des Erscheinungsbilds durch Füllmasse, Botox-Injektionen und andere Anwendungen,
- medizinischen Untersuchungsmethoden, bei denen Kontrast-, Beruhigungs- oder Betäubungsmittel eingesetzt werden, sowie
- neuen medizinischen Behandlungsmethoden jeder Art.

*¼ geschälte Zitrone*
*¼ geschälte Limette*
*¼ Tasse zerkleinerte Frühlingszwiebel*
*½ Tasse zusammengedrückter frischer Koriander*
*2 mittelgroße, rohe grüne Spargelstangen (zerkleinert ¼ Tasse)*
*½ Selleriestange*
*½ Apfel*

Alle Zutaten in der angegebenen Reihenfolge entsaften.

Einschenken und genießen.

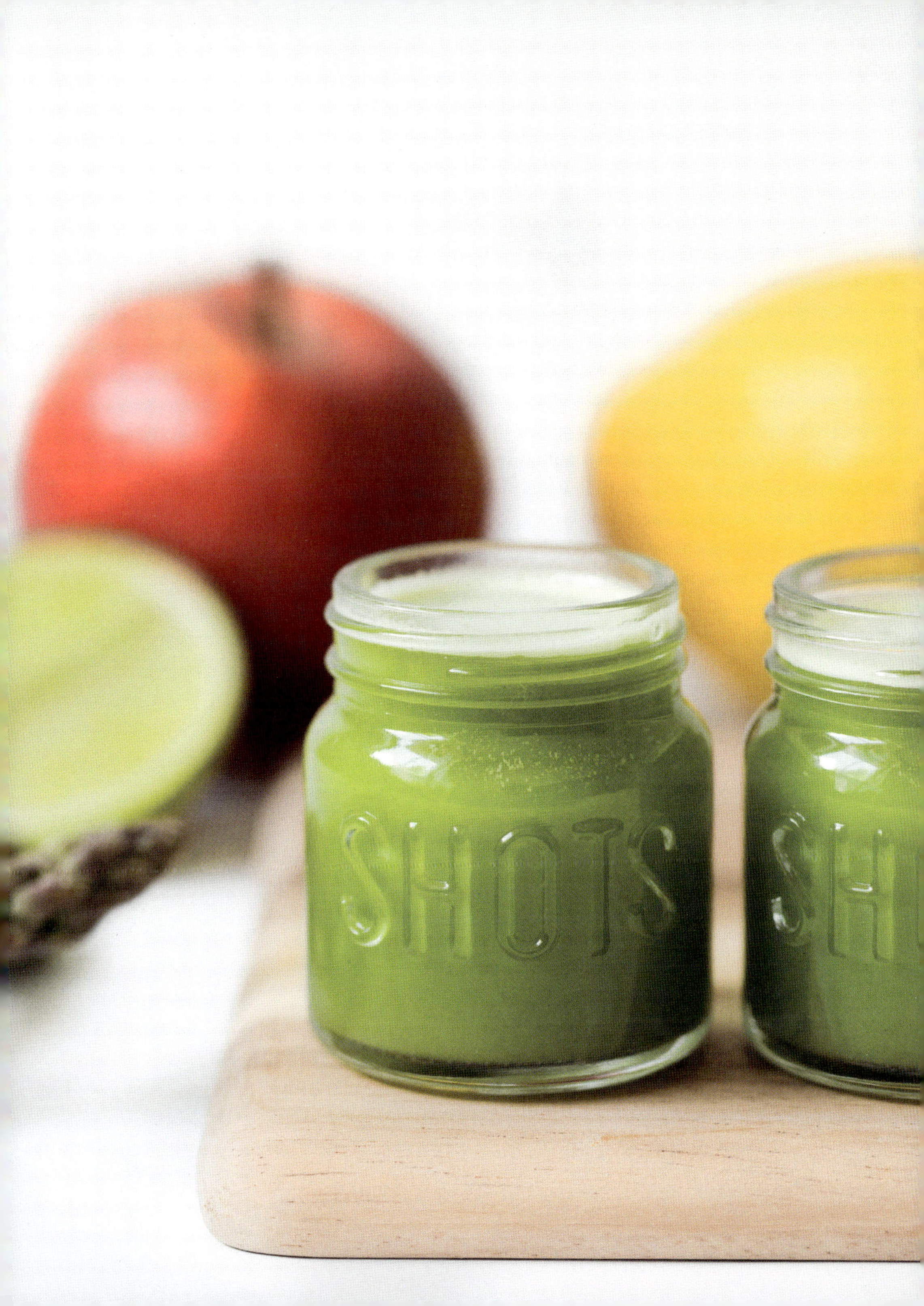
SHOTS

# Chemtrails*

Ergibt 1 bis 2 Shots

Halten Sie sich an diesen Shot, wenn Sie

- gern joggen oder im Freien spazieren gehen,
- sich am Strand aufhalten oder sonst irgendwo im Freien sitzen und etliche Kondensstreifen am Himmel wahrnehmen,
- sich an Feiertagen bei schönem Wetter im Freien aufhalten,
- im Meer oder in Seen, Flüssen und Weihern schwimmen,
- nachts bei offenem Fenster schlafen und
- vom Regen überrascht werden oder Kopf und Haut auf andere Art mit Regenwasser benetzt werden.

*1 EL frische oder aufgetaute wilde TK-Blaubeeren oder 1 TL reiner Wildblaubeersaft oder 1 TL reines Wildblaubeerpulver*

*¼ Tasse zusammengedrückter Grünkohl*

*¼ geschälte Zitrone*

*½ Tasse zusammengedrückter, frischer Koriander*

*¼ Tasse zusammengedrückter, frischer Schnittlauch*

*2 rohe Rosenkohlröschen*

*2 mittelgroße, rohe grüne Spargelstangen (zerkleinert ¼ Tasse)*

*½ Selleriestange*

Alle Zutaten in der angegebenen Reihenfolge entsaften. Blaubeersaft oder Blaubeerpulver, sofern verwendet, einrühren.

Einschenken und genießen.

* Dem Umweltbundesamt, NGOs, Meteorologen und staatlichen Institutionen zufolge gibt es bisher weder für das Ausbringen von Chemikalien durch Flugzeuge noch für auffällig veränderte Kondensstreifen wissenschaftliche Belege (Anm. d. Red.).

## Tipp

- Wenn Sie in Ihrer Wohngegend keine frischen oder tiefgekühlten wilden Blaubeeren, Wildblaubeersaft oder Blaubeerpulver bekommen können, sind Brombeeren eine akzeptable Alternative von hoher antioxidativer Wirkung. Sie können sich allerdings bei der Abwehr von Metallen, Chemikalien, Strahlen und anderen Gifteinwirkungen nicht mit den wilden Blaubeeren messen.

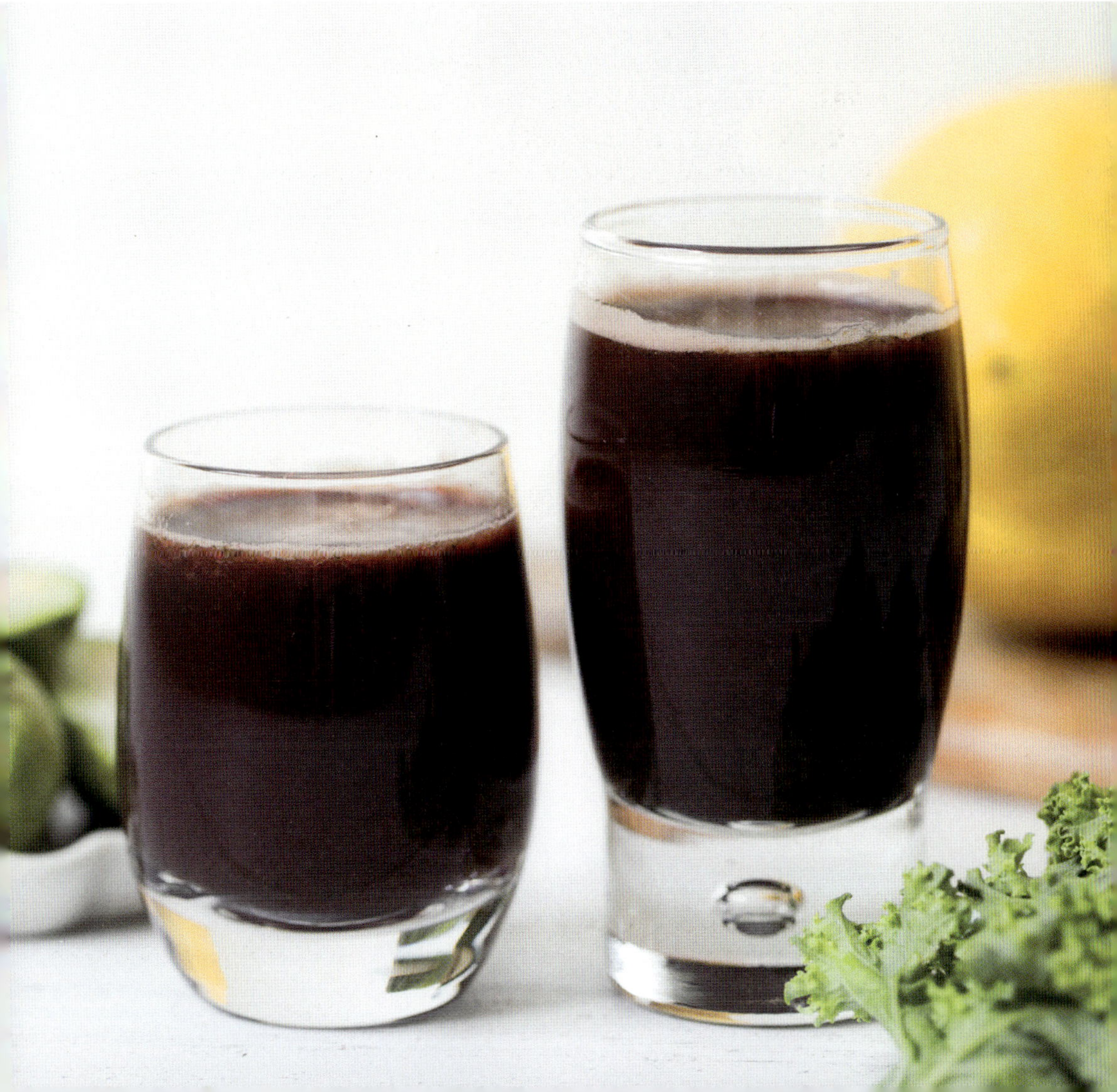

Nur wenn wir uns mit unserem Körper verbünden, mit seiner Mission, unser Gehirn vor Schaden zu feien, haben wir eine Chance, die Leben zu retten, die wir bewahrt sehen möchten – einschließlich unseres eigenen.

# Shots zur Umstimmung

Die Welt wird auf vielen Gebieten so viel komplizierter, und wir werden in alle möglichen Richtungen geschubst, sodass wir schnell durcheinanderkommen und in Muster verfallen, die unserer Genesung nicht dienlich sind. Diese Shots sollen Ihnen helfen, die Richtung zu ändern und Ihren Körper in hilfreicher Weise umzustimmen, damit Sie auch innerlich aus den beengenden Verhältnissen ausbrechen können, welche die Komplikationen dieser Welt uns auferlegen.

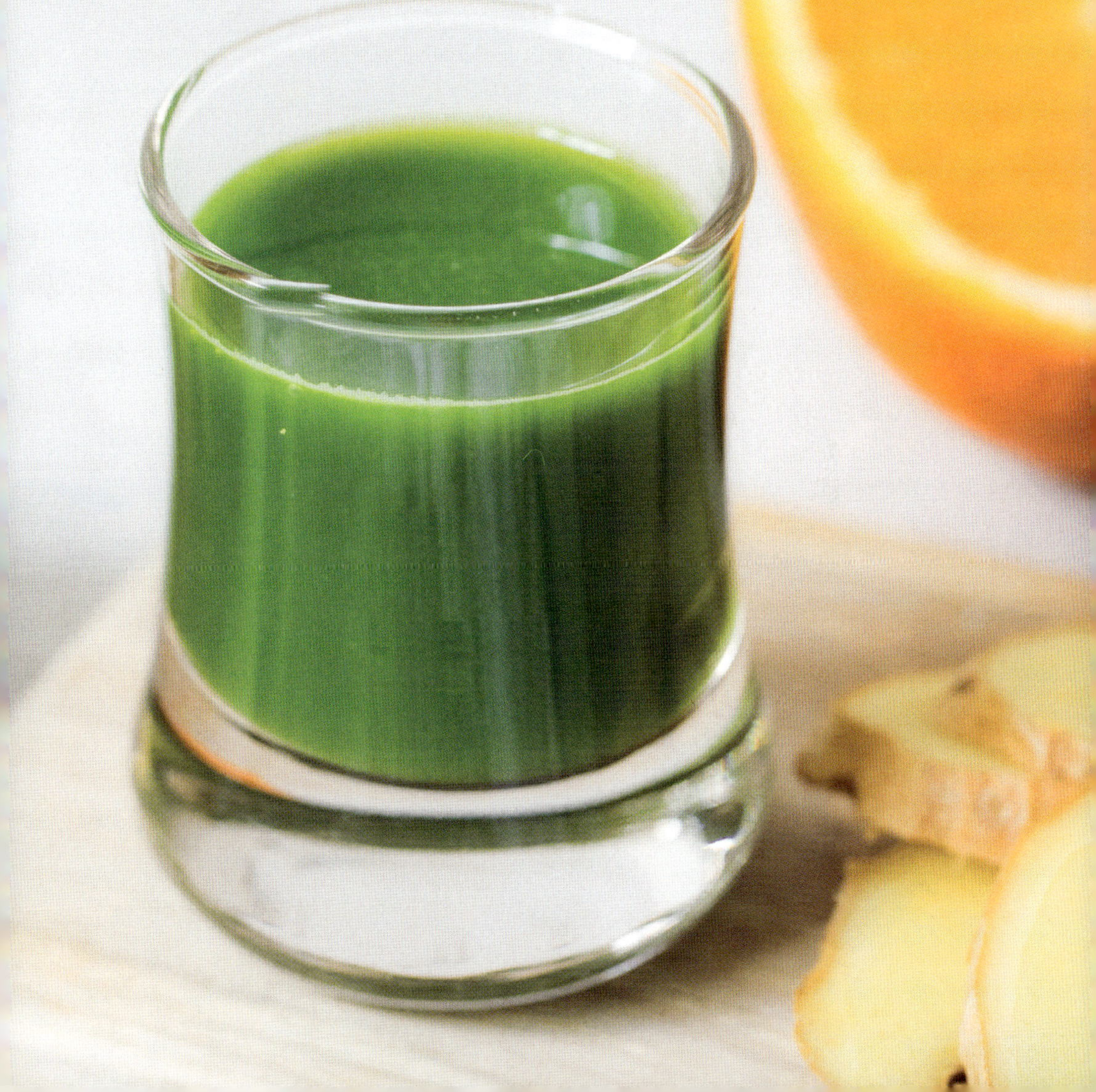

# Zwangsgedanken-Umstimmer

Ergibt 1 bis 2 Shots

Probieren Sie diesen Shot in Situationen wie den folgenden aus:

- Sie möchten ein schmerzliches Denkmuster durchbrechen, das aus einer schwierigen Situation oder Bedrängnis entstanden ist.
- Sie haben eine Zwangsstörung oder erleben einen Rückfall beziehungsweise eine Verschlimmerung. Dieser Gehirn-Shot ist für alle Formen und Varianten von Zwangsstörungen geeignet.
- Ein Song, den Sie längst nicht mehr hören mögen, dudelt einfach weiter in Ihrem Kopf. Verstörende Gedanken wiederholen sich wieder und wieder.
- Solche hartnäckigen Gedanken veranlassen Sie zu sich wiederholenden Aktionen.
- Sie hören Stimmen oder werden von beunruhigenden und untauglichen Gedanken verfolgt, die sehr fragwürdig sein können und Sie zu Handlungen überreden wollen, die ungut oder unklug sind.
- Eine bestimmte Erinnerung stellt sich immer wieder ein, aber es bringt Ihnen nichts, darüber nachzudenken.

*1 Radieschen*
*1/8 Tasse frischer Salbei (etwa 8 Blätter)*
*1/2 bis 1 Apfel*
*1 Stange Sellerie*

Alle Zutaten in der angegebenen Reihenfolge entsaften.

Einschenken und genießen.

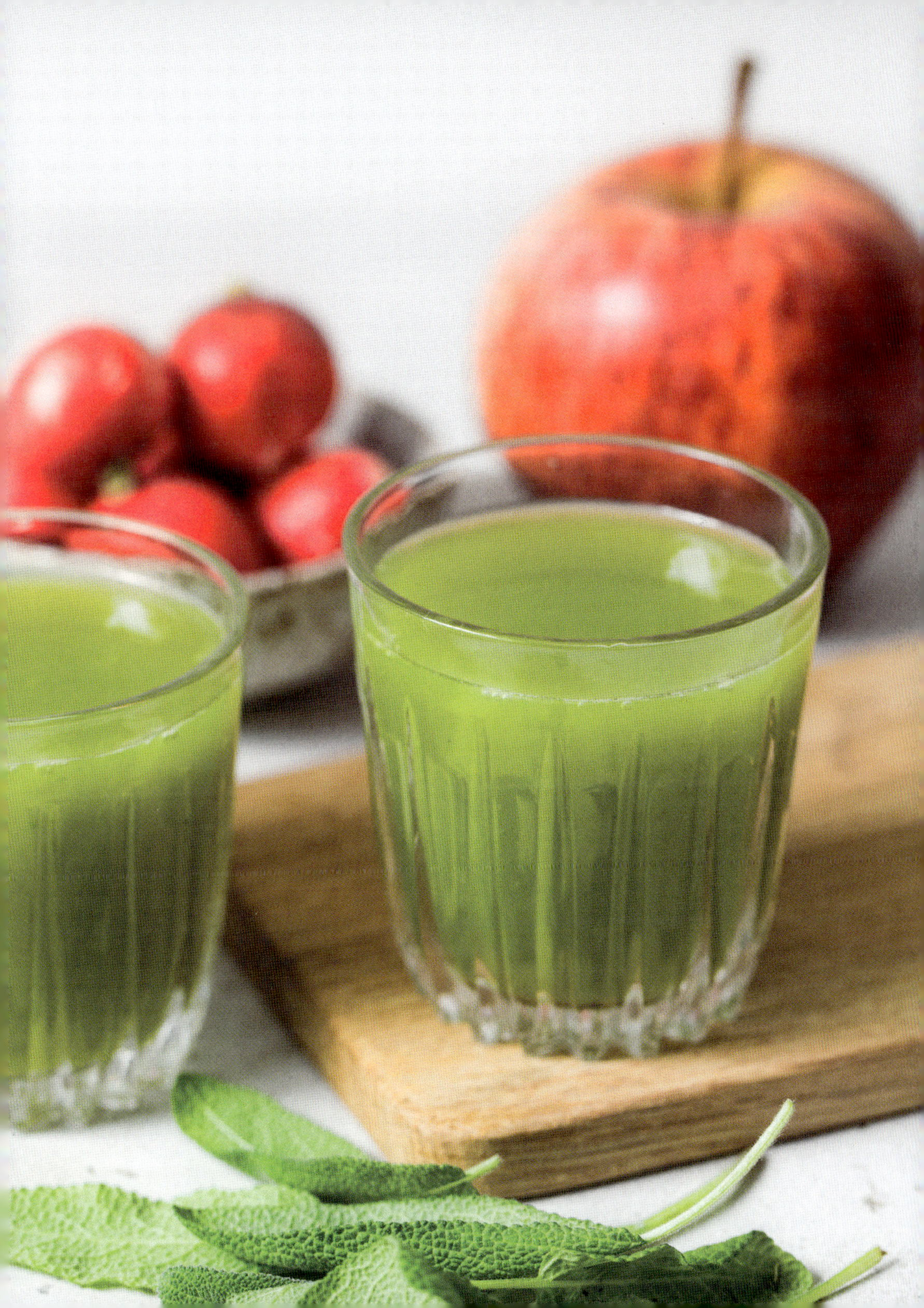

# Stimmungsaufheller

Ergibt 1 bis 2 Shots

Dieser Shot ist wunderbar

- bei Reizbarkeit, chronischem Frust oder Unleidlichkeit,
- bei Überforderungsgefühl und innerer Erschöpfung,
- wenn einem vertrauten Menschen auffällt, dass Sie nicht ganz Sie selbst sind,
- wenn Sie trübsinnig, niedergeschlagen oder bedrückt sind und etwas Aufrichtendes brauchen,
- wenn Sie Mühe haben, sich innerlich im Gleichgewicht zu halten, wenn Sie sich instabil fühlen oder völlig durcheinander sind oder sich »mal gut und mal schlecht« fühlen.

*1 EL frische oder aufgetaute wilde TK-Blaubeeren oder 1 TL reiner Wildblaubeersaft oder 1 TL reines Wildblaubeerpulver*
*¼ Tasse zusammengedrückter, frischer Schnittlauch*
*¼ Tasse zusammengedrücktes, frisches Basilikum*
*½ Tasse zusammengedrückte, frische Luzernesprossen*
*½ geschälte Limette*
*1 Selleriestange*
*½ Tasse Weintrauben (optional)*

Alle Zutaten in der angegebenen Reihenfolge entsaften. Blaubeersaft oder Blaubeerpulver, sofern verwendet, einrühren.

Einschenken und genießen.

## Tipps

- Wenn Sie in Ihrer Wohngegend oder aus anderen Quellen keine frischen oder tiefgekühlten wilden Blaubeeren, Wildblaubeersaft oder Blaubeerpulver bekommen können, sind Brombeeren eine akzeptable Alternative von hoher antioxidativer Wirkung. Sie können sich allerdings bei der Abwehr von Metallen, Chemikalien, Strahlen und anderen Gifteinwirkungen nicht mit den wilden Blaubeeren messen.
- Wenn Sie Luzernesprossen nicht bekommen können oder nicht mögen, können Sie für dieses Rezept alle anderen Sprossen oder Microgreens verwenden, zum Beispiel Brokkoli, Klee, Sonnenblumen oder Grünkohl.
- Jede Sprossenart gibt dem Shot ein anderes Aroma. Sollten Sie sich für Rettich- oder Senfsprossen entscheiden, müssen Sie wissen, dass sie den Shot ziemlich pikant machen können.

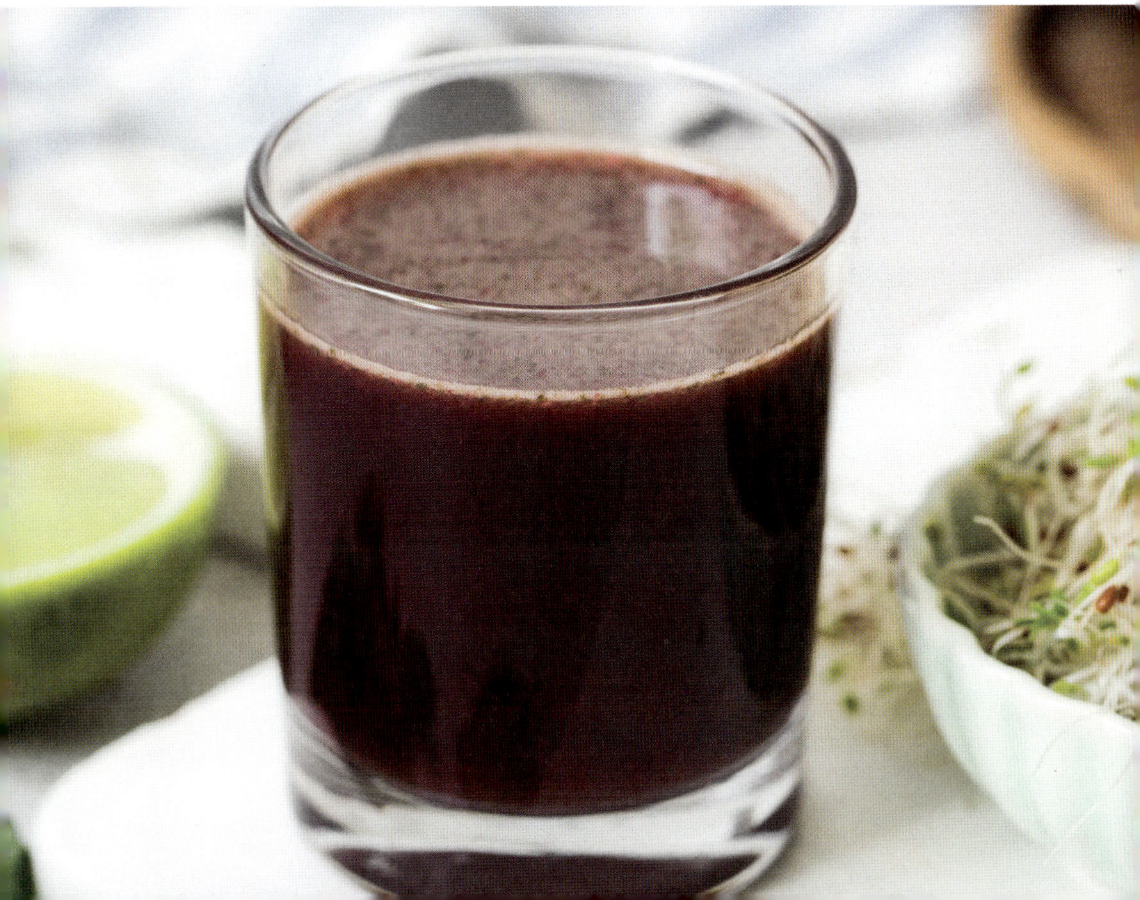

# Nerven-Umstimmer

Ergibt 1 bis 2 Shots

Dieser Shot hat eine breite Palette von Indikationen. Probieren Sie ihn aus,

- wenn Sie sich wackelig fühlen oder ängstlich sind,
- wenn Sie unberechenbare Krämpfe, Zuckungen, Tics oder wandernde Schmerzen irgendwo im Körper haben,
- wenn irgendwelche neurologischen Beschwerden einsetzen,
- um bange Anspannung im Augenblick oder im Hinblick auf die Zukunft beziehungsweise etwas Vergangenes zu unterbrechen,
- um unterstützend zur Beruhigung des Restless-Legs-Syndroms beizutragen oder
- bevor Sie eine Flug- oder andere Reise antreten.

Dieser Nerven-Umstimmer ist auch wunderbar für Hochzeiten und andere Events geeignet, die für Sie sehr wichtig sind.

*¼ geschälte Limette*
*¼ Tasse zusammengedrückter Spinat*
*¼ Tasse zusammengedrückter, grob zerkleinerter Grünkohl*
*¼ Tasse zusammengedrückte, grob zerkleinerte Salatblätter*
*¼ Tasse zusammengedrückter, frischer Koriander*
*¼ Tasse zusammengedrückte Petersilie*
*2 mittelgroße, rohe Stangen grüner Spargel (zerkleinert ¼ Tasse)*
*½ Selleriestange*

Alle Zutaten in der angegebenen Reihenfolge entsaften.

Einschenken und genießen.

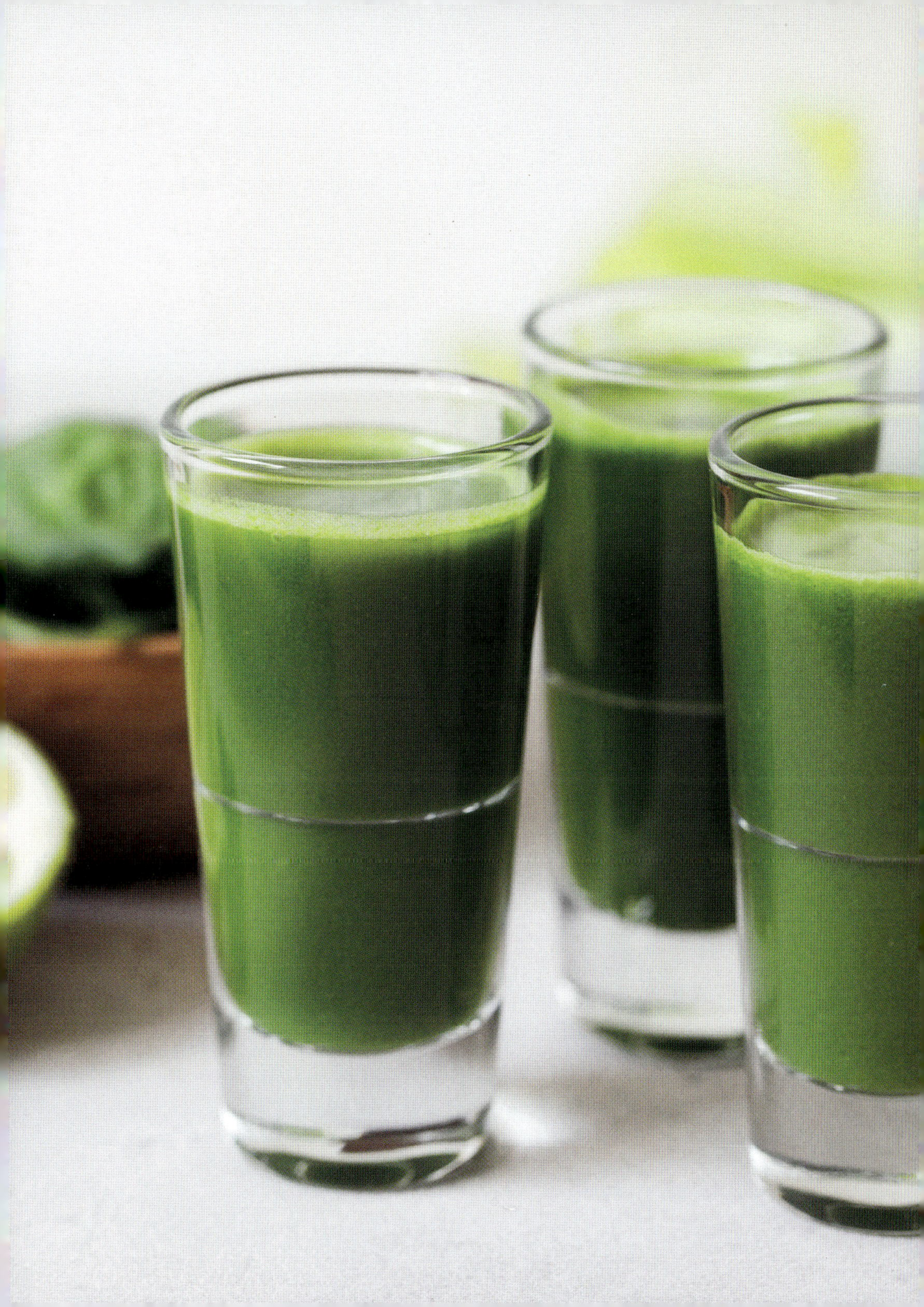

# Energie-Umstimmer

Ergibt 1 bis 2 Shots

Nehmen Sie diesen Shot, falls Sie energetische Stärke benötigen, beispielsweise wenn Sie

- in der Tagesmitte ganz dringend einen Energie-Boost brauchen,
- sich unsicher fühlen, als hätten Sie nicht genug Energie,
- das Gefühl haben, dass Ihre Energie irgendwie fehlgeleitet ist und Sie nicht ganz auf der Höhe sind,
- einen Energieüberschuss zu haben scheinen und Sie gern von der Höhe der Erregung wieder runterkommen würden,
- Kaffee ganz absetzen oder
- zum Feierabend abschalten möchten, um wieder auf null und zur Ruhe zu kommen und sich auf die Nacht einzustimmen.

Dieser Umstimmer ist außerdem ideal, wenn

- die Nebennieren zu aktiv oder nicht aktiv genug sind, weil sie nach starker Überbeanspruchung ermüden,
- Sie bei niedrigem Blutzucker übernervös sind oder sich übermüdet fühlen und dann ohne erkennbaren Grund emotional werden oder leicht zu triggern sind.

Probieren Sie diesen Umstimmer-Shot aus, bevor Sie etwas Schwieriges oder Unsicheres unternehmen. Das kann ein neuer Job, die Anmeldung zu einem Retreat, der Einstieg in eine Reinigungskur oder irgendeine andere Veränderung sein.

*¼ Tasse zerkleinerte Karotten*
*½ Tasse zerkleinerte, rohe Süßkartoffel*
*½ Tasse zerkleinerte rote Paprika*
*½ Tasse frische oder aufgetaute TK-Ananas*

Alle Zutaten in der angegebenen Reihenfolge entsaften.

Einschenken und genießen.

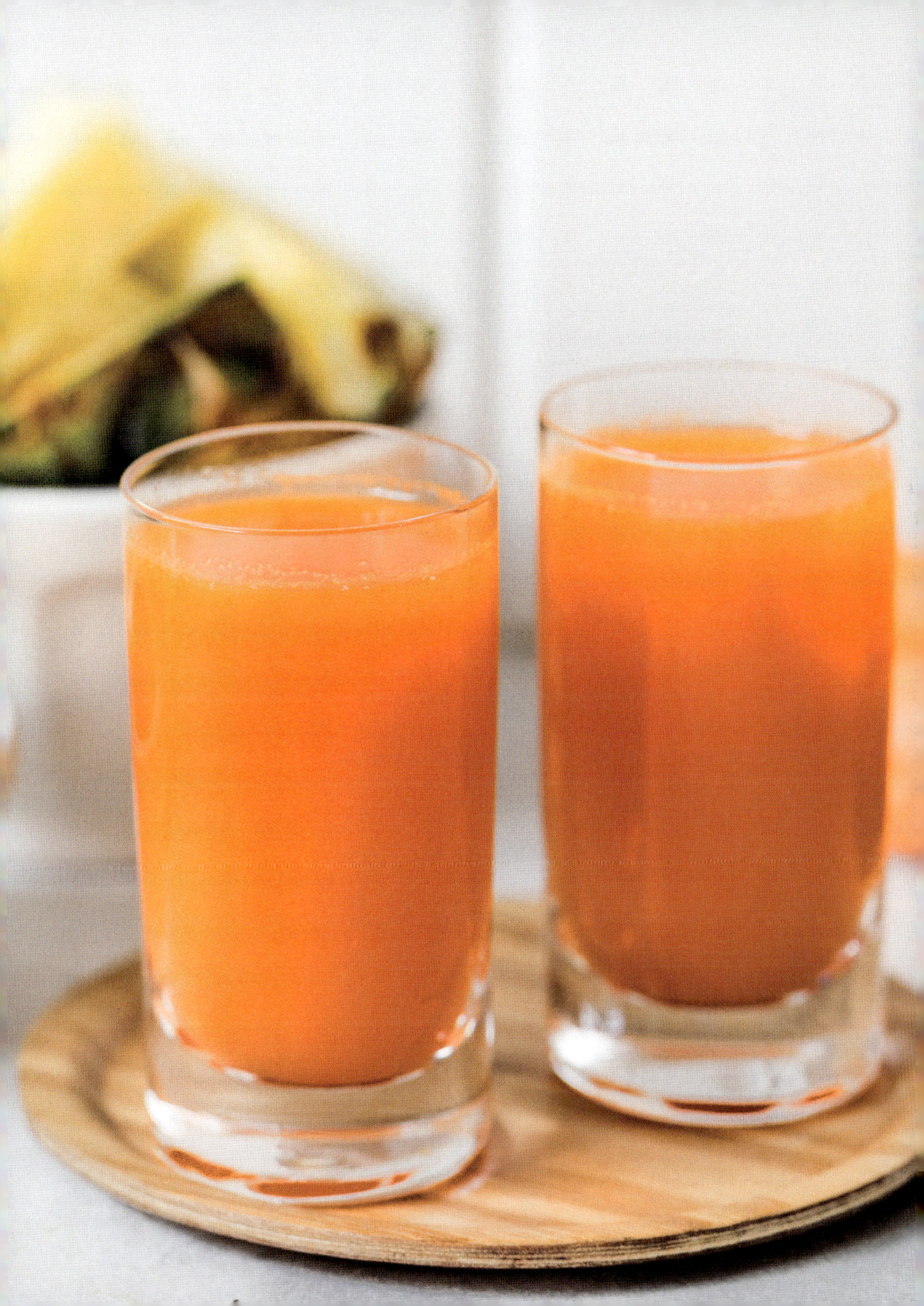

# Umstimmung bei Nahrungsmittelängsten

Ergibt 1 bis 2 Shots

Solche Ängste können ganz unterschiedliche Formen annehmen. Diesen Shot können Sie zum Beispiel dann anwenden, wenn Sie irgendeine Essstörung haben. Dieser umstimmende Shot ist auch in folgenden Situationen nützlich:

- Jemand möchte Sie davon abhalten, sich gesund zu ernähren.
- Sie sind wegen etwas kürzlich Verzehrtem beunruhigt.
- Sie sind beim Thema »Essen« grundsätzlich ein wenig blockiert und fürchten es geradezu, weil Sie nicht wissen, was Sie beruhigt essen können, ohne Ihre Symptome anzufachen, beispielsweise Verdauungsbeschwerden.
- Sie haben andere Symptome oder Beschwerden und fürchten die Umstellung auf eine heilsame Ernährungsform.
- Jemand versucht, Sie zu einer gesünderen Ernährung zu bewegen, aber Sie haben Angst vor Obst, Blattgemüse, Kräutern, wilden Nahrungsmitteln und Gemüse.
- Sie haben Nahrungsmittelängste, die von Fehlinformationen über bestimmte Nahrungsmittel kommen.
- Sie können sich schwer von »Trostfutter« lösen, das Ihnen schadet.

*½ Tasse zusammengedrückter, frischer Dill*
*½ Tasse zusammengedrückter Spinat*
*¾ Tasse frische oder aufgetaute TK-Mango*
*¼ Selleriestange*

Alle Zutaten in der angegebenen Reihenfolge entsaften.

Einschenken und genießen.

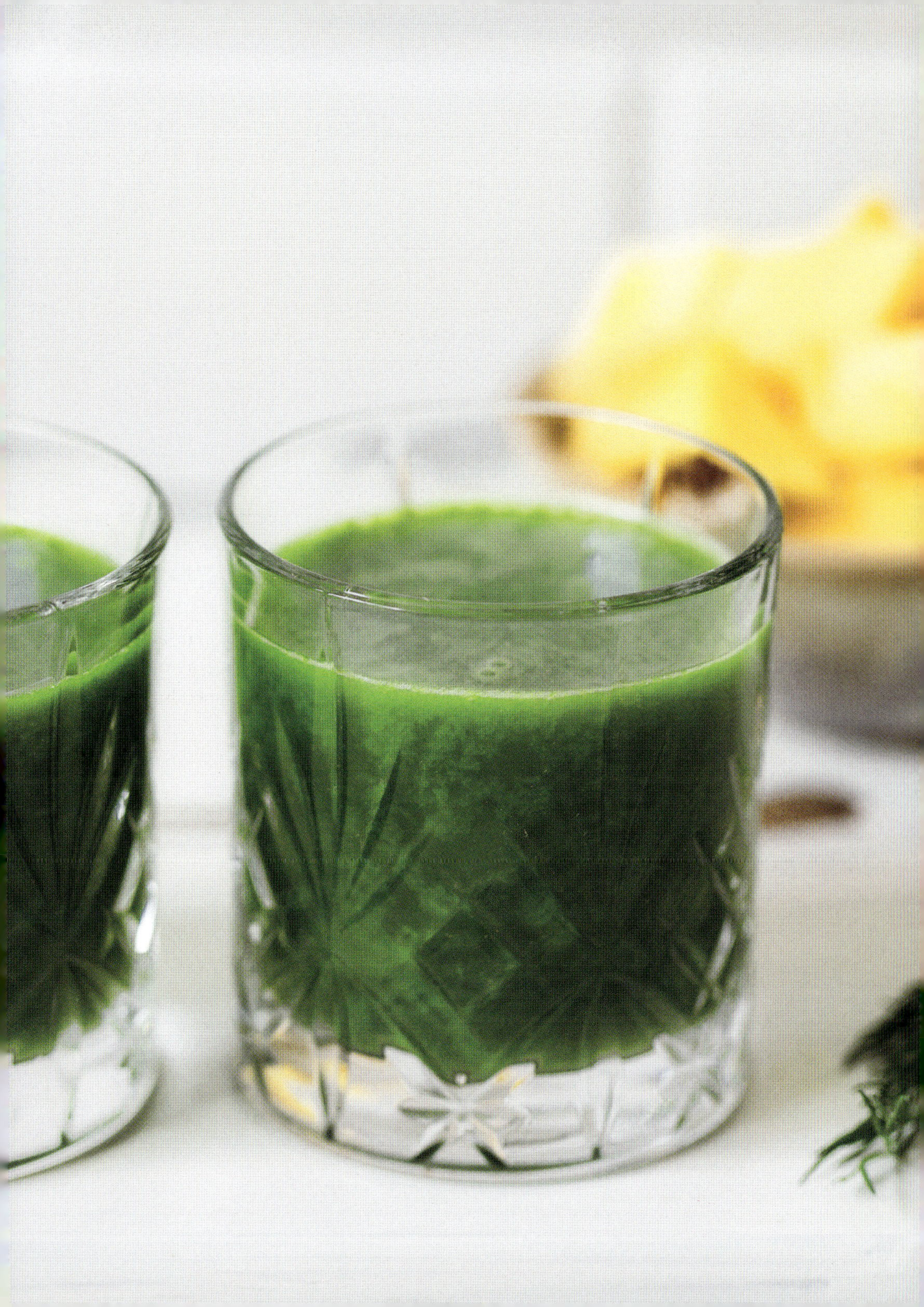

# Gelüste-Umstimmer

Ergibt 1 bis 2 Shots

Wenn sich Gelüste oder suchtartige Impulse störend in Ihrem Leben ausbreiten, ist dieser Shot ganz wunderbar. Probieren Sie ihn aus

- bei unstillbarem oder nicht zu bändigendem Hunger,
- als »Gelüste-Ausputzer«,
- als Hungerdämpfer, wenn Sie versuchen, Ihre Ernährungsweise zu ändern,
- wenn Sie sich zu fettreich ernährt haben und den Fettkonsum zurückfahren möchten,
- um das Überessen zu unterbrechen, um Nahrungsmittelsüchte oder auch Koffein- und Salzsucht zu beschwichtigen.

Wenn jemand in Ihrer unmittelbaren Umgebung das ungesunde intermittierende Fasten aufnehmen möchte, raten Sie diesem Menschen zu diesem Shot, der dem Schutz von Nebennieren und Gehirn dient.

*1 cm frischer, geschälter Ingwer*
*¼ Tasse zusammengedrücktes, frisches Basilikum*
*½ Tasse zusammengedrückter Spinat*
*½ Tasse zusammengedrückter, zerkleinerter Grünkohl*
*½ Tasse zusammengedrückter, zerkleinerter Weiß- oder Rotkohl*
*½ geschälte Orange*
*½ Selleriestange*

Alle Zutaten in der angegebenen Reihenfolge entsaften.

Einschenken und genießen.

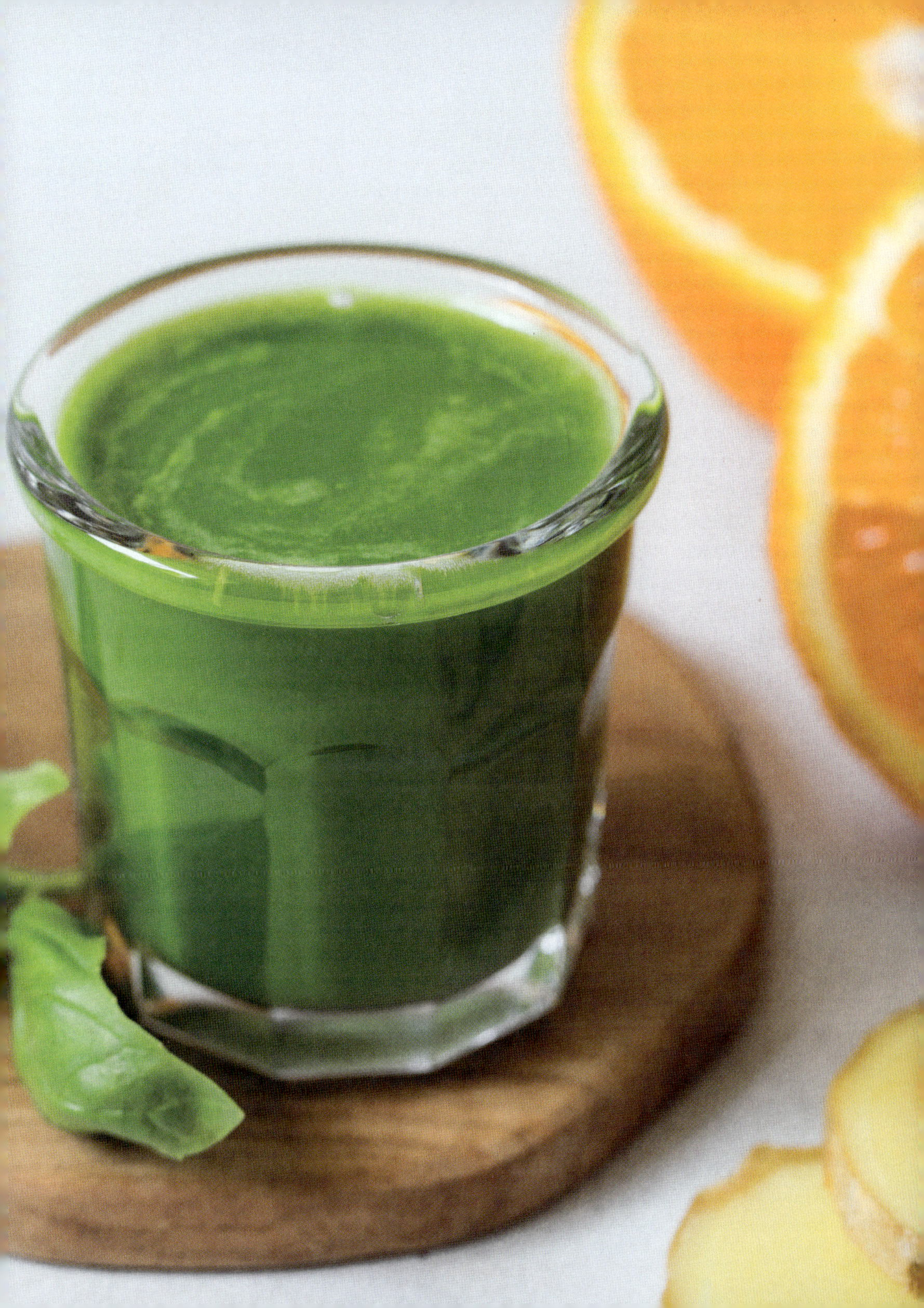

# Ärger-Umstimmer

Ergibt 1 bis 2 Shots

Greifen Sie zu diesem Shot

- bei unerklärlichen Zornwallungen, für die kein Grund zu erkennen ist,
- bei aufbrausendem Ärger, für den ein Grund zu erkennen ist,
- bei Ärger darüber, dass Sie krank oder verletzt sind, mit gesundheitlichen Problemen oder einer chronischen Gesundheitsstörung zu tun haben,
- wenn etwas in Ihnen aufsteigt, was Sie unglücklich, frustriert oder reizbar macht,
- bei Ärger, wenn Ihnen etwas angetan wird und Sie sich deshalb enttäuscht oder verraten fühlen,
- nach Konfrontationen und Streitgesprächen mit anderen,
- wenn Sie sich über Weltereignisse oder
- über sich selbst ärgern.

*½ Tasse zusammengedrückte, frische Pfefferminze*
*½ Tasse zusammengedrückter, frischer Salbei*
*½ Tasse frische oder aufgetaute TK-Mango*
*1 EL frische oder aufgetaute wilde TK-Blaubeeren oder TL reiner Wildblaubeersaft oder 1 TL reines Wildblaubeerpulver*
*1 Tasse zerkleinerte Karotten*

Alle Zutaten in der angegebenen Reihenfolge entsaften. Blaubeersaft oder Blaubeerpulver, sofern verwendet, einrühren.

Einschenken und genießen.

## Tipp

- Wenn Sie in Ihrer Wohngegend keine frischen oder tiefgekühlten wilden Blaubeeren, Wildblaubeersaft oder Blaubeerpulver bekommen können, sind Brombeeren eine akzeptable Alternative von hoher antioxidativer Wirkung. Sie können sich allerdings bei der Abwehr von Metallen, Chemikalien, Strahlen und anderen Gifteinwirkungen nicht mit den wilden Blaubeeren messen.

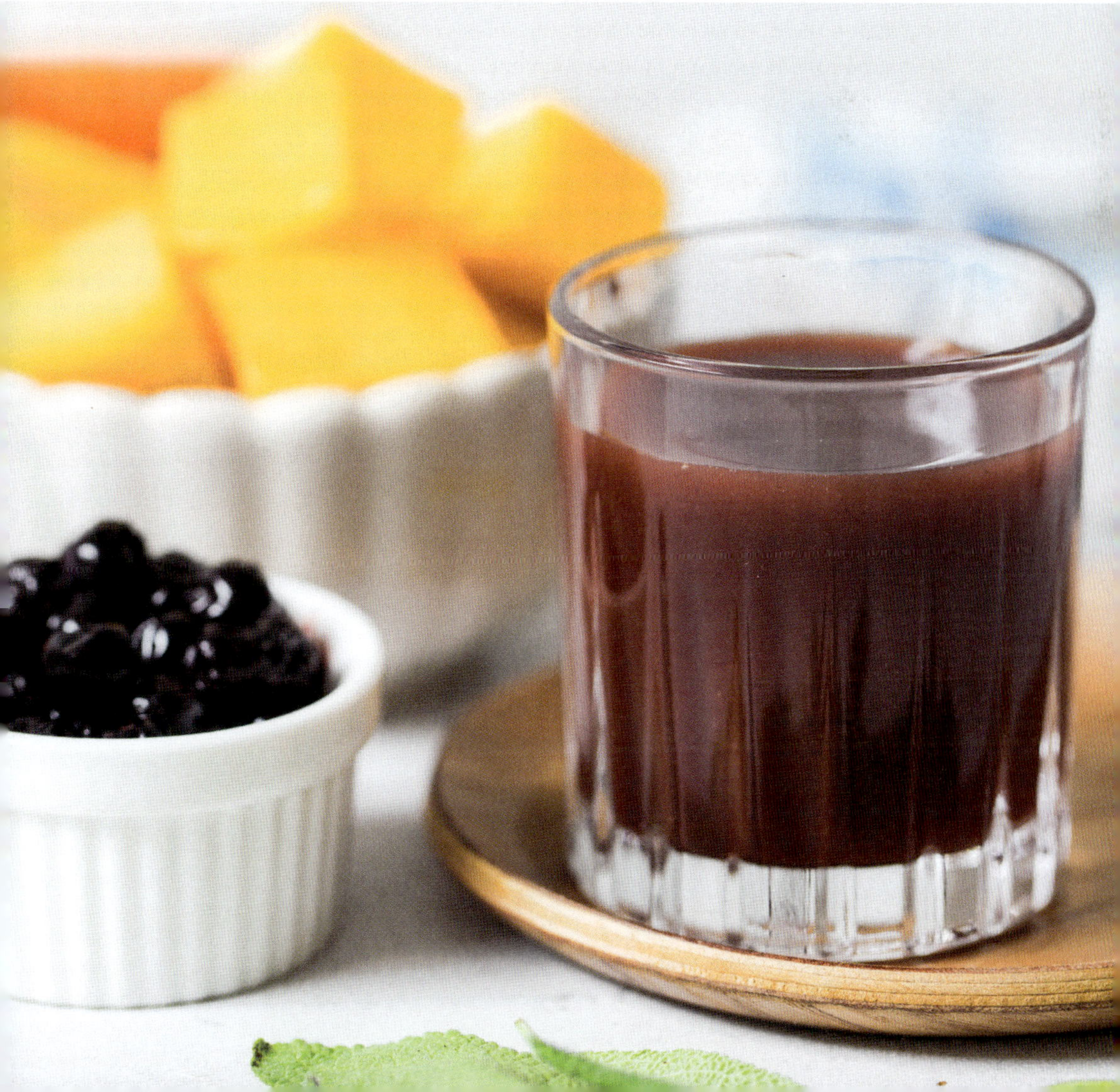

# Umstimmung bei Schuld- und Schamgefühlen

Ergibt 1 bis 2 Shots

Probieren Sie diesen Shot in Situationen wie den folgenden aus:

- Sie glauben nicht an sich, Sie haben Ihr Selbstvertrauen verloren.
- Sie glauben nicht mehr recht, dass Sie ein guter Mensch sind.
- Sie empfinden Schuld oder Scham, weil Sie krank sind.
- Ihre chronische Krankheit verunsichert Sie und raubt Ihnen das Selbstbewusstsein.
- Sie fühlen sich irgendwie minderbemittelt oder so, als wären Sie nicht gut genug.
- Sie können sich etwas nicht verzeihen, was Sie nach Ihrer Einschätzung falsch gemacht haben.
- Sie schämen sich für etwas, was Sie gesagt haben und nicht mehr zurücknehmen können.
- Sie schämen sich, weil Sie es noch nicht geschafft haben, Ihren Traum zu leben.
- Sie fühlen sich schuldig oder schämen sich, weil Sie einem Freund oder Angehörigen gerade nicht helfen können.
- Sie können jemandem, der Sie gekränkt, geärgert oder enttäuscht hat, schwer verzeihen.
- Wenn Sie sich für irgendetwas schämen oder schuldig fühlen, kann dieser Shot Ihnen helfen, solche inneren Verletzungen, die Schuld und Scham nicht enden lassen, zu verstehen und loszulassen.

*1 cm frischer, geschälter Ingwer*
*½ bis 1 Tasse zusammengedrückter Spinat*
*½ bis 1 geschälte Orange*

Alle Zutaten in der angegebenen Reihenfolge entsaften.

Einschenken und genießen.

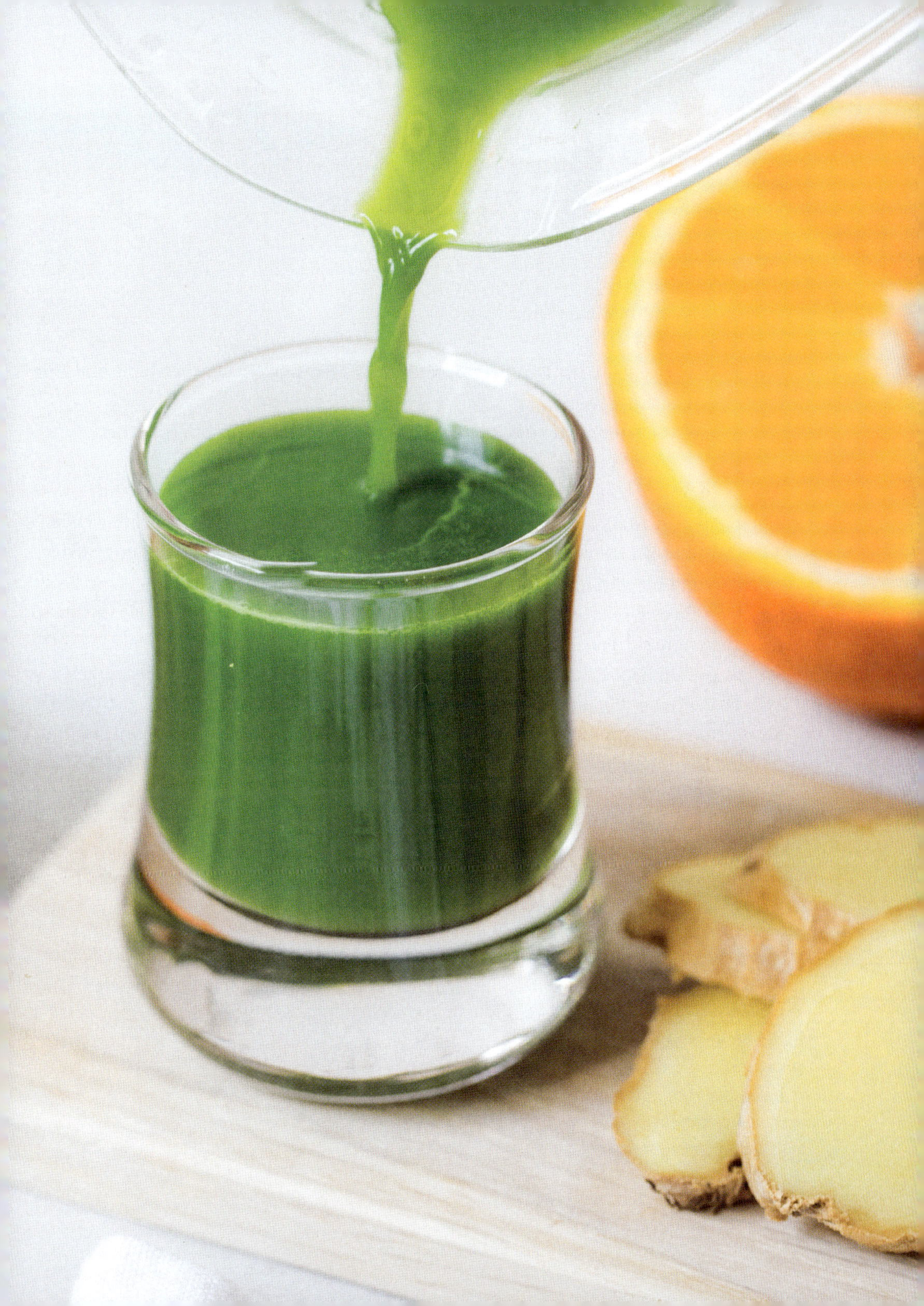

# Ego-Umstimmer

Ergibt 1 bis 2 Shots

Dieser Shot leistet Ihnen gute Dienste, wenn

- Sie das Gefühl haben, Ihr Ego habe Ihre Sinne, Ihren praktischen Verstand und Ihre Vernunft an sich gerissen,
- Sie Ihr wahres Ich nicht mehr richtig spüren und das wirklich Wichtige aus den Augen zu verlieren drohen,
- Sie das Gefühl bekommen, zu sehr mit sich selbst beschäftigt zu sein,
- Ihnen klar wird, dass Sie nur an sich gedacht und andere nicht berücksichtigt haben,
- Ihnen zumute ist, als würde etwas in Ihnen Ihr Leben und Ihre Entscheidungen steuern, während Sie von oben zuschauen,
- Sie einen Freund oder Angehörigen mit überbordendem Ego haben, der das nicht so sieht (bereiten Sie den Gehirn-Shot in dem Fall für diese Person zu),
- Sie das Gefühl haben, Ihr Leben entschlossen in die Hand nehmen und den Drang zur Selbstschädigung überstimmen zu müssen,
- Sie erkennen, dass Sie freier werden müssen, damit Ihre Seele zu Ihrem eigenen Nutzen und der Menschen ringsum durchscheinen kann.

*1 cm frische, geschälte Kurkuma*
*½ Tasse zerkleinerte Kiwis*
*1 EL frische oder aufgetaute wilde TK-Blaubeeren oder 1 TL reiner Wildblaubeersaft oder 1 TL reines Wildblaubeerpulver*
*¼ Tasse zerkleinerte Champignons*
*¼ Tasse zusammengedrückter, grob zerkleinerter Grünkohl*
*½ Tasse zusammengedrückte, frische Petersilie*
*½ Stange Sellerie*

Alle Zutaten in der angegebenen Reihenfolge entsaften. Blaubeersaft oder Blaubeerpulver, sofern verwendet, einrühren. In ein Glas gießen und servieren.

Die Champignons vor dem Zerkleinern gründlich mit warmem oder heißem Wasser abspülen. Verwenden Sie keine Pilze, die sich bereits zersetzen und schleimig werden. Das ist ein Zeichen für Oxidation und Alterung.

## Tipp

- Wenn Sie in Ihrer Wohngegend keine frischen oder tiefgekühlten wilden Blaubeeren, Wildblaubeersaft oder Blaubeerpulver bekommen können, sind Brombeeren eine akzeptable Alternative von hoher antioxidativer Wirkung. Sie können sich allerdings bei der Abwehr von Metallen, Chemikalien, Strahlen und anderen Gifteinwirkungen nicht mit den wilden Blaubeeren messen.

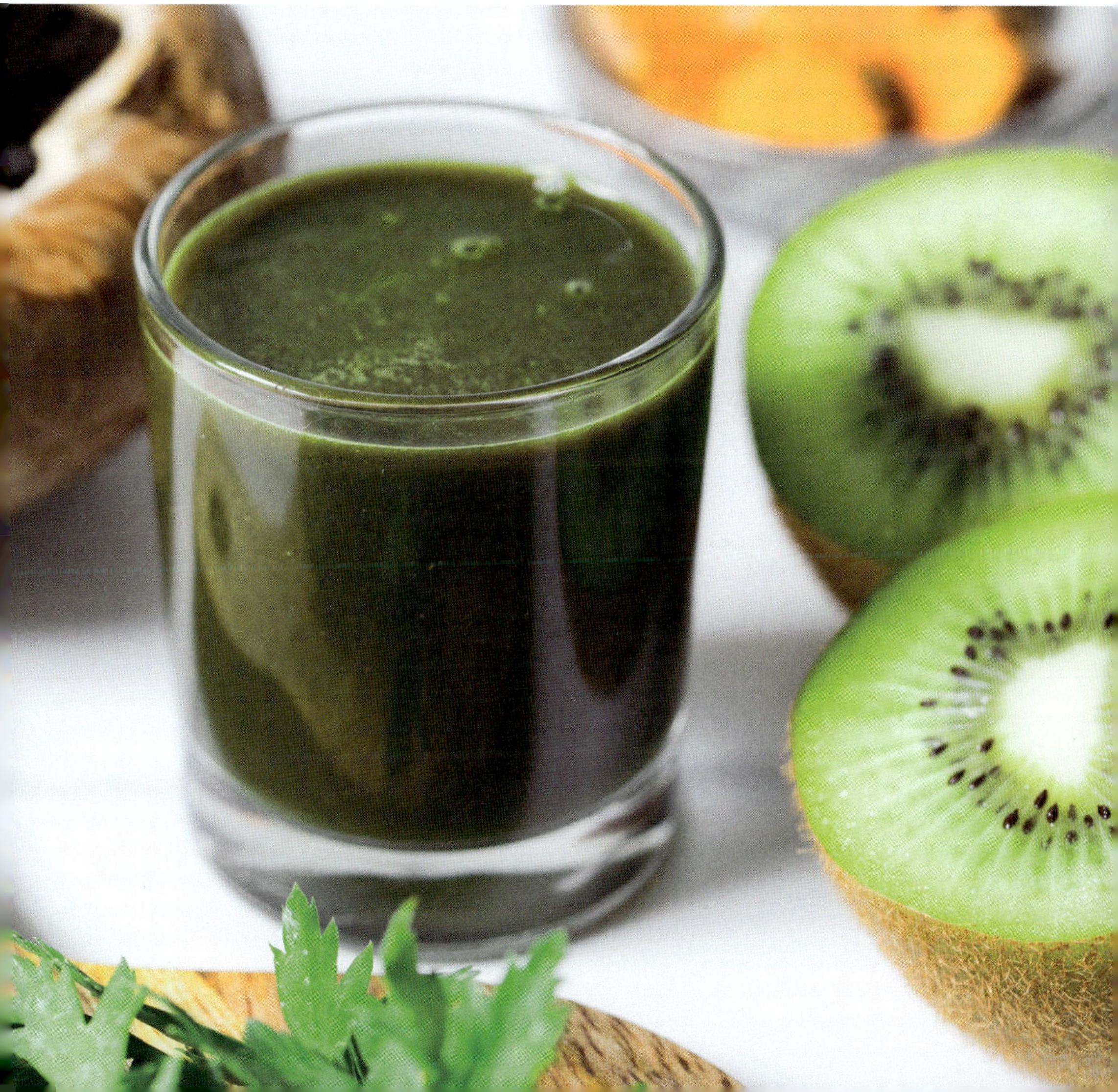

# Traumwandler

Ergibt 1 bis 2 Shots

Diesen Shot können Sie tagsüber jederzeit vor einem Nickerchen oder abends vor dem Schlafengehen trinken. Sie können ihn gern tagsüber auf Vorrat zubereiten und im Kühlschrank aufbewahren. Hier ein paar Beispiele für Situationen, in denen er angebracht ist:

- Sie möchten Ihre Träume zum Verständnis Ihrer Seele und der Vergangenheit Ihrer Seele nutzen.
- Sie träumen kaum und würden gern mehr träumen.
- Ihre Träume sind bedrückend, belastend oder sogar beängstigend.
- Sie möchten die Bedeutung Ihrer Träume besser erfassen.
- Träume wecken Sie immer wieder auf.
- Sie fürchten das Einschlafen.
- Sie möchten durch Ihre Träume andere erreichen.
- Sie möchten in die Träume anderer eintreten.
- Sie schlafen nicht genug; mit diesem Shot können Sie in der kurzen Zeit, die Sie schlafen, trotzdem durch das Träumen gesünder werden.

*1 cm frischer, geschälter Ingwer*
*½ Tasse frische oder aufgetaute TK-Mango*
*½ Tasse entsteinte, frische oder aufgetaute TK-Kirschen*
*½ Tasse zerkleinerte, rohe Zucchini*
*¼ Tasse zusammengedrückte, frische Pfefferminzblätter (optional)*

Alle Zutaten in der angegebenen Reihenfolge entsaften.

Einschenken und genießen.

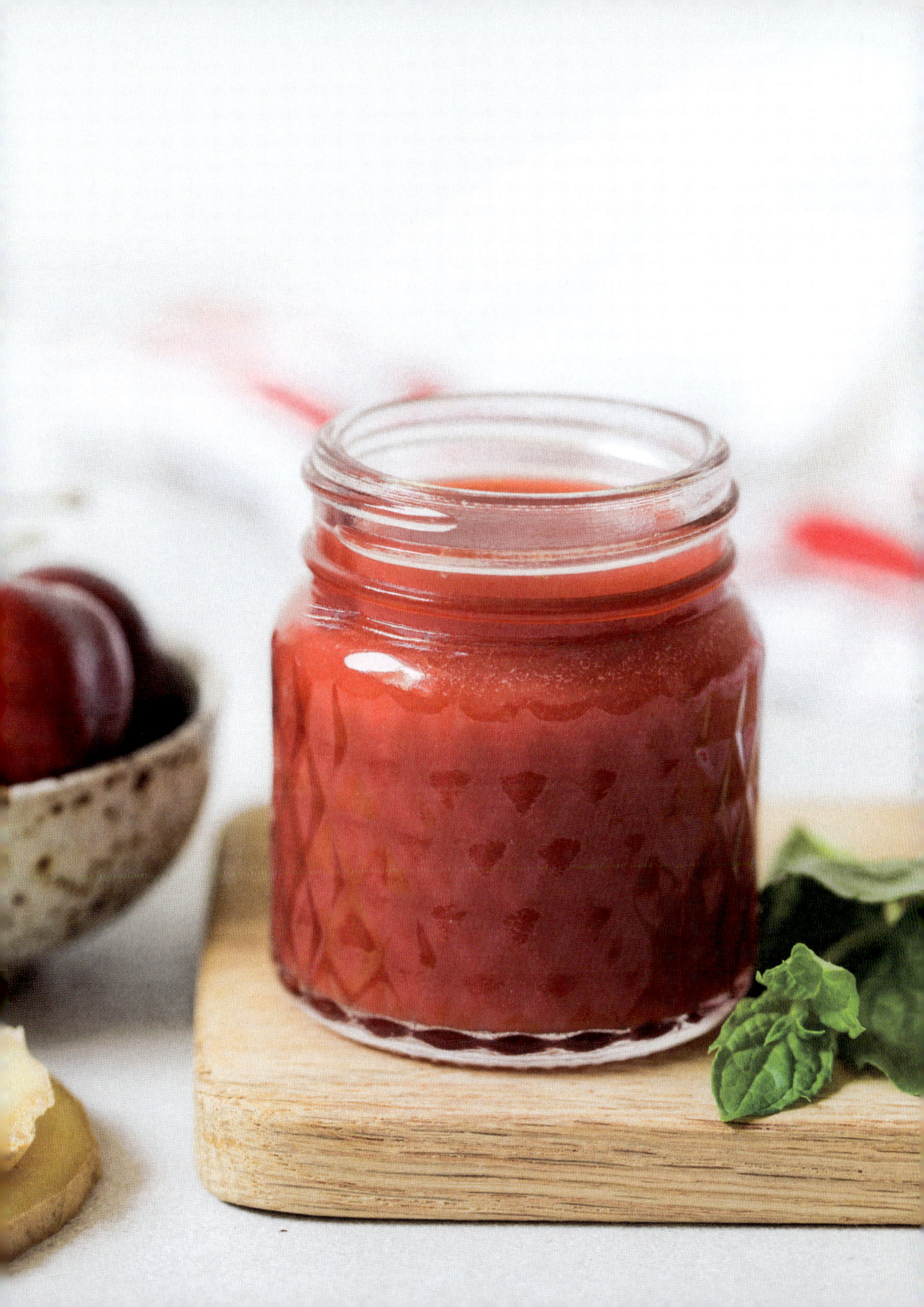

Jeder Mensch hat eine Seele. Sie ist die Stimme Ihres gesamten Seins. Ihre Seele behält alles, was in Ihrem Leben je geschehen ist. Sie birgt den Sinn Ihres verkörperten Daseins, und sie arbeitet mit allem, was Sie sich als verkörpertes Wesen vorgenommen haben, weil Sie es erfahren wollten. Ihre Seele erhält sich selbst und lebt endlos weiter, wenn Ihr Körper längst vergangen ist.

# Stabilisierende Shots

Diese Gehirn-Shots sind darauf abgestimmt, Ihnen in einer zunehmend destabilisierenden Welt mehr Stabilität zu bieten.

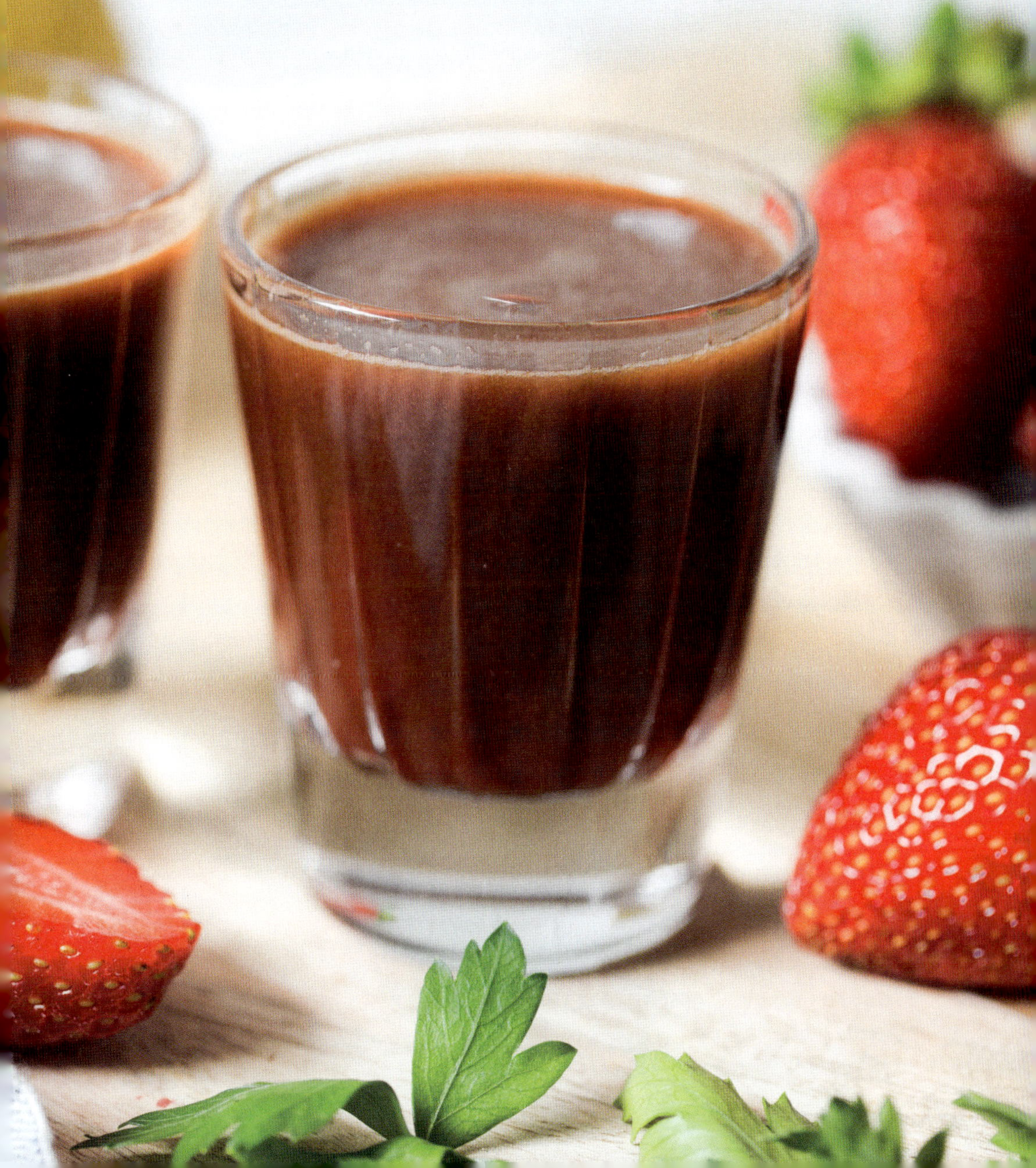

# Säurestabilisator für Nerven und Darm

Ergibt 1 bis 2 Shots

Verwenden Sie diesen stabilisierenden Shot in Situationen wie den folgenden:

- Sie möchten Ihre Vagusnerven stärken.
- Sie plagen sich mit Magenkrämpfen, Blähungen, chronischer Gastritis, leichtem Sodbrennen und anderen Verdauungsstörungen.
- Sie haben das Gefühl, Ihre Nahrung nicht richtig zu verdauen, aufzuschließen und zu assimilieren.
- Sie haben das Gefühl, dass die Nährstoffaufnahme bei Ihnen nicht ausreicht.
- Man sagt Ihnen, mit Ihrem Mikrobiom (Darmflora) stimme etwas nicht.
- Sie fühlen sich wie vergiftet oder als sei Ihr Blut vergiftet.
- Sie empfinden Ihre Leber und die Lymphe als giftbelastet, gestaut und träge.
- Sie empfinden Ihren Magen als sauer, in Mund und Kehle und eigentlich im ganzen Körper herrschen saure Empfindungen vor.
- Sie finden Ihren Körpergeruch auffälliger als sonst.
- Sie kämpfen mit chronischer Übelkeit und ständigem Völlegefühl.
- Sie möchten etwas gegen Übersäuerung tun und den ganzen Körper basischer machen.

*4 bis 6 Tassen zusammengedrückte, frische Petersilie oder frischer Koriander*

Petersilie oder Koriander entsaften.

Einschenken und sofort genießen.

Bitte mischen Sie die Kräuter nicht. Es soll ein reiner Petersilie- oder Koriander-Shot sein.

## Tipp

- Sie können glatte oder krause Petersilie verwenden.

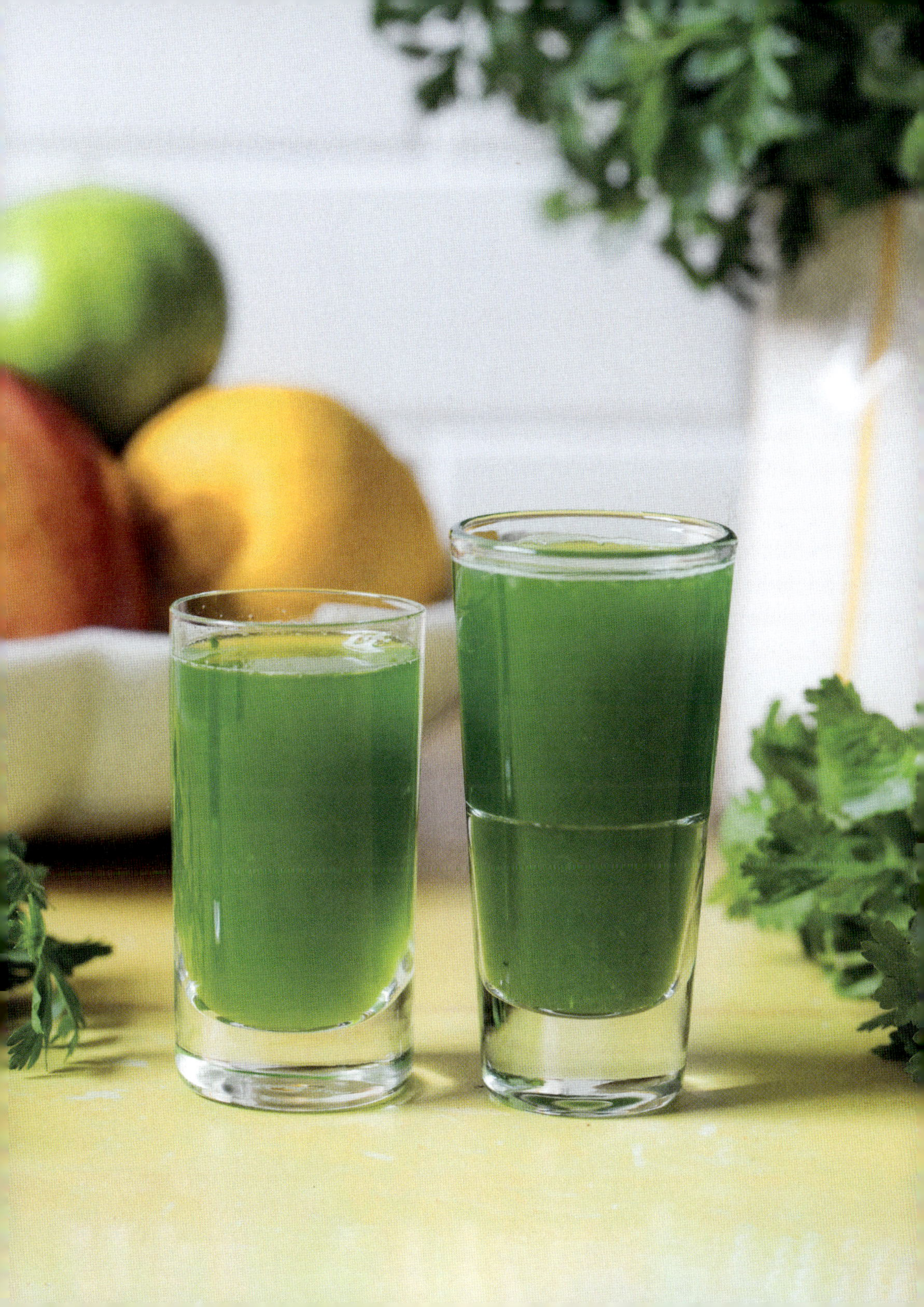

# Trauma-, Schock- und Verlust-Stabilisator

Ergibt 1 bis 2 Shots

Dieser Shot unterstützt Sie bei Aufregungen aller Art, bei psychischen Herausforderungen und seelischem Stress. Ziehen Sie ihn in Betracht, wenn

- Sie schlimme Nachrichten bekommen oder einen psychischen Schlag einzustecken haben,
- Sie mit emotionalen Turbulenzen zurechtkommen müssen,
- Sie einen geliebten Menschen oder ein Haustier verloren haben,
- Sie irgendwelche anderen Verluste erleiden,
- bei Ihnen eine chronische Krankheit festgestellt worden ist oder Sie irgendeine unangenehme Mitteilung über Ihre Gesundheit bekommen haben,
- lokale oder Weltereignisse sich auf Ihr Leben auswirken,
- Sie durch Turbulenzen innerhalb der Familie oder in schwierigen Freundschaften stark verunsichert sind.

*½ Tasse entsteinte, frische oder aufgetaute TK-Kirschen*
*1 Tasse zusammengedrückter Spinat*
*½ Apfel*

Alle Zutaten in der angegebenen Reihenfolge entsaften.

Einschenken und genießen.

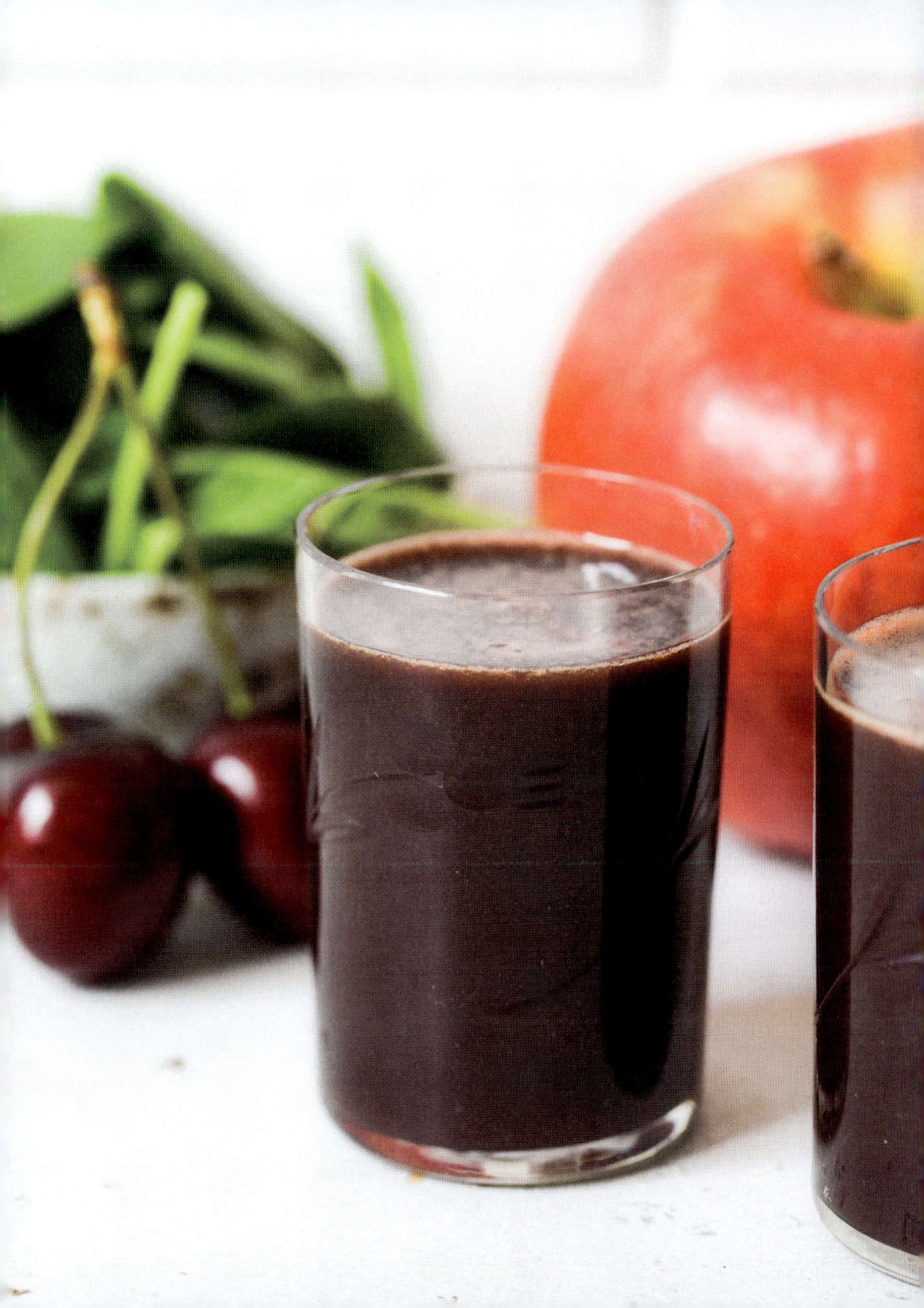

# Flucht- oder Abwehr-Stabilisator (für die Nebennieren)

Ergibt 1 bis 2 Shots

Probieren Sie diesen Shot aus, wenn

- Stress in Ihrem Leben vorherrscht, Sie keine Pause machen können und sich das, womit Sie zu tun haben, nicht unterbrechen lässt,
- chronischer Stress Ihr Leben prägt,
- Sie bei allen Neuigkeiten oder Informationen zu unwillkürlichen Reaktionen neigen,
- Sie eine posttraumatische Belastungsstörung irgendeiner Art haben,
- Sie sich wie auf der Achterbahn fühlen, wo Sie überhaupt keinen Einfluss mehr haben,
- Sie süchtig nach adrenalintreibenden Aktivitäten sind oder immer Dramatik brauchen,
- Sie Sex als Ausflucht verwenden,
- Sie von Adrenalin leben, ohne es zu bemerken, etwa beim intermittierenden Fasten oder aufgrund Ihres Koffeinkonsums.

*2,5 cm frischer, geschälter Ingwer*
*1 kleine Knoblauchzehe*
*2 EL frische oder aufgetaute wilde TK-Blaubeeren oder 2 TL reiner Wildblaubeersaft oder 2 TL reines Wildblaubeerpulver*
*½ geschälte Zitrone*
*1 Tasse zusammengedrückte, frische Petersilie*
*½ Tasse zusammengedrückter Grünkohl*
*1 Tasse zerkleinerte Wassermelonenschale (optional)*

Alle Zutaten in der angegebenen Reihenfolge entsaften. Blaubeersaft oder Blaubeerpulver, sofern verwendet, einrühren.

Einschenken und genießen.

## Tipp

- Wenn Sie in Ihrer Wohngegend keine frischen oder tiefgekühlten wilden Blaubeeren, Wildblaubeersaft oder Blaubeerpulver bekommen können, sind Brombeeren eine akzeptable Alternative von hoher antioxidativer Wirkung. Sie können sich allerdings bei der Abwehr von Metallen, Chemikalien, Strahlen und anderen Gifteinwirkungen nicht mit den wilden Blaubeeren messen.

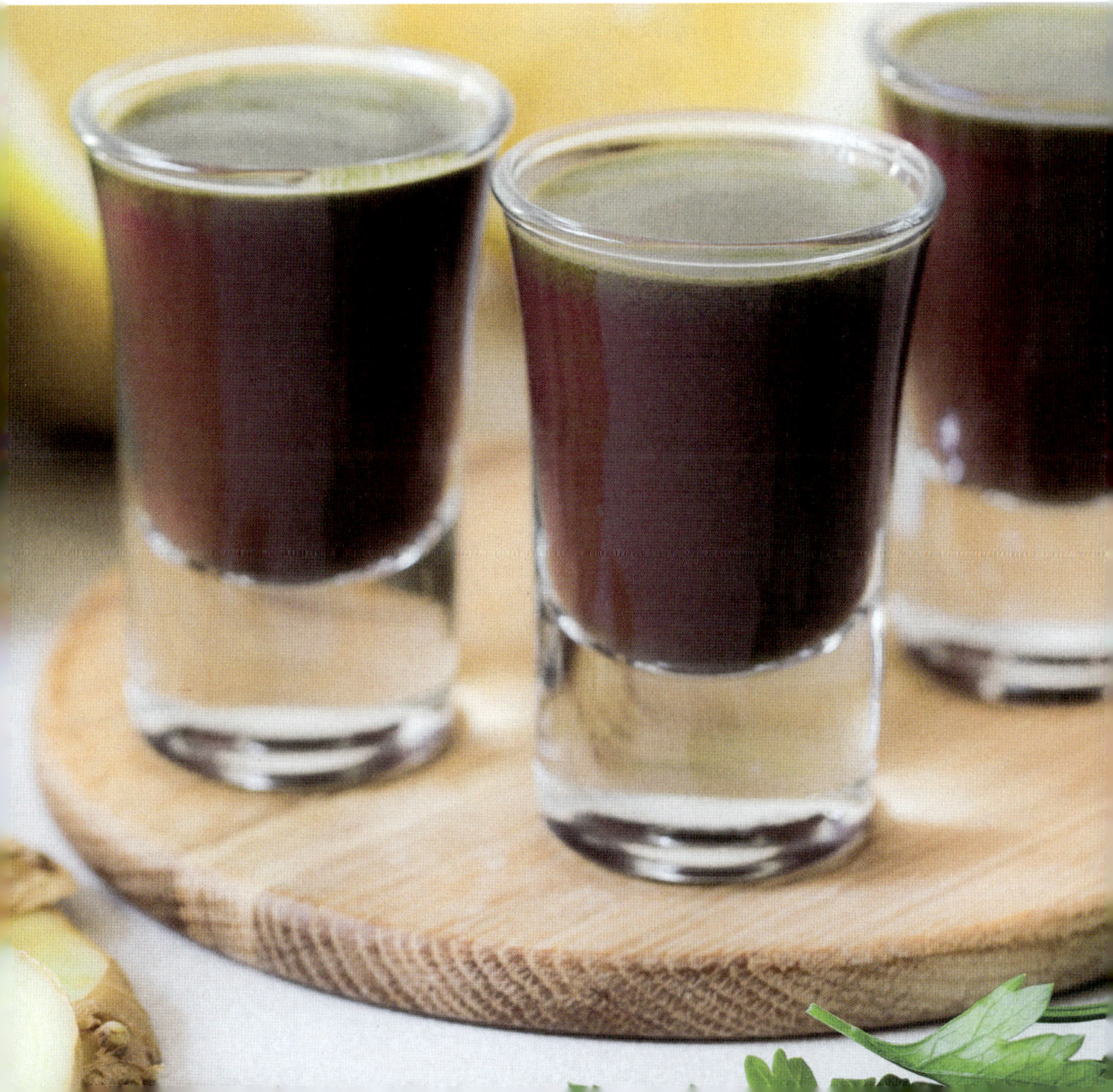

# Burn-out-Stabilisator

Ergibt 1 bis 2 Shots

Wenden Sie diesen Shot an, wenn Sie

- sich völlig überstrapaziert fühlen,
- dringend Erholung brauchen,
- das Gefühl haben, Ihr »Tank« sei leer oder irgendetwas, was Ihr Körper benötigt, fehle Ihnen,
- Ihr Äußerstes geleistet haben und jetzt den Eindruck gewinnen, Sie hätten nichts mehr zu geben,
- überarbeitet sind,
- sich mit Kaffee gepuscht haben, um dranzubleiben und Energie zu bekommen,
- sich nah daran fühlen, dass Ihre Sicherung durchbrennt oder Sie zusammenklappen,
- »allergisch« auf Ihre Arbeit oder die Menschen in Ihrem Umfeld reagieren,
- das Gefühl haben, Sie würden einen Teil Ihrer selbst verlieren oder es fehle bereits ein Teil,
- kaum noch bei der Sache bleiben können, weil Sie sich so durch und durch erschöpft fühlen.

*1 cm frischer, geschälter Ingwer*

*½ Tasse zusammengedrückte Erbsensprossen*

*½ Tasse zusammengedrückte Luzernesprossen*

*¼ Tasse frische oder aufgetaute TK-Drachenfrucht oder ¼ Tasse geschälte und zerkleinerte Grapefruit*

*2 rohe, mittelgroße grüne Spargelstangen (zerkleinert ¼ Tasse)*

*½ Selleriestange*

Alle Zutaten in der angegebenen Reihenfolge entsaften.

Einschenken und genießen.

## Tipp

- Wenn Sie keine Luzerne- oder Erbsensprossen bekommen können oder mögen, können Sie für dieses Rezept alle anderen Arten von Sprossen oder Microgreens verwenden, zum Beispiel Brokkoli, Klee, Sonnenblumen oder Grünkohl. Jede Sprossenart gibt dem Shot eine eigene Geschmacksrichtung. Denken Sie daran, dass Radieschen- oder Senfsprossen Ihrem Shot eine gewisse Schärfe geben.

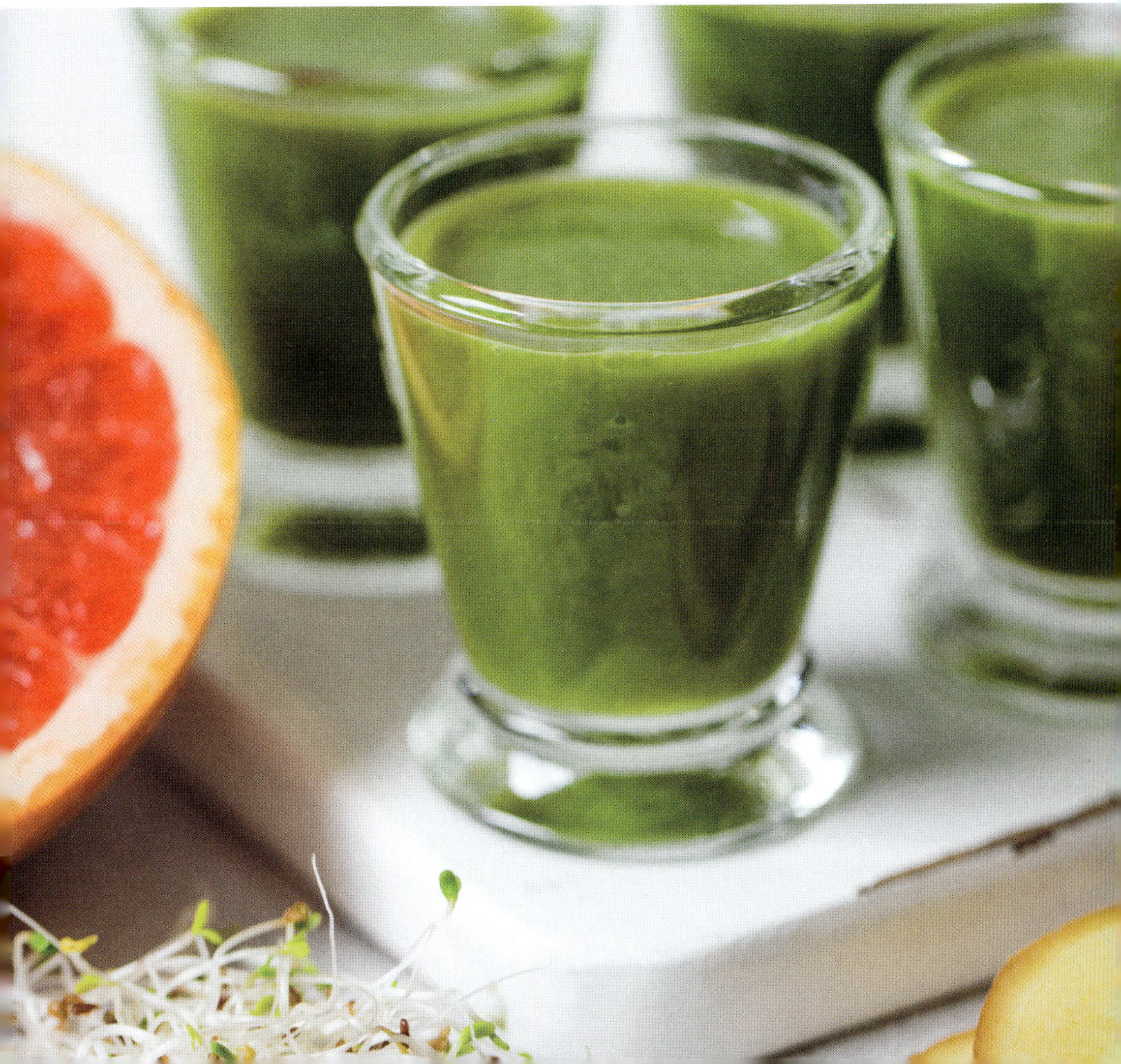

# Verrat- und Vertrauensbruch-Stabilisator

Ergibt 1 bis 2 Shots

Dieser Shot bietet Unterstützung in Situationen wie den folgenden:

- Sie haben das Gefühl, dass mit Ihnen gespielt wird oder Sie nicht ernst genommen werden.
- Man sagt Ihnen, Ihr Körper habe Sie verraten.
- Sie fühlen sich verraten, im Stich gelassen, vernachlässigt, missachtet, benutzt oder falsch behandelt.
- Sie sind manipuliert worden.
- Jemand, auf den, oder etwas, worauf Sie gebaut haben, versagt, lässt Sie im Stich oder enttäuscht Sie.
- Sie haben das Gefühl, jemanden, der Ihnen viel bedeutet, im Stich gelassen zu haben.
- Sie haben Ihr Herz an etwas gehängt, und jetzt scheint nichts daraus zu werden.

*0,5 cm frische, geschälte Kurkuma*
*½ Tasse frische oder aufgetaute TK-Mango*
*½ geschälte Limette*
*¼ Tasse zusammengedrückter Spinat*
*½ Selleriestange*
*1 Messerspitze Zimt*

Alle Zutaten außer Zimt in der angegebenen Reihenfolge entsaften.

Zimt aufstreuen oder einrühren.

Einschenken und genießen.

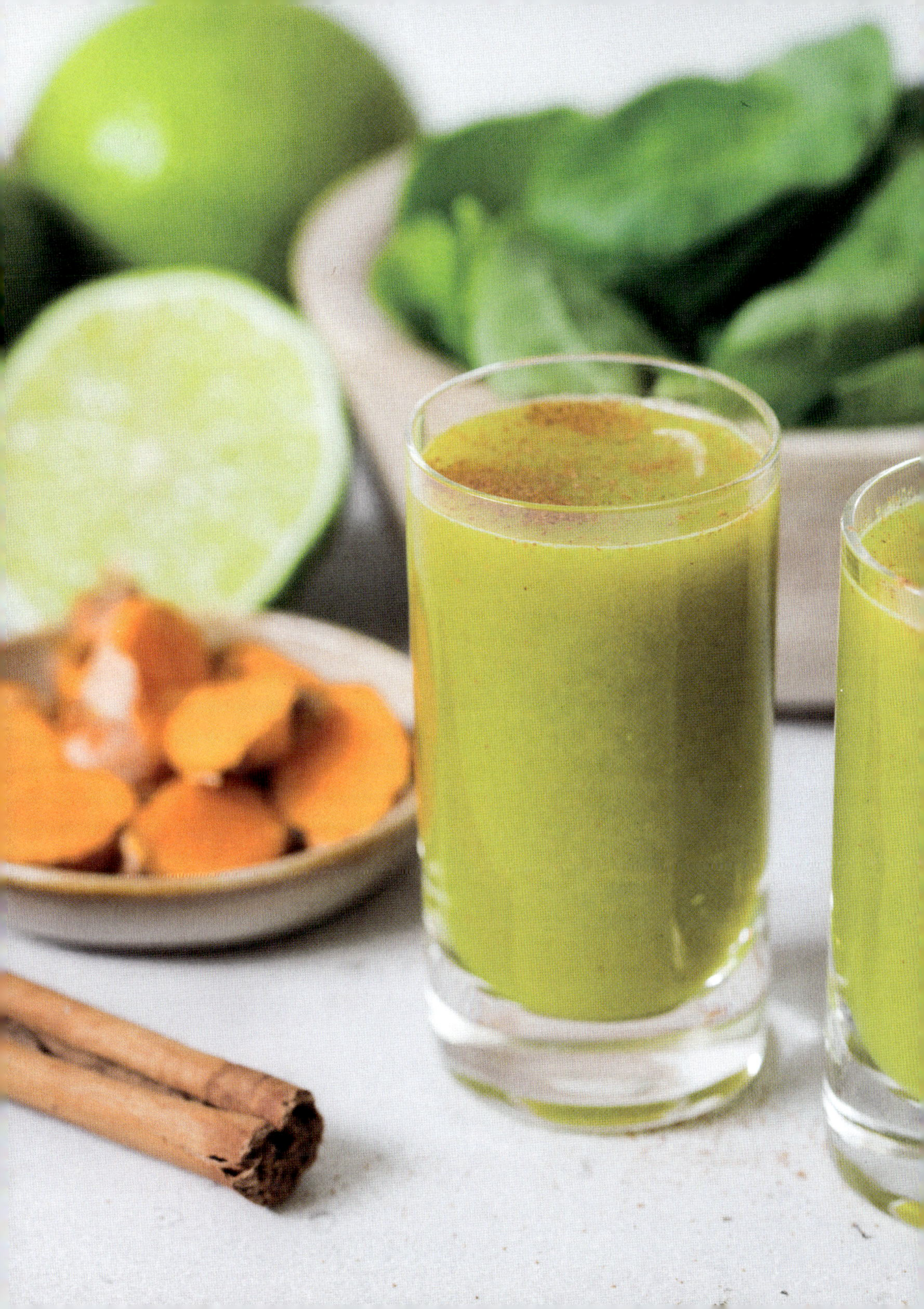

# Trennungsstabilisator

Ergibt 1 bis 2 Shots

Das sind Situationen, in denen dieser Gehirn-Shot seine Wirkung entfalten kann:

- Sie befinden sich mitten in großen Beziehungsturbulenzen, und der Punkt der Beendigung dieser Beziehung und der Trennung mag bereits erreicht sein oder auch nicht.
- In irgendeiner Beziehung gibt es Meinungsverschiedenheiten, Diskussionen und Streit.
- Sie haben das Gefühl, es gebe in einer bestimmten Sache keine Lösung, oder zwischen Ihnen und Freunden oder Angehörigen seien Probleme ungelöst.
- Bei Ihnen gibt es Trennungen und neue Beziehungen in stetigem Wechsel.
- Sie nehmen in einer Ihrer Beziehungen tiefsitzenden oder zunehmenden Groll wahr.
- Sie sind in endlose Schleifen der immer gleichen Streitigkeiten mit einem Partner verwickelt.

*½ Tasse frische oder aufgetaute TK-Erdbeeren*
*½ Tomate oder ¼ Tasse Kirschtomaten*
*¼ geschälte Zitrone*
*½ Tasse zusammengedrückte, frische Petersilie*
*½ Tasse zusammengedrückte, grob zerkleinerte Salatblätter*
*½ Selleriestange*

Alle Zutaten in der angegebenen Reihenfolge entsaften.

Einschenken und genießen.

## Tipp

- Wenn Sie frische Erdbeeren verwenden, entfernen Sie vor dem Entsaften alles Grüne. Die grünen Blätter sind zwar essbar, aber aufgrund der Bewässerung mit zweifelhaftem Wasser können sich zwischen den Blättern und dem Fruchtkörper Bakterien angesammelt haben.

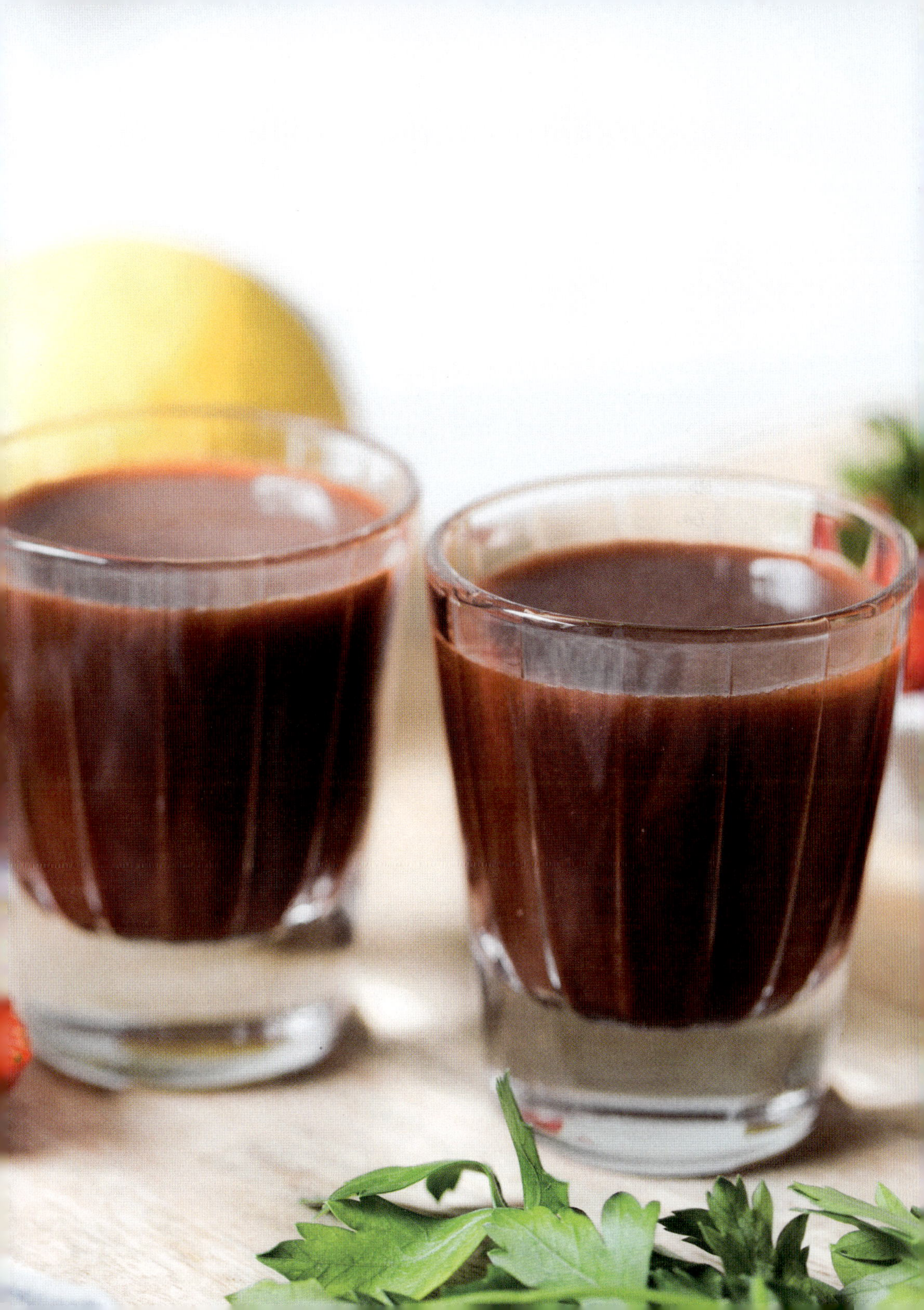

# Schlaf- und Erholungs-Stabilisator

Probieren Sie diesen Shot, wenn Sie

- vorhaben, ein Nickerchen zu machen,
- sich schnell regenerieren möchten,
- das Gefühl haben, dass Ihr »Tank« fast leer ist,
- einen so leichten Schlaf haben, dass Sie in der Nacht aufwachen,
- sich am Morgen nicht erfrischt fühlen (in diesem Fall können Sie den Shot nach dem Aufwachen oder auch am Vorabend vor dem Einschlafen trinken),
- sehr viel zu bewältigen hatten und wieder zu Kräften kommen möchten.

Eine Anwendungsform besteht darin, den Gehirn-Shot zu trinken, dann eine Ruhestellung einzunehmen und die Augen zu schließen. Selbst wenn Sie dann nicht einschlafen, wird der Shot seine wohltuende Wirkung entfalten.

*¾ Tasse frische oder aufgetaute TK-Mango*
*⅛ Tasse zusammengedrückter, frischer Dill*
*¼ Tasse zerkleinerte Gurke*
*½ Tasse zusammengedrückte, grob zerkleinerte Salatblätter*
*½ TL Ahornsirup (optional)*

Alle Zutaten in der angegebenen Reihenfolge entsaften.

Ahornsirup, falls verwendet, einrühren.

Einschenken und genießen.

## Tipp

- Versuchen Sie, Ahornsirup zu bekommen, der wirklich 100-prozentig rein ist. Meiden Sie Sirup mit Ahorngeschmack, der schädliche Bestandteile enthalten könnte.

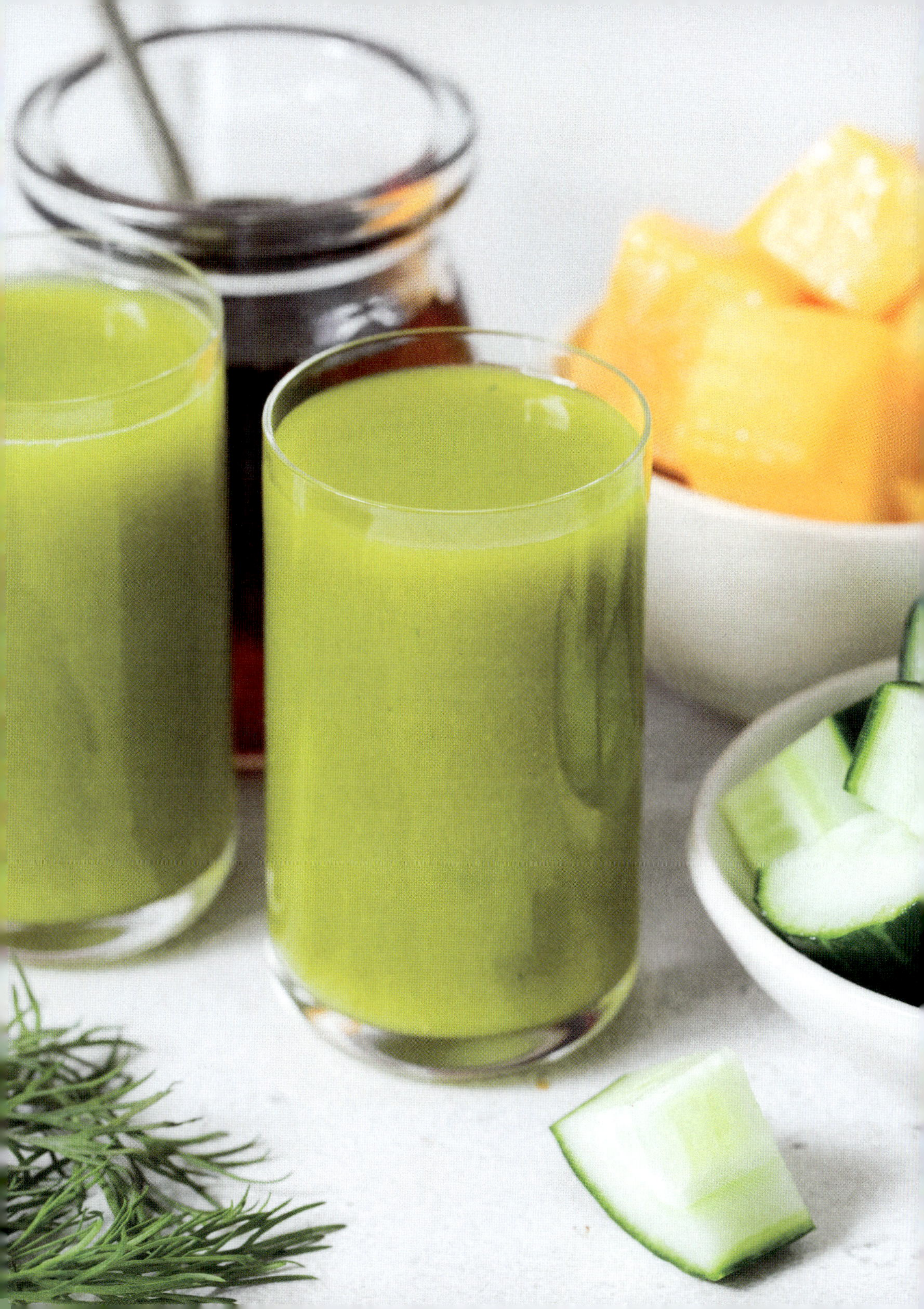

# Stabilisator für das Aussprechen der Wahrheit

Ergibt 1 bis 2 Shots

Für diesen Shot gibt es drei Hauptanwendungsgebiete:

1. Sie kommen in Kontakt mit Ihrer eigenen Wahrheit und teilen sie dann mit, zum Beispiel wenn Sie
   - sich unterdrückt fühlen,
   - nicht gehört werden,
   - nicht ernst genommen werden,
   - Angst haben, etwas Bestimmtes anzusprechen,
   - das Gefühl haben, dass etwas, was Sie tun, Ihnen nicht wirklich entspricht.
2. Es geht darum, die Wahrheit anzunehmen, zum Beispiel wenn Sie
   - die Wahrheit über eine bestimmte Sache fürchten,
   - die Wahrheit über etwas erfahren möchten,
   - die Wahrheit erfahren haben und sich schwertun, sie anzunehmen.
3. Sie decken verborgene Wahrheiten auf, zum Beispiel wenn Sie
   - Ihr Verständnis für das Geschehen in der Welt ringsum erweitern und vertiefen möchten,
   - zwischen den Zeilen lesen möchten, um das zu sehen, was andere nicht bemerken,
   - die verborgenen Wahrheiten aufspüren möchten.

*2,5 cm frischer, geschälter Ingwer*
*5 cm frische, geschälte Kurkuma*
*1 kleine Knoblauchzehe*
*½ Tasse zusammengedrücktes, frisches Basilikum*
*½ zusammengedrückte Tasse Rucola*
*1 Tasse zusammengedrückter, grob zerkleinerter Blattsalat*
*1 geschälte Orange*

Alle Zutaten in der angegebenen Reihenfolge entsaften.

Einschenken und genießen.

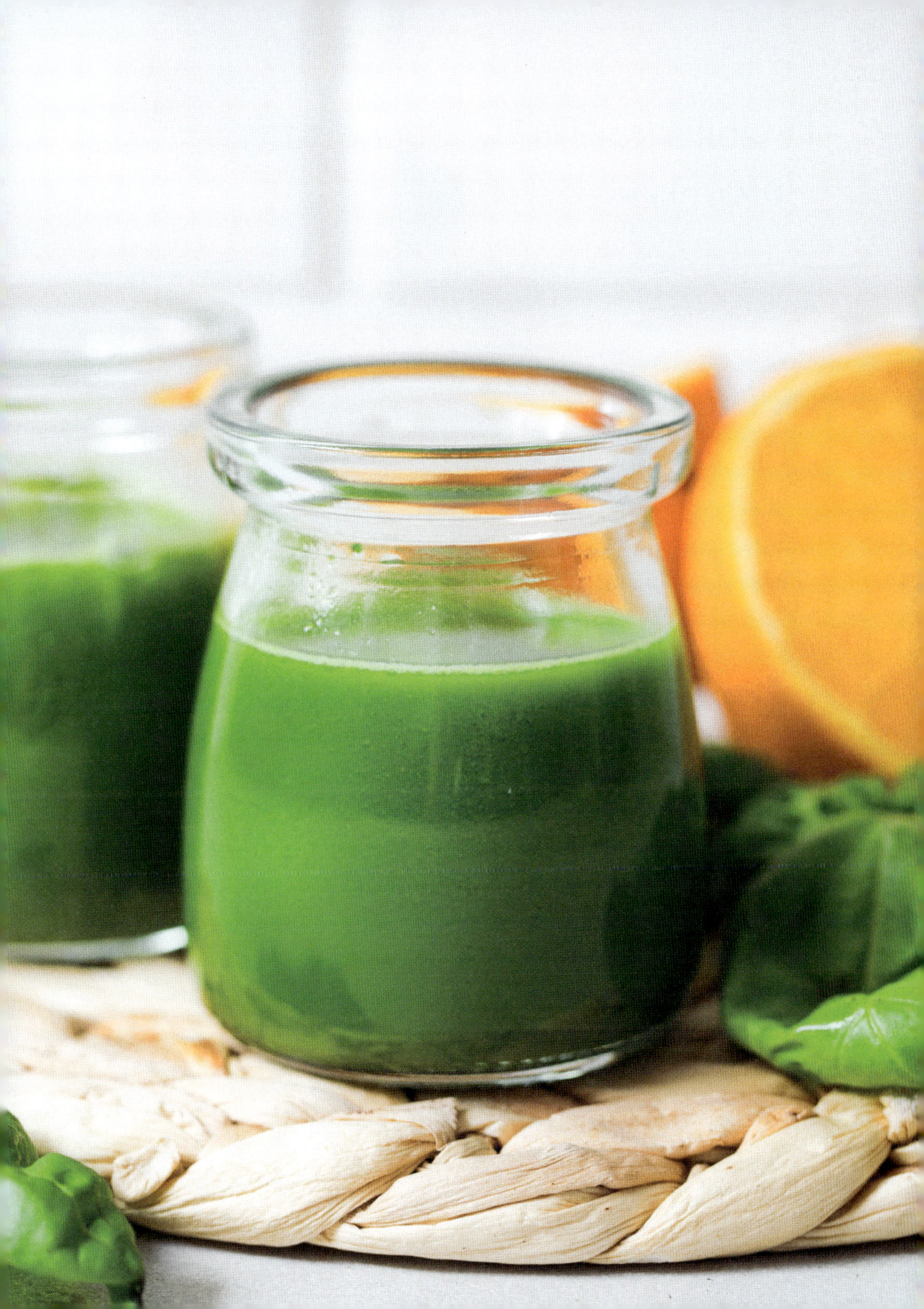

# Stabilisator für die Suche nach Ihrem Lebenszweck

Ergibt 1 bis 2 Shots

Probieren Sie es mit diesem Shot, wenn Sie

- das Gefühl haben, dass Sie etwas verpassen, aber nicht wissen, was es ist,
- sich verloren oder deplatziert fühlen,
- irgendwie traurig oder
- nie zufrieden sind,
- das Gefühl haben, nicht das Ihnen bestimmte Leben zu führen beziehungsweise Ihrer Bestimmung nicht gerecht zu werden,
- Ihren freien Willen verloren zu haben glauben oder sich Ihren freien Willen erschließen möchten,
- sich unproduktiv fühlen,
- nicht wissen, wie es mit Ihrem Leben weitergeht,
- in allem, was Sie tun, keinen Sinn mehr erkennen können.

*¼ Tasse frische oder aufgetaute TK-Brombeeren*
*¼ Tasse frische oder aufgetaute TK-Himbeeren*
*¼ Tasse frische oder aufgetaute TK-Erdbeeren*
*1 EL frische oder aufgetaute wilde TK-Blaubeeren oder 1 TL reinen Wildblaubeersaft oder 1 TL reines Wildblaubeerpulver*
*¼ Tasse zusammengedrückte, frische Petersilie*

Alle Zutaten in der angegebenen Reihenfolge entsaften.

Blaubeersaft oder Blaubeerpulver, sofern verwendet, einrühren.

Einschenken und genießen.

## Tipps

- Wenn Sie frische Erdbeeren verwenden, entfernen Sie vor dem Entsaften alles Grüne. Die grünen Blätter sind zwar essbar, aber aufgrund der Bewässerung mit zweifelhaftem Wasser können sich zwischen den Blättern und dem Fruchtkörper Bakterien angesammelt haben.
- Wenn Sie in Ihrer Wohngegend oder aus anderen Quellen keine frischen oder tiefgekühlten wilden Blaubeeren, Wildblaubeersaft oder Blaubeerpulver bekommen, können Sie der angegebenen Menge von 1/4 Tasse 3 bis 4 Brombeeren hinzufügen.

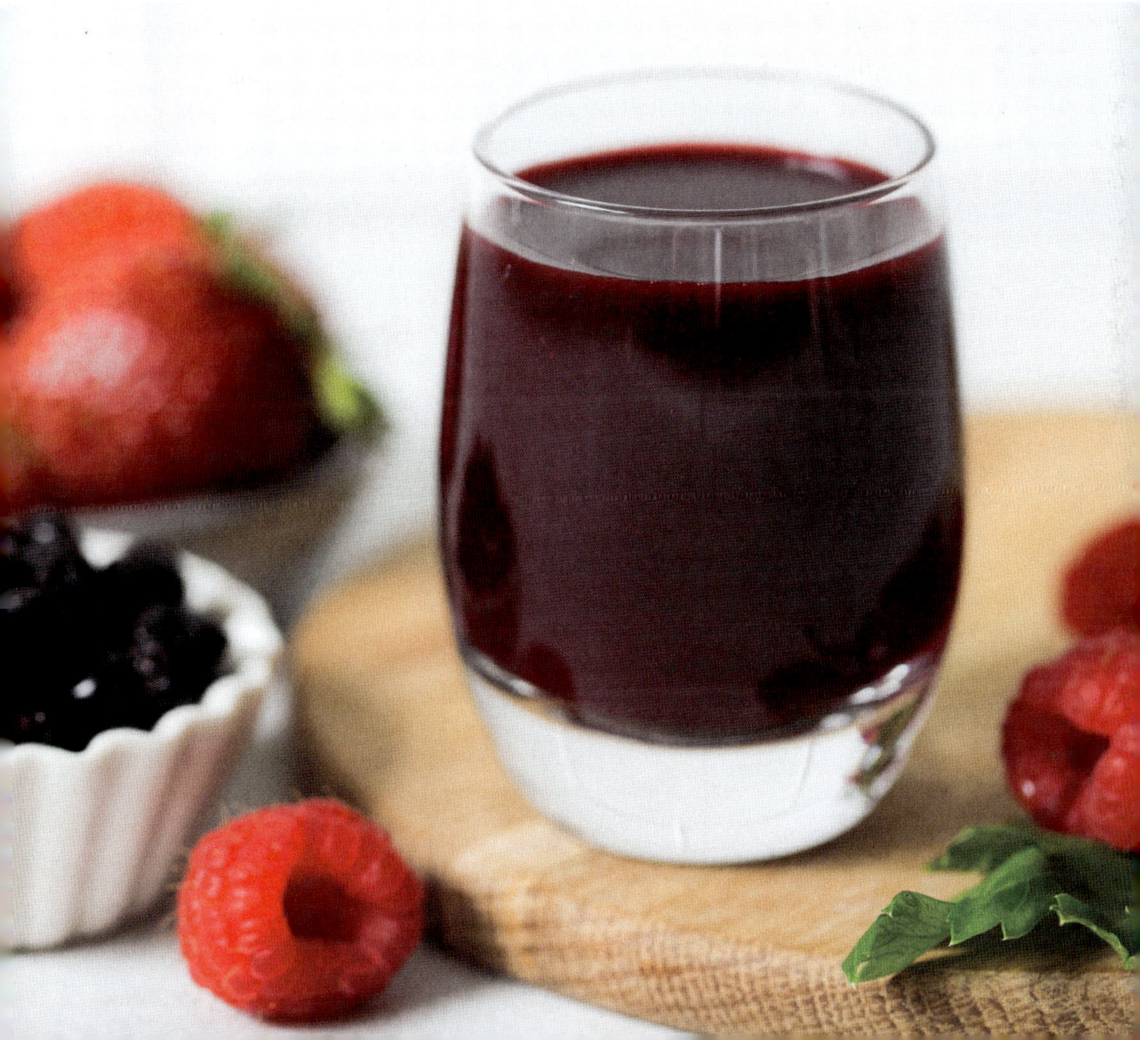

# Weisheits- und Intuitions-Stabilisator

Ergibt 1 bis 2 Shots

Genehmigen Sie sich dieses Kraftpaket, wenn Sie

- Ihrer Intuition auf die Sprünge helfen möchten,
- Ihre Meditation von besonders tiefer Wirkung haben möchten,
- Ihre übersinnlichen Fähigkeiten ausbauen wollen,
- das Sehvermögen Ihres »dritten« oder »geistigen Auges« entwickeln möchten, um das zu erkennen, was andere nicht sehen,
- Ihre spirituelle Verbundenheit mit der höheren Welt stärken möchten.
- meinen, Ihnen fehle es an Intuition oder Sie hätten keinen Zugang dazu,
- sich die bestmögliche Wirkung Ihrer Yogaübung oder Ihres spirituellen Trainings wünschen,
- sich tiefe Einsicht zu irgendeinem Thema wünschen, zum Beispiel zu etwas, was in Ihrem Leben vor sich geht,
- sich Aufschlüsse über etwas wünschen, was Sie und die Menschen in Ihrem Umfeld betrifft.

*1 EL frische oder aufgetaute wilde TK-Blaubeeren oder 1 TL reiner Wildblaubeersaft oder 1 TL reines Wildblaubeerpulver*

*¼ Tasse frische oder aufgetaute TK-Brombeeren*

*¼ Tasse zusammengedrückter Salbei*

*¼ Tasse zusammengedrückter, frischer Oregano*

*¼ Tasse zusammengedrücktes Weizengras oder 2 TL aufgetauter TK-Weizengrassaft*

*½ Tasse zerkleinerter, roher gelber Kürbis*

*¼ TL Spirulina*

Wilde Blaubeeren, Brombeeren, Salbei, Oregano, Weizengras und gelben Kürbis in der angegebenen Reihenfolge entsaften. Blaubeersaft oder Blaubeerpulver, sofern verwendet, für den nächsten Schritt aufheben.

Spirulina aufstreuen oder einrühren. Blaubeersaft oder Blaubeerpulver einrühren. Weizengrassaft, falls verwendet, einrühren.

Einschenken und genießen.

## Tipp

- Wenn Sie in Ihrer Wohngegend keine frischen oder tiefgekühlten wilden Blaubeeren, Wildblaubeersaft oder Blaubeerpulver bekommen, können Sie der angegebenen Menge von 1/4 Tasse 3 bis 4 Brombeeren hinzufügen.

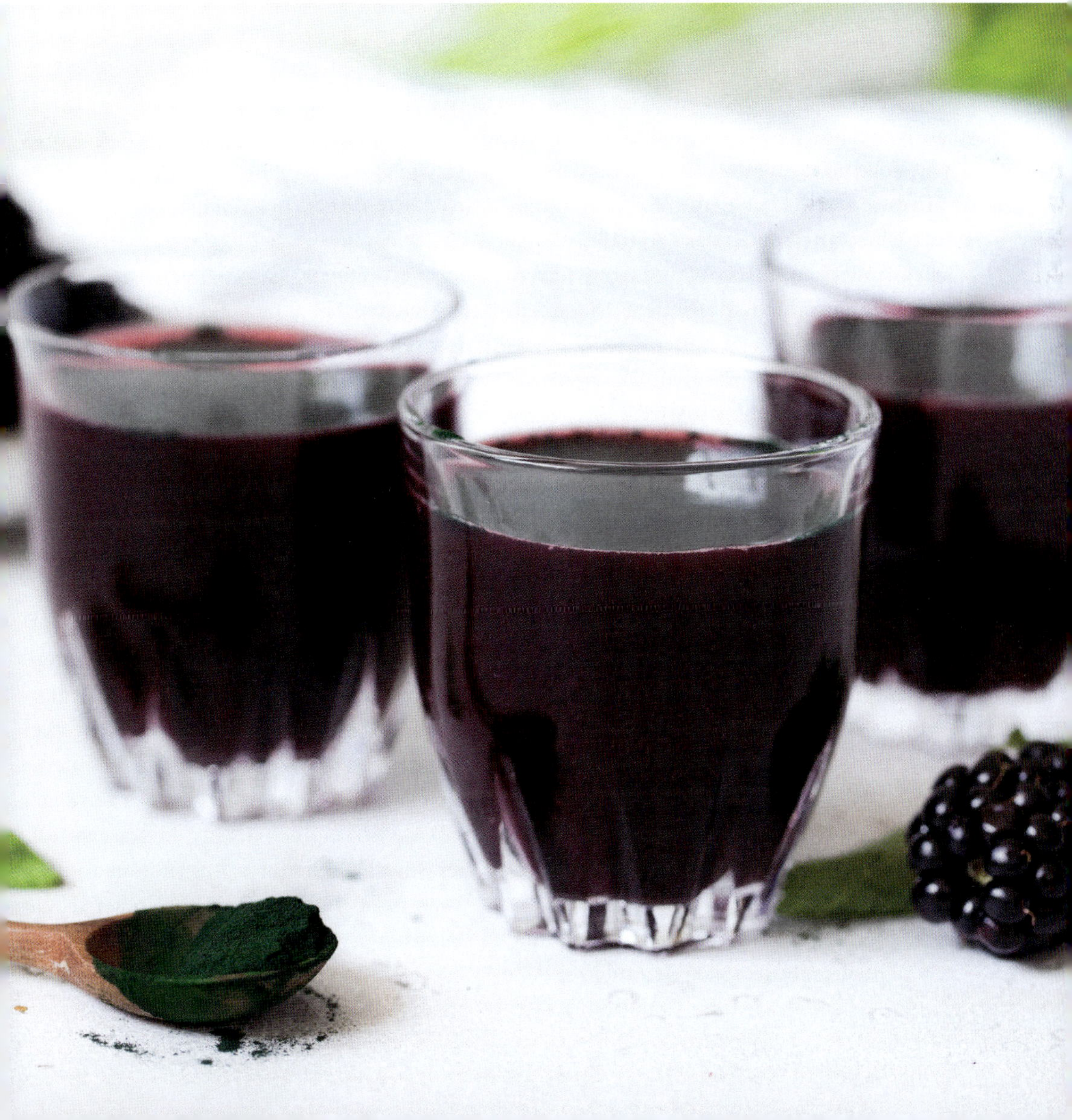

Kapitel 9

# Reinigungskuren mit der Medical-Medium-Gehirn-Shot-Therapie

Diese Reinigungskuren sind unverzichtbar für das, was jetzt auf die Welt zukommt. Die Übergriffe des Krieges mit Haushaltschemikalien auf unsere Wohnungen, unsere Schulen, unsere Institutionen und überhaupt auf die Gesellschaft haben ein verheerendes Ausmaß angenommen. Wenn Sie unter diesen Reinigungskuren Ihre Wahl treffen, setzen Sie gezielt Ihren freien Willen ein, um das Organ zu schützen, in dem das Wissen um Ihre Vergangenheit, Gegenwart und Zukunft bewahrt wird und in dem außerdem Ihre Seele wohnt. Diese Reinigungskuren mit Gehirn-Shots sind nicht einfach nur körperlicher Natur. Mit dem Ausleiten von Giften aus dem Gehirn erschließen sich Möglichkeiten der Läuterung Ihres Bewusstseins und Unterbewusstseins, und Sie bekommen tiefe Einblicke in eine durch Gifte verdorbene Welt, in der es schwierig geworden ist, zu tiefer Erkenntnis oder Erleuchtung zu finden.

Diese tiefe Erkenntnis oder Erleuchtung ist nicht gleichbedeutend mit Allwissenheit, bringt jedoch Frieden mit sich, weil wir dadurch selbst bestimmen können, was sich in unserem Gehirn aufhält und was nicht. Was wir in der Welt ringsumher vorfinden, darüber können wir ja in der Regel nicht bestimmen. Mit diesen Kuren reinigen wir unseren Gehirntempel. Sie leiten all die Gifte aus Ihrem Gehirn aus, die Ihnen die Klarheit rauben. Dadurch kommen Ihre intuitiven, übersinnlichen, telepathischen und hellseherischen Anlagen nach und nach an die Oberfläche. Sie sind immer besser in der Lage, die Wahrheit mühelos und klar zu erkennen und sich selbst auszudrücken sowie Ihre Kreativität auszuweiten, Sie finden Freude an ganz einfachen Dingen, denen andere nichts abgewinnen können. Wenn Sie sich der Gifte entledigen, welche die Industrie in unseren Gehirnen deponiert, wird sich Ihr »drittes Auge« – das unsichtbare »geistige« oder »innere Auge«, das auf der Stirn zwischen den Augenbrauen lokalisiert wird – öffnen, und Ihre seherischen Fähigkeiten werden sich entfalten. Es sind also nicht nur körperliche, sondern darüber hinaus spirituelle Reinigungskuren.

Die körperlichen Nutzeffekte sind wirklich beeindruckend. Mit der Gehirn-Shot-Therapie machen Sie sich daran, Schlacken und giftige Chemikalien aus dem Gehirn zu entfernen, die eigentlich gar nicht dort sein sollten, und Sie stellen das wieder her, was ursprünglich da war und auch dorthin gehört. Diese alles Krankhafte ausleitenden Reinigungskuren sind auf das abgestimmt, womit wir täglich zu tun haben, von Mangelzuständen bis zum Burn-out, von der Übersäuerung des Gehirns bis zu seelisch bedingten Verletzungen. Durch diese Kuren sollen viele verschiedene Symptome, Beschwerden und Krankheiten bereinigt werden. Die Oberstufenform (6. Level) und die Powerform (7. Level) können hundert Symptome beseitigen, die jemand haben mag. (Zur langfristigen Unterstützung insbesondere gegen Krankheitserreger finden Sie in Kapitel 4 Pläne für Nahrungsergänzungsmittel.)

Sie haben jederzeit die freie Wahl unter den sieben Optionen für Reinigungskuren. Sie können hier auch noch höher hinaus. Medical-Medium-Heilpläne lassen sich anpassen, sodass Sie damit so weit kommen, wie Sie möchten. Je weiter Sie sich durch die verschiedenen Levels hinaufarbeiten, desto mehr Symptome und Beschwerden lassen sich abbauen.

## Rahmenvorgaben für die Reinigungskuren

### Auswahl und Anlage der Gehirn-Shot-Therapien

- Die meisten Reinigungskuren mit Gehirn-Shot-Therapien bieten auf jedem Level die Möglichkeit, eine zehn-, zwanzig- oder dreißigtägige Kur zu wählen. Nähere Angaben finden Sie in den jeweiligen Beschreibungen.
- Bei den einzelnen Optionen ist auch angegeben, ob Sie von Tag zu Tag entscheiden können, welchen Shot Sie ausprobieren wollen, oder ob Sie jeden Tag ein neues Gehirn-Shot-Rezept anwenden sollen.
- Wenn Sie die Wahl haben, können Sie sich so durch die Shots vorarbeiten, wie Sie möchten. Sie können dann von Tag zu Tag wechseln, wie Sie möchten, oder auch Shots wiederholen.
- Wenn die Anleitung sagt, dass jeden Tag ein neuer Shot anzuwenden ist, sollten Sie die Shots einer bestimmten Gruppe durcharbeiten. Für eine zehntägige Reinigungskur bleiben Sie da also bei den Kontaminations-, den umstimmenden oder den stabilisierenden Shots aus Kapitel 8 und probieren jeden Tag ein neues Shot-Rezept aus, sodass Sie am Ende der zehn Tage alle zehn Shots der betreffenden Gruppe durchhaben. Für eine zwanzig- oder dreißigtägige Reinigungskur wählen Sie entsprechend zwei oder alle drei Shot-

Gruppen und arbeiten sie nacheinander durch. Sie müssen innerhalb einer Gruppe nicht die genaue Ordnung einhalten, wie sie in Kapitel 8 verzeichnet ist, solange Sie innerhalb der vorgesehenen zehn Tage alle Shots zu sich nehmen.

- Wenn Sie zum Beispiel ein dreißigtägige Reinigungskur machen, bei der jeden Tag ein neuer Shot zu wählen ist, können Sie sich etwa durch die umstimmenden Shots hindurcharbeiten, dann durch die stabilisierenden und schließlich durch die Kontaminations-Shots, jeweils in beliebiger Reihenfolge, bis Sie innerhalb der dreißig Tage alle dreißig Shots durchhaben.

### Anzahl der Shots

- Wenn bei einer Reinigungskur zwei oder mehr Shots pro Tag vorgesehen sind, können Sie an ein und demselben Tag zweimal denselben Shot trinken. Wenn drei Shots pro Tag verlangt sind, können Sie alle drei nach dem gleichen Rezept zubereiten.

### Die Zeitwahl

- Trinken Sie Ihre Shots mit mindestens 15 bis 30 Minuten Abstand vom Essen oder von anderen Getränken. Lassen Sie also nach dem Verzehr von irgendetwas anderem diese Zeit vergehen, bevor Sie einen Shot trinken, und nach dem Shot warten Sie wieder mindestens diese Zeit ab, bis Sie irgendetwas anderes zu sich nehmen. Das gilt für alle Levels von Reinigungskuren mit Gehirn-Shots. Sie lassen sich Zeit, bis der jeweilige Shot wirklich ankommt, also bis er ins Blut gelangt und Sie seine Frequenz physisch und metaphysisch aufnehmen können. So haben Sie immer die Zeit, die Sie brauchen, um mitzubekommen, wie der Shot wirkt.
- Wenn Ihr morgendlicher Plan neben den Shots noch andere Medical-Medium-Heilanwendungen vorsieht, könnte das ungefähr so aussehen: Nach dem Aufwachen trinken Sie Ihr Zitronen- oder Limettenwasser, dann nach 15 bis 30 Minuten Wartezeit Ihren frischen Selleriesaft und dann wieder nach 15 bis 30 Minuten Wartezeit Ihren Gehirn-Shot, wonach Sie abermals 15 bis 30 Minuten abwarten, bis Sie schließlich Ihr Frühstück zu sich nehmen.
- Wenn mehrere Shots an einem Tag verlangt sind, sollten zwischen den Shots immer mindestens 4 Stunden liegen. (Nach den 4 Stunden schaltet das Gehirn allmählich auf alte Muster zurück, und diese Zeit sollte vergangen sein, bevor Sie den nächsten Shot trinken.) Wenn Sie also drei Shots an einem Tag trinken, sollten Sie nicht näher beieinanderliegen als 8.00 Uhr, 12.00 Uhr und 16.00 Uhr. Sie können die Abstände auch größer wählen. Zum Beispiel könnten Sie um 7.00 Uhr einen trinken, den nächsten um 13.00 Uhr und dann wieder einen um 19.00 Uhr. Wie Sie den

Zeitpunkt auf Ihre persönlichen Bedürfnisse und Voraussetzungen abstimmen, liegt ganz bei Ihnen.

- Wenn Sie gleichzeitig einen Nahrungsergänzungsplan anwenden, können Sie das während der Gehirn-Shot-Reinigungskur fortsetzen, nehmen Sie aber die Nahrungsergänzungen nicht mit den Shots ein. Beachten Sie die genannten Abstände.

### Wiederholung der Kur

- Sie können die Kur nach dem Abschluss ohne Pause wiederholen, aber gern auch in Abständen machen. Sie können eine Kur ein und desselben Levels so oft wiederholen, wie Sie möchten, aber auch das Level wechseln. Probieren Sie jederzeit irgendein Level aus, das Ihnen liegt.

### Wenn Zutaten fehlen

- Wenn Zutaten zu Ihren Gehirn-Shots schwer oder gar nicht zu beschaffen sind, halten Sie sich einfach an das, was Sie haben, und arbeiten Sie damit. Sollten Sie Fragen zu den Zutaten haben, die Sie ersatzweise verwenden können, zum Beispiel bei Zitronen- oder Limettenwasser, Selleriesaft oder dem Schwermetall-Detox-Smoothie, sehen Sie sich die Tipps zu den einzelnen Rezepten an. Gewöhnen Sie sich möglichst nicht an, immer auf diese Ersatzzutaten zurückzugreifen. Das gilt insbesondere für den Selleriesaft. Legen Sie es darauf an, für diese Reinigungskuren stets die im Rezept angegebenen Zutaten zu verwenden.

### Unterbrechungen

- Falls Sie an einem bestimmten Tag Ihrer Reinigungskur einen Gehirn-Shot (oder gegebenenfalls den Schwermetall-Detox-Smoothie) auslassen, sollten Sie an diesem Tag trotzdem alle übrigen Anleitungen befolgen und am Ende Ihrer Kur einen weiteren Tag anhängen.
- Wenn Sie die Kur aus irgendeinem Grund unterbrechen, hängen Sie am Ende drei weitere Tage an. »Unterbrechen« bedeutet, dass Sie etwas zu sich nehmen, was bei dieser Reinigung zu meiden ist, seien es radikale Fette wie Nussmus am Morgen oder Hirntäuscher wie Eier, Milcherzeugnisse oder Gluten.

### Allgemeines zu allen Reinigungskuren

- Wenn während Ihrer Kur eine Blutabnahme anberaumt ist, bitten Sie um Verschiebung des Termins auf die Zeit danach, oder halten Sie sich an die Anleitungen zur Blutabnahme in Kapitel 40 von *Heile dein Gehirn. Das Basisbuch*.
- Für alle Fragen zu Reinigungskuren, die Sie hier nicht beantwortet finden, steht Ihnen das Buch *Heile dich selbst* als weitere Ressource zur Verfügung.

### Abwandlungen für Kinder

Reinigungskuren mit der Gehirn-Shot-Therapie sind auch für Kinder geeignet, sofern Sie die folgenden Punkte berücksichtigen:

- Zitronen- oder Limettenwasser kann man bei Kindern ruhig weglassen und auch den Selleriesaft auf die Menge reduzieren, die Ihrem Kind noch angenehm ist. Orientieren Sie sich dafür an der Tabelle in Kapitel 2.
- Je nach Alter und Größe Ihres Kindes reduzieren Sie die Menge des verabreichten Gehirn-Shots, auch wenn es dann vielleicht nur 20 Milliliter oder sogar nur die Menge eines Teelöffels ist.
- Wenn das Kur-Level, das Sie für Ihr Kind ausgewählt haben, die Anwendung des Schwermetall-Detox-Smoothies vorsieht, orientieren Sie sich, was die Menge angeht, am Abschnitt »Abwandlungen für Kinder« in Kapitel 10.

## Levels der Reinigungskuren mit der Gehirn-Shot-Therapie

### 1. Einstiegs-Level

Zusätzlich zu Ihrem normalen Ernährungsplan:

- Trinken Sie täglich einen Gehirn-Shot (nach den Rezepten in Kapitel 8).
- Planen Sie, ob Ihre Kur zehn, zwanzig oder dreißig Tage dauern soll.
- Wählen Sie von Tag zu Tag Ihren Gehirn-Shot.
- Optional: Planen Sie so viele weitere Medical-Medium-Heilanwendungen und Rezepte ein, wie Sie möchten.
- Trinken Sie über den Tag verteilt mindestens 1½ Liter Wasser (ein Teil davon kann Kokoswasser sein). Trinken Sie Ihr Wasser mit mindestens 15 bis 30 Minuten Abstand zu Ihrem Gehirn-Shot.

### 2. Grund-Level

Zusätzlich zu Ihrem normalen Ernährungsplan:

- Trinken Sie täglich zweimal den gleichen Shot mit mindestens 4 Stunden Abstand dazwischen.
- Planen Sie, ob Ihre Kur zehn, zwanzig oder dreißig Tage dauern soll.
- Wählen Sie von Tag zu Tag Ihren Gehirn-Shot.
- Optional: Planen Sie so viele weitere Medical-Medium-Heilanwendungen und Rezepte ein, wie Sie möchten.
- Trinken Sie über den Tag verteilt mindestens 1,8 Liter Wasser (ein Teil davon kann Kokoswasser sein). Trinken Sie Ihr Wasser mit mindestens 15 bis 30 Minuten Abstand zu Ihrem Gehirn-Shot.

## 3. Vereinfachte Reinigungskur mit Gehirn-Shot-Therapie

- Trinken Sie täglich zweimal den gleichen Shot mit mindestens vier Stunden Abstand dazwischen.
- Planen Sie, ob Ihre Kur zehn, zwanzig oder dreißig Tage dauern soll.
- Wählen Sie von Tag zu Tag Ihren Gehirn-Shot.
- Beginnen Sie den Tag gleich nach dem Aufwachen mit ½ bis 1 Liter Zitronen- oder Limettenwasser (das Rezept Nr. 2 mit den richtigen Mengenverhältnissen finden Sie in Kapitel 12).
- Trinken Sie mindestens 15 bis 30 Minuten später ½ bis 1 Liter frischen Selleriesaft auf leeren Magen. Warten Sie weitere 15 bis 30 Minuten bis zu Ihrem ersten Gehirn-Shot oder bis zu Ihrem Frühstück.
- Optional: Den Schwermetall-Detox-Smoothie (das Rezept finden Sie in Kapitel 10) können Sie jederzeit folgen lassen, nur nicht direkt nach einer fetthaltigen Mahlzeit.
- Sehen Sie zu, dass Sie bis zur Mittagszeit gänzlich auf Fett verzichten.
- Optional: Wenn die Ergebnisse noch besser werden sollen, schauen Sie sich einmal die Hirntäuscher-Nahrungsmittel und Lebensmittelchemikalien in den Kapiteln 5 und 7 an. Sehen Sie zu, welche Nahrungsmittel Sie für die Dauer Ihrer Reinigungskur meiden möchten. Je weniger Hirntäuscher wie Eier, Milcherzeugnisse, Gluten, Mais, Soja, Thunfisch, Lamm- und Schweinefleisch Sie essen, desto besser können Ihre Gehirn-Shots wirken.
- Versuchen Sie bei Ihren Mahlzeiten und Zwischenmahlzeiten möglichst viele Rezepte aus Kapitel 12 dieses Buchs zu berücksichtigen.
- Trinken Sie über den Tag verteilt mindestens 1,8 Liter Wasser (ein Teil davon kann Kokoswasser und Ihr morgendliches Zitronen- oder Limettenwasser sein). Trinken Sie Ihr Wasser mit mindestens 15 bis 30 Minuten Abstand zu Ihrem Gehirn-Shot oder dem Selleriesaft.

## 4. Mittleres Level

Zusätzlich zu Ihrem normalen Ernährungsplan:

- Trinken Sie täglich dreimal den gleichen Shot mit mindestens 4 Stunden Abstand dazwischen.
- Planen Sie, ob Ihre Kur zehn, zwanzig oder dreißig Tage dauern soll.
- Wählen Sie von Tag zu Tag Ihren Gehirn-Shot.
- Beginnen Sie den Tag gleich nach dem Aufwachen mit ½ bis 1 Liter Zitronen- oder Limettenwasser.
- Trinken Sie mindestens 15 bis 30 Minuten später ½ bis 1 Liter frischen Selleriesaft auf leeren Magen. Warten Sie weitere 15 bis 30 Minuten bis zu Ihrem ersten Gehirn-Shot oder bis zu Ihrem Frühstück.

- Optional: Den Schwermetall-Detox-Smoothie können Sie jederzeit folgen lassen, nur nicht direkt nach einer fetthaltigen Mahlzeit.
- Meiden Sie Eier, Milcherzeugnisse, Gluten, Mais, Soja, Thunfisch, Lamm- und Schweinefleisch.
- Verwenden Sie ausschließlich Rezepte aus Kapitel 12 dieses Buchs.
- Meiden Sie möglichst bis zur Mittagszeit jegliche Fette.
- Beschränken Sie den Fettverzehr nach der Mittagszeit auf höchstens eine Mahlzeit (am besten am Tagesende), oder verzichten Sie ganz darauf. Wenn Sie sich pflanzenbasiert ernähren, ist eine Portion Pflanzenfett (zum Beispiel als Avocado, Nüsse oder Nussmus, Kerne, Kokosnuss, Kokosöl, Oliven oder Olivenöl) in einem Medical-Medium-Rezept okay. Sofern Sie Fleisch essen, ist es in Ordnung, eine Portion tierisches Fett (in der Form von Hühnerfleisch, Fleisch von Weiderindern, Pute, Lachs oder Sardinen) im Rahmen eines Medical-Medium-Rezepts zu konsumieren.
- Trinken Sie über den Tag verteilt mindestens 1,8 Liter Wasser (ein Teil davon kann Kokoswasser und Ihr morgendliches Zitronen- oder Limettenwasser sein). Trinken Sie Ihr Wasser mit mindestens 15 bis 30 Minuten Abstand zu Ihrem Gehirn-Shot oder dem Selleriesaft.

## 5. Leistungs-Level

Die folgenden Schritte sollen der gesamte Ernährungsplan eines Tages sein:

- Trinken Sie täglich dreimal den gleichen Shot mit mindestens 4 Stunden Abstand dazwischen.
- Planen Sie, ob Ihre Kur zehn, zwanzig oder dreißig Tage dauern soll.
- Wählen Sie täglich einen neuen Gehirn-Shot, und arbeiten Sie systematisch eine der Gruppen (Kontamination, Umstimmung, Stabilisierung) nach der anderen durch (innerhalb einer Gruppe können Sie die Reihenfolge abwandeln).
- Beginnen Sie den Tag gleich nach dem Aufwachen mit 1 Liter Zitronen- oder Limettenwasser.
- Trinken Sie mindestens 15 bis 30 Minuten später 1 Liter frischen Selleriesaft auf leeren Magen. Warten Sie weitere 15 bis 30 Minuten bis zu Ihrem ersten Gehirn-Shot oder bis zu Ihrem Frühstück.
- Optional: Den Schwermetall-Detox-Smoothie können Sie jederzeit folgen lassen, nur nicht direkt nach einer fetthaltigen Mahlzeit.
- Meiden Sie alle Nahrungsmittel und Lebensmittelchemikalien aus Kapitel 5 und 7 einschließlich Koffein.
- Verwenden Sie ausschließlich Rezepte aus Kapitel 12 dieses Buchs.
- Meiden Sie mindestens bis zur Mittagszeit jegliche Fette.
- Beschränken Sie den Fettverzehr nach der Mittagszeit auf höchstens eine

Mahlzeit (am besten am Tagesende), oder verzichten Sie ganz darauf. Wenn Sie sich pflanzenbasiert ernähren, ist eine Portion Pflanzenfett (zum Beispiel als Avocado, Nüsse oder Nussmus, Kerne, Kokosnuss, Kokosöl, Oliven oder Olivenöl) in einem Medical-Medium-Rezept okay. Sofern Sie Fleisch essen, ist es in Ordnung, eine Portion tierisches Fett (in der Form von Hühnerfleisch, Fleisch von Weiderindern, Pute, Lachs oder Sardinen) im Rahmen eines Medical-Medium-Rezepts zu konsumieren.
- Trinken Sie über den Tag verteilt mindestens 1,8 Liter Wasser (ein Teil davon kann Kokoswasser und Ihr morgendliches Zitronen- oder Limettenwasser sein). Trinken Sie Ihr Wasser mit mindestens 15 bis 30 Minuten Abstand zu Ihrem Gehirn-Shot oder dem Selleriesaft.

## 6. Oberstufen-Level

Die folgenden Schritte sollen der gesamte Ernährungsplan eines Tages sein:

- Trinken Sie täglich dreimal den gleichen Shot mit mindestens 4 Stunden Abstand dazwischen.
- Planen Sie, ob Ihre Kur zwanzig oder dreißig Tage dauern soll.
- Wählen Sie täglich einen neuen Gehirn-Shot, und arbeiten Sie systematisch eine der Gruppen (Kontamination, Umstimmung, Stabilisierung) nach der anderen durch (innerhalb einer Gruppe können Sie die Reihenfolge abwandeln).
- Beginnen Sie den Tag gleich nach dem Aufwachen mit 1 Liter Zitronen- oder Limettenwasser.
- Trinken Sie mindestens 15 bis 30 Minuten später 1 Liter frischen Selleriesaft auf leeren Magen. Warten Sie weitere 15 bis 30 Minuten bis zu Ihrem ersten Gehirn-Shot oder bis zu Ihrem Frühstück.
- Trinken Sie jeden Tag den Schwermetall-Detox-Smoothie. (Optional: Sie können den Smoothie alle zehn Tage einmal wegfallen lassen.)
- Meiden Sie alle Nahrungsmittel und Lebensmittelchemikalien aus Kapitel 5 und 7 einschließlich Koffein.
- Verwenden Sie ausschließlich fettfreie Rezepte aus Kapitel 12 dieses Buchs.
- Meiden Sie alle fettreichen Nahrungsmittel, seien sie pflanzlich (wie Nüsse, Kerne oder Avocado) oder tierisch (zum Beispiel Hühnchen, Fisch oder Fleisch).
- Trinken Sie über den Tag verteilt mindestens 1,8 Liter Wasser (ein Teil davon kann Kokoswasser und Ihr morgendliches Zitronen- oder Limettenwasser sein). Trinken Sie Ihr Wasser wie immer mit mindestens 15 bis 30 Minuten Abstand zu Ihrem Gehirn-Shot oder dem Selleriesaft.

## 7. Power-Level

Die folgenden Schritte sollen der gesamte Ernährungsplan eines Tages sein:

- Trinken Sie täglich dreimal den gleichen Shot mit mindestens 4 Stunden Abstand dazwischen.

- Setzen Sie das dreißig Tage lang fort.
- Wählen Sie täglich einen neuen Gehirn-Shot, und arbeiten Sie systematisch eine der Gruppen (Kontamination, Umstimmung, Stabilisierung) nach der anderen durch (innerhalb einer Gruppe können Sie die Reihenfolge abwandeln).
- Beginnen Sie den Tag gleich nach dem Aufwachen mit 1 Liter Zitronen- oder Limettenwasser.
- Trinken Sie mindestens 15 bis 30 Minuten später 1 Liter frischen Selleriesaft auf leeren Magen. Warten Sie weitere 15 bis 30 Minuten bis zu Ihrem ersten Gehirn-Shot oder bis zu Ihrem Frühstück.
- Trinken Sie jeden Tag den Schwermetall-Detox-Smoothie. (Optional: Sie können den Smoothie alle zehn Tage einmal wegfallen lassen.)
- Meiden Sie alle Nahrungsmittel und Lebensmittelchemikalien aus Kapitel 5 und 7 einschließlich Koffein.
- Verwenden Sie ausschließlich fettfreie Rezepte aus Kapitel 12 dieses Buchs.
- Meiden Sie alle fettreichen Nahrungsmittel, seien sie pflanzlich (wie Nüsse, Kerne oder Avocado) oder tierisch (zum Beispiel Hühnchen, Fisch, Wurst oder Fleisch).
- Entfernen Sie alle Duftkerzen, Parfüms, parfümierten Waschmittel, Weichspüler, Lufterfrischer, Duftstoffe, parfümierten Aftershaves, Deos, Seifen, Körpersprays, Körperlotionen, Körperöle, Haarpflegeprodukte sowie Räucherwerk und Lufterfrischer fürs Auto.
- Trinken Sie über den Tag verteilt mindestens 1,8 Liter Wasser (ein Teil davon kann Kokoswasser und Ihr morgendliches Zitronen- oder Limettenwasser sein). Trinken Sie Ihr Wasser wie immer mit mindestens 15 bis 30 Minuten Abstand zu Ihrem Gehirn-Shot oder dem Selleriesaft.

Die Gehirn-Shot-Therapie ist Neuland. Es handelt sich um speziell auf synergetische Wirkung abgestimmte Zusammensetzungen, durch die sich uns erschließt, wie Obst, Kräuter, Blattgemüse, wilde Nahrungsmittel und Gemüse arzneilich wirken können.

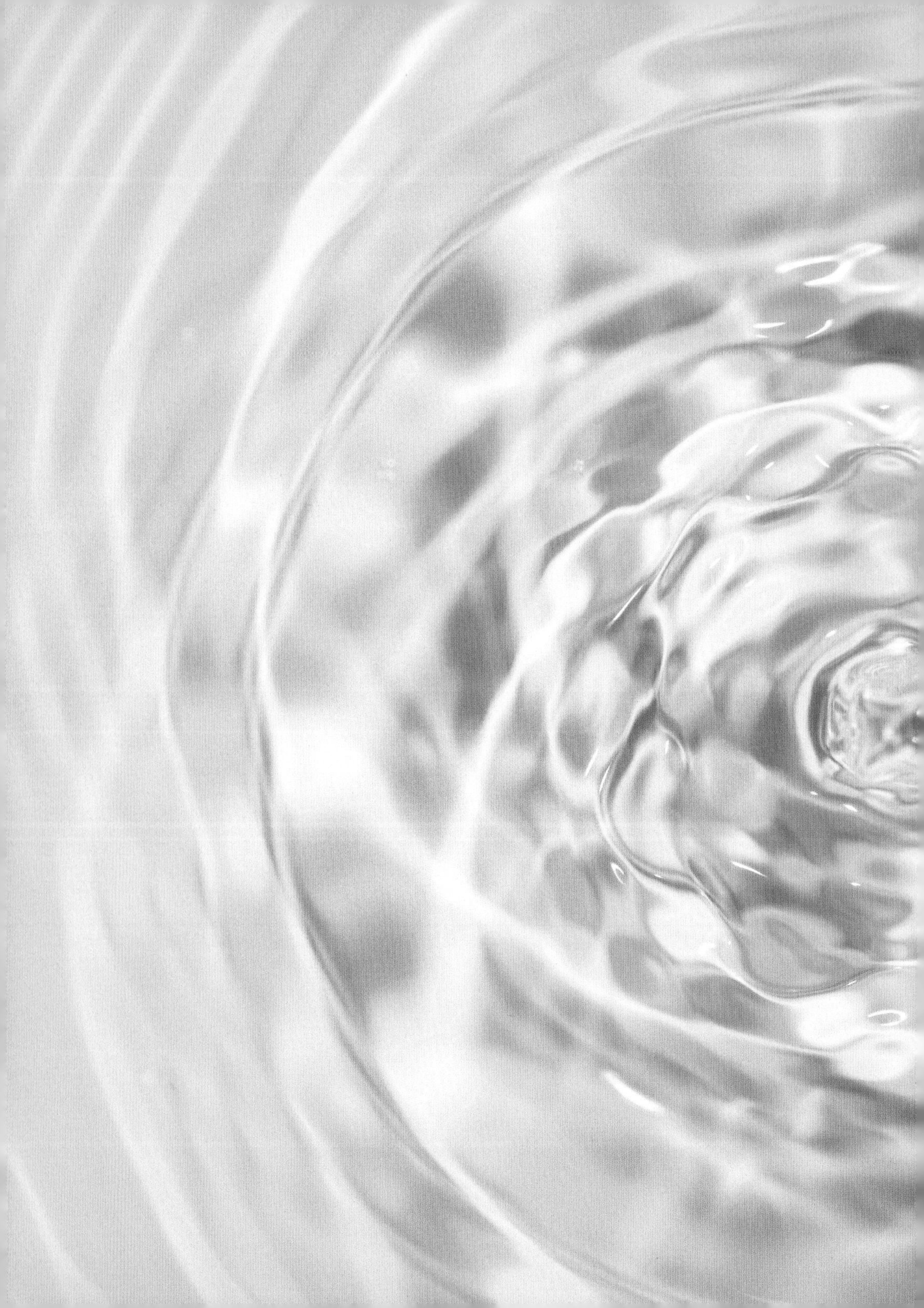

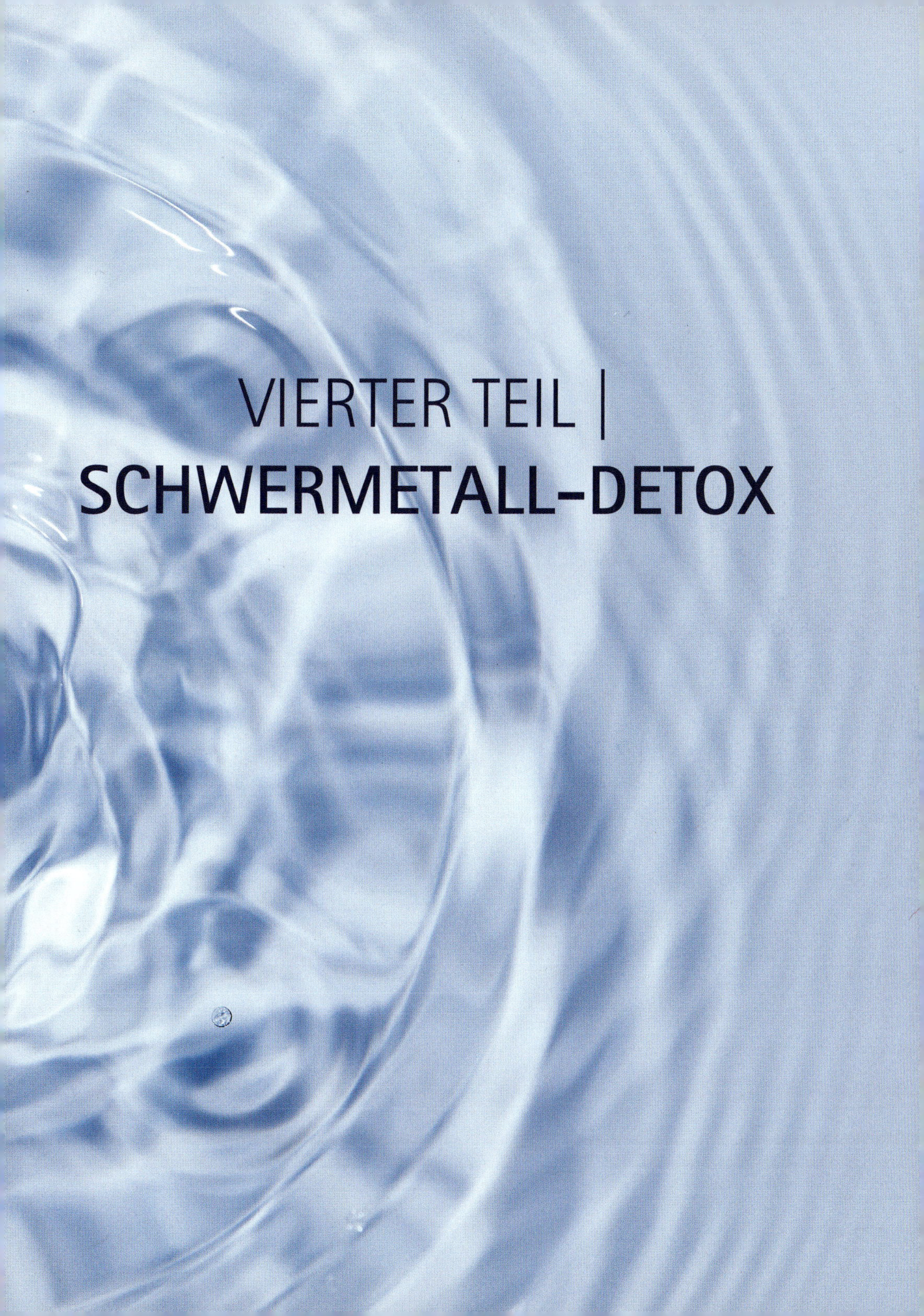

# VIERTER TEIL | SCHWERMETALL-DETOX

Die Selbstheilungskräfte unseres Gehirns gehen weit über das hinaus, was die Medizin bisher erfasst hat. Halten Sie sich an dieses Wissen, und Sie können ein Leuchtfeuer für andere werden, die auf der Suche nach Lösungen sind.

Kapitel 10

# Medical-Medium-Schwermetall-Detox

Giftige Leicht-, Schwer- und Halbmetalle sind nicht nur selbst giftig und dadurch schädlich, sondern sie dienen auch Viren als Brennstoff, was ihnen die Möglichkeit gibt, im ganzen Körper Entzündungen zu schüren und für Autoimmunsymptome zu sorgen. Daher: Wenn wir die Metalle ausleiten, verringern wir die Virenlast. Durch den Abbau der Metallablagerungen im Körper kümmern wir uns zugleich auch um geistige und seelische Belastungen, weil die elektrischen Impulse und Frequenzen im Gehirn dann wieder freien Lauf haben. Sind die Legierungen, die die Funktionsfähigkeit des Gehirns gestört haben, einmal abgebaut und ausgeleitet, können Viren nicht mehr so leicht Fuß fassen, seelische Verletzungen heilen schneller, Entzündungen im Gehirn und an den Hirnnerven klingen schneller ab, Burn-out und Nährstoffmängel werden reduziert, und das süchtige und übersäuerte Gehirn erfährt Erleichterung.

## Alte und neue Metalle

Giftige Metalle, die wir erben, haben ihr Alter. Sie sind in manchen Fällen zwei- oder dreitausend Jahre alt, je nachdem, in welchem Teil der Erde Ihr Familienstammbaum wurzelt. Bei älteren Giftmetallen ist die Oxidation weiter fortgeschritten als bei den jüngeren. Die Alterung giftiger Metalle, die in einer viele Generationen zurückliegenden Zeit abgebaut und gewonnen wurden, begann zu diesem Zeitpunkt. Da setzte der oxidative Countdown ein. Als diese Metalle in den menschlichen Körper gelangten, wurden sie besonders instabil, weil sie dort mit Sauerstoff, Säuren, Wärme, im Blut gelösten Gasen, Elektrizität, anderen Substanzen und Einflüssen in Berührung kamen.

Ganz anders die neuen Metalle. Auch die Metalle, die erst vor relativ kurzer Zeit der Erde entnommen wurden, sind sehr giftig, aber doch ein wenig stabiler und deshalb nicht ganz so schädlich wie ältere. Neuere Metalle werden im Körper nicht so schnell zersetzt. Es hängt alles davon ab, über wie viele Generationen sie vererbt wurden und wie viel sich davon im Körper angereichert hat. Zahlreiche Menschen haben eine Mischung aus älteren und neueren Metallen. Zu Metallkontakten kam es zum Beispiel dann, wenn ein Kind vom Arzt ein Medikament erhielt, das Quecksilber, Aluminium und Kupfer enthielt. Viele Medikamente enthalten giftige Metalle, und dazu kann ein Kind auch noch weitere giftige Metalle geerbt haben, die seit Jahrhunderten, wenn nicht Jahrtausenden in der Ahnenreihe übertragen werden. So können wir beispielsweise Metalle erben, die vor zwei- bis dreitausend Jahren gewonnen wurden, und dazu weitere Metalle, die erst drei- bis vierhundert Jahre alt sind. Da ältere Metalle schneller oxidieren, sind Viren an ihnen mehr interessiert, weil sie wegen ihrer Instabilität leichter verfügbar und konsumierbar sind.

Giftige Leicht-, Schwer- und Halbmetalle werden auch deshalb von Generation zu Generation vererbt, weil die Medizin ihr Vorhandensein im Körper nicht erkennt, außer wenn es sich um ausgesprochene Vergiftungen wie beispielsweise durch alte Bleirohre handelt. Aber wenn Schwermetalle nicht als destruktiv und gesundheitsgefährdend erkannt werden, kommt niemand auf den Gedanken, sie bei künftigen Eltern erst einmal auszuleiten, um sie der nächsten Generationen zu ersparen. Giftmetalle sind einer der wichtigsten Faktoren für den derzeitigen Niedergang der menschlichen Gesundheit.

## Legierungen als Virennahrung

Viren, die Autoimmunstörungen verursachen, ernähren sich normalerweise von einem bestimmten Metall, manchmal sind es zwei. Bei schwierigen neurologischen Autoimmunstörungen ist entweder ein Virus am Werk, das drei, vier oder mehr Metalle als Nahrung zur Verfügung hat, oder es sind sogar mehrere Virenarten, die Zugriff auf etliche Giftmetalle haben. Unter diesen Umständen – verschiedene Viren und etliche Metalle – entstehen metallische Mixturen und hochpotente Abfallstoffe. Wenn Viren solche Abfälle ausscheiden, kommt es zu neurologischen und anderen körperlichen Reaktionen, und zwar insbesondere bei gealterten Metallen. Verzehrt ein Virus mehr als zwei Metalle, schädigen die daraufhin ausgeschiedenen Neurotoxine Muskeln, Nerven, Knochen und Organe, denn die giftigen Abfälle ersticken die Zellen praktisch, weil diese die zum Überleben benötigten Nährstoffe nicht mehr oder nicht mehr in ausreichender Menge bekommen. Die Zellwände zersetzen sich durch den Kontakt mit solchen sauren und denaturierend wirkenden Giftabfällen.

Giftige Metalle unterscheiden sich in ihrem spezifischen Gewicht. Kupfer und vor allem Quecksilber sowie Blei gehören zu den schwereren Metallen, und so sind auch die Neuro- und Dermatoxine der Viren, die sich von solchen Metallen ernähren, schwerer als andere. In Neuro- und Dermatoxinen können sich schwerere und leichtere Metalle mischen, was diese Gifte insgesamt etwas schwerer macht, sodass sie sich bevorzugt in den Extremitäten absetzen. Deshalb bekommen manche Menschen nur an den Händen, Füßen und Beinen Ekzeme und andere an der Brust (wo die Dermatoxine überwiegend aus leichteren Metallen bestehen). Beschwerden wie das Restless-Legs-Syndrom sind Beispiele für den Fall, dass sich Neurotoxine überwiegend in Füßen, Händen, Armen und Beinen ablagern.

## Schwermetall-Detox: der Ablauf

Nach den besten Ausleitungsverfahren für giftige Leicht-, Schwer- und Halbmetalle aus Gehirn und Körper brauchen Sie nicht lange zu suchen, sondern können sich an den Schwermetall-Detox-Smoothie und die Schwermetall-Detox-Ausleitungskuren halten. Es gibt aus aller Welt unzählige Berichte von Menschen, die mit dem Smoothie und der ursprünglichen Ausleitungskur überzeugende Ergebnisse erzielt haben. Mit dem, was Sie in diesem Buch vorfinden, haben Sie jetzt sogar noch mehr Optionen.

### Die Kraft des Schwermetall-Detox-Smoothies

Fangen wir mit den Basics an. Der Schwermetall-Detox-Smoothie (das ganze Rezept finden Sie am Ende des Kapitels) hat fünf Hauptzutaten:

1. wilde Blaubeeren, die Sie tiefgekühlt (TK-Ware), als Wildblaubeerpulver oder Saft bekommen können,
2. Spirulina, deren wirksamste und produktivste Art Sie auf meiner (englischsprachigen) Website www.medicalmedium.com unter »Supplements« finden,
3. Gerstengrassaftpulver, dessen richtige Art ebenfalls auf meiner Website aufgeführt ist,
4. frischer Koriander und
5. atlantischer Lappentang (Dulse).

Gemeinsam extrahieren diese arzneilichen Bestandteile sowohl tief eingelagerte als auch frei herumschwimmende Metalle und tragen sie aus dem Körper, und zwar restlos, also ohne einen Teil davon oder sogar alles unterwegs wieder zu verlieren. Das macht den Schwermetall-Detox-Smoothie so einzigartig – er weiß, was er tut. Er sammelt die Metalle nicht bloß ein, um sie dann wieder loszulassen, den Betroffenen zusätzlichen Stress zu bereiten und ihrem Nerven- sowie Verdauungssystem zu schaden. Auch deshalb ist der Smoothie frei von Nebenwirkungen. Und mit seiner nährenden Zusammensetzung dient er auch noch der Heilung des Gehirngewebes.

(Wenn es zu einer leichten Gegenreaktion kommt, bedeutet dies nicht, dass der Smoothie schadet. Der oder die Betreffende wird auch auf alle übrigen Heilmaßnahmen aus anderen Quellen reagieren, und das bedeutet einfach, dass dieser Mensch mit Giftstoffen belastet ist. Der Unterschied zwischen dem Schwermetall-Detox-Smoothie und anderen Heilmaßnahmen zeigt sich darin, dass der Smoothie die Gifte irgendwann ganz ausleitet und man dann keine solchen Reaktionen mehr zeigt.)

Wenn Sie mit den Büchern zur Medialen Medizin einigermaßen vertraut sind, werden Sie bereits wissen, dass Sie diese fünf Nahrungsmittel auch über einen Zeitraum von 24 Stunden verteilt zu sich nehmen können und sie dann trotzdem als eine Einheit wirken. Das gilt ganz allgemein für die Ausleitung von Schwermetallen aus den verschiedenen Bereichen des Körpers. Möchten Sie jedoch ganz gezielt Metalle aus dem Gehirn entfernen, ist es am besten, die fünf Mittel innig zu vermengen.

Die Entfernung giftiger Metalle aus dem Gehirn hat etwas vom Schürfen nach Edelmetallen in der Erde. Beim Abbau von Erzen ist es meist so, dass Abraum und Erz erst einmal getrennt werden müssen, um die Metalle zu gewinnen, aber beim Abbau der Metalle im Gehirn arbeiten die Pflanzenstoffe in den beteiligten fünf Nahrungsmitteln so zusammen, dass die Metalle behutsam gelockert und eingesammelt werden. Die Wirksubstanzen in diesen fünf Zutaten verbinden sich dabei miteinander und mit den übernatürlichen Fähigkeiten des Gehirns. Die im Smoothie enthaltenen Substanzen speisen Informationen in das Stromnetz des Gehirns ein und regen es an, mit gehirneigenen chemischen Substanzen zusammenzuwirken und auf diesem Wege einen Impuls zu setzen, der die Metalle und Abfallstoffe aus dem Gehirngewebe löst, damit sie dann von den Bestandteilen der fünf Smoothiezutaten eingesammelt werden können. So bleibt das Gehirngewebe völlig ungefährdet. Das Geheimnis ist das Zusammenwirken der im Schwermetall-Detox-Smoothie enthaltenen arzneilichen Wirkstoffe. Und wenn irgendeine der Zutaten mal nicht zur Verfügung steht, wirken die übrigen trotzdem harmonisch zusammen.

Sie können sich das bildhaft ungefähr so vorstellen: Das mit giftigen Hirntäuschern überladene Gehirn ist wie ein schmutziger Schwamm, und die Pflanzenstoffe, die im Smoothie zusammenwirken, bewirken so etwas wie ein Ausdrücken dieses Schwamms. Oder sehen Sie den Smoothie als eine Art »Expektorans« für Gehirngewebe, das dem Gehirn erlaubt, alles Störende und Behindernde abzuhusten. Eine Zusatzleistung des Smoothies besteht darin, dass er nicht nur giftige Leicht-, Schwer- und Halbmetalle aus dem Gehirn entfernt. Darum geht es zwar in erster Linie bei diesem Rezept, aber außerdem werden auch Lösungsmittel, Pestizide, Strahlungswirkungen und andere Hirntäuscher vor die Tür gesetzt.

Alle behelfsmäßigen oder trendigen Maßnahmen zur Ausleitung greifen zu kurz. Chlorella beispielsweise, sofern es wirklich Metalle lösen kann, lässt sie dann wieder fallen und erzeugt damit womöglich noch größere Probleme in einem anderen Bereich des Gehirns. Auch Aktivkohle und Zeolith leisten nicht das, was sie angeblich versprechen (mehr dazu in Kapitel 6).

Die vollständige Ausleitung von Metallen aus dem Gehirn braucht ihre Zeit. Ein

Großteil des Detoxvorgangs besteht darin, eingelagerte Metallfragmente zu erreichen und auszuleiten. Dabei kann es sich um wirklich winzige Metallansammlungen im Nanoformat und noch geringerer Größe handeln. Das geschieht nicht über Nacht. Selbst wenn manche Symptome gleich zurückgehen und erträglicher werden, kann es dann immer noch ein langer Weg bis zur Ziellinie sein, also bis zur Beseitigung sämtlicher Metalle und der Auflösung von wirklich hartnäckigen Symptomen. Die Metallansammlungen sind im Laufe von Jahren entstanden und haben auch größere Depots gebildet, denen mit diesem Schwermetall-Detox-Smoothie ebenfalls beizukommen ist. Beim Herauslösen der Metalle aus dem Gehirngewebe darf man nicht damit rechnen, dass sofort alles ausgeleitet werden kann. Vielmehr tauchen die Metalle nach und nach aus der Tiefe auf, und deshalb ist es so wichtig, das Schwermetall-Detox-Programm über längere Zeit durchzuziehen. Wir können wie gesagt Metalle im Körper haben, die seit vielen Generationen in den Körpern unserer Vorfahren vorhanden waren, die sehr tief im Gewebe sitzen, instabil sind und sich nicht schnell vertreiben lassen, weil es so lange dauert, bis sie auch nur irgendwo an die Oberfläche kommen. Jüngere Metalle sind stabiler und dadurch besser zu fassen. Wenn sie jedoch tief im Gehirn sitzen, brauchen auch diese jüngeren Metalle Zeit, um bis zur Oberfläche aufzusteigen.

Metalle wandern durch Oxidation: Wenn sie korrodieren und sich ausbreiten, reagieren die giftigen Abbauprodukte miteinander und sickern in das umliegende Gewebe ein. Das ist der Grund für viele der in diesem Buch beschriebenen Krankheiten und Symptome. Zum Glück kann es der Schwermetall-Detox-Smoothie auch mit diesen metallischen Abbauprodukten aufnehmen. Die in seinen Zutaten enthaltenen Substanzen binden die Schadstoffe der sich zersetzenden Legierungen. Auch dafür sind Zeit und Geduld erforderlich. Die giftigen Korrosionsabfälle, die aus Legierungen mit beispielsweise Aluminium und Quecksilber oder Kupfer entstehen, müssen sicher gebunden und in einer besonderen Reinigungsaktion entfernt werden.

Alle Menschen sind unterschiedlich stark mit Giftmetallen belastet. Beim einen sind die Metalle vielleicht noch in einem frühen Stadium der Oxidation und haben nicht viel miteinander reagiert, sodass oxidativer Abfall nur in geringen Mengen anfällt. Hier sind die Metalle vielleicht schneller und leichter auszuleiten. Bei einem anderen reagieren die Giftmetalle möglicherweise schon intensiver und deutlich länger miteinander, sodass Einschlüsse von oxidativem Abfall entstehen. In solch einem Fall muss der Smoothie diese Abfälle mobilisieren, irgendwie verpacken und ausleiten, damit sie sich nicht ausbreiten und Unheil anrichten können. Erst dann können sich die im Smoothie enthaltenen Substanzen an die eigentlichen Metalle heranmachen. So halten Gehirnnebel, Depression, Zwangsstörung, Gedächtnisverlust und Angst unter Umständen noch eine Weile an, bis der Schwermetall-Detox-Smoothie es nach wiederholter Anwendung schließlich schafft, auch die ganz tief eingelagerten Giftmetalle zu extrahieren.

Das Legierungsgehirn ist bei jedem ein wenig anders ausgestattet. Welche bestimmte Metallmischung vorliegt, wie viele Jahre sie schon vor Ort ist, in welchen Mengen die Metalle vorhanden sind, wo im Gehirn sie lagern und wie schnell sie oxidieren – all das ist von Mensch zu Mensch verschieden. Aber der Schwermetall-Detox-Smoothie mit seinen fünf Schlüsselbestandteilen, die für sämtliche Aspekte der Heilung sorgen, deckt alle nur erdenklichen Einzelfälle ab. Wenn Sie noch nicht jeden der fünf Bestandteile beschaffen können, machen Sie Ihren Schwermetall-Detox-Smoothie unbedingt trotzdem, denn anders als Chlorella und sonstige Mittel vermögen diese Zutaten die Metalle richtig zu packen. Sie besitzen jede ihre individuellen Stärken und Qualitäten der Bindung und Ausleitung von Metallen. Mit drei oder vier der fünf Smoothiezutaten dauert es einfach länger, bis man Erfolge erzielt oder ganz gesund wird. Auch dann wirken sie in bestmöglicher Weise zusammen. Sie sind im Verbund das optimale Team für die Ausleitung von Metallen.

### Wilde Blaubeeren und weitere Hauptzutaten

Wenn wir ein bisschen mehr über die Zutaten des Schwermetall-Detox-Smoothies wissen, können wir noch besser einschätzen, wie engagiert er sich für uns einsetzt. Über die vereinten Säuberungskräfte hinaus bieten uns auch seine einzelnen Bestandteile großen Nutzen.

Die wilden Blaubeeren bringen im Gehirn die Ausleitung in Gang. Sie enthalten Dutzende von einzigartigen und zum großen Teil noch nicht entdeckten antioxidativ wirkenden Pflanzenstoffen. Diese antioxidativen Stoffe öffnen Nester von Abfallprodukten, die durch Wechselwirkungen zwischen Metallen im Gehirn sowie durch deren Alterung entstehen. Sie können sich das ungefähr so vorstellen, wie die Entfernung von Zahnbelägen in der Zahnarztpraxis vorgenommen wird. Wilde Blaubeeren greifen auch diese Giftmetalle selbst an.

Denken wir daran, dass Ablagerungen giftiger Metalle im Gehirn Raum einnehmen. Auch wenn sie noch nicht oxidieren oder es sich um winzige Ablagerungen im Nanobereich handelt, sind sie doch physisch in einer Umgebung vorhanden, in der keine giftigen Substanzen sein sollten. In manchen Fällen kommt es zu größeren stofflichen Ansammlungen dieser Art. Quecksilber beispielsweise neigt dazu, weiteres Quecksilber anzulagern, und wenn wir schon früh in unserem Leben mit ihm in Berührung gekommen sind, kann es sein, dass dieses ursprüngliche Depot durch weitere Kontamination größer wird. Aber wie gesagt, oft handelt es sich um kleine und dichte Ablagerungen in der Form winziger Metalleinschlüsse. Solche Ablagerungen von Giftmetallen lassen in jedem Fall Vertiefungen und Löcher im Gehirngewebe entstehen. Wenn die Giftmetalle ausgeleitet sind, muss das Gewebe demnach repariert werden, und die antioxidativen Inhaltsstoffe der wilden Blaubeeren beseitigen nicht nur Metalle, sondern sind auch wunderbare Helfer bei der Reparatur aller von den Metallen hinterlassenen Schäden. Sie stellen die Zellen im Bereich der Löcher und Vertiefungen im Gewebe wieder her, und dadurch wird das Wachstum neuer Zellen angeregt.

Wenn die giftigen Metalle einmal weg sind, kann Ihr Gehirn an der gleichen Stelle neue Zellen entstehen lassen, aber es braucht dabei die Hilfe der wilden Blaubeeren, damit die von Metallen befreiten Stellen wirklich gründlich gesäubert werden und es zu gesundem Zellwachstum kommen kann. Waren die Schäden relativ gering, kann die Heilung schnell vonstattengehen. Handelte es sich um ältere Deponien, sodass sich auch oxidative Abfälle angesammelt haben, wird man den Schwermetall-Detox-Smoothie über längere Zeit anwenden müssen, um den ganzen Bereich zu dekontaminieren. Gehirnzellen sterben durch die Wirkung der giftigen Metalle und ihrer noch giftigeren Abwässer, und erst wenn das alles gereinigt und ausgeleitet ist, erkennt der Körper, dass er jetzt ungefährdet neue Gewebe wachsen lassen kann, was den betroffenen Bereichen praktisch neues Leben einhaucht. Solange dieser Reinigungs- und Heilungsprozess in Gang ist, können sich manche Symptome noch eine Weile halten, denn die Reparaturarbeiten dauern auch nach der Ausleitung der Metalle noch eine ganze Weile an. Die in wilden Blaubeeren enthaltenen antioxidativen Substanzen vermögen das Nachwachsen gesunder Gehirnzellen stark zu beschleunigen, weil sie das Gehirngewebe so gründlich reinigen, dass es sich ungehindert erneuern kann.

Nachdem die wilden Blaubeeren die Giftmetalle aus ihren Lagerstätten gelöst und ins Blut überführt haben, unterstützen andere in Spirulina, Gerstengrassaftpulver und Koriander enthaltene Substanzen den sicheren Weitertransport und schließlich die Ausleitung all dieser Gifte. Dank der wilden Blaubeeren können sich die giftigen Metalle nicht wieder lösen, um dann auszuschwärmen und erneut für Störungen im Gehirn zu sorgen. Die in den fünf Hauptzutaten enthaltenen Wirksubstanzen arbeiten so zusammen, dass giftige Metalle zuverlässig aus dem Körper eskortiert werden. Alle diese Schwermetall-Detox-Nahrungsmittel besitzen diese Fähigkeit, destabilisierte, korrodierte, oxidierte alte Metallabfälle, aber auch neuere Metalle an die Leine zu legen, die sonst unterwegs noch Gewebeschäden verursachen könnten.

Koriander, Gerstengrassaftpulver und Spirulina bilden ein Gespann, in dem alle drei eine ganz eigene und entscheidend wichtige Rolle für die Ausleitung giftiger Leicht-, Schwer- und Halbmetalle spielen. Koriander ist unter anderem für die Entfernung von Metallen aus dem Gehirn mitverantwortlich und unterstützt außerdem die Ausleitung giftiger Metalle aus der Leber und anderen Organen sowie dem Verdauungstrakt. Dort fängt der Koriander die oxidierenden Giftmetalle so rechtzeitig ab, dass ihre Oxidationsprodukte und Abfälle nicht zurück ins Gehirn gelangen können. Die Wirkstoffe des Korianders verbinden sich nicht mit den Metallen, die von denen der wilden Blaubeeren festgehalten werden, sondern nur mit den »frei herumlaufenden« Metallen.

Der Weg von den Lagerstätten der Metalle im Gehirn bis zu ihrer Ausscheidung ist lang, weil unterwegs viele Hindernisse zu überwinden sind. Hohe Blutfettwerte, Säuren, im Blut gelöste Gase, pharmazeutische Stoffe, chemische Gifte, chronische Austrocknung und Adrenalin sind einige dieser Hindernisse. Die Metalle selbst sind hochgiftig, und wir können die Legierungen nicht allein mit wilden Blaubeeren und Koriander im Gehirn loseisen und ausleiten. Dafür muss unbedingt noch Gerstengrassaftpulver hinzugezogen werden. Es wirkt ähnlich wie Koriander, hat aber eine höhere Reichweite, dringt bis in die Haut vor und ist ebenfalls von hoher Aufnahmekraft für oxidierte destabilisierte Metalle.

Spirulina besitzt ähnliche Eigenschaften, ist aber eher auf Gehirn und Leber spezialisiert. Zu den Besonderheiten dieser Alge gehört es, giftige Metalle in Gehirn, Leber und Verdauungstrakt »zusammenzutreiben« und zu binden. Das Pigment, das dieser Alge die tiefe blaugrüne Farbe verleiht, reicht ebenso in die metaphysischen wie in die physischen Bereiche des Gehirns hinein und unterstützt die Wiederherstellung von Gehirngewebe, das als Bindeglied zwischen dem Physischen und Metaphysischen fungiert. Spirulina ist so vielseitig, dass es die von den anderen Zutaten aus dem Gehirn gelösten Metalle ausleiten kann und darüber hinaus Metalle aus Leber und Verdauungstrakt vertreibt, die sonst womöglich wieder im Gehirn landen würden.

Wenn Sie alle drei zusammen – Koriander, Gerstengrassaftpulver und Spirulina – im Körper haben, verfügen Sie über das ideale Rezept zur Ergänzung der wilden Blaubeeren, einfach weil die Giftbelastung von Mensch zu Mensch verschieden ist und die arzneilichen Bestandteile des Smoothies deshalb immer etwas anders wirken. Atlantischer Lappentang (Dulse) ist ein Meeresgemüse, das hier als Sicherheitsnetz fungiert, während die Metalle aus Leber und Gallenblase gelöst und durch den Gallengang in den Darm geleitet werden. Dulse unterstützt auch die Nieren, weil sie zur Ausscheidung vorbereitete Metalle bindet, die sonst in den Nieren hängen bleiben könnten. Dulse begleitet die Ausleitung der an andere Zutaten gebundenen oder auch gänzlich ungebundenen Metalle.

Die Hauptzutaten des Schwermetall-Detox-Smoothies können bis zu einem gewissen Grad andere chemische Giftstoffe wie Insektizide und Duftstoffe und sogar Strahlungsrückstände ausleiten.

## Ihr Heilungsziel

Manche Menschen reagieren sofort auf den Schwermetall-Detox-Smoothie, weil die giftigen Abfälle in leicht zugänglichen

Teilen des Gehirns gelagert waren und von dort aus sehr störende Symptome hervorrufen. Wird jetzt ein Teil dieser Depots schnell abgebaut und ausgeleitet, geht es mit der Gesundheit des Menschen steil bergauf. Bei anderen sind die Zersetzungsprozesse bei den Giftmetallen vielleicht schon über Jahre oder sogar Jahrzehnte in Gang, oder es handelte sich um aggressivere Legierungen, die ernstere Symptome hervorriefen. Wenn jetzt der notwendige Hausputz beginnt, kann es sein, dass Betroffene erst einmal nur leichte Besserung erfahren.

Manche Menschen haben Metalle im Gehirn, die dort nicht mit anderen reagieren, und wenn die ausgeleitet werden, kann es zu sofort spürbaren Verbesserungen kommen. Sitzen die Metalle dagegen sehr tief im Gewebe, kann die Ausleitung entsprechend länger dauern.

In allen Fällen ist man gut beraten, alle fünf Hauptzutaten zu verwenden, damit man möglichst bald Linderung erfährt. Und einerlei, wie schnell Sie sich Linderung und Heilung wünschen, Sie werden Ihrem Ziel mit jedem Schwermetall-Detox-Smoothie, den Sie sich gönnen, näher kommen.

Beim Lösen und Ausleiten von Giftmetallen und deren oxidativen Abfällen aus dem Gehirngewebe gibt es keine feste Abfolge. Alles hängt davon ab, wohin die Pflanzenstoffe des Schwermetall-Detox-Smoothies zuerst vordringen und wie viele Metalle sie dort antreffen. Es kommt darauf an, ob es alte oder neue Metalle sind, wie tief im Gehirn sie sitzen und seit wie vielen Generationen. Viel hängt auch davon ab, ob es größere oder kleinere Ablagerungen sind und aus welchen Metallen sie bestehen.

Wenn in dem Bereich des Gehirns, den die Pflanzenstoffe zuerst erreichen, nur kleine Mengen an Metallen lagern, werden diese Deponien von Metallen und metallischen Abfallstoffen als Erste aufgelöst. Später und nach immer weiteren Schwermetall-Detox-Smoothies können auch die größeren Lagerstätten nach und nach aufgelöst werden – ein Grund mehr, die Smoothies weiterhin regelmäßig, im Idealfall täglich zu trinken, um sicherzustellen, dass die Nährstoffe, die für die Ausleitung von giftigen Metallen zuständig sind, dorthin vordringen, wo sie benötigt werden.

## Abwandlung für Kinder

Kinder sind im Allgemeinen nicht für die volle Menge eines Schwermetall-Detox-Smoothies zu haben. Um die für Ihr Kind richtige Menge zu ermitteln, stellen Sie sich vor, dass es ein Glas Apfelsaft trinkt. Wie viel trinkt es da nach Ihrer Erfahrung? 1/4 Liter, 1/3 Liter oder sogar mehr? Das ist jedenfalls auch die richtige Menge für den Schwermetall-Detox-Smoothie. Sie können das Rezept entweder entsprechend einkürzen und zum Beispiel nur die Hälfte oder zwei Drittel der angegebenen Mengen verwenden (aber immer in den vorgesehenen Mengenverhältnissen), oder Sie bereiten die volle Menge zu und trinken das, was übrig bleibt, selbst.

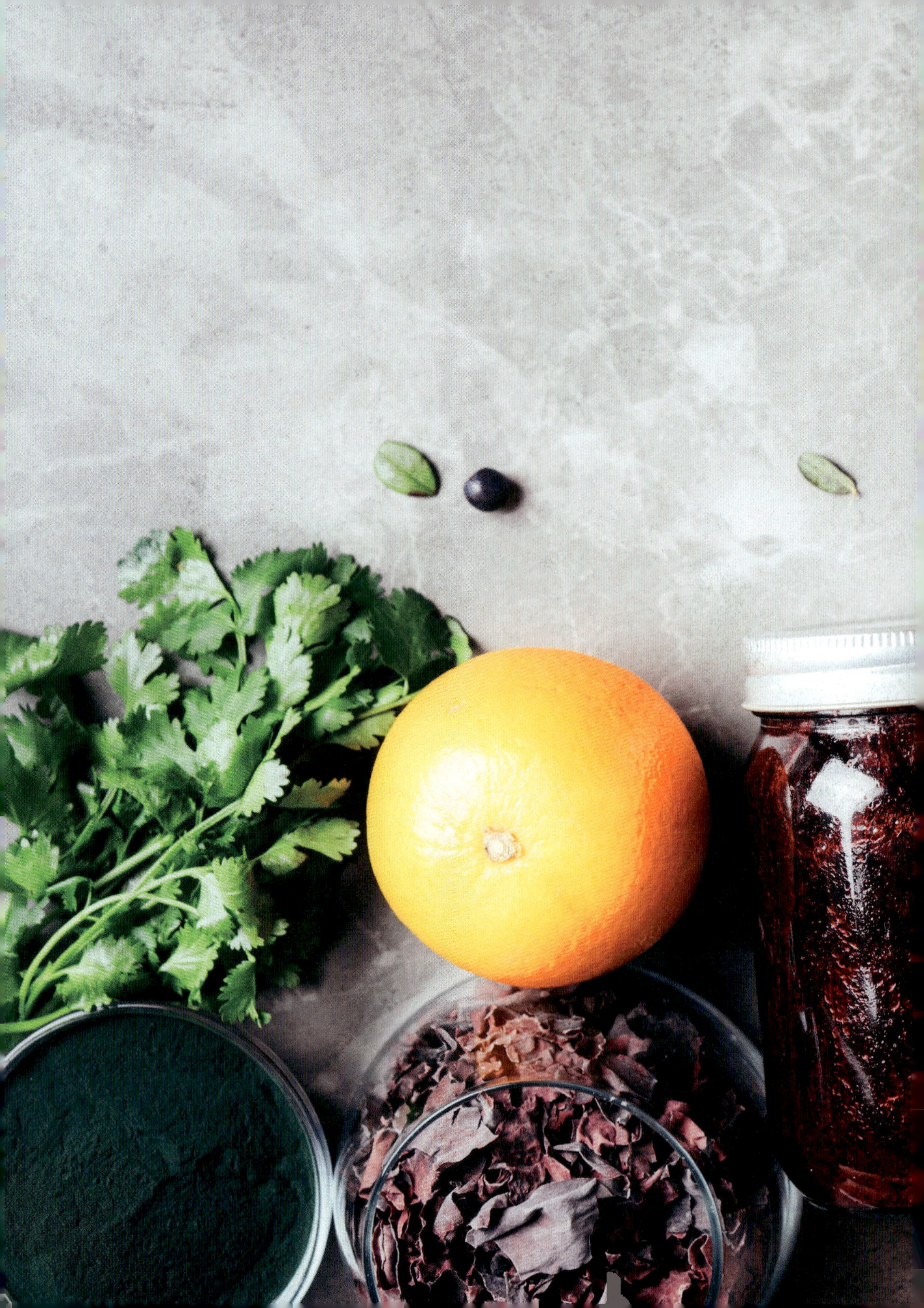

# Schwermetall-Detox-Rezepte

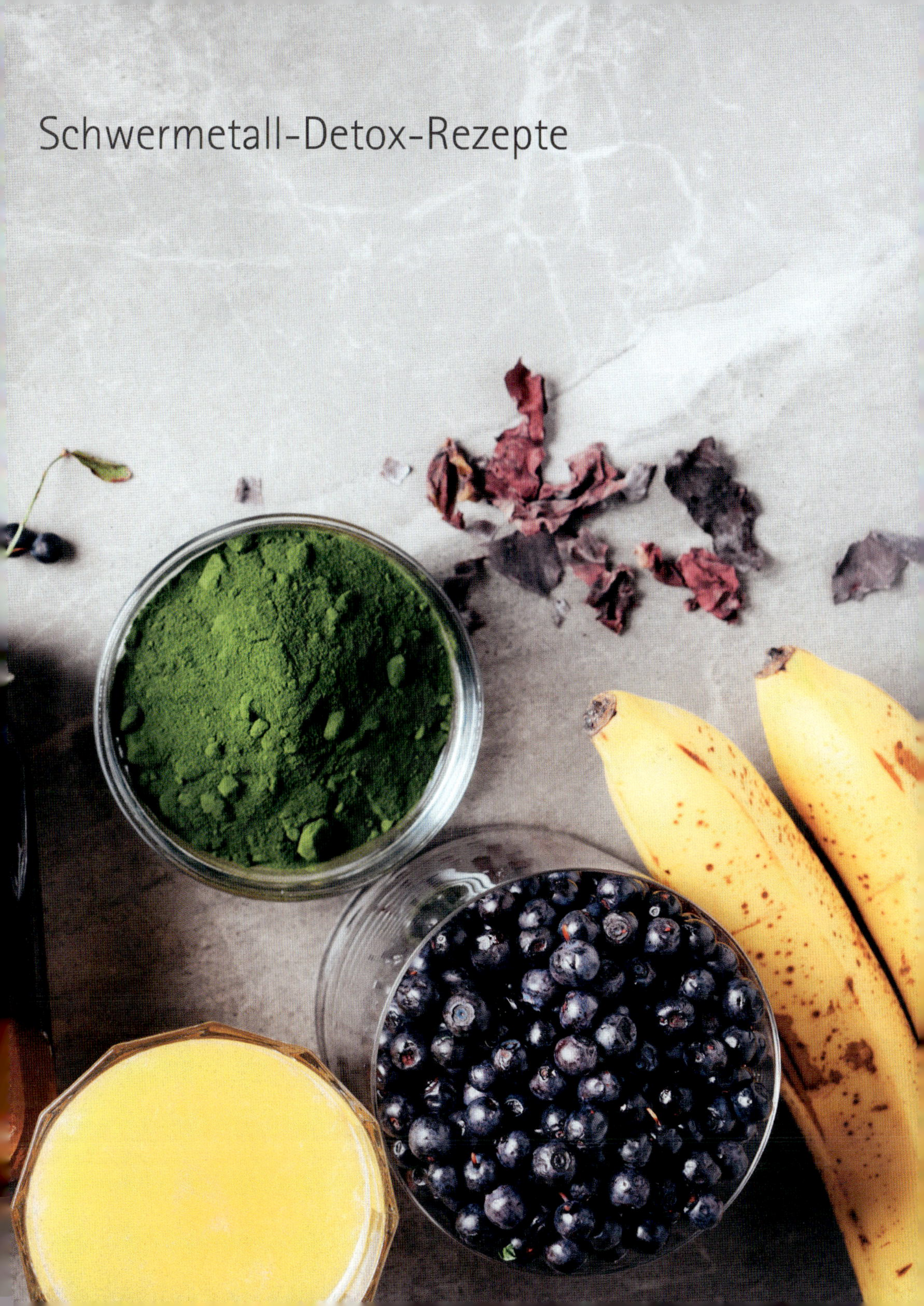

# Der Schwermetall-Detox-Smoothie

Ergibt 1 Portion

Hier haben Sie die fünf Hauptzutaten zu einem perfekten und hochwirksamen Smoothie vereinigt, mit dem Sie giftige Leicht-, Schwer- und Halbmetalle sicher aus Gehirn und Körper lösen und ausleiten können – ein ehrwürdiger, lebenspendender Segen, mit dem sich so viele Beschwerden zum Besseren wenden lassen.

*2 Bananen*

*2 Tassen* frische oder aufgetaute wilde TK-Blaubeeren oder 60 ml reiner Wildblaubeersaft oder 2 EL reines Wildblaubeerpulver*

*1 Tasse zusammengedrückter, frischer Koriander*

*1 TL Gerstengrassaftpulver*

*1 TL Spirulina*

*1 EL atlantische Dulse oder 2 Pipettenfüllungen flüssige atlantische Dulse*

*1 entsaftete Orange*

*½ bis 1 Tasse Wasser, Kokoswasser oder weiterer frisch gepresster Orangensaft (optional)*

Alle Zutaten bis auf die zusätzliche Flüssigkeit im Hochleistungsmixer glatt mixen. Wasser, Kokoswasser oder Orangensaft hinzufügen, bis die gewünschte Konsistenz erreicht ist.

Einschenken und genießen.

* Das in diesem Rezeptteil verwendete amerikanische Küchenmaß »Tasse« *(cup)* entspricht circa 235 Millilitern.

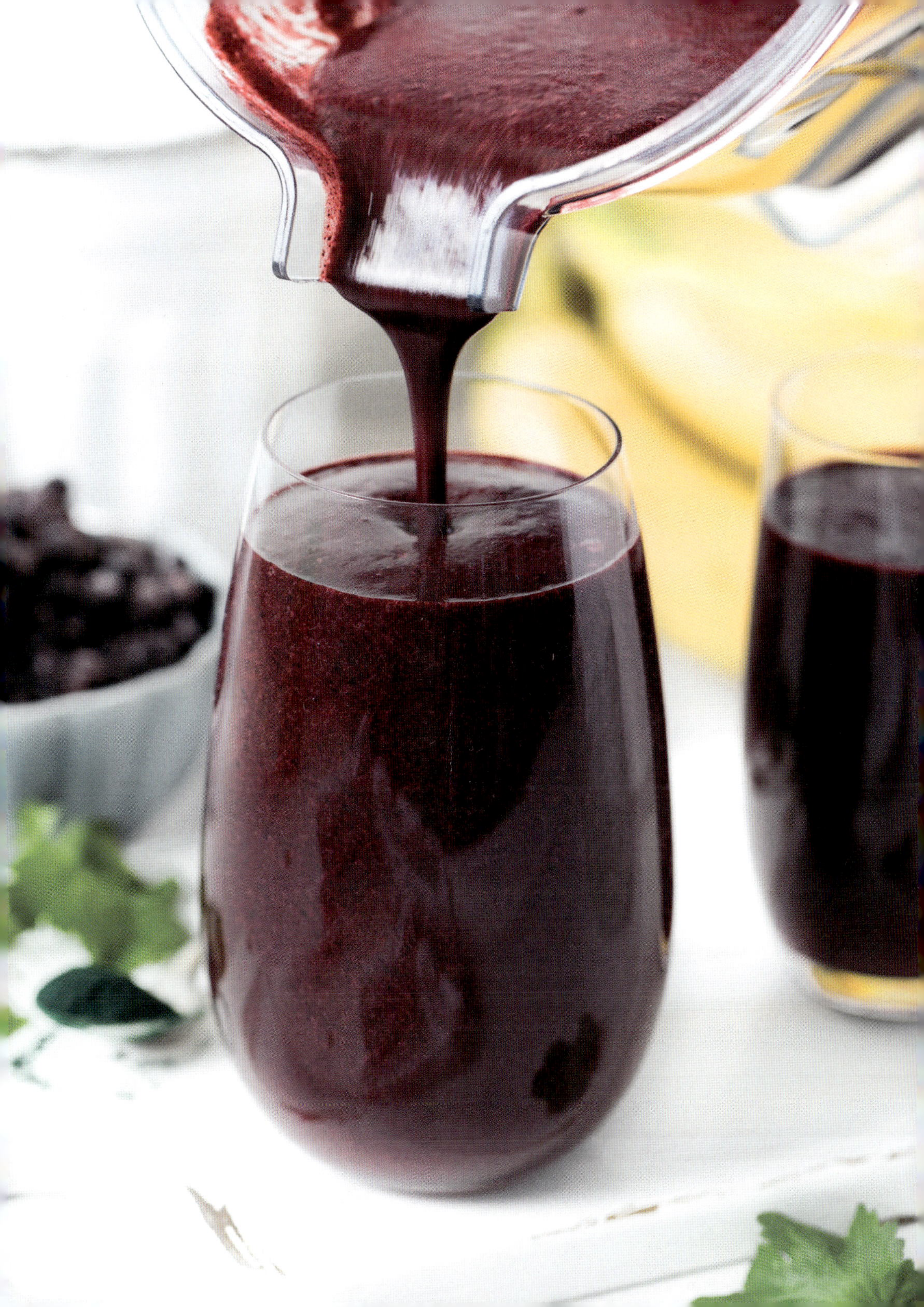

## Tipps

- Wenn Gerstengrassaftpulver und Spirulina Ihnen zu streng schmecken, beginnen Sie mit kleineren Mengen, um sich dann an die vorgegebene Menge heranzuarbeiten.
- Nehmen Sie unbedingt wilde Blaubeeren (frisch, tiefgekühlt, als reiner Saft oder als Pulver), die nicht mit Kulturheidelbeeren verwechselt werden dürfen.
- Wenn Sie in Ihrer Wohngegend keine frischen oder tiefgekühlten wilden Blaubeeren, Wildblaubeersaft oder Wildblaubeerpulver bekommen können, sind Brombeeren eine akzeptable Alternative von hoher antioxidativer Wirkung. Brombeeren sind längst nicht so wirksam gegen giftige Leicht-, Schwer- und Halbmetalle wie Wildblaubeeren, aber ihre hohe antioxidative Kraft kann zumindest die Oxidation verlangsamen.
- Statt den Saft der Orange zu verwenden, können Sie die Orange auch schälen, entkernen und mit in den Mixer geben.
- Wenn Sie Kokoswasser verwenden, muss es frei von natürlichen Aromen und darf nicht rosa oder rot sein.
- Falls Sie Bananen nicht so mögen, können Sie Papaya oder Mango verwenden.
- Sollten Sie einmal nicht alle Zutaten zur Verfügung haben, lassen Sie Ihren Smoothie nicht aus. Bereiten Sie ihn mit den Zutaten zu, die Sie haben, aber legen Sie es grundsätzlich auf die Verwendung des Originalrezepts an.

# Erweiterter Schwermetall-Detox-Smoothie

Ergibt 1 Portion

Dieser Smoothie enthält die fünf Grundzutaten in etwas anderem Mengenverhältnis, um Sie noch schneller von giftigen Metallen zu befreien.

*2 Bananen*

*2 Tassen frische oder aufgetaute wilde TK-Blaubeeren oder 60 ml reiner Wildblaubeersaft oder 2 EL reines Wildblaubeerpulver*

*2 Tassen zusammengedrückter, frischer Koriander*

*2 TL Gerstengrassaftpulver*

*2 TL Spirulina*

*1 EL atlantische Dulse oder 2 Pipettenfüllungen flüssige atlantische Dulse*

*2 entsaftete Orangen*

*½ bis 1 Tasse oder auch mehr Wasser, Kokoswasser oder weiterer frisch gepresster Orangensaft (optional)*

Alle Zutaten bis auf die zusätzliche Flüssigkeit im Hochleistungsmixer glatt mixen. Wasser, Kokoswasser oder Orangensaft hinzufügen, bis die gewünschte Konsistenz erreicht ist.

Einschenken und genießen.

## Tipps

- Dieser Smoothie enthält mehr Spirulina, Gerstengrassaftpulver und Koriander als die Grundform. Wenn Sie die erweiterte Form anwenden möchten, aber den Geschmack der grünen Pulver zu streng finden, können Sie noch eine Banane oder den Saft einer weiteren Orange oder bis zu 2 TL naturreinen Honig hinzufügen.
- Nehmen Sie unbedingt wilde Blaubeeren (frisch, tiefgekühlt, als reiner Saft oder als Pulver), die nicht mit Kulturheidelbeeren verwechselt werden dürfen.
- Wenn Sie in Ihrer Wohngegend keine frischen oder tiefgekühlten wilden Blaubeeren, Wildblaubeersaft oder Wildblaubeerpulver bekommen können, sind Brombeeren eine akzeptable Alternative von hoher antioxidativer Wirkung. Brombeeren sind längst nicht so wirksam gegen giftige Leicht-, Schwer- und Halbmetalle wie Wildblaubeeren, aber ihre hohe antioxidative Kraft kann zumindest die Oxidation verlangsamen.
- Statt den Saft der beiden Orangen zu verwenden, können Sie die Orangen auch schälen, entkernen und mit in den Mixer geben.
- Wenn Sie Kokoswasser verwenden, muss es frei von natürlichen Aromen und darf nicht rosa oder rot sein.
- Falls Sie Bananen nicht so mögen, können Sie Papaya oder Mango verwenden.
- Sollten Sie einmal nicht alle Zutaten zur Verfügung haben, lassen Sie Ihren Smoothie nicht aus. Bereiten Sie ihn mit den Zutaten zu, die Sie haben, aber legen Sie es grundsätzlich auf die Verwendung des Originalrezepts an.

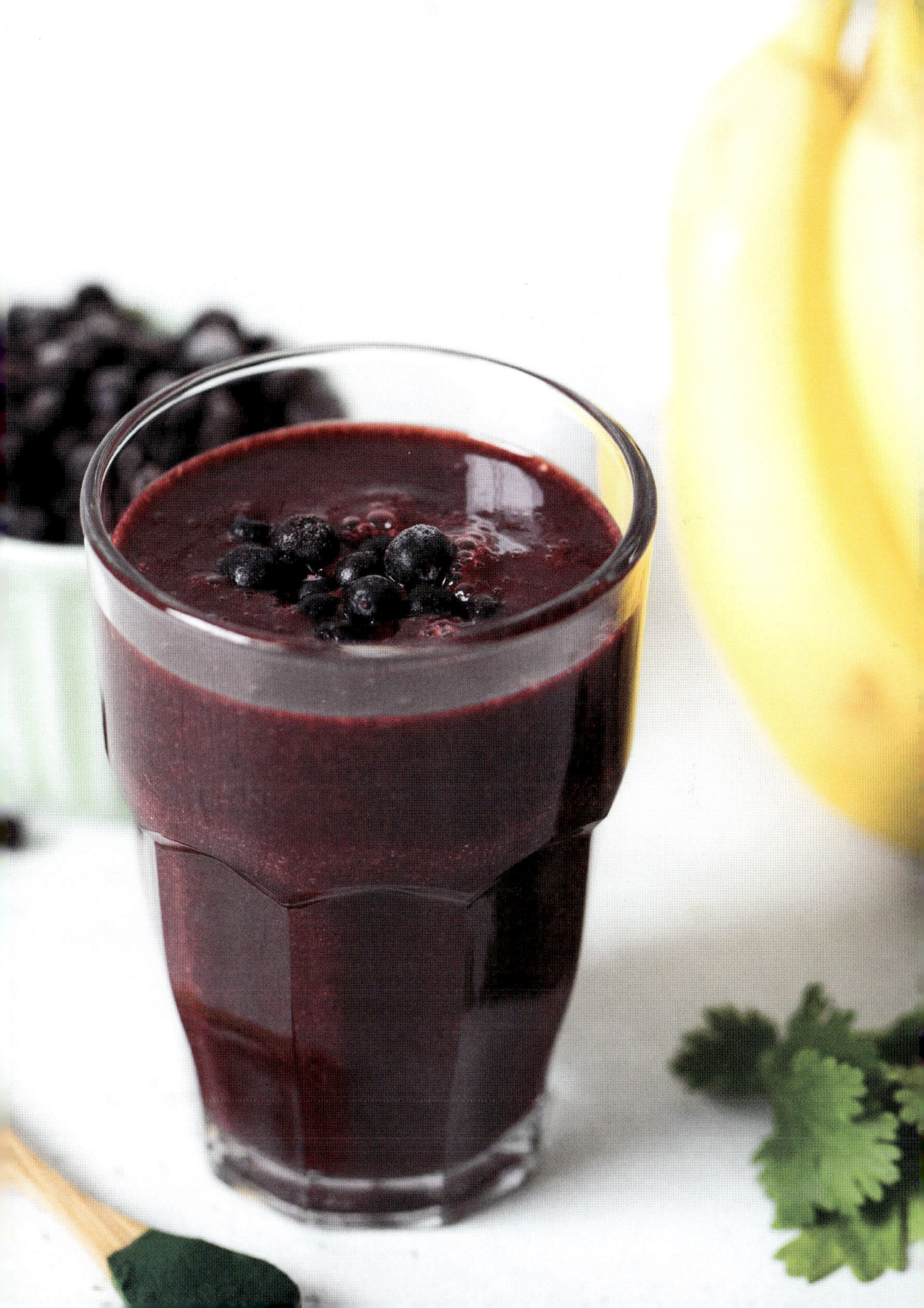

# Giftzieher-Smoothie

Ergibt 1 Portion

Dieser Smoothie unterstützt die Ausleitung chemischer Giftstoffe und macht damit den Weg frei für den schnelleren Abtransport giftiger Leicht-, Schwer- und Halbmetalle.

*1 zerkleinerter Apfel*

*1 Tasse frische oder aufgetaute wilde TK-Blaubeeren oder 30 ml reiner Wildblaubeersaft oder 1 EL reines Wildblaubeerpulver*

*1 Tasse frische oder TK-Mango oder 1 Banane*

*1 Tasse zusammengedrückte, frische Petersilie*

*1 Radieschen*

*1 TL Senfpulver*

*1 Tasse Wasser, Kokoswasser, frischer Apfelsaft oder reiner Bio-Apfelsaft aus der Flasche*

Alle Zutaten zusammen glatt mixen. Wenn Sie den Smoothie dünner haben möchten, fügen Sie bis zu 1 Tasse einer der angegebenen Flüssigkeiten hinzu.

Einschenken und genießen.

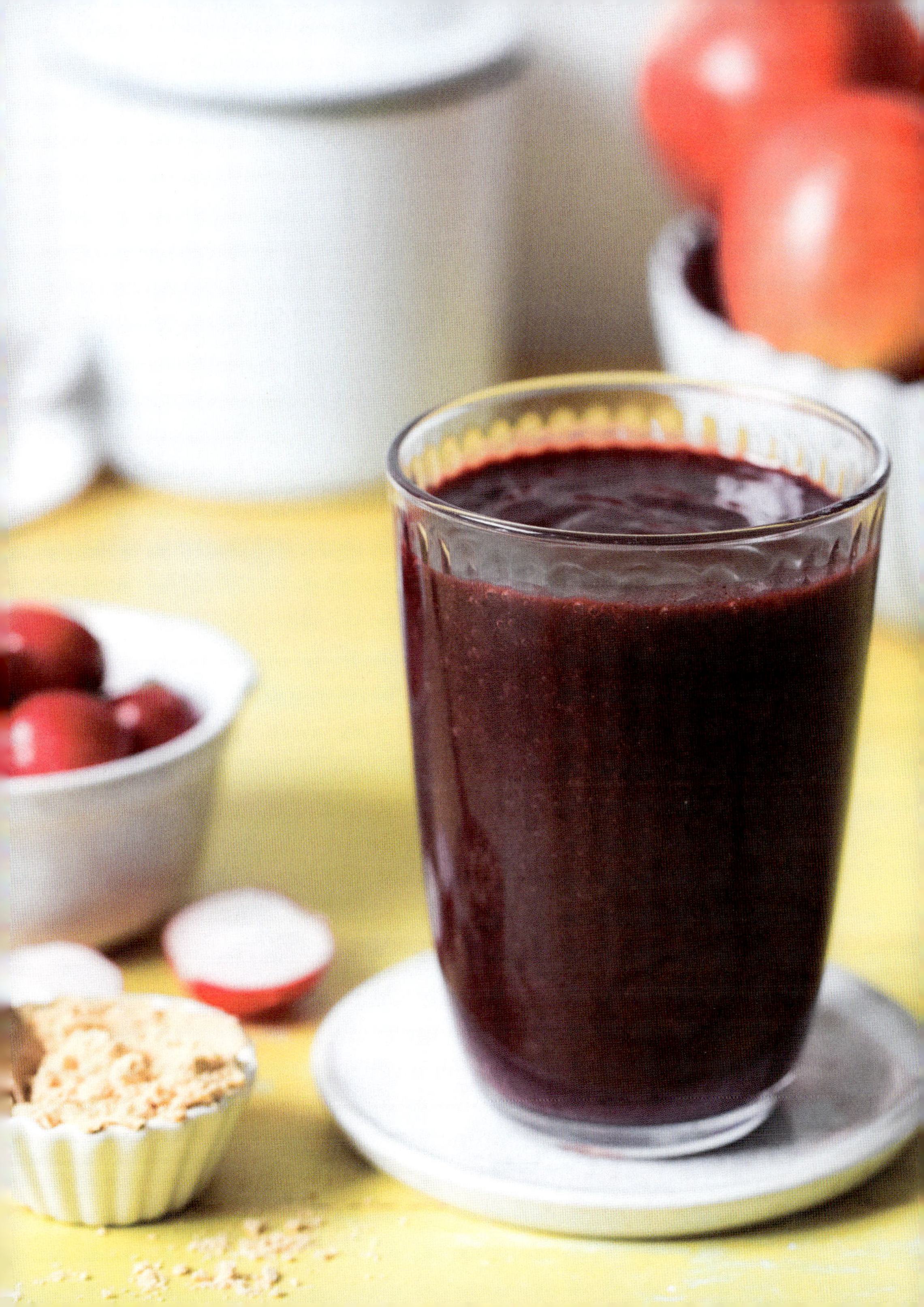

## Tipps

- Wählen Sie möglichst rote Äpfel, da sie besonders nährstoffreich sind.
- Mango ist bei diesem Smoothie die erste Wahl. Wenn Sie keine frische oder tiefgekühlte Mango bekommen können, ist Banane ein großartiger Ersatz.
- Wenn Sie für dieses Rezept Kokoswasser verwenden, achten Sie darauf, dass es keine natürlichen Aromen enthält und nicht rosa oder rot ist.
- Falls Sie pasteurisierten Apfelsaft aus der Flasche verwenden, sollte es 100 Prozent reiner Bio-Apfelsaft ohne jegliche Zusätze sein.
- Wenn Ihnen der Senfgeschmack nicht liegt, können Sie die Menge des Pulvers halbieren oder auch noch weiter reduzieren, um die Menge dann nach und nach auf 1 TL zu steigern.
- Sollte Sie der Petersiliengeschmack stören, können Sie die Menge auch hier halbieren, um sie dann nach und nach auf 1 Tasse zu steigern.
- Wenn Sie in Ihrer Wohngegend keine frischen oder tiefgekühlten wilden Blaubeeren, Wildblaubeersaft oder Wildblaubeerpulver bekommen können, sind Brombeeren eine akzeptable Alternative von hoher antioxidativer Wirkung. Sie können sich allerdings bei der Abwehr von Metallen, Chemikalien, Strahlen und anderen Gifteinwirkungen nicht mit den wilden Blaubeeren messen.
- Reife Birnen können die Äpfel, falls Sie gerade keine bekommen, in diesem Rezept ersetzen. Können Sie beides nicht bekommen, nehmen Sie Orangen, und wenn es auch die nicht gibt, Papaya. Sollte es Papaya nicht geben, nehmen Sie Bananen, und wenn auch Bananen aus sind, nehmen Sie Mango statt der Äpfel oder Birnen.
- Lesen Sie im nächsten Kapitel, wie Sie den Giftzieher-Smoothie in Ihren Tagesablauf integrieren und mit dem Schwermetall-Detox-Smoothie abstimmen können, um bestmögliche Ergebnisse zu erzielen.

# Erweiterter Giftzieher-Smoothie

Ergibt 1 Portion

Dieser Smoothie wirkt schneller als der vorige und erwischt auch Chemikalien, die dem Giftzieher in seiner Grundform vielleicht entgehen. Normalerweise ist der Schwermetall-Detox-Smoothie für die Ausleitung nicht nur giftiger Leicht-, Schwer- und Halbmetalle, sondern auch anderer Giftstoffe zuständig. Wenn der erweiterte Giftzieher-Smoothie die Ausleitung dieser anderen Giftstoffe aus Gehirn und Körper übernimmt, wird der Schwermetall-Detox-Smoothie schneller und leichter mit den Metallen fertig.

*1 zerkleinerter Apfel*
*1 Tasse frische oder aufgetaute wilde TK-Blaubeeren oder 30 ml reiner Wildblaubeersaft oder 1 EL reines Wildblaubeerpulver*
*1 Tasse frische oder TK-Mango oder 1 Banane*
*1 Tasse zusammengedrückte, frische Petersilie*
*1 Radieschen*
*2 locker gefüllte Tassen grob zerkleinerter Radieschen- oder Rettichblätter*
*2 TL Senfpulver*
*1 Tasse Wasser, Kokoswasser, frischer Apfelsaft oder reiner Bio-Apfelsaft aus der Flasche*

Alle Zutaten zusammen glatt mixen. Wenn Sie den Smoothie dünner haben möchten, fügen Sie bis zu ¼ Liter einer der angegebenen Flüssigkeiten hinzu.

Einschenken und genießen.

## Tipps

- Wählen Sie möglichst rote Äpfel, da sie besonders nährstoffreich sind.
- Mango ist bei diesem Smoothie die erste Wahl. Wenn Sie keine frische oder tiefgekühlte Mango bekommen können, ist Banane ein guter Ersatz.
- Wenn Ihnen der Geschmack dieses Smoothies nicht liegt, können Sie eine weitere Mango beziehungsweise eine weitere Banane hinzufügen, um ihn süßer zu machen.
- Sehen Sie sich nach frischen Radieschenblättern um, die noch nicht gelb oder welk sind. Wenn Sie keine finden, ist brauner Senf die nächstbeste Wahl. Er erfüllt zwar nicht ganz die Funktion von Radieschenblättern, ist aber trotzdem von großem Nutzen.
- Wenn Sie für dieses Rezept Kokoswasser verwenden, achten Sie darauf, dass es keine natürlichen Aromen enthält und nicht rosa oder rot ist.
- Falls Sie pasteurisierten Apfelsaft aus der Flasche verwenden, sollte es 100 Prozent reiner Bio-Apfelsaft ohne jegliche Zusätze sein.
- Sollte Ihnen der Senfgeschmack nicht liegen, können Sie die Menge auf 1 TL oder noch weiter reduzieren, um sie dann nach und nach auf 2 TL zu steigern.
- Wenn der Petersiliengeschmack stören sollte, können Sie die Menge auch hier halbieren, um sie dann nach und nach auf 1 Tasse zu steigern.
- Wenn Sie in Ihrer Wohngegend keine frischen oder tiefgekühlten wilden Blaubeeren oder Wildblaubeersaft oder Wildblaubeerpulver bekommen können, sind Brombeeren eine akzeptable Alternative von hoher antioxidativer Wirkung. Sie können sich allerdings bei der Abwehr von Metallen, Chemikalien, Strahlen und anderen Gifteinwirkungen nicht mit den wilden Blaubeeren messen.
- Reife Birnen können die Äpfel, falls Sie gerade keine bekommen, in diesem Rezept ersetzen. Können Sie beides nicht bekommen, nehmen Sie Orangen, und wenn es auch die nicht gibt, Papaya. Sollte es Papaya nicht geben, nehmen Sie Bananen, und wenn auch Bananen aus sind, nehmen Sie Mango statt der Äpfel oder Birnen.
- Lesen Sie im nächsten Kapitel, wie Sie den erweiterten Giftzieher-Smoothie in Ihren Tagesablauf integrieren und mit dem erweiterten Schwermetall-Detox-Smoothie abstimmen können, um bestmögliche Ergebnisse zu erzielen.

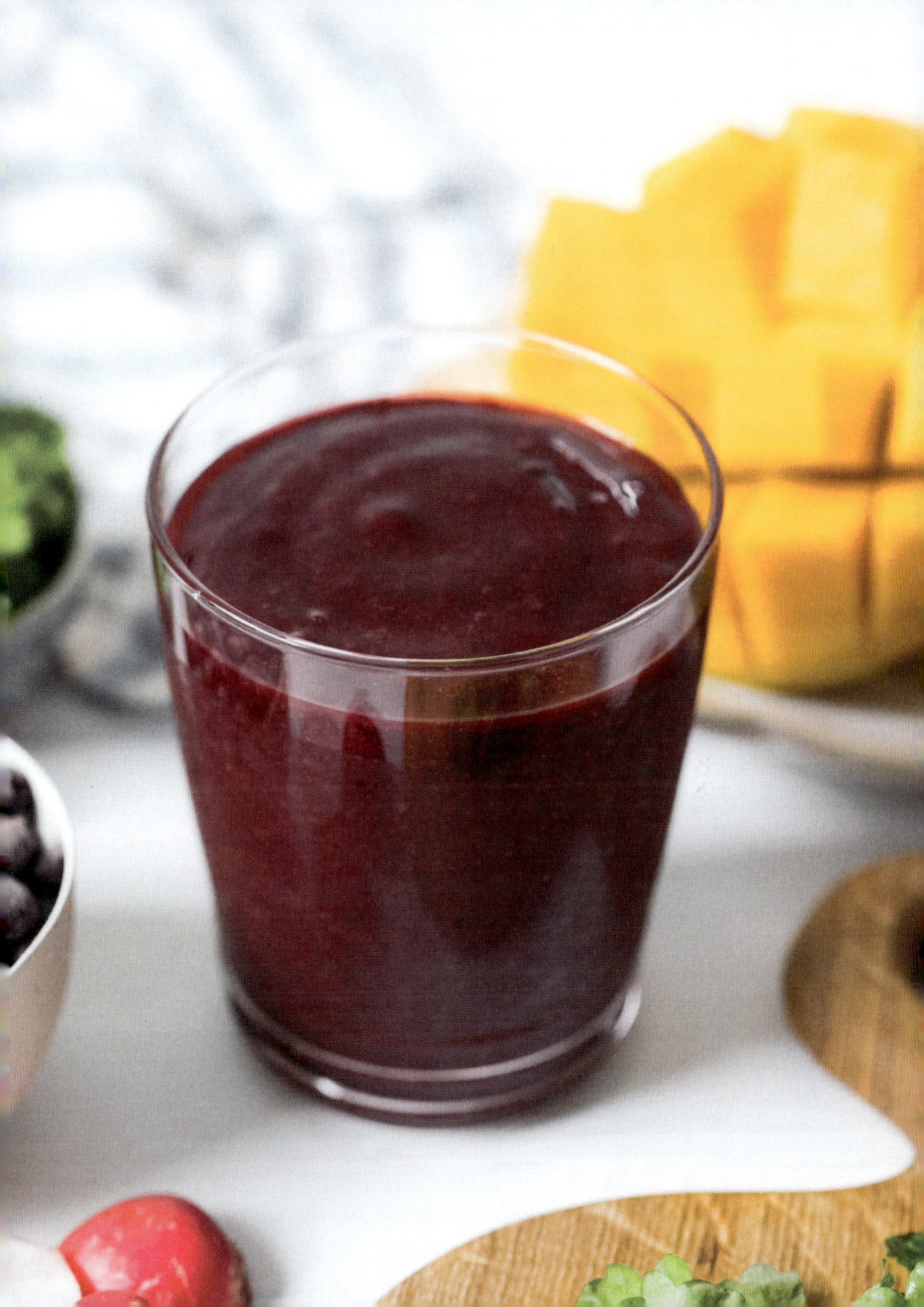

## Kapitel 11

# Schwermetall-Detox-Reinigungskuren

Empowerment, in die eigene Kraft kommen, besteht in dem Wissen, dass Sie Ihr Leben ändern und Ihre Gesundheit in der Weise fördern können, die Ihnen vorschwebt. Wenn Sie sich auf diese Reinigungskuren einlassen, dann mit dem Wissen um die Hintergründe der Kämpfe, die Sie durchgestanden haben. Jetzt können Sie endlich selbst aktiv werden, wenn es um Mittel und Wege geht, mit denen Sie Ihre gesundheitlichen Belange voranbringen können.

Da Sie bis hierher gekommen sind und jetzt in diese Reinigungskuren einsteigen möchten, hatten Sie sicher mit irgendetwas zu kämpfen. Vielleicht war es ein so schwerer Kampf, dass niemand ihn versteht, der noch nicht selbst in einer ähnlichen Lage war. Wenn wir auf einem so schwierigen Weg unterwegs gewesen sind, kommen uns spirituelle Lichtkräfte zu Hilfe, um uns den weiteren Weg auszuleuchten. Sie sind nicht zufällig hier. Die ganze Zeit waren Sie von Kräften begleitet, die Sie hierhergeführt haben.

Die Ausleitung giftiger Leicht-, Schwer- und Halbmetalle ist nicht einfach ein körperliches Geschehen, sondern ebenso eine spirituelle Erfahrung, da giftige Metalle im Gehirn uns auch im spirituellen Sinne schaden. Sie waren sich unterwegs stets Ihrer Symptome und Beschwerden und der ganzen Mühsal bewusst. Jetzt wird es Zeit, dass Ihnen auch spürbare Anzeichen der Genesung bewusst werden.

Mit Ihrem Aufbruch in eine Schwermetall-Detox-Reinigungskur können Empfindungen einer ganz anderen Art verbunden sein. Wenn Metalle aus dem Gehirn vertrieben werden, kann das mit einer Art Wehmut oder einem Déjà-vu-Gefühl, mit vorübergehender Traurigkeit, aber auch mit dem Gefühl von größerer Vollständigkeit verbunden sein. Die Träume können häufiger und lebhafter werden. Es mögen zunächst Träume sein, die überhaupt keinen Sinn zu haben scheinen, aber irgendwann in eher euphorische Träume übergehen, in denen Frieden herrscht und alles gut ist. Je mehr Metalle aus dem Gehirn ausgeleitet werden, desto mehr Klarheit entsteht, ein Gefühl von Frieden, aber auch Begeisterung und Freude können urplötzlich und grundlos wie aus dem Nichts aufsteigen. Jeder erlebt das anders, es kommt darauf an, welche

Metalle in welchen Mengen wo im Gehirn sitzen und wie stark man darüber hinaus mit anderen Giftstoffen belastet ist.

Es handelt sich um Reinigungskuren, die so angelegt sind, dass Sie von möglichst vielen metallbedingten Symptomen, Beschwerden und Krankheiten befreit werden. Die Oberstufen- und die Powerform besitzen sogar die Fähigkeit, uns von sämtlichen Symptomen zu befreien.

Sie haben jederzeit die freie Wahl unter den sieben Stufen dieser Reinigungskur. Und Sie können noch höher hinaus. Die Medical-Medium-Heilpläne lassen sich auf Ihre persönlichen Bedürfnisse abstimmen, damit Sie so weit kommen, wie Sie möchten. Je höher Sie sich durch die Reinigungs-Levels hinaufarbeiten, desto mehr Symptome und Beschwerden können sich in Luft auflösen.

## Allgemeine Leitlinien für die Schwermetall-Detox-Reinigungskur

### Dauer

- Bei allen hier vorgestellten Optionen können Sie sich für eine Kurdauer von fünfzehn oder dreißig Tagen entscheiden.

### Wiederholung der Kur

- Sie können jede dieser Kuren stetig fortführen, sodass nach dem Ende eines Kurabschnitts sofort der nächste beginnt.
- Wenn Sie bei der Schwermetall-Reinigungskur so vorgehen möchten, können Sie die Kur entweder auf dem gleichen Level wiederholen oder am Ende einer fünfzehn- oder dreißigtägigen Kur auf ein niedrigeres oder höheres Level wechseln.
- Sie können auch Pausen zwischen den Kurabschnitten einlegen. Wenn Sie keine Schwermetall-Detox-Reinigungskur machen, können Sie dabei bleiben, jeden Tag den Schwermetall-Detox-Smoothie zu sich zu nehmen.

### Zeitwahl für den Smoothie

- Wenn Sie eine Kur gewählt haben, zu der sowohl eine der Formen des Schwermetall-Detox- als auch eine Form des Giftzieher-Smoothies gehört, halten Sie immer diese Reihenfolge ein: Trinken Sie beide Formen am gleichen Tag, sollte der Schwermetall-Detox-Smoothie (Grund- oder erweiterte Form) in der ersten Tageshälfte konsumiert werden und der Giftzieher-Smoothie (Grund- oder erweiterte Form) in der zweiten Tageshälfte.

### Alternativen

- Bei vielen dieser Reinigungskuren ist ein Apfel pro Tag als Zwischenmahlzeit unbedenklich (es dürfen auch mehr sein). Diese Äpfel können Sie zerschneiden, im Mixer pürieren, durch reife Bir-

nen ersetzen, nach dem Rezept Nr. 18 für Apfel- oder Birnenmus in Kapitel 12 zubereiten oder nach Bedarf auch gekochtes Apfelmus verwenden (solange Sie nichts hinzufügen). Können Sie beides nicht bekommen, nehmen Sie Orangen, und wenn es auch die nicht gibt, Papaya. Sollte es Papaya nicht geben, nehmen Sie Bananen; und wenn auch Bananen aus sind, nehmen Sie Mango statt der Äpfel oder Birnen.
- Falls es zu diesen Ersatzzutaten noch Fragen gibt, schauen Sie sich die Tipps bei den einzelnen Rezepten an. Sehen Sie zu, dass Sie sich die Verwendung von Ersatzzutaten nicht zur Gewohnheit machen. Legen Sie es darauf an, bei diesen Reinigungskuren immer die angegebenen Zutaten zu verwenden.

### Unterbrechungen

- Wenn Sie einmal einen Schwermetall-Detox- oder einen Giftzieher-Smoothie auslassen, absolvieren Sie bitte trotzdem den Rest des jeweiligen Tagesplans, um dann am Ende der Kur einen Tag anzuhängen.
- Falls Sie etwas tun, was die Kur unterbricht, hängen Sie am Ende drei Tage an. »Unterbrechung« bedeutet hier, dass Sie etwas zu sich nehmen, was bei der gewählten Reinigungskur nicht vorgesehen ist, seien es radikale Fette wie Nussmus am Morgen oder auch Hirntäuscher-Nahrungsmittel wie Eier, Milcherzeugnisse oder Gluten.

### Allgemeingültiges für sämtliche Reinigungskuren

- Sollte in der Zeit Ihrer Kur eine Blutabnahme anberaumt werden, bitten Sie entweder um Verschiebung, oder halten Sie sich an die Anleitungen in Kapitel 40 des Buchs *Heile dein Gehirn. Das Basisprogramm.*
- Wenn Sie allgemeine Fragen zu Reinigungskuren haben, die in diesem Buch nicht beantwortet werden, steht Ihnen *Heile dich selbst* als zusätzliche Ressource zur Verfügung.

### Abwandlungen für Kinder

Eine Schwermetall-Detox-Reinigungskur ist auch für Kinder geeignet, wenn Sie Folgendes beachten:

- Bei Kindern darf das Zitronen- oder Limettenwasser ruhig wegfallen, und die Menge des Selleriesafts kann so weit reduziert werden, dass Ihr Kind damit zurechtkommt. Für die Dosierung des Selleriesafts finden Sie eine Tabelle am Ende von Kapitel 2.
- Zur Dosierung des Schwermetall-Detox-Smoothies für Kinder finden Sie Hinweise in Kapitel 10.
- Bei den erweiterten Formen beider Smoothies bleibt es Ihnen als Eltern oder Hauptbezugspersonen überlassen zu beurteilen, welche Mengen für Ihr Kind richtig sind. Kinder können diese

Smoothies je nach Alter und Größe in kleinen Mengen trinken. Sie können die Portionen beispielsweise auf 120 Milliliter oder sogar noch weiter auf 1 EL und weniger reduzieren.

## Die Stufen der Schwermetall-Detox-Reinigungskur

### 1. Einstiegs-Level

Fügen Sie Ihrem normalen Ernährungsplan folgende Schritte hinzu:

- Trinken Sie jeden Tag den ursprünglichen Schwermetall-Detox-Smoothie (Rezept in Kapitel 10). Er soll nicht direkt nach einer fetthaltigen Mahlzeit konsumiert werden.
- Sie können so viele weitere Medical-Medium-Heilanwendungen und Rezepte einbeziehen, wie Sie möchten.
- Trinken Sie über den Tag verteilt mindestens 1½ Liter Wasser (Kokoswasser kann hier mitgezählt werden).
- Wenn Sie empfindlich sind oder das Gefühl haben, stark giftbelastet zu sein, ist das Einstiegs-Level der richtige Ansatz für Sie. Für den Anfang können Sie die Menge der fünf Zutaten des Schwermetall-Detox-Smoothies reduzieren. Sobald Sie mit dieser geringeren Menge zurechtkommen, können Sie sich nach und nach auf die volle Menge steigern.

### 2. Grund-Level

Fügen Sie Ihrem normalen Ernährungsplan folgende Schritte hinzu:

- Trinken Sie jeden Tag den erweiterten Schwermetall-Detox-Smoothie (Rezept in Kapitel 10), aber nicht nach einer fetthaltigen Mahlzeit.
- Integrieren Sie so viele weitere Medical-Medium-Heilanwendungen und Rezepte, wie Sie möchten.
- Trinken Sie über den Tag verteilt mindestens 1,8 Liter Wasser (Kokoswasser kann hier mitgezählt werden).

### 3. Vereinfachte Schwermetall-Detox-Reinigungskur

Fügen Sie Ihrem normalen Ernährungsplan folgende Schritte hinzu:

- Beginnen Sie den Tag gleich nach dem Aufwachen mit ½ bis 1 Liter Zitronen- oder Limettenwasser (siehe das Rezept Nr. 2 mit den richtigen Mengenverhältnissen in Kapitel 12).
- Trinken Sie mindestens 15 bis 30 Minuten später ½ bis 1 Liter frischen Selleriesaft auf leeren Magen. Warten Sie weitere 15 bis 30 Minuten bis zu Ihrem Smoothie.
- Trinken Sie als Frühstück den ursprünglichen Schwermetall-Detox-Smoothie.
- Wenn Sie vor der Mittagszeit noch einmal Hunger bekommen, halten Sie sich an Äpfel (es dürfen mehr als einer sein).

Sie können Ihre Äpfel zerkleinern, im Mixer verarbeiten, das Rezept Nr. 18 für Apfel- oder Birnenmus in Kapitel 12 anwenden oder sogar gekochtes Apfelmus genießen (solange es keine weiteren Zutaten enthält). Falls Äpfel nicht gut für Sie sind, nehmen Sie reife Birnen.

- Meiden Sie mindestens den ganzen Vormittag alle Fette.
- Wenn Sie auf noch bessere Ergebnisse aus sind, schlagen Sie die Hirntäuscher-Nahrungsmittel und Lebensmittelchemikalien in Kapitel 5 und 7 nach. Sehen Sie zu, was Sie für die Dauer Ihrer Reinigungskur weglassen können. Je weniger Eier, Milcherzeugnisse, Gluten, Mais, Soja, Thunfisch, Lamm- und Schweinefleisch Sie verzehren, desto besser wirkt Ihr Schwermetall-Detox-Smoothie.
- Trinken Sie mindestens 1,8 Liter Wasser über den Tag verteilt (einschließlich Kokos- und Zitronen- oder Limettenwasser). Trinken Sie Ihr Wasser unbedingt mit einem Abstand von 15 bis 30 Minuten zum Selleriesaft.

## 4. Mittleres Level

Fügen Sie Ihrem normalen Ernährungsplan folgende Schritte hinzu:

- Beginnen Sie den Tag gleich nach dem Aufwachen mit 1/2 bis 1 Liter Zitronen- oder Limettenwasser.
- Trinken Sie mindestens 15 bis 30 Minuten später 1/2 bis 1 Liter frischen Selleriesaft auf leeren Magen. Warten Sie weitere 15 bis 30 Minuten bis zu Ihrem Smoothie.
- Trinken Sie als Frühstück den erweiterten Schwermetall-Detox-Smoothie.
- Wenn Sie vor der Mittagszeit noch einmal Hunger bekommen, halten Sie sich an Äpfel (es dürfen mehr als einer sein). Sie können Ihre Äpfel zerkleinern, im Mixer verarbeiten, das Rezept Nr. 18 für Apfel- oder Birnenmus in Kapitel 12 anwenden oder sogar gekochtes Apfelmus genießen (solange es keine weiteren Zutaten enthält). Falls Äpfel nicht gut für Sie sind, nehmen Sie reife Birnen.
- Meiden Sie mindestens den ganzen Vormittag alle Fette.
- Wenn Sie auf noch bessere Ergebnisse aus sind, sehen Sie sich die Hirntäuscher-Nahrungsmittel und Lebensmittelchemikalien in Kapitel 5 und 7 an. Überlegen Sie, was Sie für die Dauer Ihrer Reinigungskur weglassen können. Je weniger Eier, Milcherzeugnisse, Gluten, Mais, Soja, Thunfisch, Lamm- und Schweinefleisch Sie verzehren, desto besser wirkt Ihr erweiterter Schwermetall-Detox-Smoothie.
- Trinken Sie mindestens 1,8 Liter Wasser über den Tag verteilt (einschließlich Kokos- und Zitronen- oder Limettenwasser). Trinken Sie Ihr Wasser unbedingt mit einem Abstand von 15 bis 30 Minuten zum Selleriesaft.

## 5. Leistungs-Level

Fügen Sie Ihrem normalen Ernährungsplan folgende Schritte hinzu:

- Beginnen Sie den Tag gleich nach dem Aufwachen mit ½ bis 1 Liter Zitronen- oder Limettenwasser.
- Trinken Sie mindestens 15 bis 30 Minuten später ½ bis 1 Liter frischen Selleriesaft auf leeren Magen. Warten Sie weitere 15 bis 30 Minuten bis zu Ihrem Smoothie.
- Trinken Sie als Frühstück den ursprünglichen Schwermetall-Detox-Smoothie.
- Wenn Sie vor der Mittagszeit noch einmal Hunger bekommen, halten Sie sich an Äpfel (es dürfen mehr als einer sein). Sie können Ihre Äpfel zerkleinern, im Mixer verarbeiten, das Rezept Nr. 18 für Apfel- oder Birnenmus in Kapitel 12 anwenden oder sogar gekochtes Apfelmus genießen (solange es keine weiteren Zutaten enthält). Falls Äpfel nicht gut für Sie sind, nehmen Sie reife Birnen.
- Meiden Sie mindestens den ganzen Vormittag alle Fette.
- Trinken Sie irgendwann in der zweiten Tageshälfte den Giftzieher-Smoothie, aber nicht nach einer fetthaltigen Mahlzeit oder Zwischenmahlzeit.
- Versuchen Sie für Ihre Mahlzeiten und Zwischenmahlzeiten möglichst viele fettfreie Rezepte aus diesem Buch zu verwenden.
- Meiden Sie alle Nahrungsmittel und Lebensmittelchemikalien aus Kapitel 5 und 7, auch Koffein.
- Beschränken Sie den Fettverzehr nach der Mittagszeit auf höchstens eine Mahlzeit (am besten am Tagesende), oder verzichten Sie ganz darauf. Wenn Sie sich pflanzenbasiert ernähren, ist eine Portion Pflanzenfett (zum Beispiel als Avocado, Nüsse oder Nussmus, Kerne, Kokosnuss, Kokosöl, Oliven oder Olivenöl) in einem Medical-Medium-Rezept erlaubt. Sofern Sie Fleisch essen, ist es in Ordnung, eine Portion tierisches Fett (in der Form von Hühnerfleisch, Fleisch von Weiderindern, Pute, Lachs oder Sardinen) im Rahmen eines Medical-Medium-Rezepts zu konsumieren.
- Trinken Sie über den Tag verteilt mindestens 1,8 Liter Wasser (ein Teil davon kann Kokos- und Ihr morgendliches Zitronen- oder Limettenwasser sein). Trinken Sie Ihr Wasser mit mindestens 15 bis 30 Minuten Abstand zum Selleriesaft.

## 6. Oberstufen-Level

Fügen Sie Ihrem normalen Ernährungsplan folgende Schritte hinzu:

- Beginnen Sie den Tag gleich nach dem Aufwachen mit ½ bis 1 Liter Zitronen- oder Limettenwasser.
- Trinken Sie mindestens 15 bis 30 Minuten später ½ bis 1 Liter frischen Selleriesaft auf leeren Magen. Warten Sie wei-

tere 15 bis 30 Minuten bis zu Ihrem Smoothie.

- Trinken Sie als Frühstück den ursprünglichen Schwermetall-Detox-Smoothie.
- Wenn Sie vor der Mittagszeit noch einmal Hunger bekommen, halten Sie sich an Äpfel (es dürfen mehr als einer sein). Sie können Ihre Äpfel zerkleinern, im Mixer verarbeiten, das Rezept Nr. 18 für Apfel- oder Birnenmus in Kapitel 12 anwenden oder sogar gekochtes Apfelmus genießen (solange es keine weiteren Zutaten enthält). Falls Äpfel nicht gut für Sie sind, nehmen Sie reife Birnen.
- Meiden Sie alle fetthaltigen Nahrungsmittel, sowohl pflanzlicher (Nüsse, Kerne, Avocado und so weiter) als auch tierischer (Hühnchen, Fisch, Fleisch und so weiter) Art.
- Trinken Sie irgendwann in der zweiten Tageshälfte den Giftzieher-Smoothie.
- Wenden Sie ausschließlich fettfreie Rezepte aus diesem Buch an.
- Meiden Sie alle Nahrungsmittel und Lebensmittelchemikalien aus Kapitel 5 und 7, auch Koffein.
- Trinken Sie über den Tag verteilt mindestens 1,8 Liter Wasser (ein Teil davon kann Kokos- und Ihr morgendliches Zitronen- oder Limettenwasser sein). Trinken Sie Ihr Wasser mit mindestens 15 bis 30 Minuten Abstand zum Selleriesaft.

### 7. Power-Level

Fügen Sie Ihrem normalen Ernährungsplan folgende Schritte hinzu:

- Beginnen Sie den Tag gleich nach dem Aufwachen mit ½ bis 1 Liter Zitronen- oder Limettenwasser.
- Trinken Sie mindestens 15 bis 30 Minuten später ½ bis 1 Liter frischen Selleriesaft auf leeren Magen. Warten Sie weitere 15 bis 30 Minuten bis zu Ihrem Smoothie.
- Trinken Sie als Frühstück den erweiterten Schwermetall-Detox-Smoothie.
- Wenn Sie vor der Mittagszeit noch einmal Hunger bekommen, halten Sie sich an Äpfel (es dürfen mehr als einer sein). Sie können Ihre Äpfel zerkleinern, im Mixer verarbeiten, das Rezept Nr. 18 für Apfel- oder Birnenmus in Kapitel 12 anwenden oder sogar gekochtes Apfelmus genießen (solange es keine weiteren Zutaten enthält). Falls Äpfel nicht gut für Sie sind, nehmen Sie reife Birnen.
- Meiden Sie alle fetthaltigen Nahrungsmittel, sowohl pflanzlicher (Nüsse, Kerne, Avocado und so weiter) als auch tierischer (Hühnchen, Fisch, Fleisch und so weiter) Art.
- Trinken Sie irgendwann in der zweiten Tageshälfte den erweiterten Giftzieher-Smoothie.
- Wenden Sie ausschließlich fettfreie Rezepte aus diesem Buch an.
- Meiden Sie alle Nahrungsmittel und Lebensmittelchemikalien aus Kapitel 5 und 7, auch Koffein.
- Entfernen Sie Duftstoffe, Eaux de Cologne, Parfüms, Lufterfrischer, Räucherwerk, Duftkerzen, parfümierte Waschmittel und Weichspüler, Aftershaves,

Deos, Seifen, Körpersprays, -lotionen, -öle, Haarpflegeprodukte und Lufterfrischer fürs Auto.

- Trinken Sie über den Tag verteilt mindestens 1,8 Liter Wasser (ein Teil davon kann Kokos- und Ihr morgendliches Zitronen- oder Limettenwasser sein). Trinken Sie Ihr Wasser mit mindestens 15 bis 30 Minuten Abstand zum Selleriesaft.

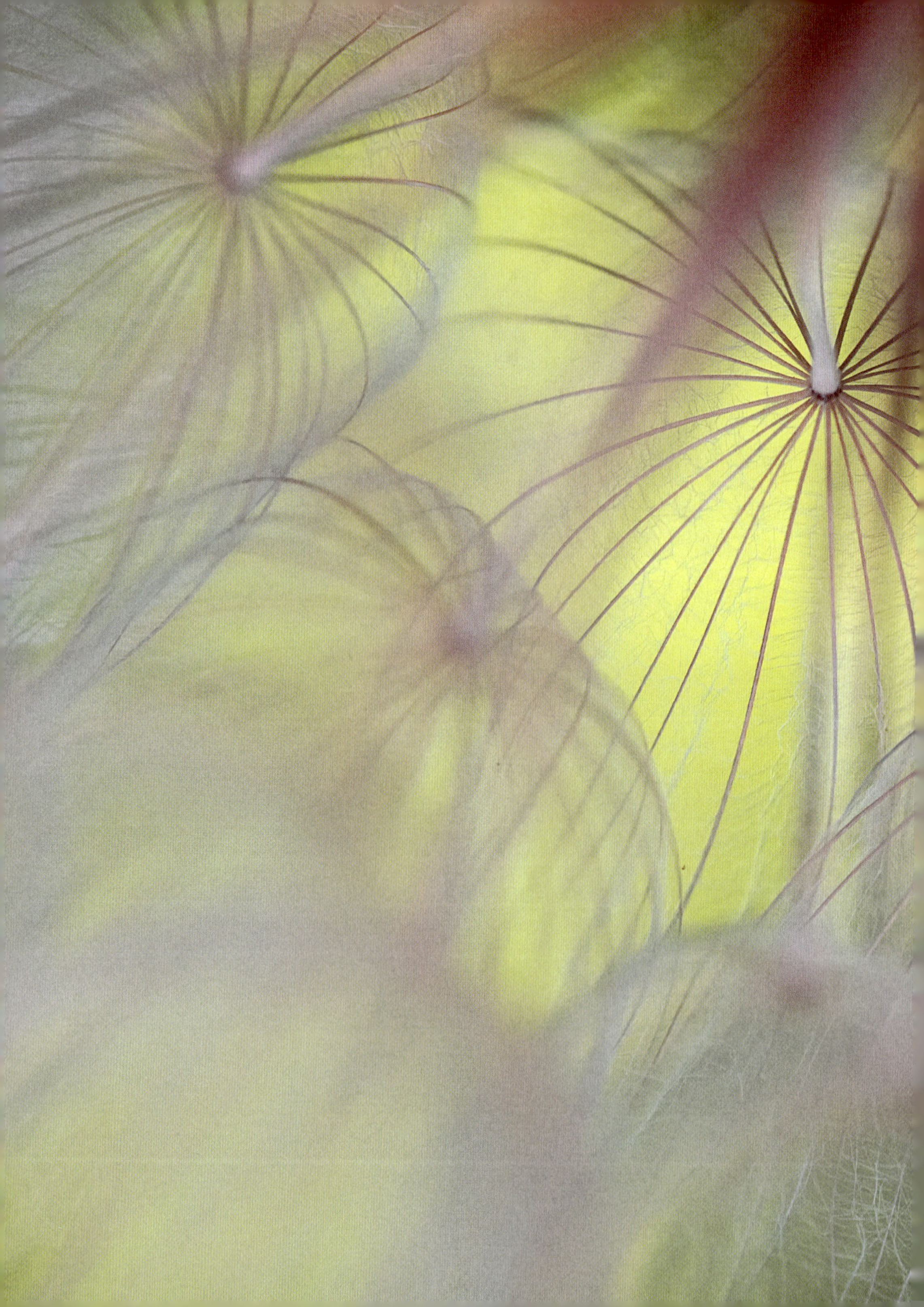

# FÜNFTER TEIL | HEILNAHRUNG FÜR IHR GEHIRN

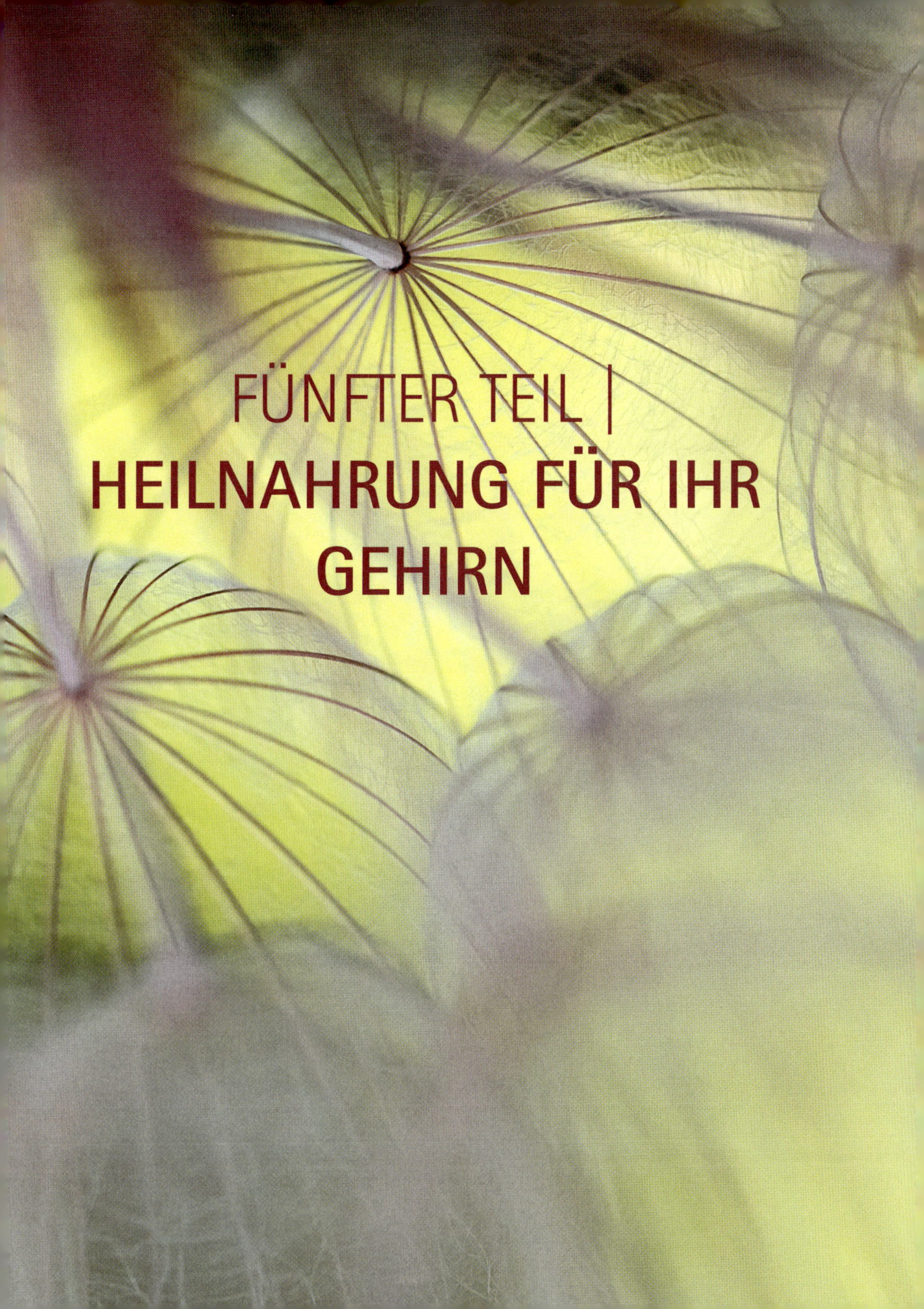

Genesung ist nicht einfach das passive Warten auf Besserung und Heilung. Sie besteht vielmehr aus den Schritten, die Sie unternehmen, damit Ihr Körper gesund werden kann. Genesung ist etwas Aktives, zu dem Sie Ihren Willen einsetzen und sich die erforderlichen Kenntnisse aneignen, um Ihrem Körper das an Heilmaßnahmen zukommen zu lassen, was er neben seiner Selbstheilungskraft braucht, um gesund zu werden.

Kapitel 12

# Heilsame Rezepte für das Gehirn

## Grundsätzliches zu den Rezepten

- Wenn Sie für Säfte und andere Rezepte Äpfel, Gurken und sonstiges Obst und Gemüse mit essbarer Schale verwenden, können Sie die Schale bei Bio-Produkten mitverwenden, sofern das Rezept nichts anderes vorgibt, aber grundsätzlich steht es Ihnen frei, alles zu schälen. Bei konventionell erzeugtem Obst und Gemüse sollten Sie immer die Schale entfernen; falls das aus irgendeinem Grund jedoch nicht möglich ist, waschen oder schrubben Sie die Produkte gründlich.
- Wenn Bananen verwendet werden, sollten es reife Früchte sein, die kleine braune Flecken auf der Schale haben. Achten Sie aber darauf, dass sie größtenteils gelb sind und eine gewisse Festigkeit besitzen. Nehmen Sie am besten keine überreifen Bananen mit gänzlich brauner Schale, aber auch keine unreifen Früchte mit grüner Schale ohne jegliche Flecken.
- Wenn ein Rezept frische Erdbeeren vorsieht, finden Sie die Anmerkung, den grünen Blätterkranz am Stielansatz vor der Verwendung zu entfernen. Diese Blättchen sind zwar essbar, aber es können sich Bakterien zwischen ihnen und dem Fruchtkörper ansammeln.
- Das in diesem Rezeptteil verwendete amerikanische Küchenmaß »Tasse« (cup) entspricht circa 235 Millilitern.
- Für einige Rezepte brauchen Sie bestimmte Küchenutensilien und Geräte wie Backpapier, einen Dampfkorb, Spiralschneider, Entsafter, eine Küchenmaschine oder – wie schon für die Smoothies – einen Hochleistungsmixer.

# Die Rezeptliste

# 1. Ingwerwasser mit Zitrone und Honig

Ergibt 1 Portion

Ein erfrischendes, befeuchtend wirkendes Getränk, perfekt für den Einstieg in den Tag, als Stärkungsmittel am Nachmittag oder in kleinen Schlucken über den Tag verteilt. Wenn Sie es am Morgen genießen möchten, vor oder nach dem Selleriesaft, halten Sie bitte in beiden Fällen 15 bis 30 Minuten Abstand. Als Heiltonikum gleich nach dem Aufwachen getrunken hilft dieses heilsame Wasser Ihrer Leber beim Abtransport der in der Nacht mobilisierten Gifte und Schlacken und liefert das Wasser und die Glukose, die Ihre Leber und der ganze Körper für den Einstieg in den Tag brauchen.

*2,5 bis 5 cm frischer, geschälter Ingwer*
*½ l Wasser*
*1 TL naturreiner Honig*
*Saft von ½ Zitrone*

Den Ingwer in das Wasser reiben. Mindestens 15 Minuten ziehen lassen, besser länger. Sie können den Ansatz auch über Nacht im Kühlschrank ziehen lassen, wenn Sie möchten.

Unmittelbar vor dem Trinken abseihen, Honig und Zitronensaft hineingeben und gut umrühren.

## Tipps

- Statt den Ingwer zu reiben, können Sie ihn auch klein schneiden und durch die Knoblauchpresse drücken, die dann wie ein kleiner Entsafter wirkt.
- Sie können eine größere Menge Ingwerwasser zubereiten, damit Sie es immer griffbereit haben. Zitronensaft und Honig am besten unmittelbar vor dem Trinken einrühren.
- Für dieses Rezept ist es wichtig, dass Sie naturbelassenen Honig verwenden. Erhitzter oder anderweitig verarbeiteter Honig schmälert die Heilkraft dieses Getränks.
- Verwenden Sie kein heißes Wasser.
- Noch besser ist die befeuchtende und heilende Wirkung, wenn Sie nach dem Aufwachen 1 Liter Honigwasser und nicht nur einen ½ Liter trinken. Verdoppeln Sie einfach alle Zutaten.

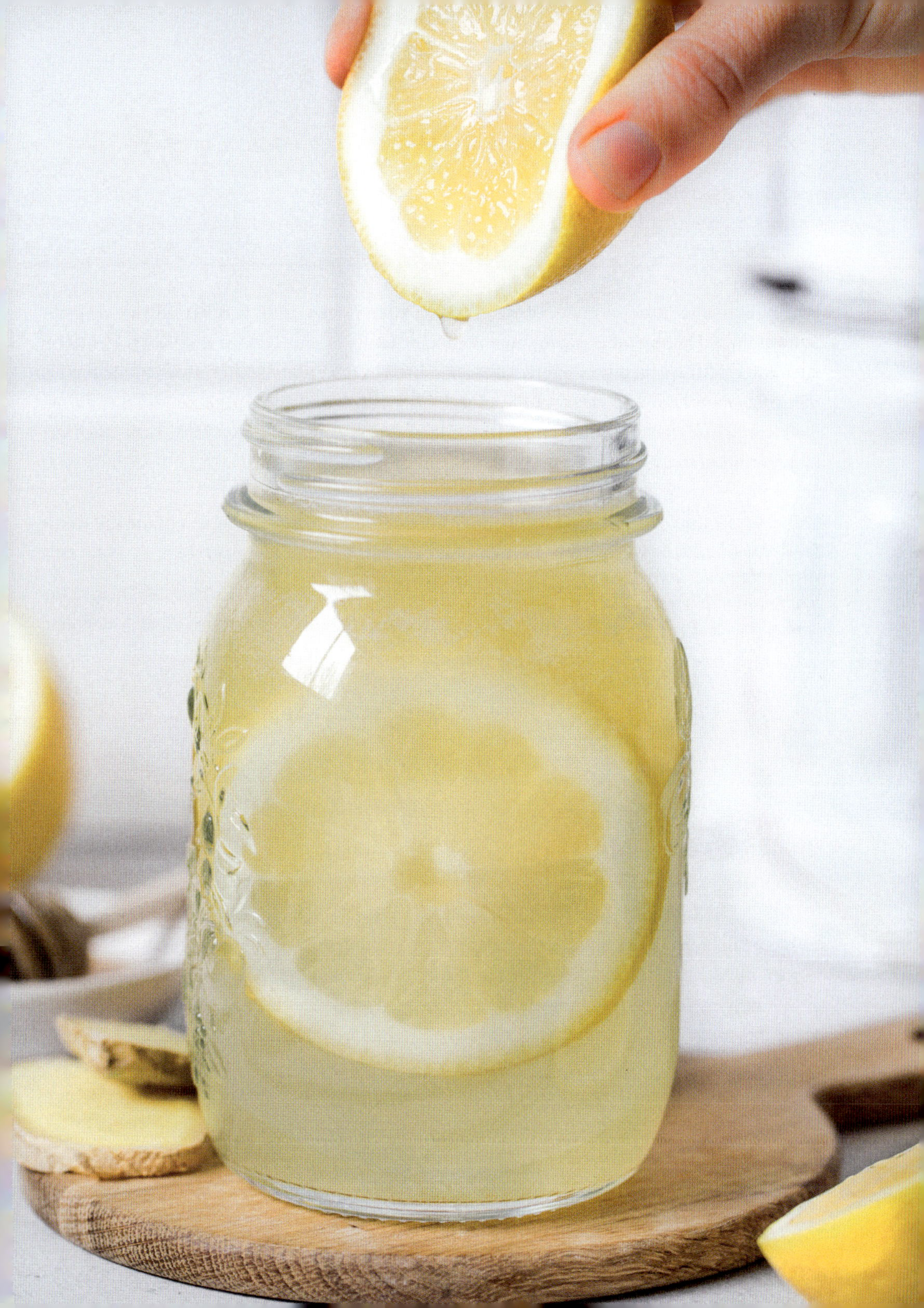

# 2. Zitronen- oder Limettenwasser

Ergibt 1 Portion

Dieses einfache Rezept erweckt Ihr Wasser zum Leben und bereitet giftige Leicht-, Schwer- und Halbmetalle sowie Chemikalien darauf vor, aus Gehirn und Körper entfernt zu werden. Zitronen- oder Limettenwasser sollte ein fester Bestandteil Ihres täglichen Ernährungsplans sein und versorgt Sie so gut mit Wasser, dass die Gifte und Metalle, die Sie mit dem Schwermetall-Detox-Smoothie und anderen Anwendungen in diesem Buch gelockert und gelöst haben, ausgeschwemmt werden können.

*½ Zitrone oder 2 Limetten*

*½ l Wasser (von Zimmertemperatur oder noch kühler, jedenfalls nicht warm oder heiß)*

Zitrone oder Limetten auspressen, gegebenenfalls die Kerne entfernen und den Saft ins Wasser geben.

Warten Sie nach dem Trinken 15 bis 30 Minuten, bevor Sie Ihren Selleriesaft oder irgendetwas anderes zu sich nehmen.

## Tipps

- Wenn Sie mögen, können Sie nach dem Aufstehen statt ½ Liter auch 1 Liter Saft trinken. Nehmen Sie einfach von allem die doppelte Menge. Jedenfalls versorgen Sie Ihren Körper dann besonders gut mit Flüssigkeit und unterstützen die Reinigung.
- Im normalen Alltag empfiehlt es sich, mindestens dreimal täglich ½ Liter Zitronen- oder Limettenwasser zu trinken, zum Beispiel gleich nach dem Aufstehen, dann wieder am Nachmittag und noch einmal eine Stunde vor dem Zubettgehen.
- Limetten sind sehr unterschiedlich in der Größe und im Saftgehalt. Wenn Ihre Limetten eher trocken sind, nehmen Sie 2 auf ½ Liter wie im Rezept angegeben. Sind sie dagegen groß und saftig, kann es sein, dass Sie nur eine halbe brauchen.
- Wenn Sie mögen, können Sie Ihrem morgendlichen Zitronen- oder Limettenwasser naturreinen Honig hinzufügen.
- Falls Sie Limetten aus irgendeinem Grund nicht verwenden oder nicht bekommen können, ist es in Ordnung, stattdessen Ingwer- oder auch reines Wasser zu trinken.

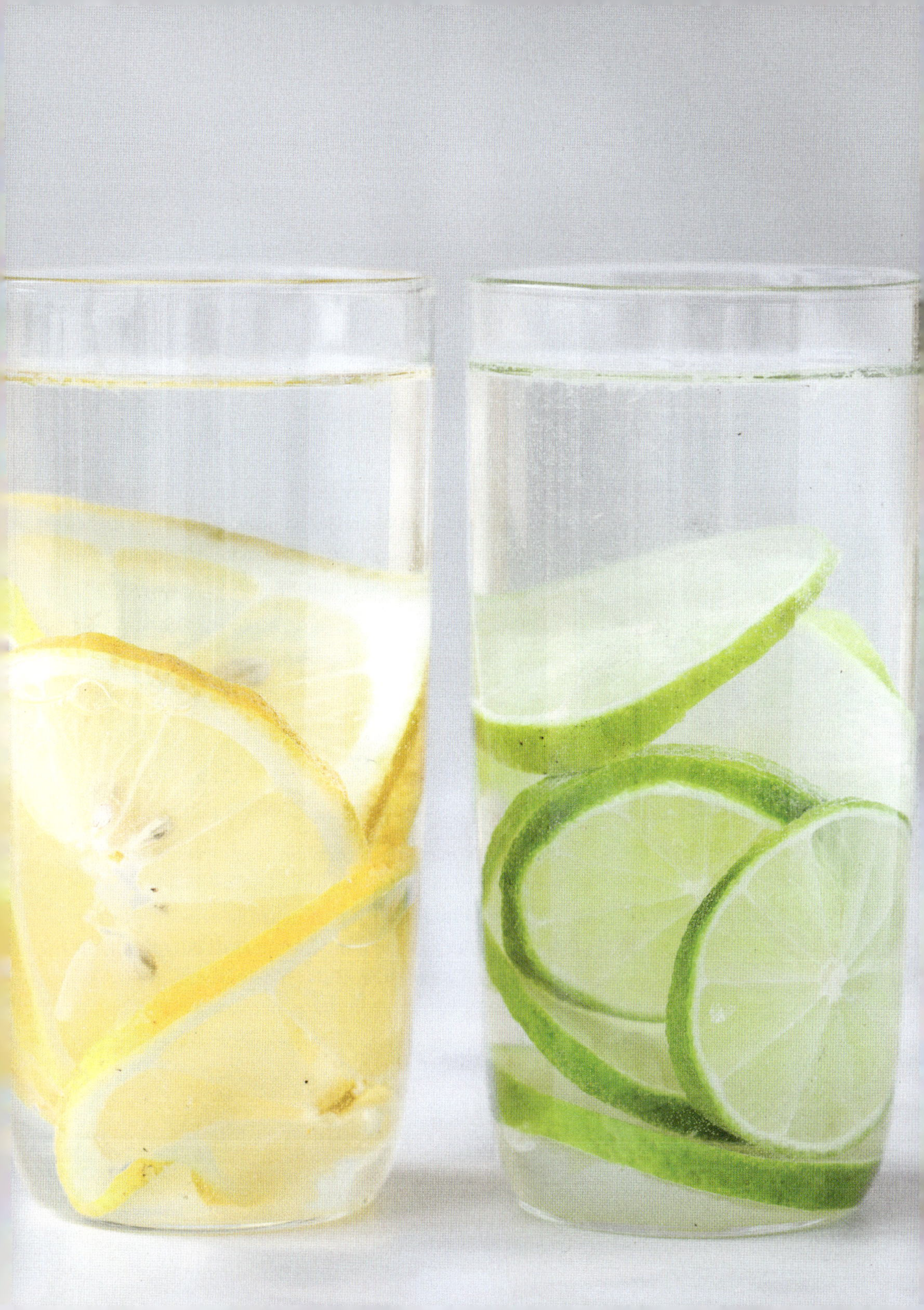

# 3. Thymiantee und -wasser

Hier haben wir zwei machtvolle antivirale Getränke, die Sie sich am besten täglich oder so oft wie möglich gönnen, um ihre Heilwirkung zu nutzen.

## Thymiantee

Ergibt 1 Portion

*2 frische Thymianzweige oder 2 TL getrockneter Thymian*
*¼ l gefiltertes oder Quellwasser*
*Saft von ½ Zitrone und/oder 1 TL naturreiner Honig (optional)*

Thymian in einen Becher geben und mit dem erhitzten Wasser übergießen, dann 15 Minuten oder länger ziehen lassen. Thymianzweige herausnehmen oder den Tee abseihen. Den Zitronensaft hineingeben und den Tee mit Honig süßen.

## Thymianwasser

Ergibt 1 bis 2 Liter

*1 bis 2 l gefiltertes oder Quellwasser*
*8 frische Thymianzweige oder 1 EL getrockneter Thymian*
*Erweiterungen, je nach Geschmack: frische Zitronenscheiben oder frisch gepresster Zitronensaft, Honig, Beeren, Gurkenscheiben, Minze*

Einen Krug oder eine Kanne mit Wasser von Raumtemperatur füllen und den Thymian hineingeben. Bei Raumtemperatur über Nacht ziehen lassen. Am Morgen den Thymian abseihen und Zitronensaft oder Honig oder jede andere gewünschte Zutat hineingeben.

## Tipp

- Frischen Thymian finden Sie im Supermarkt oder Bioladen. Thymian ist auch ganz leicht im Garten oder im Topf zu ziehen und beschenkt Sie mit seiner ganzen Fülle.

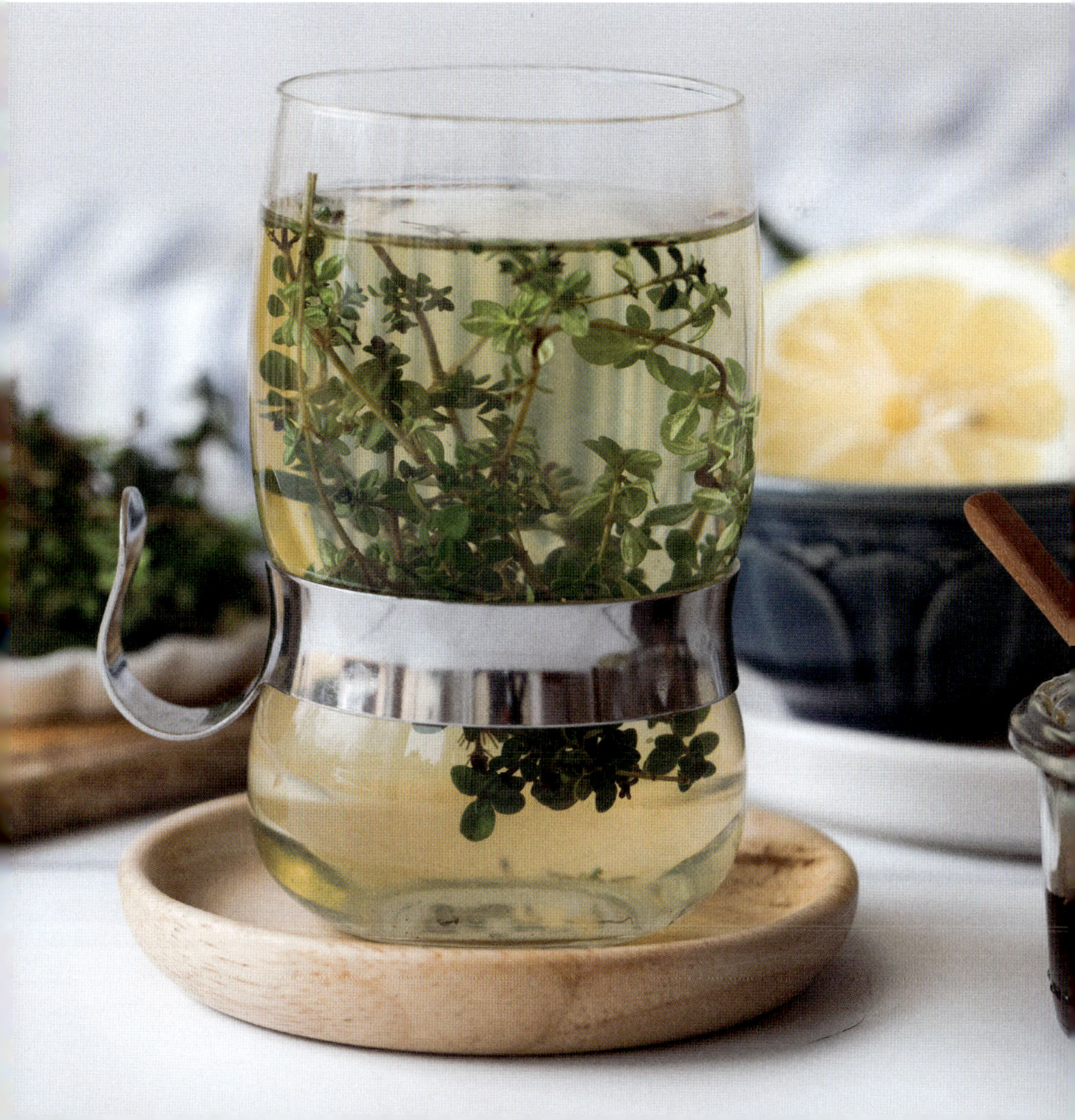

# 4. Aloe-Wasser

Ergibt 1 Portion

Denken Sie beim Trinken des beruhigend wirkenden Aloe-Wassers an seine Kraft, Säuren zu neutralisieren, Nerven in der Darmschleimhaut zu besänftigen, die Vermehrung unbrauchbarer Bakterien, Hefen, Schimmelpilze und Viren im Darm zu hemmen und den Druck auf die Vagusnerven abzuschwächen.

*5 bis 10 cm frisches Aloe-vera-Blatt*
*½ l Wasser*

Für dieses Rezept verwenden wir ein breites Blatt, wie Sie es in manchen Supermärkten und im Bioladen finden. Wenn Sie Ihre Aloe selbst ziehen, stellen Sie bitte sicher, dass es sich um eine essbare Sorte handelt. In beiden Fällen sollten Sie das bittere Ansatzende des Blattes nicht mitverwenden, sondern gut 2 Zentimeter davon wegschneiden.

Zur Gewinnung des Gels schneiden Sie Ihr 5 bis 10 Zentimeter langes Stück Aloe-vera-Blatt auf und filetieren es wie Fisch, wobei Sie die grüne Blatthaut und die Stacheln wegschneiden. Dann können Sie das klare Gel herauslöffeln.

Wasser angießen und den Mixer 10 bis 20 Sekunden laufen lassen, bis das Aloe-Gel ganz verflüssigt ist.

Am besten ist die Wirkung, wenn Sie das Aloe-Wasser sofort auf nüchternen Magen trinken.

## Tipps

- Zur Aufbewahrung des restlichen Aloe-vera-Blatts schlagen Sie das Ende in ein feuchtes Tuch ein oder bedecken es mit Folie. So lässt es sich im Kühlschrank bis zu 2 Wochen aufbewahren.
- Verwenden Sie auf keinen Fall die Blatthaut mit, und achten Sie darauf, dass Sie die innerste Schicht beim Herauslöffeln nicht verletzen. Die Haut enthält Stoffe, die bei manchen reizend wirken.

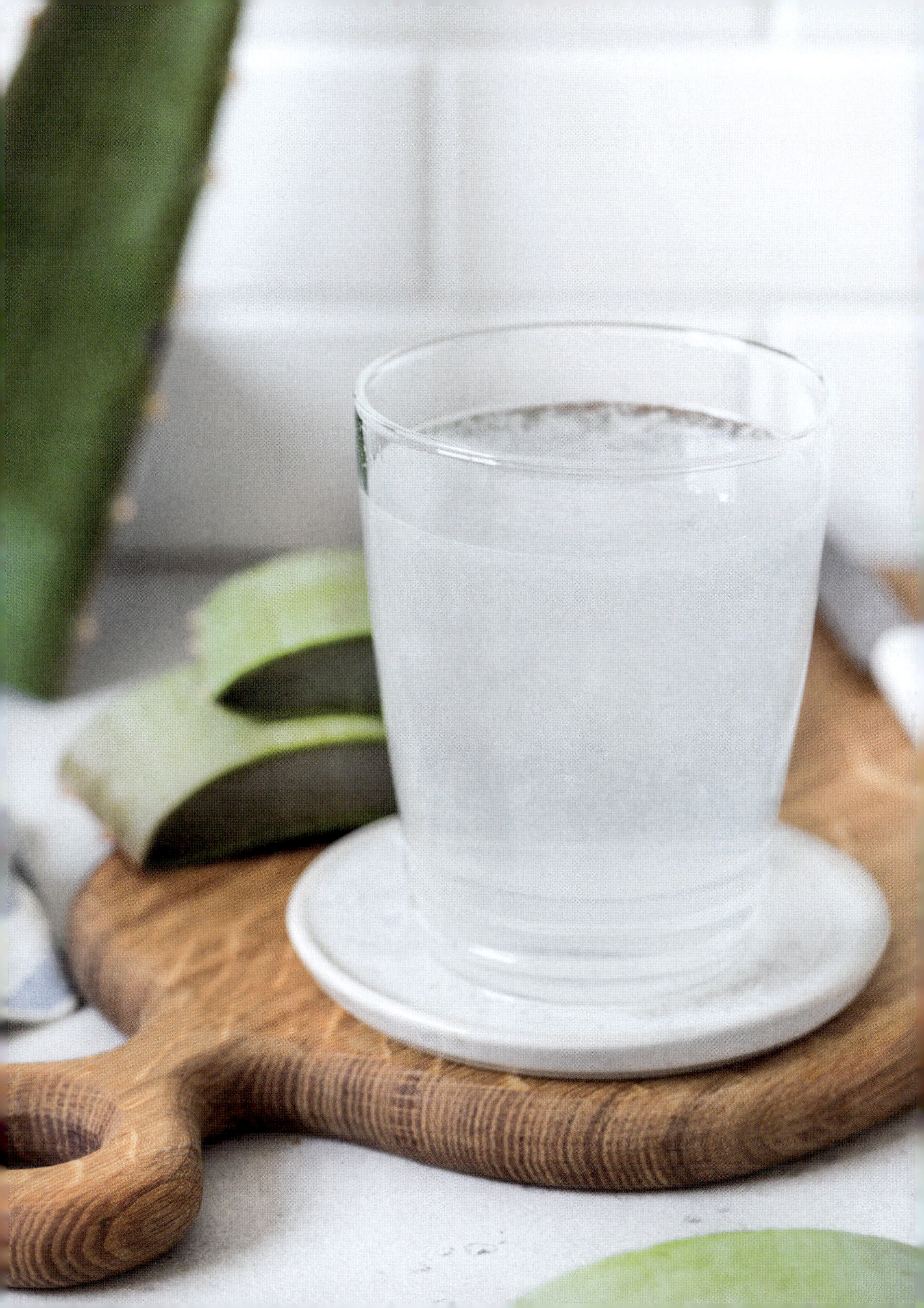

# 5. Gurkensaft

Ergibt 1 Portion

Frischer Gurkensaft ist ein unglaubliches Verjüngungselixier. Er wirkt stark basisch und befeuchtend, er vermag den ganzen Körper zu reinigen und zu entgiften. Mit seiner leichten Süße ist er angenehm zu trinken.

*2 Schlangengurken*

Gurken abspülen, zerkleinern und entsaften, dann am besten sofort auf leeren Magen trinken.

Falls Sie keinen Entsafter zur Verfügung haben, können Sie den Saft auch so zubereiten: Gurken abspülen, zerkleinern und im Mixer pürieren (kein Wasser zugießen). Das Ergebnis durch ein Seihtuch oder einen Nussmilchbeutel geben und den Saft am besten sofort auf leeren Magen trinken.

## Tipps

- Frischer Gurkensaft ist eine gute Alternative zum Selleriesaft, wenn Sie mal keinen Staudensellerie bekommen können oder dessen Geschmack Ihnen wirklich widerstrebt. Gurkensaft ist ein wunderbarer Heiltrunk, aber für die Gesundheit leistet er doch nicht so viel wie Selleriesaft, den Sie deshalb so oft wie möglich trinken sollten. Die meisten finden den Geschmack mit zunehmender Gewöhnung immer weniger als störend.
- Verwenden Sie bei der Zubereitung von Gurkensaft keine weiteren Zutaten wie Zitrone, Äpfel, Ingwer oder Blattgemüse – die sind zwar alle sehr gesund, aber Gurkensaft wirkt am besten, wenn er für sich allein getrunken wird. Genießen Sie gemischte grüne Säfte wie den »Hirnbesänftiger-Saft« (siehe Rezept Nr. 7) zu einer anderen Tageszeit. Verwenden Sie für Ihren Gurkensaft keine weiteren Zutaten wie Eis, Wasser oder Nahrungsergänzungspulver.

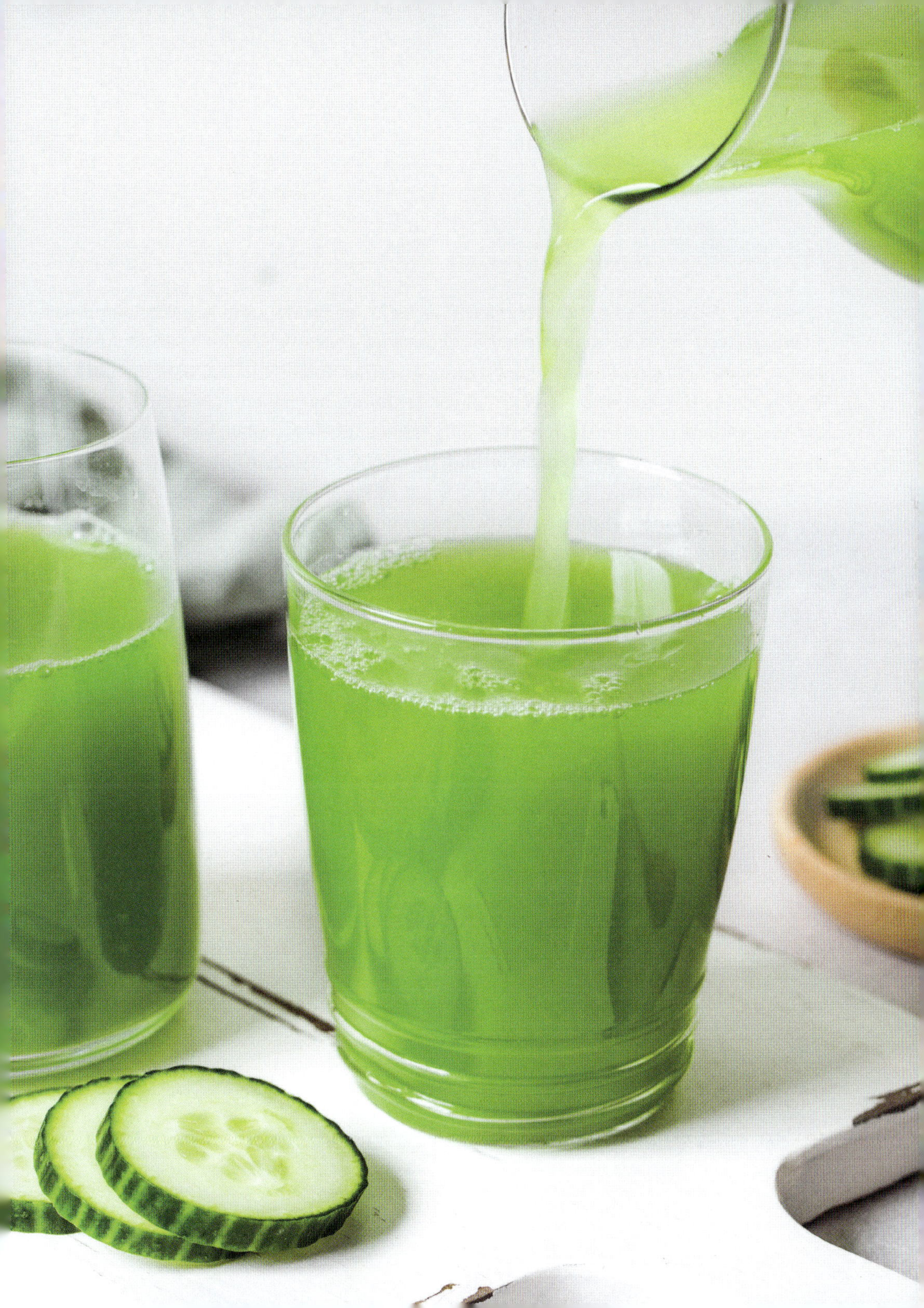

# 6. Granatapfelsaft

Ergibt 1 Portion

Besonders gut wirkt frisch zubereiteter, also nicht im Laden gekaufter Granatapfelsaft. Beim Zerkleinern der Kerne im kristallin glitzernden Fruchtfleisch des Samenmantels gelangen hochwirksame Nährstoffe und sekundäre Pflanzenstoffe in den Saft, die noch unerforscht sind und den Granatapfel zu einem Heilmittel auf höherem Niveau machen. Die im Kern enthaltenen Nährstoffe wirken entgiftend auf Leber, Gallenblase, Lunge, Lymphsystem und Nieren. Diese Nährstoffe und sekundären Pflanzenstoffe besitzen Abwehrkräfte gegen Viren, Bakterien, Hefen und Schimmelpilze und ernähren die Abwehrzellen, die im Blut vorhandene giftige Abfälle fressen und zersetzen. Das macht sie zu segensreichen Blutreinigungsmitteln, die indirekt auch für die Reinhaltung des Gehirns sorgen.

*Kerne von 2 mittelgroßen Granatäpfeln*

Kerne entsaften und den Saft sofort trinken.

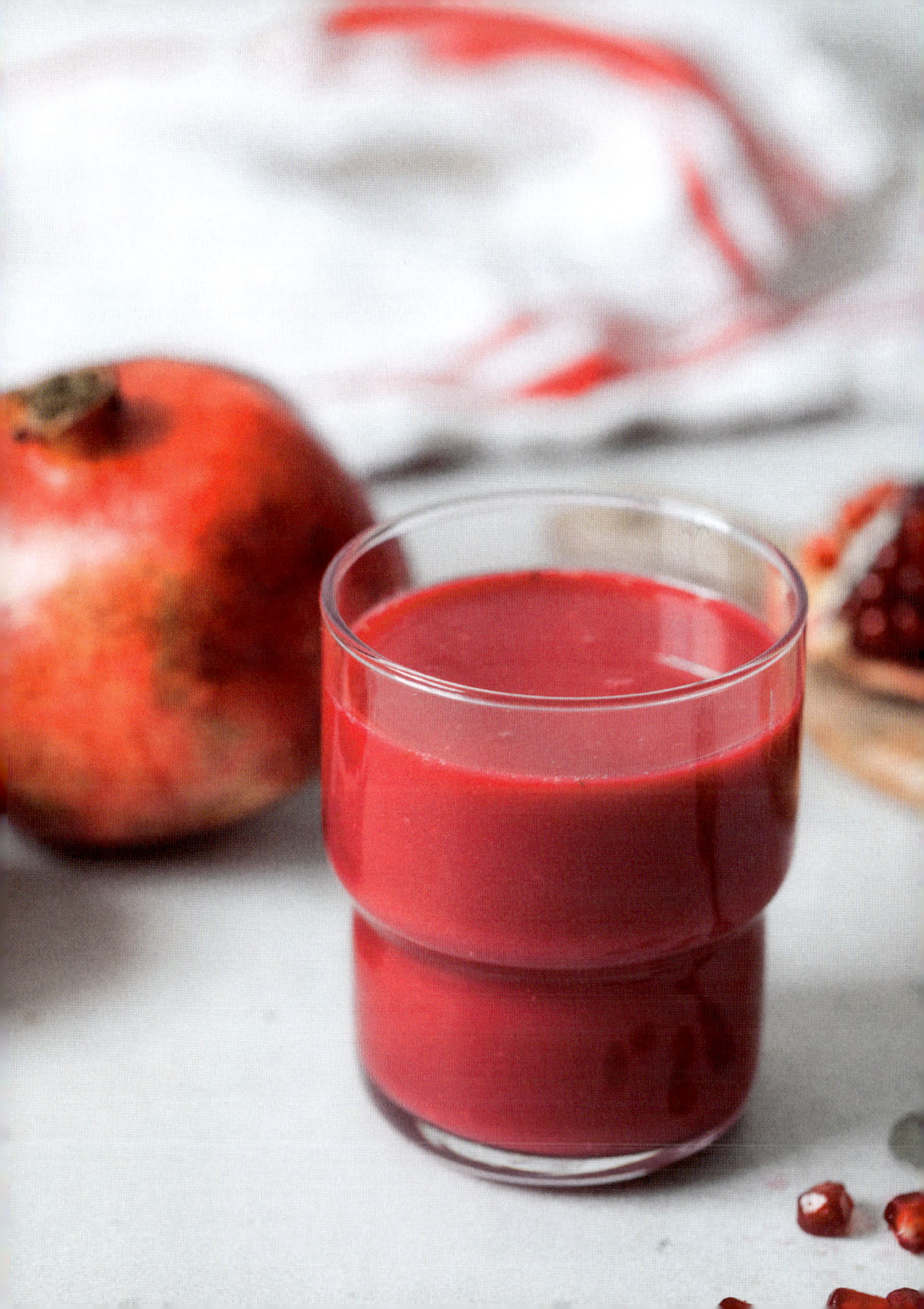

# 7. Hirnbesänftiger-Saft

Ergibt 1 Portion

Wenn uns das Leben Überraschungen beschert und Stress zumutet, kann sich unser Gehirn überhitzen, und das gefährdet unsere Reserven an Elektrolyten und Glukose. Dieses erfrischende Getränk beruhigt das Denken, kühlt das überhitzte Gehirn und füllt die Reserven auf.

*2 mittelgroße Schlangengurken*
*6 Selleriestangen*
*2 mittelgroße Äpfel*
*1 Fenchelknolle*

Alle Zutaten entsaften und den Saft sofort trinken.

## Tipp

- Beim Fenchel können Sie die reine Knolle entsaften oder alternativ auch die grünen Triebansätze mitverwenden.

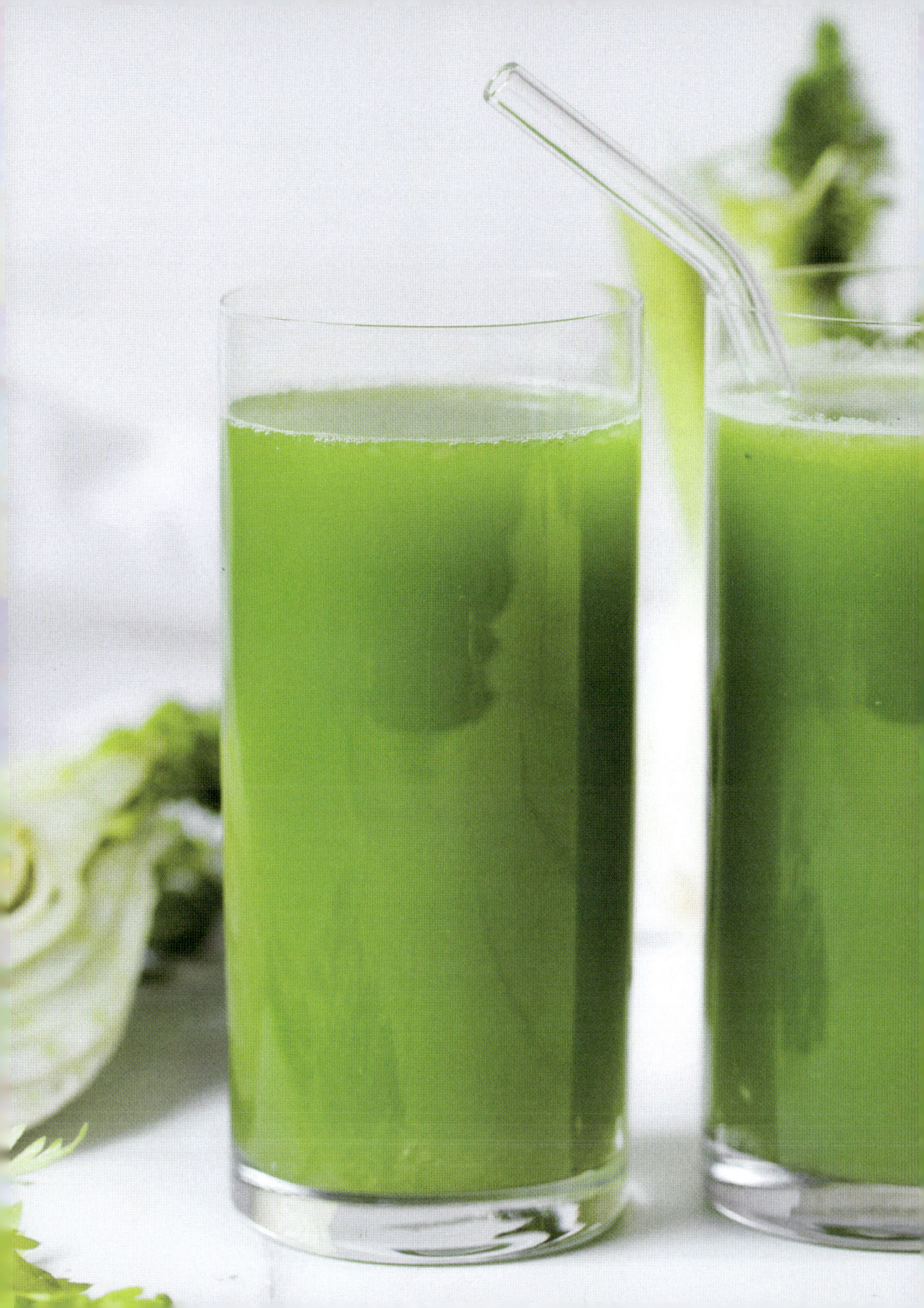

# 8. Gehirnentgiftungs-Bitter

Ergibt 1 Portion

Mit diesem Spezialrezept befreien Sie das Gehirn von allerlei giftigen Chemikalien, die uns geistig umwölken können.

*3 bis 5 Äpfel*
*2 locker gefüllte Tassen Löwenzahnblätter*
*2 locker gefüllte Tassen Grünkohl*
*2 locker gefüllte Tassen Spinat*

Alle Zutaten entsaften und den Saft sofort trinken.

## Tipps

- Ein Slow Juicer, der das Pressgut nicht erwärmt, erbringt nicht nur mehr Saftausbeute, sondern entzieht den Blättern und Äpfeln auch die Inhaltsstoffe besser. Dennoch ist jeder Entsafter brauchbar.
- Falls Sie eine Saftzentrifuge verwenden, werden die Ergebnisse vielleicht besser, wenn Sie die Blätter um Apfelstücke wickeln, statt sie für sich allein in den Schacht zu geben.

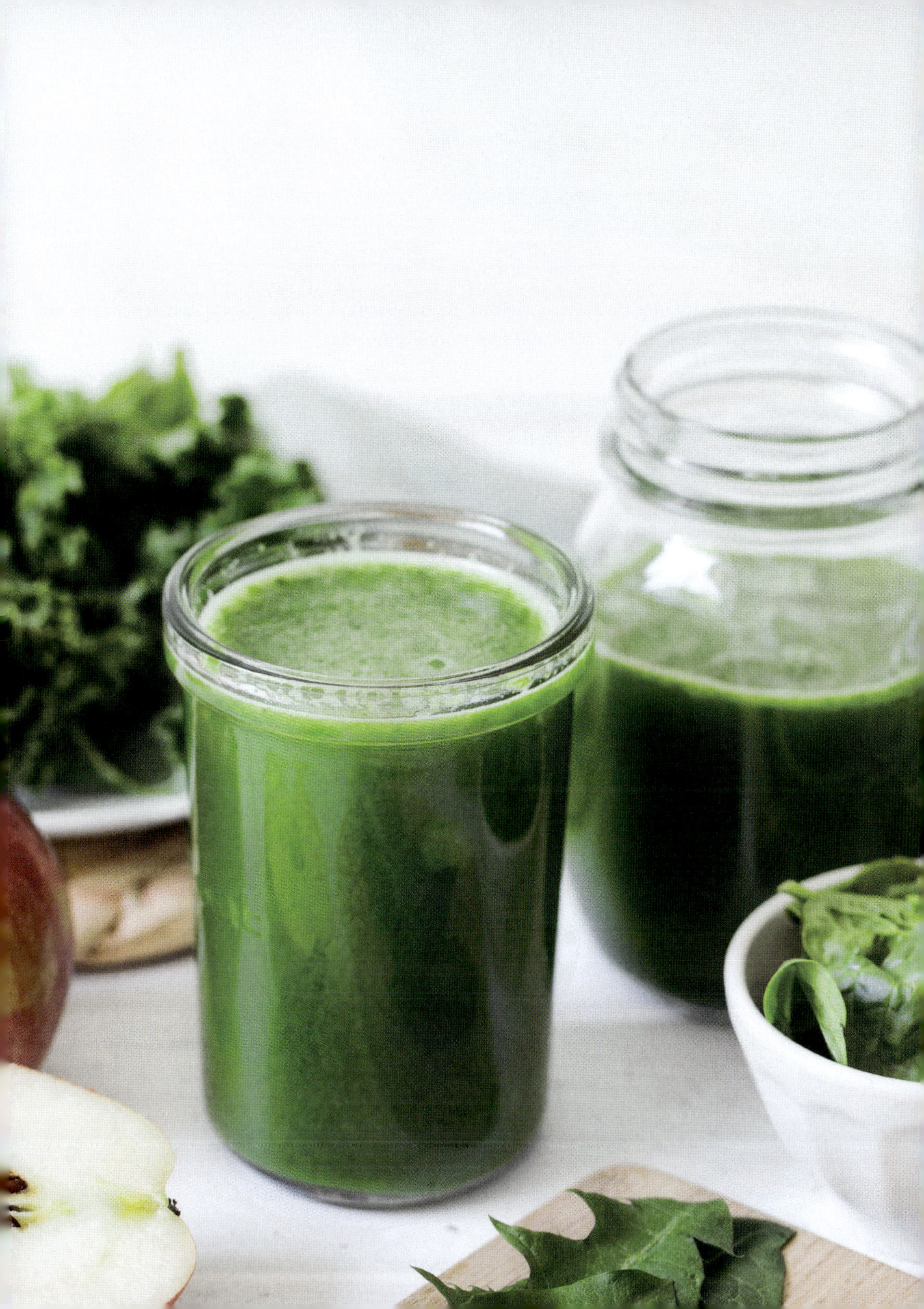

# 9. Gehirnstärker

Ergibt 1 Portion

Dieses Heiltonikum lässt dem Gehirn in Stresssituationen schnell wieder Kräfte zuwachsen, weil es viel Glukose und Elektrolyte mitbringt.

*2 mittelgroße Schlangengurken*
*6 Selleriestangen*
*2 mittelgroße Äpfel*
*1 Tasse frische oder aufgetaute wilde TK-Blaubeeren oder 30 ml reiner Wildblaubeersaft oder 1 EL reines Wildblaubeerpulver*

Gurken, Sellerie und Äpfel entsaften.

Den Saft in den Mixer geben und die wilden Blaubeeren in der verwendeten Form hinzufügen. Glatt mixen.

Sofort trinken oder, falls gewünscht, vorher abseihen.

## Tipp

- Wenn Sie in Ihrer Wohngegend keine frischen oder tiefgekühlten wilden Blaubeeren, Wildblaubeersaft oder Wildblaubeerpulver bekommen können, sind Brombeeren eine akzeptable Alternative von hoher antioxidativer Wirkung. Sie können sich allerdings bei der Abwehr von Metallen, Chemikalien, Strahlen und anderen Gifteinwirkungen nicht mit den wilden Blaubeeren messen.

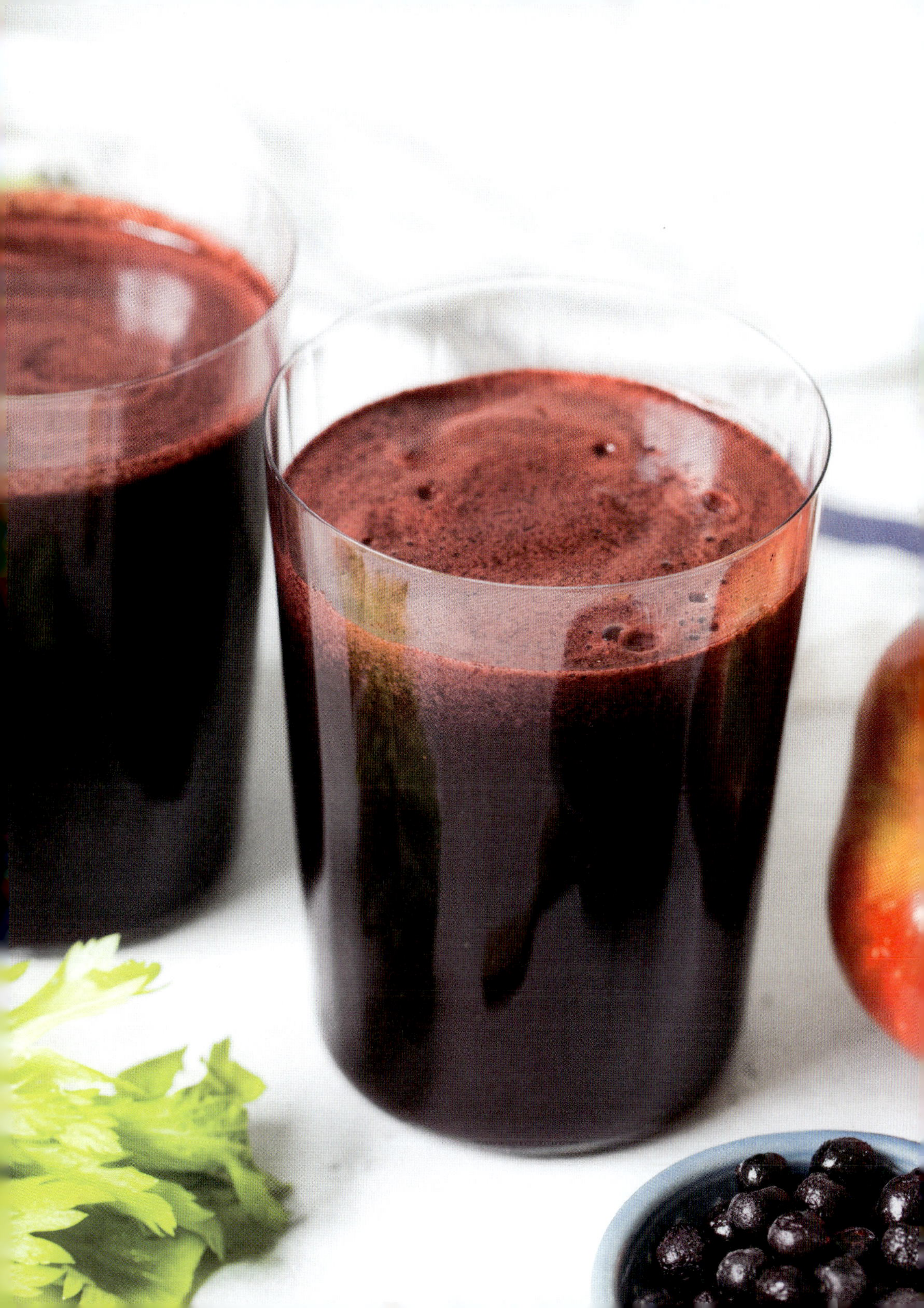

# 10. Orangen-Wassermelonen-Saft mit Ingwer und Kurkuma

Ergibt 1 bis 2 Portionen

Dieser erfrischende und befeuchtend wirkende Saft richtet Körper und Seele auf, stärkt das Immunsystem, wirkt heilend und versorgt Körper und Gehirn mit lebenswichtiger Glukose.

*3 bis 5 geschälte Orangen*
*1 kg gewürfelte Wassermelone*
*5 cm frischer, geschälter Ingwer*
*2,5 cm frische, geschälte Kurkuma*

Alle Zutaten entsaften und den Saft anschließend im Mixer verarbeiten, bis er ganz glatt ist.

Durch ein feines Sieb oder Seihtuch oder einen Nussmilchbeutel geben, um alles Fruchtfleisch zu entfernen.

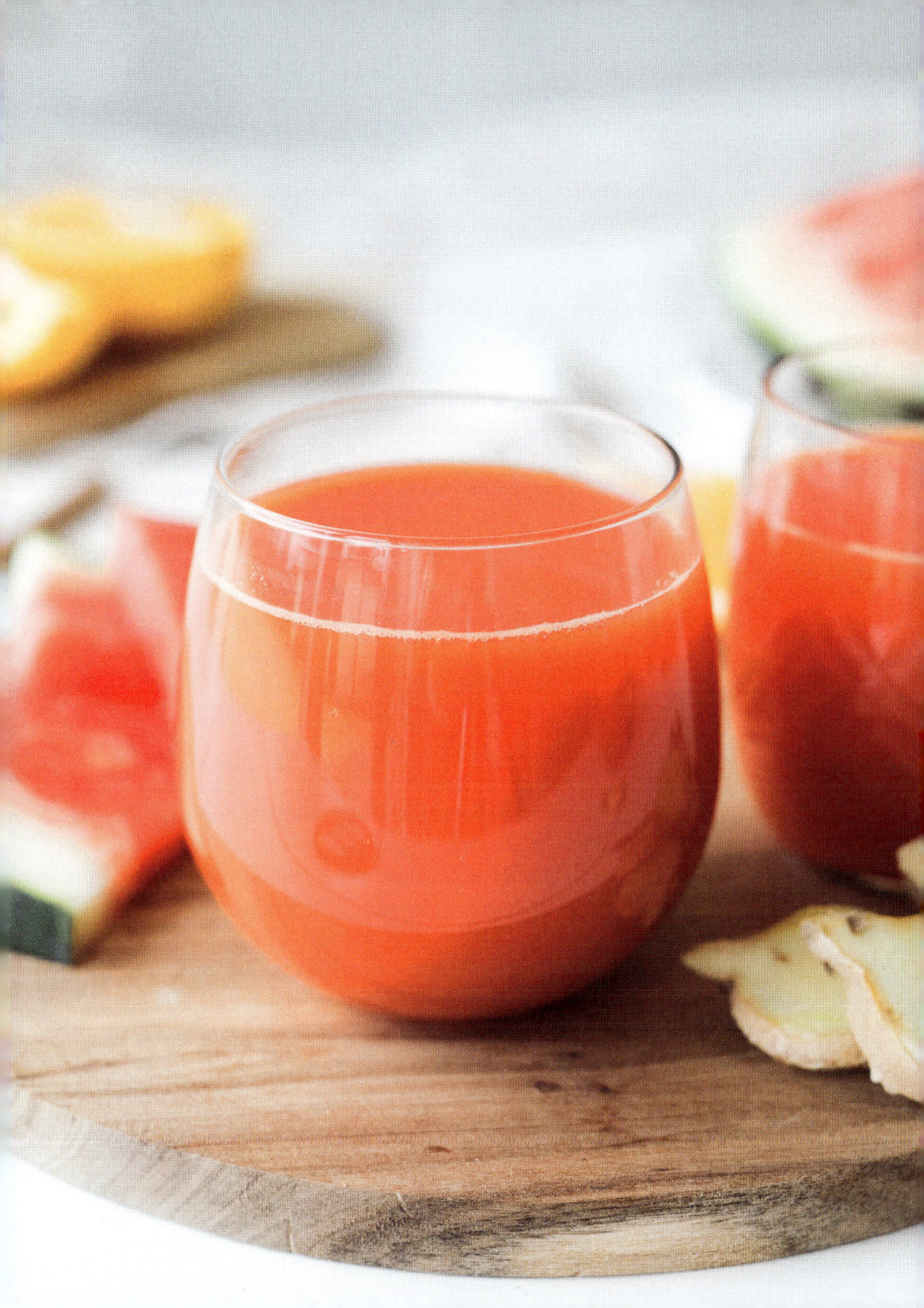

# 11. Selleriesaft

Ergibt 1 Portion

Dieser simple »Kräuter«-Auszug vermag umfassende Verbesserungen bei allen möglichen Gesundheitsproblemen zu bewirken, wenn er richtig angewendet wird. Deshalb gehört der Selleriesaft zu den besonders wichtigen Heilanwendungen in der Medialen Medizin. Er bietet einen wunderbaren Einstieg in den Tag, sei es, um gesundheitliche Verbesserung zu erreichen, sei es als vorbeugende Gesundheitsmaßnahme.

*1 ganze Selleriestaude*

An der Basis gut 0,5 Zentimeter abschneiden, um die Staude leichter zerteilen zu können.

Die Stangen abspülen, grob zerkleinern und in den Entsafter geben. Wenn Sie feste Bestandteile weitgehend entfernen möchten, gießen Sie den Saft noch durch ein Sieb. Dann am besten sofort auf leeren Magen trinken. Warten Sie anschließend mindestens 15 bis 30 Minuten ab, bevor Sie irgendetwas anderes zu sich nehmen.

Wenn Sie keinen Entsafter haben, können Sie einen Hochleistungsmixer verwenden. Das Vorgehen ist dann ein wenig anders: Die Staude wie beschrieben zerteilen, die Stangen abspülen und auf einem sauberen Brett in 2 bis 3 Zentimeter lange Stücke schneiden. Die Stücke in den Mixer geben und pürieren (aber kein Wasser zugießen). Das Gerät notfalls zwischendurch anhalten und hochgerutschte Stücke wieder in Richtung Messer schieben. Das Selleriemus durch ein Seihtuch oder einen Nussmilchbeutel geben und den Saft sofort auf nüchternen Magen trinken, danach 15 bis 30 Minuten nichts anderes zu sich nehmen.

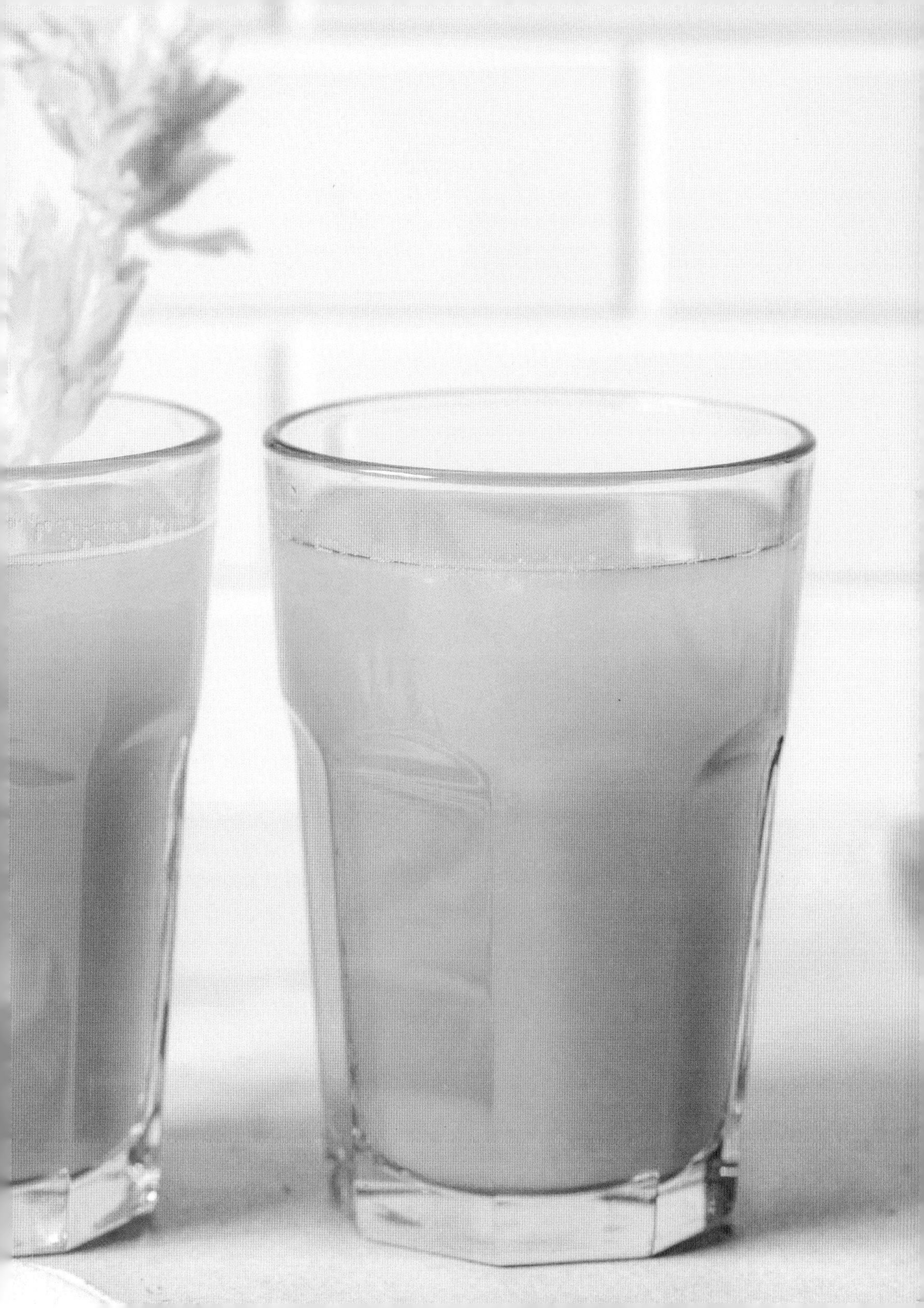

## Tipps

- Verwenden Sie auf keinen Fall weitere Zutaten wie Zitrone, Äpfel, Ingwer oder Blattgemüse für Ihren Selleriesaft. Das alles ist zwar sehr gesund, aber Selleriesaft entfaltet seine ganze Wirkung nur dann, wenn er für sich allein getrunken wird. Fügen Sie Ihrem Saft auch kein Eis, kein Wasser, keine Nahrungsergänzungen oder Pulver hinzu.
- Falls Sie Ihren Selleriesaft nicht sofort austrinken können, bewahren Sie ihn am besten in einem verschließbaren Glasgefäß im Kühlschrank auf. Seine volle Kraft bleibt dann 24 Stunden erhalten, lässt aber mit jeder weiteren Stunde nach. Sehen Sie also zu, dass Sie ihn in den ersten 24 Stunden nach der Zubereitung aufbrauchen. Wenn die Umstände es unmöglich machen, den Saft innerhalb von 24 Stunden zu verbrauchen, lohnt es sich trotzdem, ihn im Voraus zuzubereiten und so zu trinken, wie es Ihnen möglich ist.
- Wenn Sie keinen Staudensellerie bekommen können und auch Ihre örtliche Saftbar keinen frischen reinen Selleriesaft bereitstellt, müssen Sie nicht verzweifeln. In diesem Fall ist Gurkensaft der bestmögliche Ersatz. Er besitzt zwar nicht die besonderen Heilkräfte des Selleriesafts, eignet sich aber sehr gut zur Befeuchtung der Zellen und daher zur Unterstützung Ihrer Gesundheit. Gehen Sie so mit ihm um, wie Sie es mit dem Selleriesaft tun würden. Benutzen Sie zur Zubereitung ausschließlich Gurken, und trinken Sie den Saft mit Abstand zu allen anderen Nahrungsmitteln und Getränken. Weitere Alternativen, wenn Sie weder Selleriesaft noch Gurkensaft zubereiten können, sind Ingwer-, Aloe- und Zitronen- oder Limettenwasser. Sehen Sie aber zu, dass Sie sich nicht angewöhnen, den Selleriesaft durch etwas anderes zu ersetzen.
- Noch mehr über Selleriesaft, einschließlich der für Kinder richtigen Mengen finden Sie in Kapitel 2.

# 12. Der Schwermetall-Detox-Smoothie

Ergibt 1 Portion

Hier haben Sie die fünf Hauptzutaten zu einem perfekten und hochwirksamen Smoothie vereinigt, mit dem Sie giftige Leicht-, Schwer- und Halbmetalle sicher aus Gehirn und Körper lösen und ausleiten können – ein ehrwürdiger, lebenspendender Segen, mit dem sich so viele Beschwerden zum Besseren wenden lassen.

*2 Bananen*

*2 Tassen frische oder aufgetaute wilde TK-Blaubeeren oder 60 ml reiner Wildblaubeersaft oder 2 EL reines Wildblaubeerpulver*

*1 Tasse zusammengedrückter, frischer Koriander*

*1 TL Gerstengrassaftpulver*

*1 TL Spirulina*

*1 EL atlantische Dulse oder 2 Pipettenfüllungen flüssige atlantische Dulse*

*1 entsaftete Orange*

*½ bis 1 Tasse Wasser, Kokoswasser oder weiterer frisch gepresster Orangensaft (optional)*

Alle Zutaten bis auf die zusätzliche Flüssigkeit im Hochleistungsmixer glatt mixen. Wasser, Kokoswasser oder Orangensaft hinzufügen, bis die gewünschte Konsistenz erreicht ist.

Einschenken und genießen.

## Tipp

- Das bebilderte Rezept dieses Smoothies mit vielen Tipps sowie einer weiteren Variante finden Sie in Kapitel 10.

# 13. Schwermetall-Detox-Smoothie-Bowl

Ergibt 1 Portion

Diese Kaltschale leistet das Gleiche wie der Schwermetall-Detox-Smoothie, sie entfernt giftige Metalle aus Gehirn und Körper. Ein Hochgenuss, den Sie als Alternative verwenden können.

- *1½ Tassen frische oder aufgetaute TK-Mango*
- *2 Tassen frische oder aufgetaute wilde TK-Blaubeeren oder 60 ml reiner Wildblaubeersaft oder 2 EL reines Wildblaubeerpulver*
- *½ Tasse frische oder aufgetaute TK-Erdbeeren (optional)*
- *1 Tasse zusammengedrückter, frischer Koriander*
- *1 TL Gerstengrassaftpulver*
- *1 TL Spirulina*
- *1 EL atlantische Dulse oder 2 Pipettenfüllungen Dulse-Flüssigkeit*
- *1 EL naturreiner Honig (optional)**
- *½ bis 1 Tasse Wasser, Kokoswasser oder frisch gepresster Orangensaft (optional)*
- *1 in Scheiben geschnittene Banane als Topping (optional)*
- *¼ Tasse frische Blaubeeren, Himbeeren oder Erdbeeren als Topping (optional)*

Alle Zutaten (außer Bananen- und Blaubeertopping) glatt pürieren. Falls erforderlich, noch etwas Flüssigkeit angießen. Den Smoothie in eine Schale gießen und mit den Bananenscheiben und Beeren (optional) belegen. Sofort verzehren.

* Wenn Sie eine Schwermetall-Detox-Smoothie-Reinigungskur machen, können Sie statt des Smoothies dieses Rezept verwenden, sofern Sie den Honig weglassen. Sie können es auch statt des erweiterten Schwermetall-Detox-Smoothies verwenden, müssen dann aber ebenfalls den Honig weglassen und die Menge von Spirulina, Gerstengrassaftpulver und Koriander auf die im Rezept (siehe Kapitel 10) angegebenen Mengen erhöhen.

## Tipps

- Wenn Ihnen das Gerstengrassaftpulver und Spirulina zu streng schmecken, können Sie mit kleineren Mengen beginnen und sie dann bis zur angegebenen Menge steigern.
- Falls Sie frische Erdbeeren verwenden, entfernen Sie bitte alles Grün vom Stielansatz.
- Wenn Sie in Ihrer Wohngegend keine frischen oder tiefgekühlten wilden Blaubeeren oder Wildblaubeersaft oder Wildblaubeerpulver bekommen können, sind Brombeeren eine akzeptable Alternative von hoher antioxidativer Wirkung, wenngleich sie Schwermetalle nicht effektiv ausleiten.

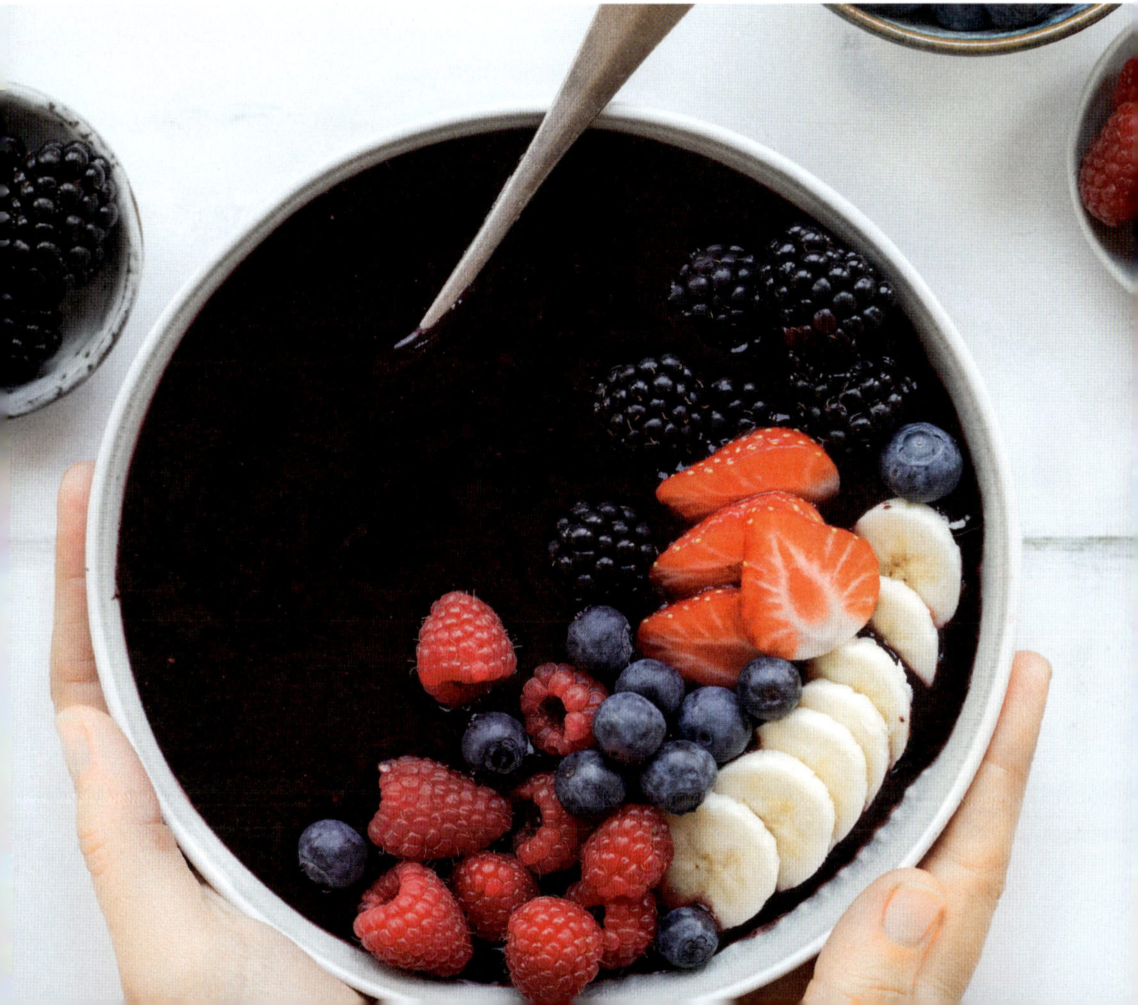

# 14. Schwermetall-Detox-Smoothie-Stieleis

Ergibt 8 Stück

Mit diesem köstlichen Stieleis führen Sie Ihrem Kind (oder sich selbst) die Bestandteile des Schwermetall-Detox-Smoothies zu. Natürlich können Sie die Mengen verdoppeln oder verdreifachen, um größere Mengen bereitzuhalten.

*1½ Tassen frische oder aufgetaute wilde TK-Blaubeeren oder knapp ¼ l Wildblaubeersaft*
*½ Tasse Mangowürfel (optional)*
*1 locker gefüllte Tasse frischer Koriander*
*gut 350 ml frisch gepresster Orangensaft*
*1 TL Gerstengrassaftpulver*
*1 TL Spirulina*
*1 EL atlantische Dulse oder 2 Pipettenfüllungen Dulse-Flüssigkeit*
*2 bis 3 EL naturreiner Honig oder Ahornsirup (optional)*

Alle Zutaten zusammen 1 bis 2 Minuten lang im Mixer glatt pürieren. Abschmecken und gegebenenfalls mit Honig oder Ahornsirup nachsüßen.

In Stieleisförmchen gießen und mindestens 4 Stunden in die Tiefkühltruhe stellen.

Die Eisportionen aus den Formen lösen und genießen.

## Tipps

- Bei diesem Rezept werden nicht die für effektive Metallausleitung erforderlichen Mengen der Zutaten verwendet. Wenn das Eis also für Erwachsene sein soll, müssen Sie die in Kapitel 10 aufgeführten Detox-Zutaten in ausreichender Menge über den Tag verteilt zu sich nehmen. Da Zubereitungen aus wilden Blaubeeren von Natur aus fest werden, können Sie versuchen, diese süße Leckerei einfach im Kühlschrank für mindestens 3 Stunden auskühlen zu lassen. Bedenken Sie, dass sie dann nicht so fest werden wie tiefgekühltes Eis.
- Dieses Stieleis schmeckt mit und ohne Mango. Die Mango macht die Masse cremiger, aber von der Orange schmeckt man mehr, wenn keine Mango dabei ist. Probieren Sie beides aus!
- Wenn Sie in Ihrer Gegend keine Wildblaubeeren bekommen, können Sie Brombeeren nehmen, die allerdings keine Giftmetalle ausleiten.

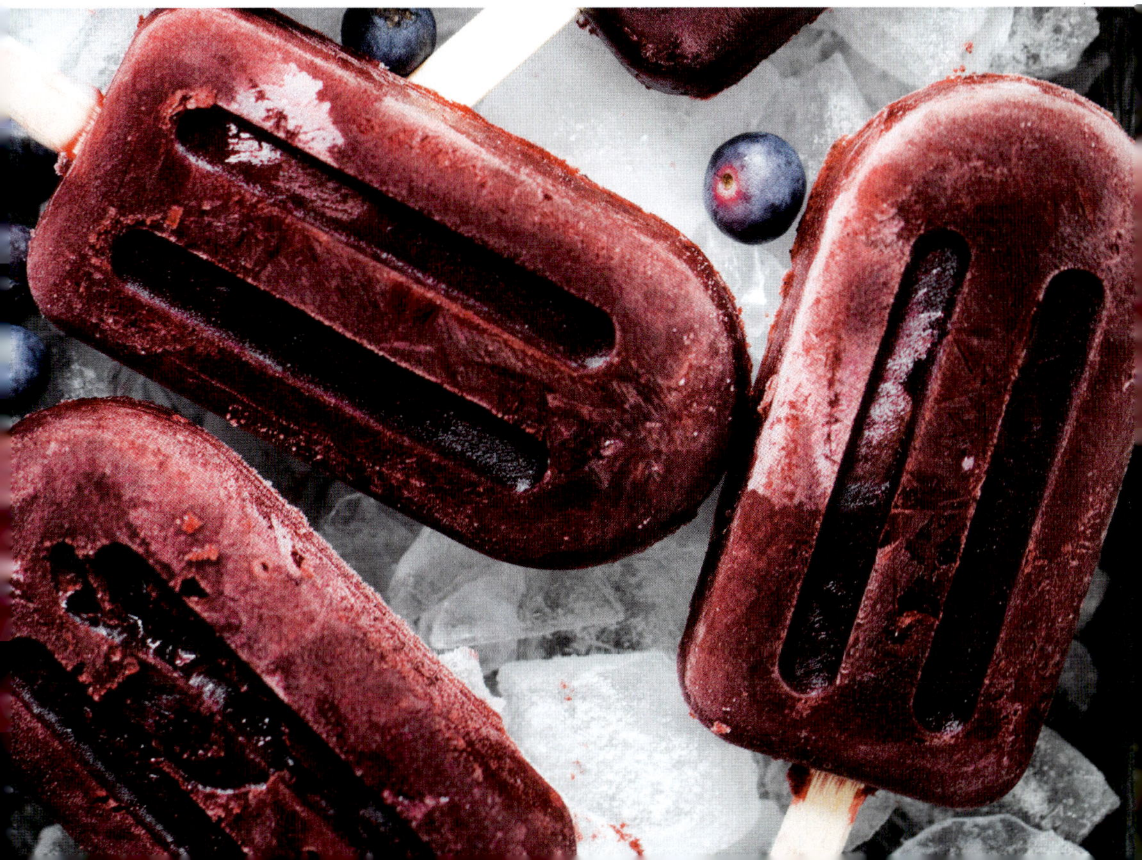

# 15. Gehirn-Detox-Tonic

Ergibt 1 Portion

Dieser zweiteilige Heiltrank ist wirksam gegen Ammoniakgase, die sich im Darm bilden, wenn die Schleimhaut mit faulenden Eiweißresten und Fetten verklebt ist. 15 Minuten nach Ihrem Gehirn-Detox-Tonic trinken Sie dann etwa ¼ Liter reines Kokoswasser, um die gelösten Giftstoffe auszuschwemmen.

*½ l Kokoswasser*
*1 TL Spirulina*
*1 TL Gerstengrassaftpulver*
*2 TL reiner Wildblaubeersaft oder reines Wildblaubeerpulver*
*1 Pipettenfüllung alkoholfreie Melissentinktur*
*¼ l Kokoswasser zum Nachtrinken*

Alle Zutaten außer dem Kokoswasser im Mixer verarbeiten.

¼ Stunde nach dem Gehirn-Detox-Tonic das zusätzliche Kokoswasser trinken.

## Tipp

- Meiden Sie rosa oder rotes Kokoswasser, das bereits verdorben ist. Achten Sie auch darauf, dass keine zusätzlichen Aromastoffe enthalten sind.

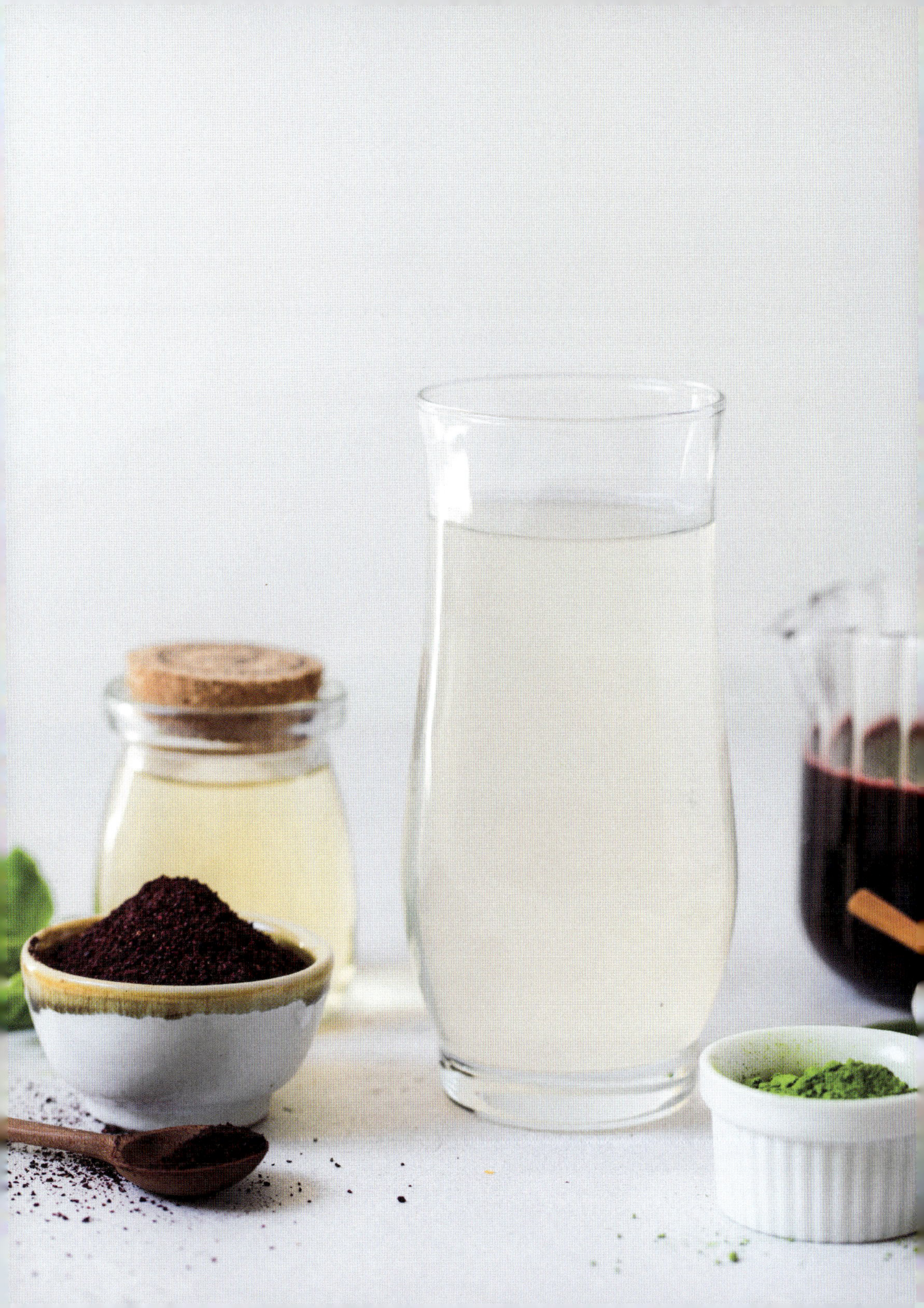

# 16. Gehirnversorger-Smoothie

Ergibt 1 Portion

Diese schnell zuzubereitende Köstlichkeit sorgt für Vorräte an Glukose und Mineralsalzen an leicht zugänglichen Stellen im Gehirn.

*2 Bananen oder 2 Tassen Mango oder ½ l frisch gepresster Orangensaft*
*1 Tasse entsteinte, frische oder aufgetaute TK-Kirschen*
*2 Tassen Spinat, Feldsalat oder Petersilie*
*Saft von ½ Zitrone oder 1 Limette*

Alle Zutaten im Mixer glatt pürieren.

Den Smoothie sofort genießen.

## Tipp

- Sie dürfen gern mehr Banane, Mango oder frischen Orangensaft verwenden, um diesen Smoothie noch nahrhafter zu machen.

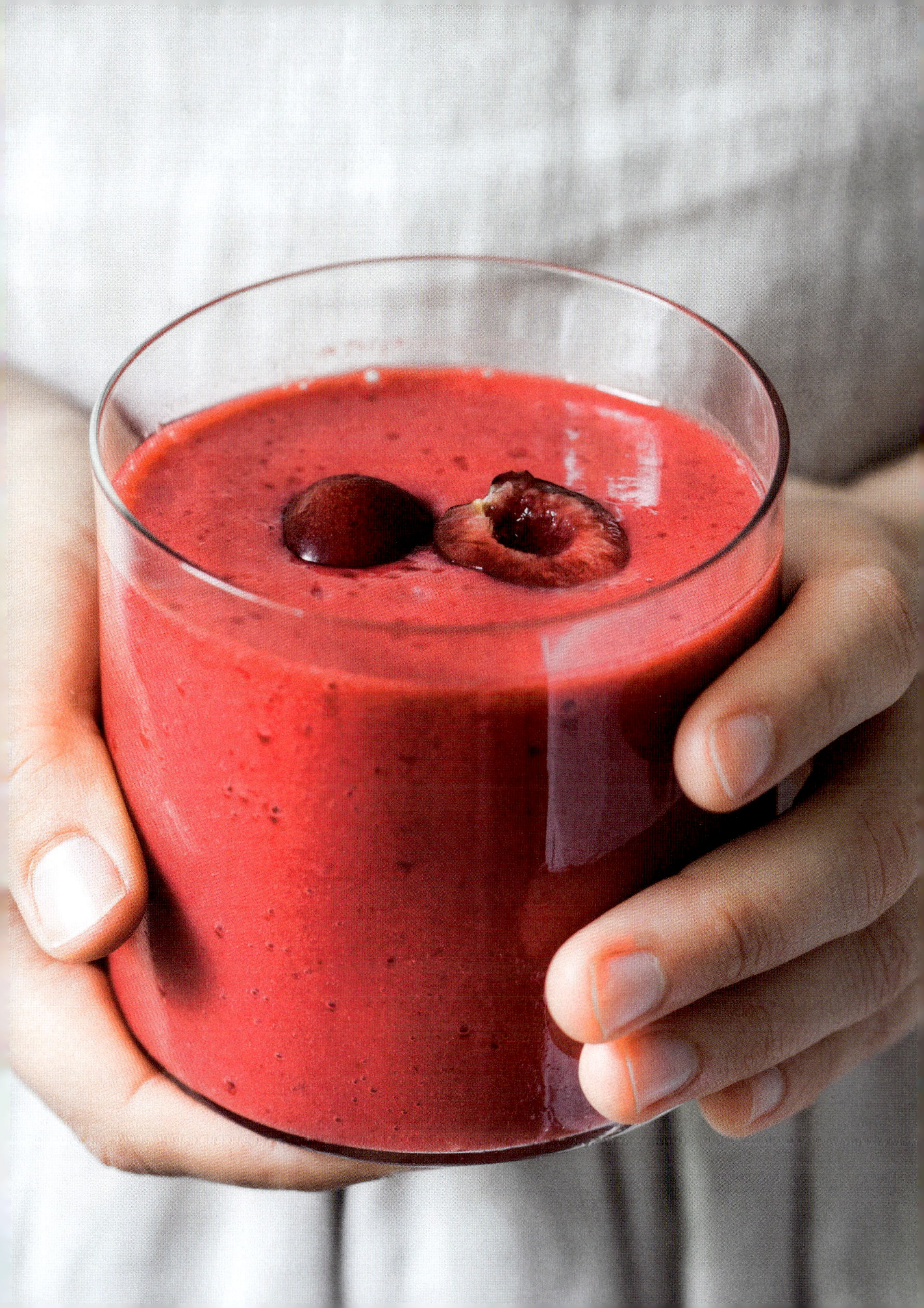

# 17. Wildblaubeer-»Joghurt«

Ergibt 1 bis 2 Portionen

Diese süße Joghurt-Alternative mit ihrem feinen säuerlichen Beiklang durch den Zitronensaft ist nicht nur schmackhaft, sondern auch heilkräftig. Verwenden Sie zum Servieren kleine Gläser, um das richtige »Joghurt-Feeling« aufkommen zu lassen. Wenn Sie ein bisschen mehr davon zubereiten, haben Sie ein paar Tage lang immer eine kleine Leckerei griffbereit.

*2 Bananen*
*1 Tasse wilde TK-Blaubeeren*
*1 TL frisch gepresster Zitronensaft*
*½ TL Vanille-, Zimt- oder Kardamompulver (optional)*

Alles in den Mixer geben und glatt pürieren. Die Masse bei Bedarf zwischendurch nach unten schieben.

Auf kleine Gläser verteilen und vor dem Servieren mindestens 3 Stunden kühlen, besser über Nacht.

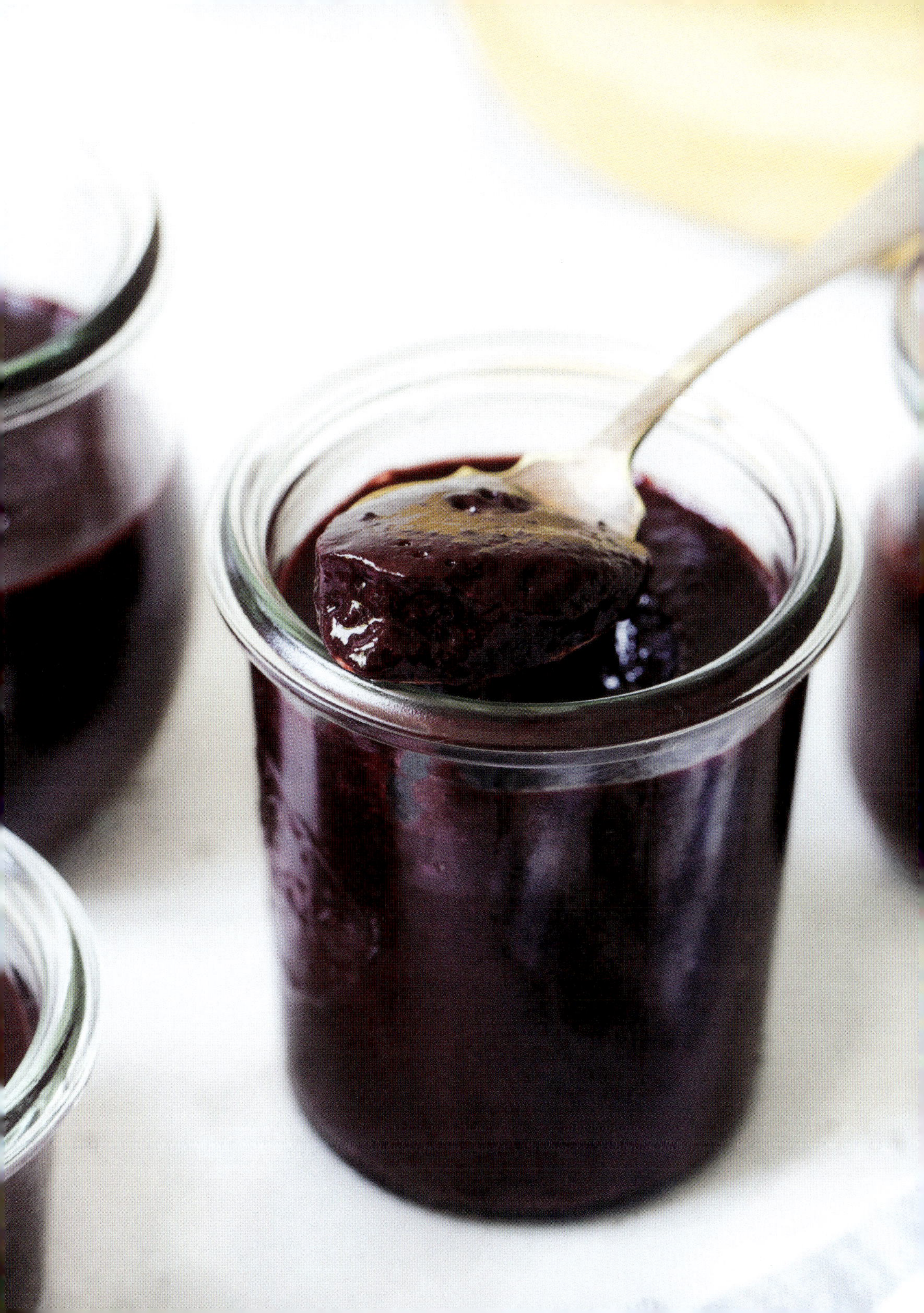

# 18. Apfel- oder Birnenmus

Ergibt 1 Portion

Äpfel und Birnen reinigen die Leber und sorgen dafür, dass sie sich nicht überanstrengt. Außerdem erhöhen sie den Wassergehalt des Bluts und reduzieren seine Giftbelastung. Frisches Apfel- oder Birnenmus ist eine wundervolle Unterstützung der körperlichen Heilung.

*1 oder 2 gewürfelte rote Äpfel oder 3 reife Birnen*
*1 bis 3 entsteinte Medjool-Datteln (optional)*
*1 zerkleinerte Selleriestange (optional)*
*¼ TL Zimt (optional)*

Die gewürfelten Äpfel oder Birnen zusammen mit den anderen gewählten Zutaten im Mixer oder in der Küchenmaschine glatt pürieren.

Sofort genießen oder mit etwas frischen Zitronensaft beträufeln und für den späteren Genuss luftdicht verschließen.

## Tipp

- Wenn Sie dieses Mus als morgendlichen Apfelsnack während einer Schwermetall-Detox-Reinigungskur (vereinfachte Form oder höheres Level) zubereiten, lassen Sie die Datteln weg. Die sind zwar ebenfalls sehr wohltuend, aber gerade am Morgen und Vormittag muss das Hauptgewicht bei einer solchen Reinigungskur auf den dafür vorgesehenen Nahrungsmitteln liegen.

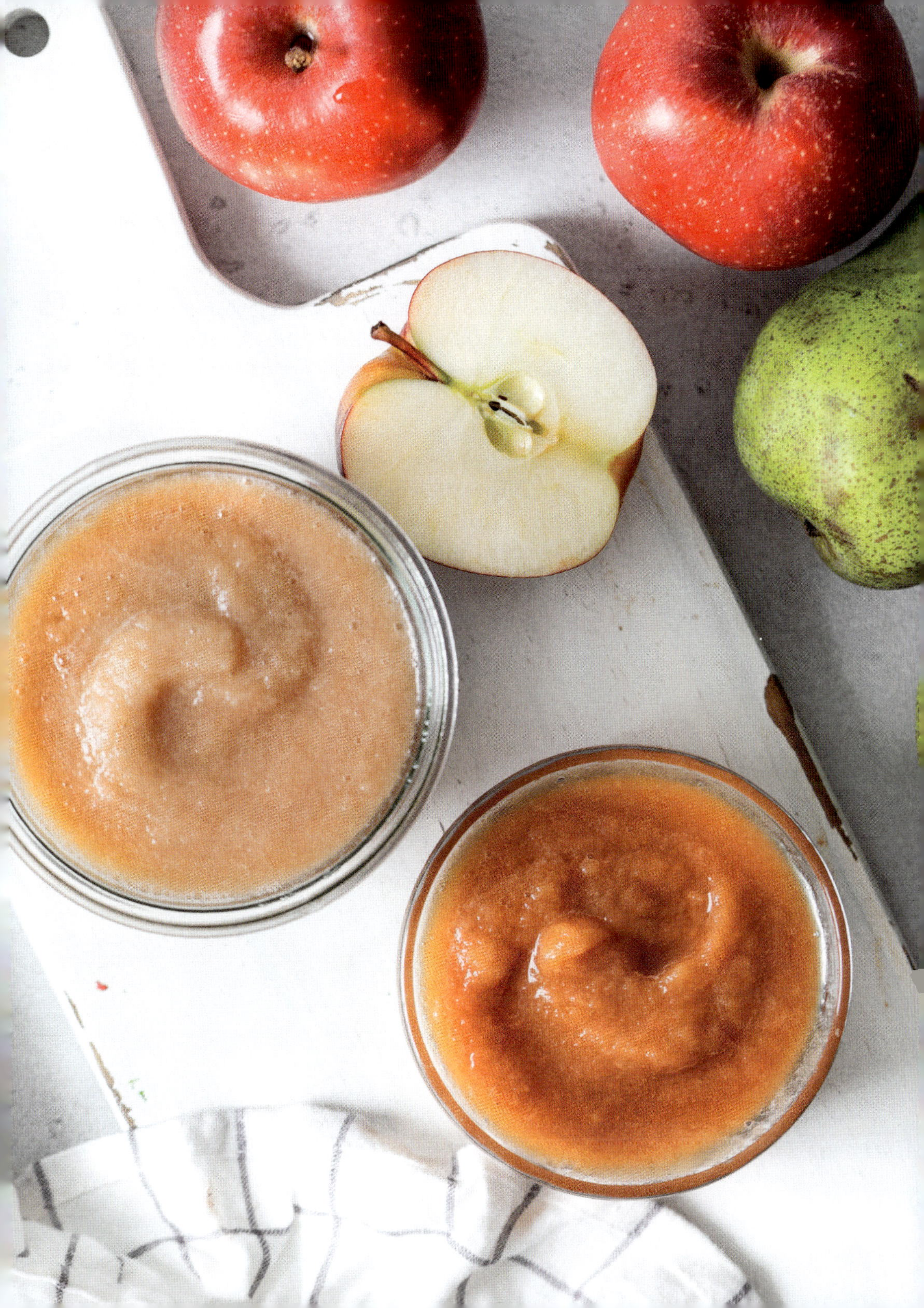

# 19. Pfirsichcreme

Ergibt 1 Portion

Diese Variation über das Thema »Pfirsich mit Sahne« schmeckt großartig, vor allem wenn Sie frische, reife, saftige Pfirsiche verwenden. Genießen Sie diese Kreation als Snack, oder verdoppeln Sie einfach die Mengen, um etwas Sättigendes zu haben.

*2 Bananen*
*60 bis 120 ml kaltes Wasser oder Kokoswasser*
*¼ TL Zimt oder Vanillepulver*
*2 oder 3 grob zerkleinerte, reife Pfirsiche*
*1 bis 2 TL naturreiner Honig (optional)*

Bananen – eine davon gefrostet –, Wasser oder Kokoswasser sowie Zimt oder Vanille im Mixer oder in der Küchenmaschine verarbeiten, bis die Masse ganz glatt ist. Nach Bedarf mehr Wasser angießen, bis die gewünschte Konsistenz erreicht ist.

Füllen Sie die Bananencreme und die Pfirsiche schichtweise in ein Glas, träufeln Sie den Honig (falls verwendet) darüber, und genießen Sie das Ergebnis sofort.

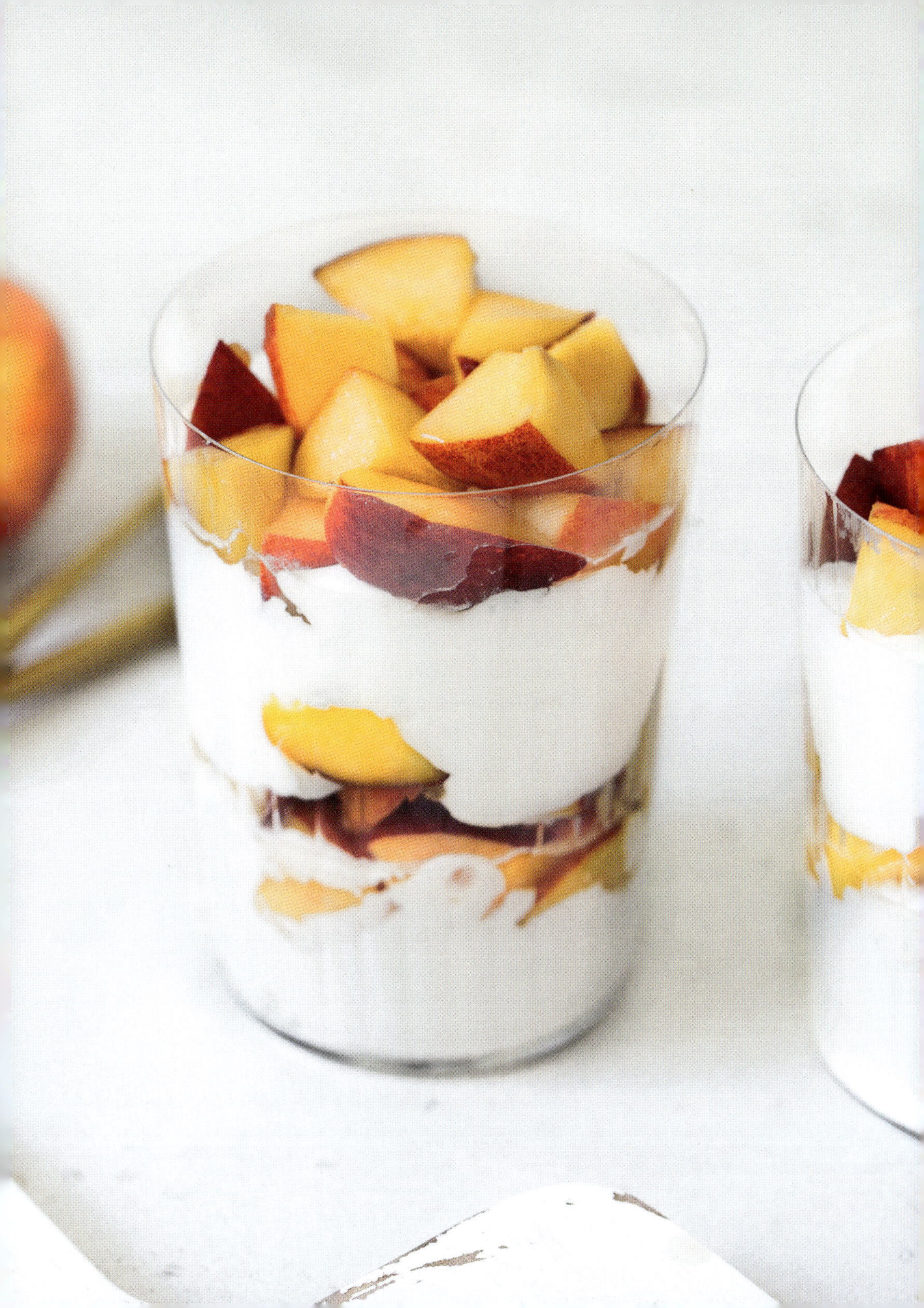

# | 20. Schicht-Dessert aus Bananen, Mango und wilden Blaubeeren

Ergibt 6 Portionen

Hier haben Sie in Schichten die himmlischsten Früchte, die Ihr Gehirn mit dem richtigen Brennstoff versorgen. Wenn Sie dieses Dessert ein paar Stunden in den Kühlschrank stellen, wird es beinah so fest wie eine Obsttorte, wobei die Bananen die »Teig«-Schicht bilden, und dazwischen haben wir süßes Mangopüree und Schichten von fruchtigem Wildblaubeermus mit Honig.

*3 oder 4 mittelgroße Mangos*
*5 Tassen aufgetaute wilde TK-Blaubeeren*
*3 EL naturreiner Honig*
*6 bis 8 Bananen*
*½ Tasse frische oder aufgetaute wilde TK-Blaubeeren (optional)*

Das Mangofleisch im Mixer glatt pürieren und beiseitestellen. Die wilden Blaubeeren in einem Sieb über eine Schale halten und die Flüssigkeit ablaufen lassen. Die Blaubeeren nach dem Abseihen der Flüssigkeit mitsamt dem Honig in den Mixer geben und ebenfalls glatt pürieren. Den abgetropften Blaubeersaft für ein anderes Rezept aufheben oder trinken.

Wenn Sie eine breite Dessertschüssel verwenden, werden die Bananen längs in dicke Streifen geschnitten. Nehmen Sie kleinere Dessertschalen, schneiden Sie die Bananen in runde Scheiben.

Legen Sie am Boden der verwendeten Schüssel oder Schale zwei Schichten Bananen leicht überlappend aus. Darauf breiten Sie eine Schicht Mangopüree aus, und dann löffeln Sie die Wildblaubeeren auf die Mango. Glatt streichen und das Ganze mit den noch vorhandenen Zutaten wiederholen.

Mit Blaubeeren (falls verwendet) garnieren. Einige Stunden oder über Nacht in den Kühlschrank stellen.

## Tipp

- Sie können das Dessert gleich verzehren, ohne es zu kühlen, auch dann ist es köstlich. Im Kühlschrank wird es allerdings etwas fester und schmeckt dann noch besser.

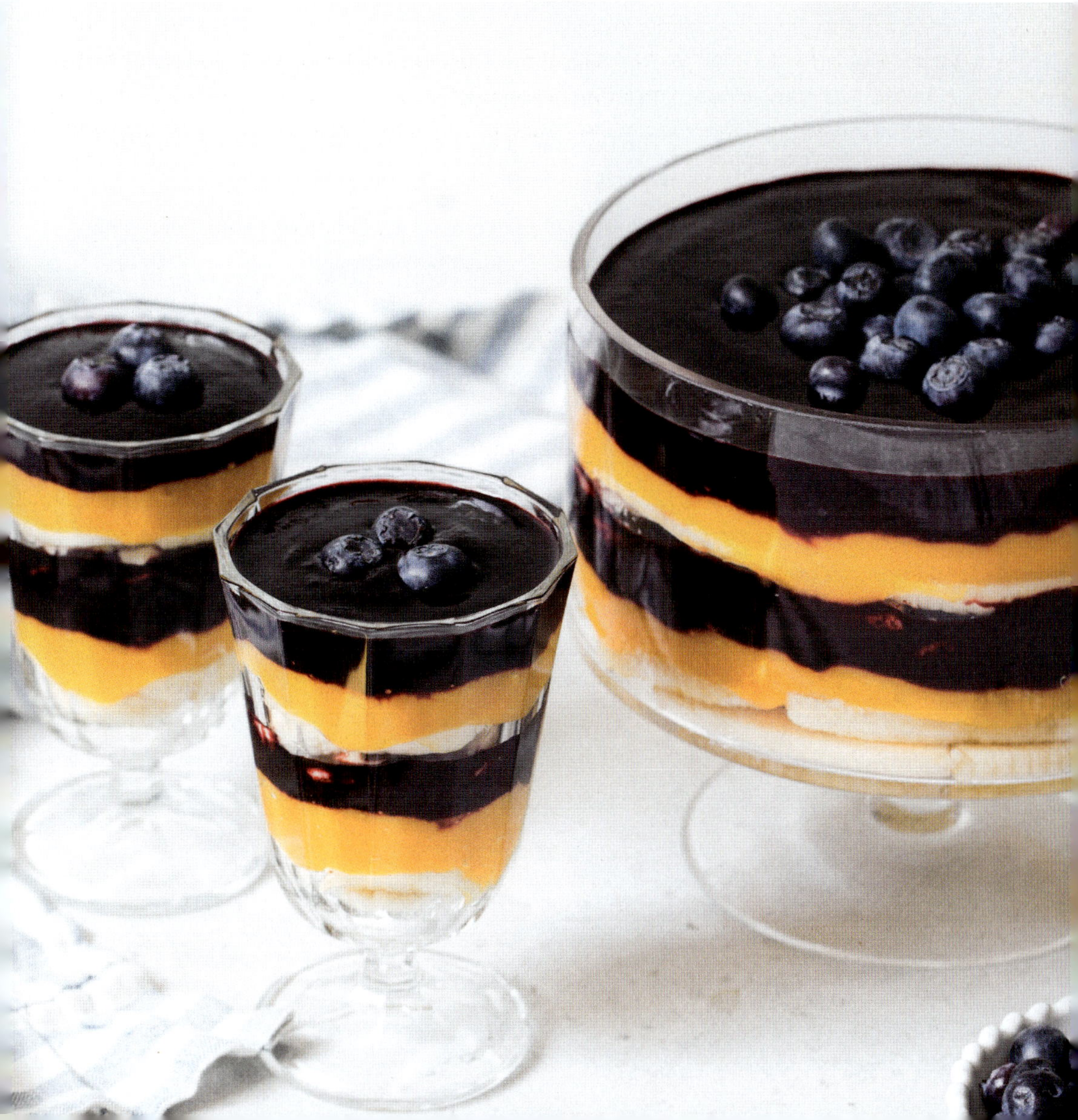

# 21. Hirnschutz-Salat

Ergibt 2 bis 3 Portionen

Dieser Heilsalat reduziert die Säure im Gehirn sowie in der Zerebrospinalflüssigkeit und macht den Körper insgesamt basischer.

Für den Salat:

*1 locker gefüllte Tasse grob zerkleinerte Petersilie*

*1 locker gefüllte Tasse grob zerkleinerter Koriander*

*2 locker gefüllte Tassen grob zerkleinerter Spinat*

*2 locker gefüllte Tassen fein geschnittene Grünkohlblätter*

*2 locker gefüllte Tassen grob zerkleinerter Rucola*

*4 bis 6 locker gefüllte Tassen zerkleinerter roter oder grüner Blattsalat*

*1½ Tassen gedämpfte grüne Erbsen*

*1½ Tassen in dünne Scheiben geschnittene Gurke*

*1 Tasse Sprossen oder Microgreens*

Für das Dressing:

*knapp ¼ l frisch gepresster Orangensaft*

*2 EL frisch gepresster Zitronensaft*

*2 EL naturreiner Honig*

*frische Blättchen von 1 Zweig Rosmarin*

*¼ TL Cayennepfeffer, nach Geschmack auch mehr*

Alle Salatzutaten in eine Schüssel geben, vorsichtig wenden und beiseitestellen.

Die Dressingzutaten in einem Mixer glatt pürieren und durch ein feines Sieb in eine Schale seihen.

Dressing über den Salat gießen, noch einmal alles behutsam wenden und sofort auftragen.

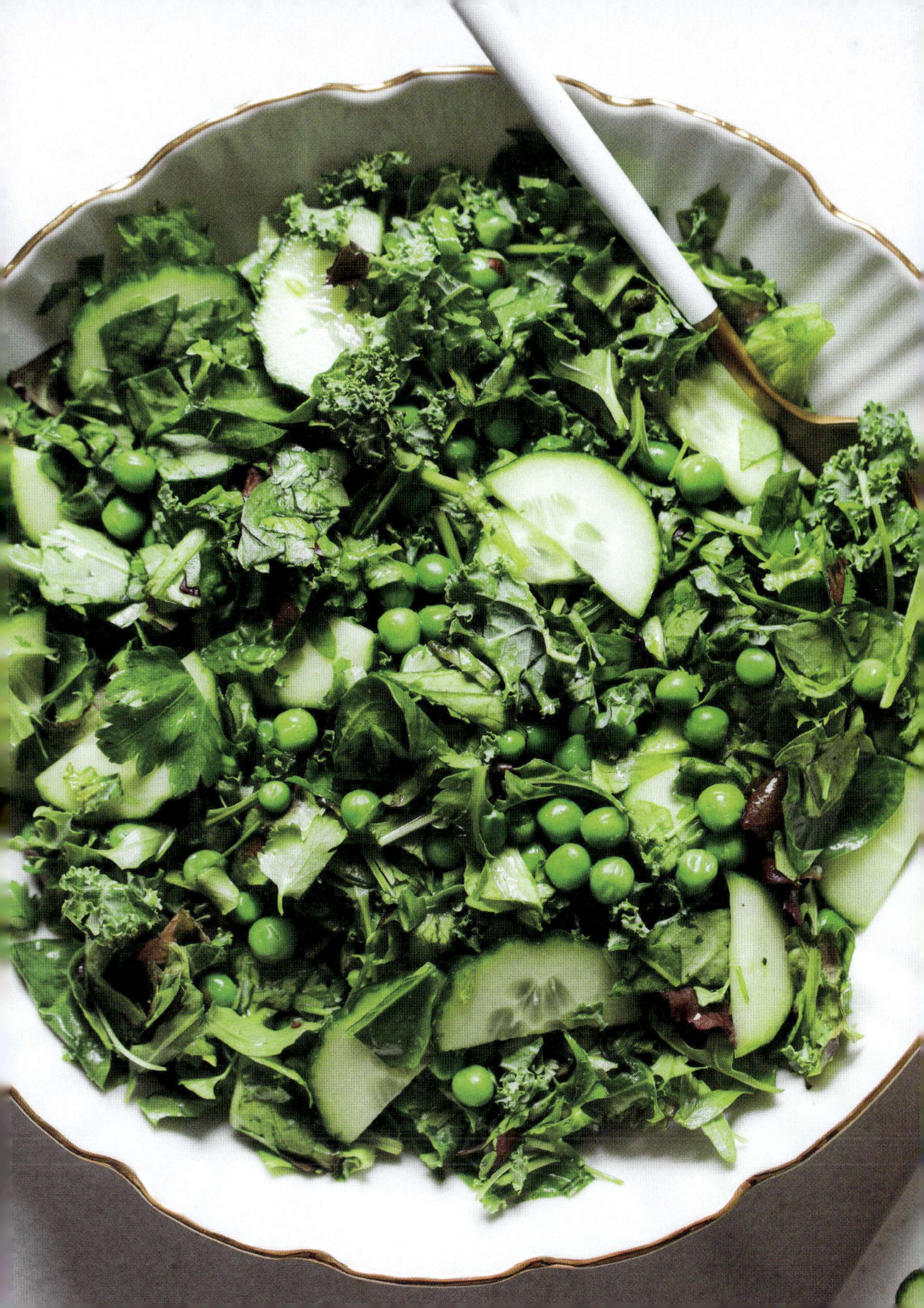

# 22. Hirn-Harnisch-Salat

Ergibt 2 Portionen

Dieser Salat ist so reich an wichtigen Antioxidanzien, dass er die Oxidation in den Gliazellen verlangsamt, zum Stillstand bringt und dadurch insgesamt das Gehirn schützt. Wird die Oxidation unterbrochen, können die Gehirnzellen mehr Nährstoffe und andere Neurotransmitter-Hormone aufnehmen, sodass man klarer zu denken vermag.

Für den Salat:

*1 Tasse zerkleinerte Gurke*
*1 Tasse zerkleinerte rote Paprika*
*⅓ Tasse gehackte rote Zwiebeln*
*1 Tasse zerkleinerter Apfel*
*½ locker gefüllte Tasse grob zerkleinerter, frischer Koriander*
*6 bis 8 locker gefüllte Tassen zerkleinerter grüner Blatt- oder Kopfsalat*
*1 Tasse Beeren Ihrer Wahl, etwa Brombeeren oder wilde Blaubeeren*

Für das Dressing:

*1 Tasse gewürfelte Mango oder Papaya*
*½ Tasse Kirschtomaten*
*1 EL frisch gepresster Limettensaft*
*2 TL naturreiner Honig*

Alle Salatzutaten in einer Schüssel vermengen.

Die Dressingzutaten in einem Mixer glatt pürieren.

Dressing über den Salat gießen, alles behutsam wenden und sofort servieren.

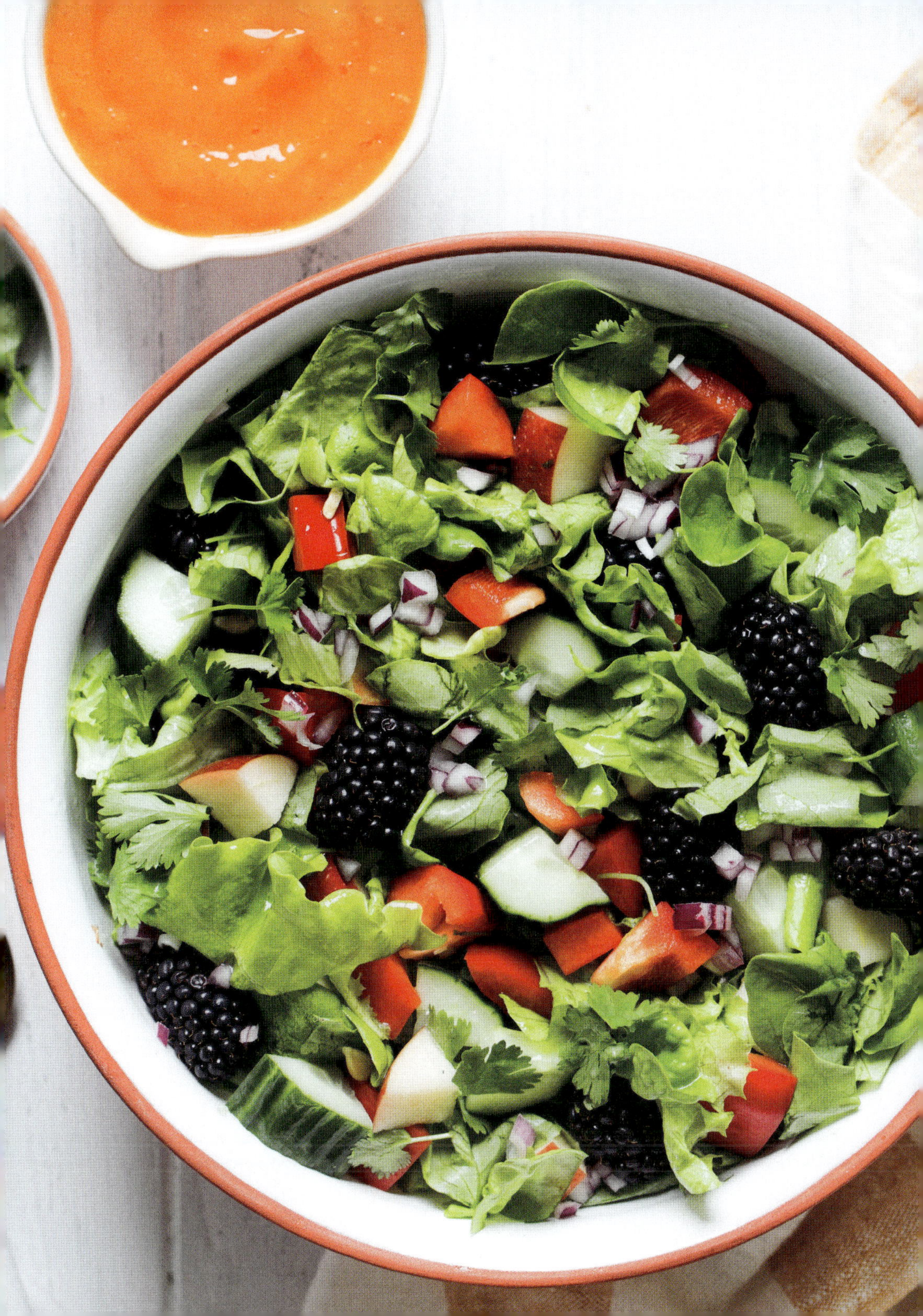

# 23. Spinatsuppe

Ergibt 1 Portion

Diese leicht zuzubereitende Suppe mit ihrem Reichtum an Aromen eignet sich wunderbar, um Ihren Speiseplan mit grünen Blättern in leicht verdaulicher Form anzureichern. Die Suppe ist ein wichtiges Heilmittel für Gehirn und Körper. Ihre vielen Mineralstoffe dämpfen darüber hinaus das Verlangen nach Nahrungsmitteln, die Ihrer Gesundheit jetzt nicht zuträglich wären.

*2 Tassen Strauchtomaten*
*1 Selleriestange*
*1 Knoblauchzehe*
*Saft von 1 Orange*
*4 locker gefüllte Tassen Babyspinat*
*2 Basilikumblätter oder ein paar Blätter frischer Koriander*
*1 Schlangengurke (optional)*

Tomaten, Sellerie, Knoblauch und Orangensaft im Hochleistungsmixer glatt pürieren.

Spinat dabei nach und nach hinzufügen, außerdem Basilikum oder Koriander. Ebenfalls glatt pürieren.

Für sich allein als Suppe verzehren oder, wenn Sie mögen, als Soße zu Gurkennudeln: Die Gurke mit dem Julienne- oder Spiralschneider zu Spaghetti verarbeiten. Die Nudeln in eine Schale geben, mit der Spinatsuppe übergießen und gleich verzehren.

## Tipps

- Wenn Sie keinen Spinat verwenden können, nehmen Sie Kopfsalat.
- Wenn Sie keine Tomaten verwenden können, wählen Sie stattdessen reife Mangos. Ist die nicht frisch zu bekommen, darf es auch eine tiefgekühlte Mango sein.
- Sollte beides nicht gehen, können Sie Banane mit grünen Blättern mixen. Achten Sie aber darauf, dass Sie Bananen und Tomaten nicht gemeinsam verarbeiten, da sie zusammen schwer verdaulich sind. Bananen nur als Ersatz verwenden.
- Wenn Sie eine Bio-Gurke verwenden, können Sie die Schale belassen oder entfernen, wie es Ihnen lieber ist. Konventionell erzeugte Gurken sollten Sie immer schälen.
- Die gewöhnliche Salat- oder Schlangengurke eignet sich wegen der kleinen Samen gut für die Herstellung von Nudeln.

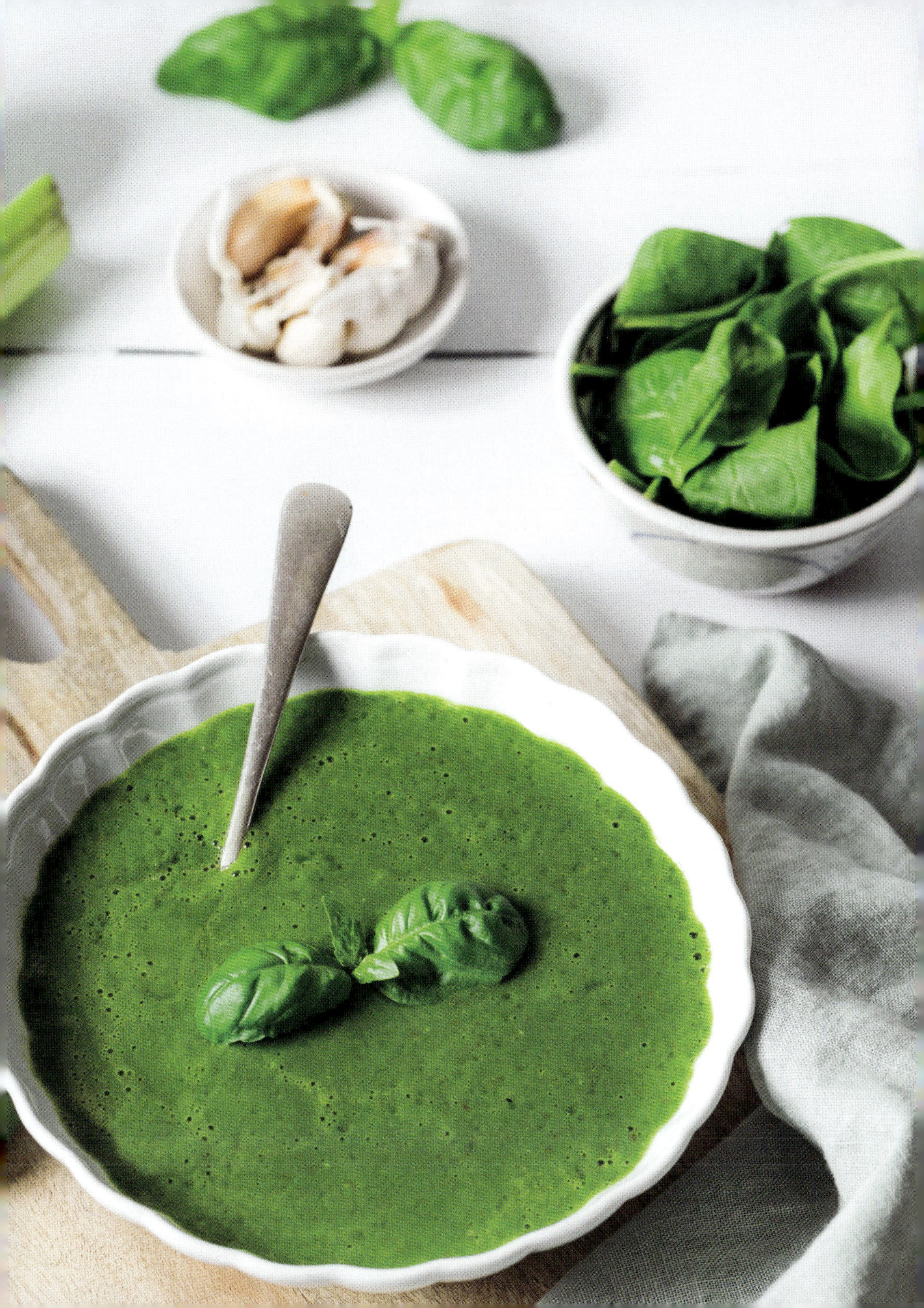

# 24. Hirnschutz-Wraps

Ergibt 1 Portion

Diese Wraps bringen die natürlichen Aromen der Früchte und grünen Blätter zum Leuchten. Sie sind ganz leicht zuzubereiten, aber lassen Sie sich davon nicht täuschen, diese Mahlzeit oder Zwischenmahlzeit ist von hoher Nährstoffdichte und gibt dem Gehirn genau das, was es braucht. Ein Hauch von Orange rundet den wunderbaren Duft ab und unterstützt Ihren Körper bei der optimalen Verwertung dieses Gerichts.

*6 große Salatblätter*
*3 Tassen Toppings Ihrer Wahl (etwa Gurkenscheiben, -nudeln, Babyspinat oder auch Sprossen und Microgreens)*
*3 Tassen süßes Obst (zum Beispiel Bananenscheiben, Mangowürfel und Orangenspalten)*
*2 Tassen Beeren Ihrer Wahl*
*1 Spritzer Orangensaft (optional)*

Die Salatblätter auf einem Servierteller oder Servierbrett auslegen.

Mit Gurkenscheiben, -nudeln, Babyspinat oder Sprossen belegen.

Mit dem süßen Obst und zuletzt mit den Beeren toppen.

Etwas Orangensaft darüberträufeln, einschlagen und genießen.

## Tipps

- Salatblätter sind am besten geeignet, aber Sie können auch Grünkohlblätter nehmen.
- Falls Sie frische Erdbeeren verwenden, entfernen Sie vorher das Grüne am Stielansatz.

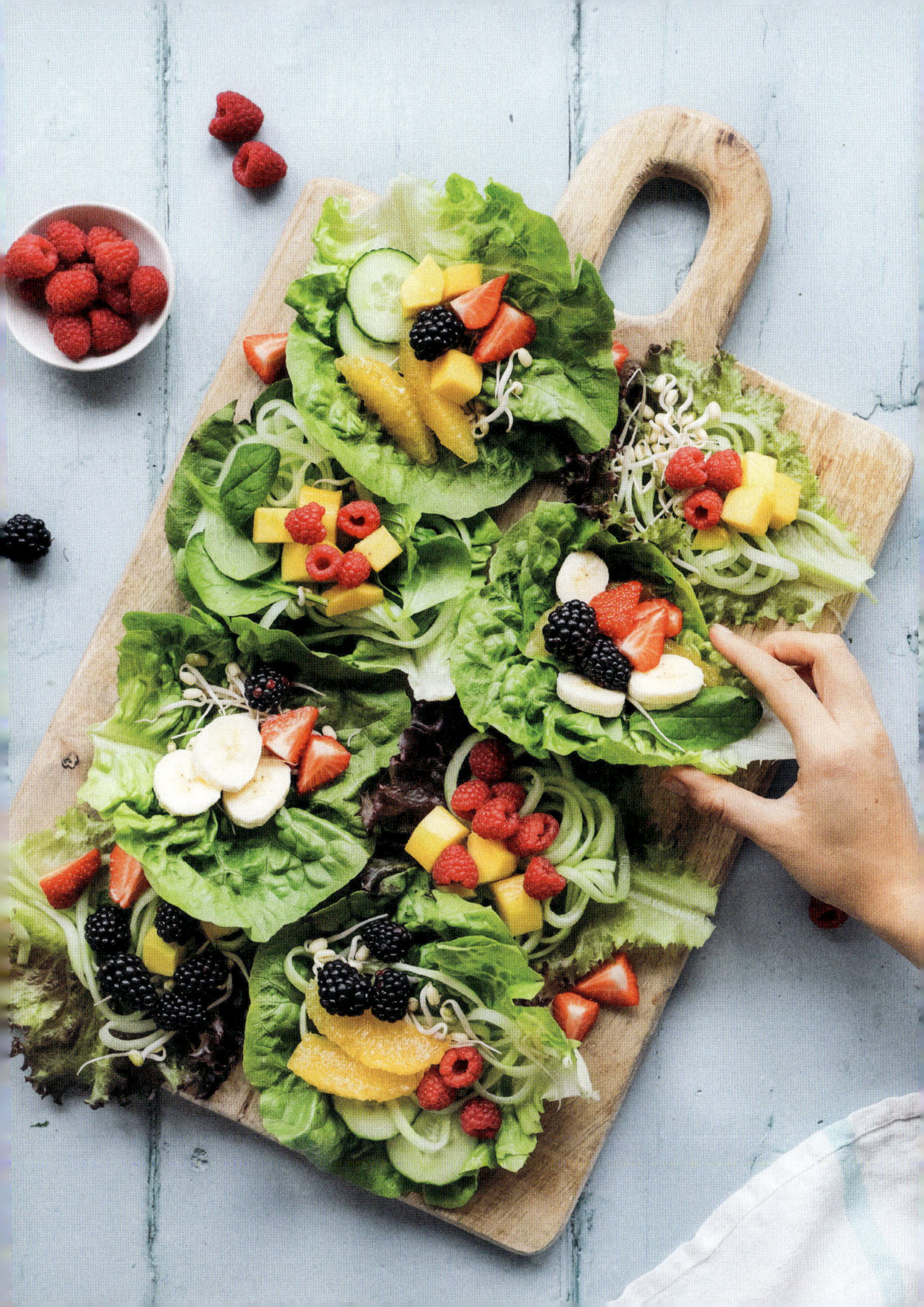

# 25. Spargel-Spinat-Dip

Ergibt 1 Portion

Mit diesem herrlich cremigen Dip führen Sie sich außer dem so wichtigen grünen Blattgemüse auch Heilkräuter, Spargel und manches andere zu. Er passt sehr gut zu Crudités, lässt sich in Salatblätter einschlagen oder zu gedämpften Kartoffeln beziehungsweise zu Süßkartoffeln reichen. Auch für sich allein als kalte Suppe ist er ein Hochgenuss.

*1½ Tassen grob zerkleinerte grüne Spargelstangen (holziges Ende entfernen)*
*5 Tassen zusammengedrückter Spinat*
*½ Tasse Kirschtomaten*
*1 grob zerkleinerte Knoblauchzehe*
*2½ EL frisch gepresster Zitronensaft*
*¼ locker gefüllte Tasse frischer Koriander*
*¼ locker gefüllte Tasse frische Basilikumblätter*
*1 EL naturreiner Honig oder 2 entsteinte Medjool-Datteln*
*¼ bis ½ TL Cayennepfeffer oder Chiliflocken*

Dazu reichen (optional):
*Paprikastreifen (rot, gelb oder orange)*
*Gurkenstifte*
*Karottenstifte*
*Selleriesticks*
*Salatblätter*

Die erstgenannten Zutaten in der Küchenmaschine verarbeiten, bis alles glatt und cremig ist, aber auch noch ein wenig Biss hat (2 bis 3 Minuten lang). Die Masse gegebenenfalls zwischendurch nach unten schieben.

Sofort mit den Paprikastreifen und/oder dem anderen rohen Gemüse auftragen oder bis zur Verwendung kühl halten.

Der Dip kann auch als Suppe genossen, als Füllung für halbierte Paprikaschoten oder entkernte Tomaten verwendet werden oder zu Ofenkartoffeln als gedämpfte Gemüsebeilage gereicht werden.

## Tipp

- Man bereitet diesen Dip am besten in der Küchenmaschine zu, damit er cremig wird, aber auch noch stückig ist. Wenn Sie keine Küchenmaschine haben, können Sie ebenfalls einen Mixer verwenden, dann hat der Dip zwar eine andere Konsistenz, ist aber genauso köstlich.

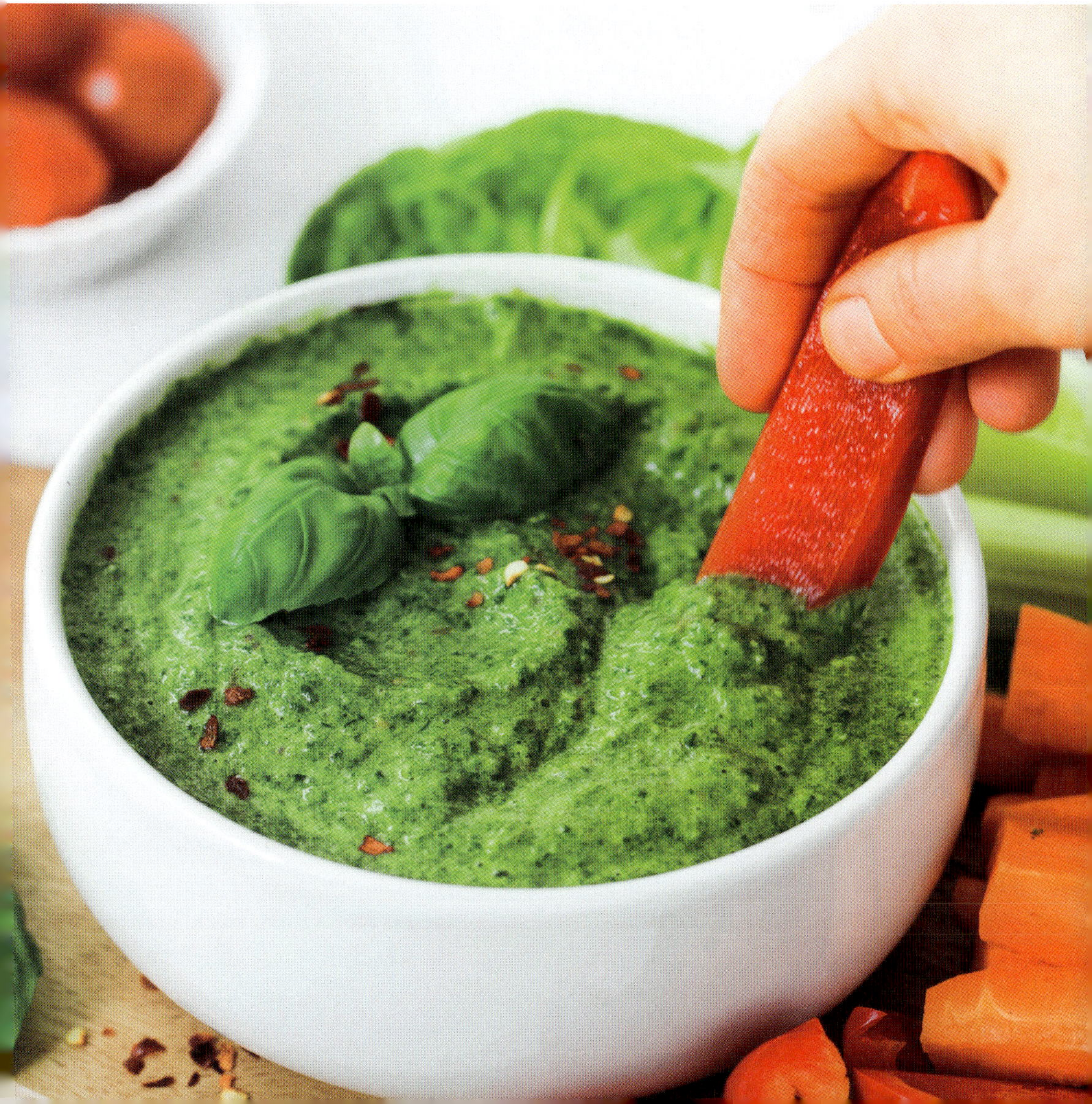

# 26. Gefüllte Tomaten mit Kräuter-Blumenkohl-Reis

Ergibt 2 Portionen

Tomaten werden oft unterschätzt oder sogar gemieden, obwohl sie in Wirklichkeit heilkräftig sind. Richtig zum Leuchten kommt dieses Gericht, wenn Sie aromatische Tomaten und auch sonst die besten Zutaten verwenden, die Sie finden können. Wählen Sie Ihre Lieblingskräuter oder -kräutermischung, und schwelgen Sie im Duft der klaren Aromen dieses Gerichts.

*5 oder 6 mittelgroße Tomaten*
*3 Tassen Blumenkohlröschen*
*1 locker gefüllte Tasse frische Kräuter wie Koriander, Petersilie und Basilikum*
*1 EL frisch gepresster Zitronensaft*
*½ TL naturreiner Honig*
*½ bis 1 TL Chiliflocken*
*½ TL Knoblauchpulver*
*½ TL Zwiebelpulver*
*1 TL atlantische Dulseflocken (optional)*

Den oberen Teil der Tomaten (gut 1 Zentimeter) abschneiden und die Tomaten auslöffeln.

Für den Blumenkohlreis die Röschen zusammen mit Kräutern, Zitronensaft, Honig, Chiliflocken, Knoblauchpulver, Zwiebelpulver und Dulseflocken (sofern verwendet) in die Küchenmaschine geben und einige Male die Pulstaste verwenden, bis eine reisartige Konsistenz entsteht.

Die Tomaten mit dem Blumenkohlreis füllen. Gut andrücken. Sofort servieren oder bis zur Verwendung kühl stellen. Guten Appetit!

## Tipps

- Verwenden Sie am besten tiefrote Tomaten. Alte Sorten sind besonders aromatisch – wenn sie reif sind, spielt die Farbe keine große Rolle.
- Das ausgelöffelte Fleisch können Sie zu einem Salatdressing oder einer Suppe beziehungsweise Soße verwenden oder zerkleinert auf Ihre gefüllten Tomaten verteilen, wenn das Erscheinungsbild keine große Rolle spielt und Sie diese Köstlichkeit sofort verzehren.

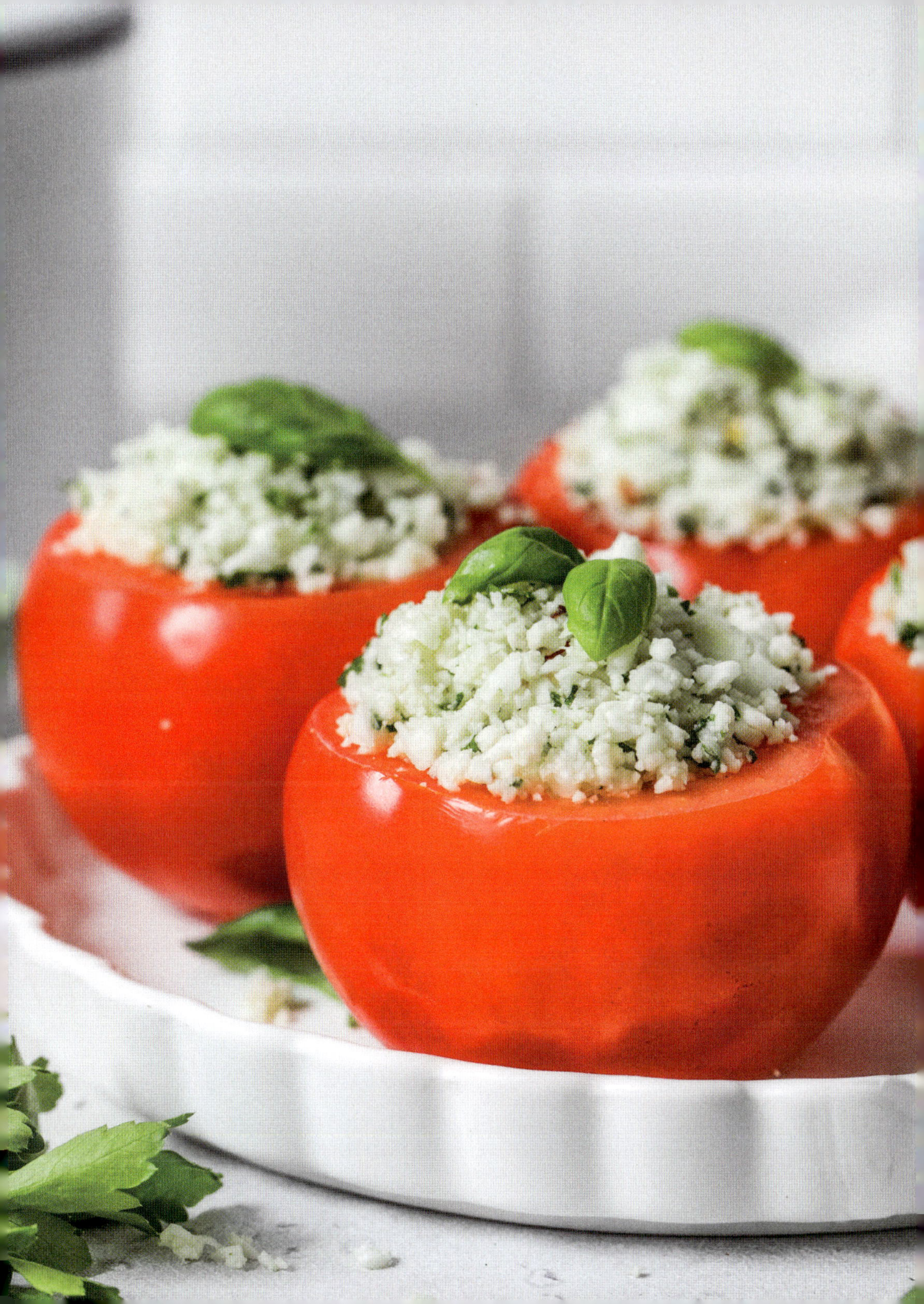

# 27. Rohes »Pfannengerührtes«

Ergibt 2 Portionen

Dieses wunderbare Rohkostgericht ist sowohl süß als auch herzhaft und voller herrlicher Aromen. In der rohen Form sind die Zutaten von höchstem gesundheitlichem Wert.

*60 ml Ananassaft*
*60 ml frisch gepresster Limettensaft*
*2 EL naturreiner Honig*
*¼ Tasse in Würfel geschnittene Mango*
*1 cm frischer, geschälter Ingwer*
*1 Knoblauchzehe*
*1 TL atlantische Dulseflocken (optional)*
*¼ bis ½ TL Cayennepfeffer oder Chiliflocken*
*1 Tasse fein zerkleinerter Brokkoli*
*1 Tasse in dünne Scheiben geschnittene Champignons*
*1 Tasse dünn gehobelter Rotkohl*
*1 Tasse in dünne Streifen geschnittene rote, orange oder gelbe Paprika*
*½ Tasse fein geschnittene Zuckerschoten*
*½ Tasse in dünne Scheiben geschnittene Karotten*
*¼ locker gefüllte Tasse zerkleinerte Frühlingszwiebeln*
*2 EL zerkleinerter frischer Koriander*
*2 EL zerkleinerte, frische Minze*

Für die Soße den Ananassaft zusammen mit Limettensaft, Honig, Mango, Ingwer, Knoblauch, Dulse (falls verwendet) und Cayennepfeffer oder Chiliflocken im Mixer glatt pürieren.

Brokkoli, Champignons, Rotkohl, Paprika, Zuckerschoten, Karotten, Frühlingszwiebeln, Koriander und Minze in eine breite Schüssel geben, mit der Soße übergießen und alles behutsam wenden, bis es gleichmäßig gemischt ist. Lassen Sie das Ganze für 1 bis 4 Stunden im Kühlschrank marinieren, und wenden Sie es nach der Hälfte der Zeit noch einmal.

Auf die Schalen verteilen und sofort servieren.

## Tipps

- Wichtig ist bei diesem Rezept, dass Sie die Zutaten sehr klein schneiden und für mindestens 1 Stunde, besser aber länger marinieren lassen, damit alles weich ist. Lassen Sie diesen Schritt nicht aus.
- Wenn Sie keine frische Ananas zum Entsaften haben, können Sie gekauften Ananassaft verwenden, sofern es sich um reinen Saft ohne Zusätze wie Zitronensäure oder Aromastoffe handelt.
- Die Pilze vor dem Schneiden gründlich mit warmem bis heißem Wasser abspülen. Verwenden Sie keine überalterten oder schleimigen Pilze, bei denen die Oxidation bereits fortgeschritten ist.

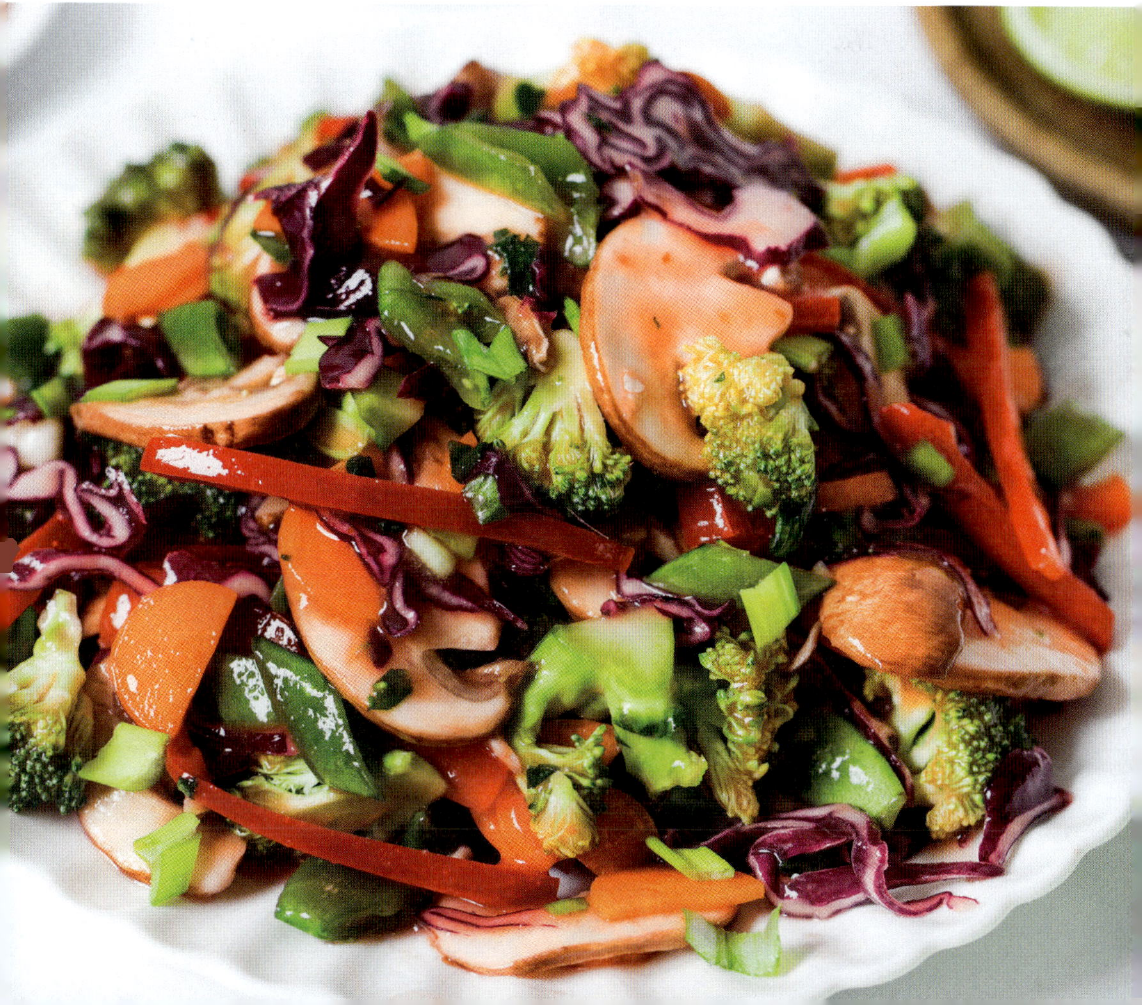

# 28. Mango-Nori-Wraps

Ergibt 1 bis 2 Portionen

Süß-saftige Mangos und frische Kräuter machen diese Wraps zu etwas ganz Besonderem. Sie sind einfach herzustellen, aber von großer Geschmacksfülle, vor allem wenn Sie gute Mangos und Tomaten erwischen. Nachdem Sie Ihre Mango-Nori-Wraps gewickelt haben, essen Sie sie entweder gleich, oder packen Sie sie ein, um sie als Snack zwischendurch zu genießen.

*4 Noriblätter*
*ein paar Spritzer Orangen-, Zitronen- oder Limettensaft*
*1 geschälte und in Streifen geschnittene Mango*
*1 mit dem Julienneschneider in Spiralen geschnittene Gurke*
*2 in Streifen geschnittene Tomaten*
*4 Frühlingszwiebeln*
*1 locker gefüllte Tasse Microgreens oder Sprossen*
*1 locker gefüllte Tasse Korianderblätter*
*1 locker gefüllte Tasse frische Minzeblätter*

Ein Noriblatt mit der glänzenden Seite nach unten auf ein Arbeitsbrett legen, die lange Seite in Ihrer Richtung. Ein paar Tropfen Orangen-, Zitronen- oder Limettensaft auf das Noriblatt träufeln und mit den Fingern ein wenig verteilen, um das Blatt ganz leicht zu befeuchten.

Ein Viertel der Mango-, Gurken- und Tomatenstreifen, der Frühlingszwiebeln, Microgreens oder Sprossen und Kräuter auf der Ihnen zugewandten Seite des Noriblatts ausbreiten und noch 1 oder 2 Tröpfchen Orangen-, Zitronen- oder Limettensaft auf der anderen Seite verstreichen, um das Blatt dann fest einzurollen. Wrap halbieren. Das Ganze mit den übrigen Zutaten wiederholen und die Wraps dann servieren.

## Tipp

- Wenn keine frische Mango aufzutreiben ist, können Sie Papayastreifen verwenden, oder Sie nehmen 4 zerkleinerte Datteln, die Sie auf die Wraps verteilen.

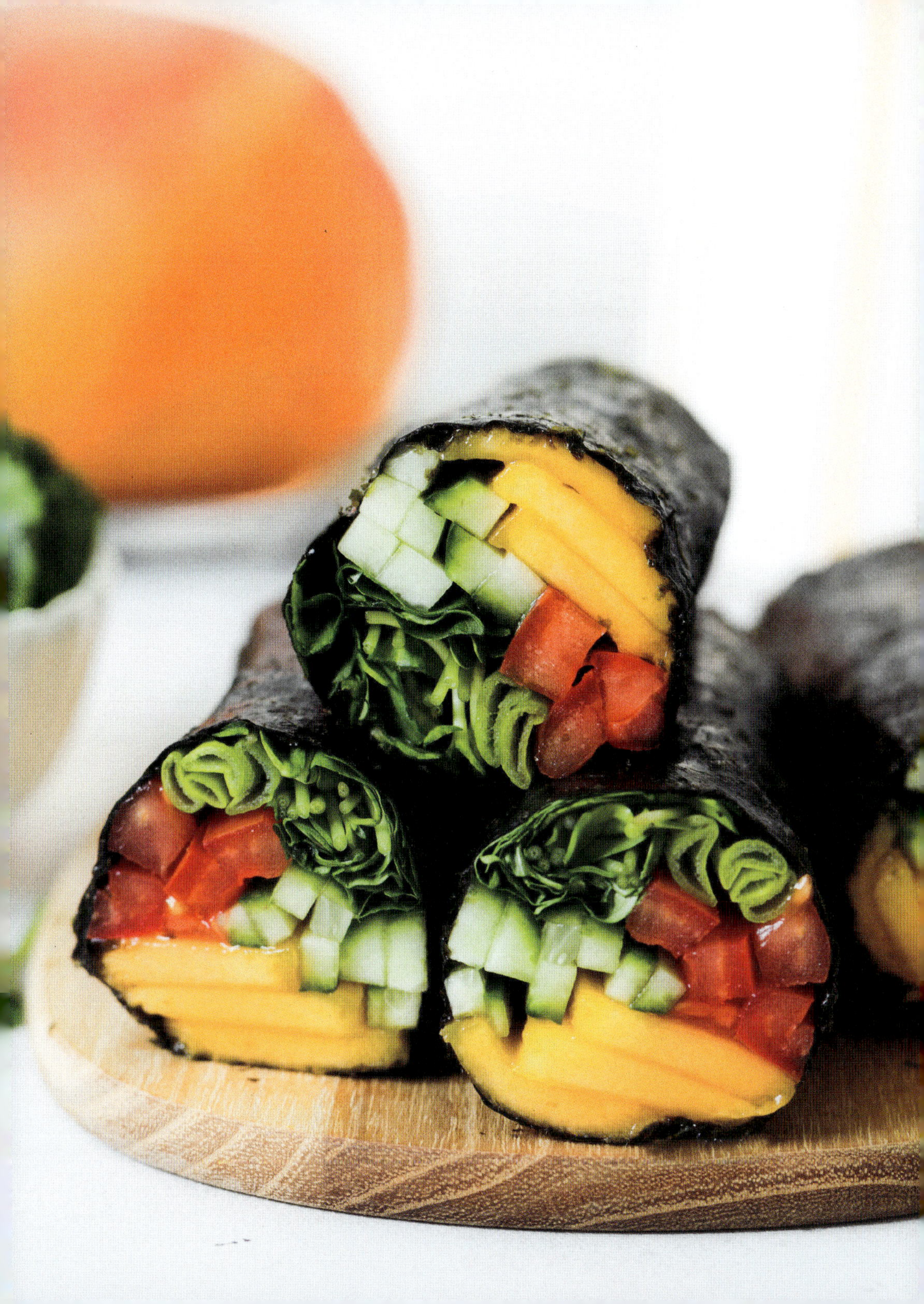

# 29. Salat mit Beeren und grünen Blättern

Ergibt 1 bis 2 Portionen

Dieser frische, leichte und fruchtige Salat ist mit seiner sprühenden Lebendigkeit zu jeder Tageszeit eine gute Wahl. Die grünen Blätter versorgen Sie mit Nährstoffen in reicher Fülle, und das gilt auch für die Beeren und alle anderen Zutaten.

Für den Salat:

*6 locker gefüllte Tassen grüne Salatblätter*

*2 Tassen gemischte Beeren*

*1 Tasse in Würfel geschnittene Mango (optional)*

*1 geschälte und in Spalten geschnittene große Orange (optional)*

*1 in Scheiben geschnittene Banane (optional)*

Für die Wildblaubeeren-»Vinaigrette«:

*½ Tasse wilde Blaubeeren*

*60 ml frisch gepresster Orangensaft*

*2 EL frisch gepresster Zitronensaft*

*1 EL naturreiner Honig*

*1 EL grob zerkleinerte Frühlingszwiebeln*

*½ TL atlantische Dulseflocken (optional)*

Grüne Blätter, Beeren, Mango (falls verwendet), Orangenspalten (falls verwendet) und Bananenscheiben (falls verwendet) in einer ausreichend großen Schüssel vermengen. Behutsam wenden und auf Salatschalen verteilen.

Die Vinaigrette-Zutaten 1 bis 2 Minuten im Mixer glatt pürieren. Über den Salat träufeln. Guten Appetit.

## Tipp

- Bei frischen Erdbeeren entfernen Sie bitte den grünen Blätterring.

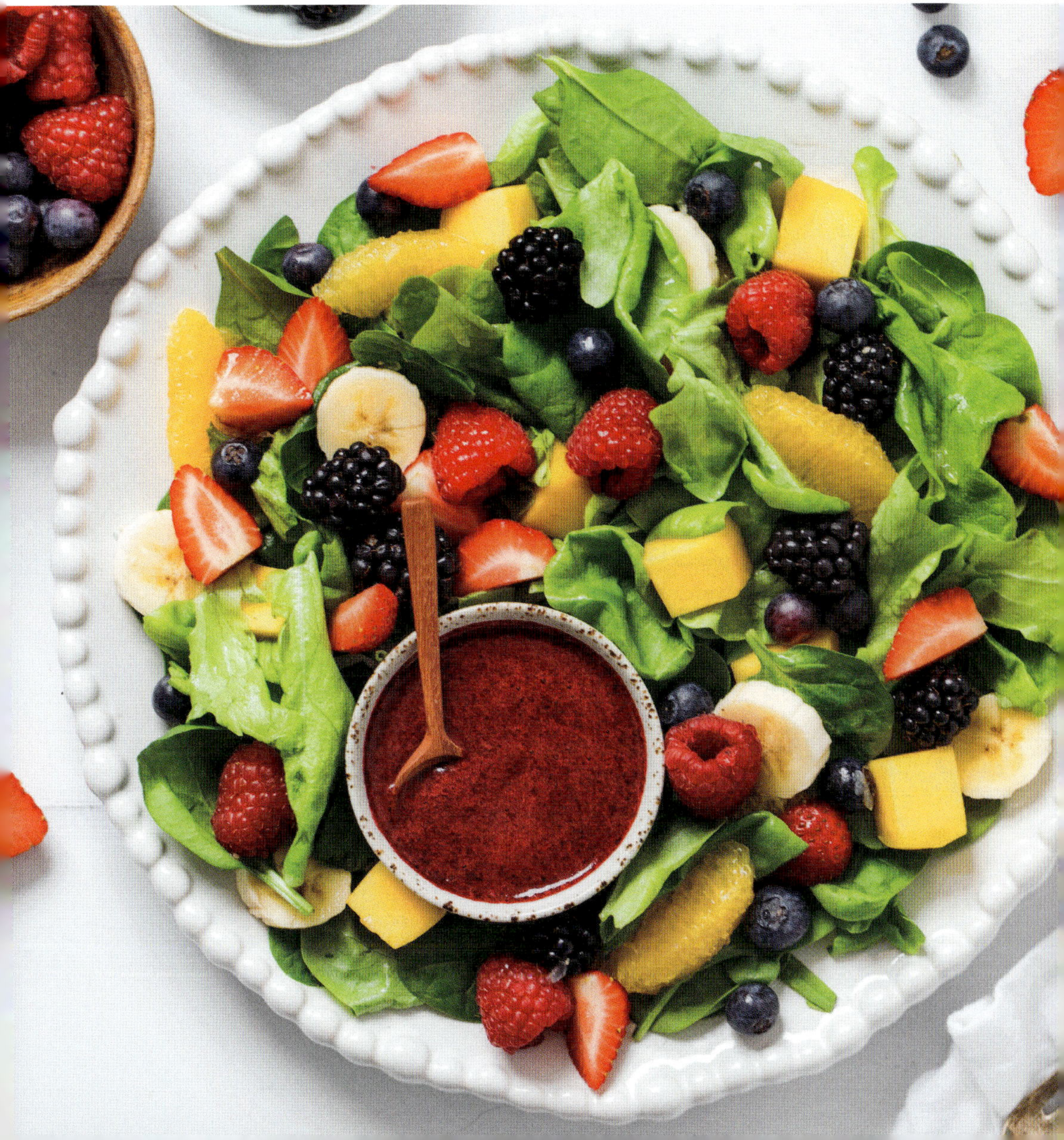

# 30. Rohes Chili

Ergibt 2 Portionen

Wenn Sie eine sättigende Mahlzeit zubereiten möchten, die ausschließlich aus rohen Zutaten besteht, könnte dieses Chili Ihrem Wunsch entsprechen. Mit seinen Gewürzen und dem Hauch von Schärfe wärmt es den Bauch, ohne erhitzt werden zu müssen.

Für das Chili:

*½ Tasse sonnengetrocknete Tomaten (öl- und salzfrei)*
*2½ Tassen grob zerkleinerte Kirsch- oder Eiertomaten*
*1 entsteinte Medjool-Dattel*
*1 TL Kreuzkümmelpulver*
*½ TL gemahlener Koriander*
*½ TL Paprikapulver*
*¼ bis ½ TL Chilipulver oder Cayennepfeffer*
*1 EL frischer oder 1 TL getrockneter Oregano*
*1 Knoblauchzehe*
*½ EL frisch gepresster Limettensaft*
*½ bis 1 TL atlantische Dulseflocken (optional)*
*1 bis 2 EL gehackte reife Peperoni (optional)*
*1 Tasse zerkleinerte Zucchini*
*½ Tasse zerkleinerte rote Paprika*
*⅓ Tasse grob zerkleinerte rote Zwiebeln*
*⅓ Tasse zerkleinerter Staudensellerie*
*¼ locker gefüllte Tasse frischer Koriander*

Für die Pilzsoße:

*1½ Tassen grob zerkleinerte Champignons*
*½ TL gemahlener Kreuzkümmel*
*½ TL gemahlener Koriander*
*½ TL Paprikapulver*
*½ TL getrockneter Oregano*
*1 TL frisch gepresster Limettensaft*
*1 TL naturreiner Honig*

Zum Anrichten:

*2 oder 3 Limettenspalten*
*¼ locker gefüllte Tasse frischer Koriander*
*4 oder 5 reife Peperoniringe (optional)*

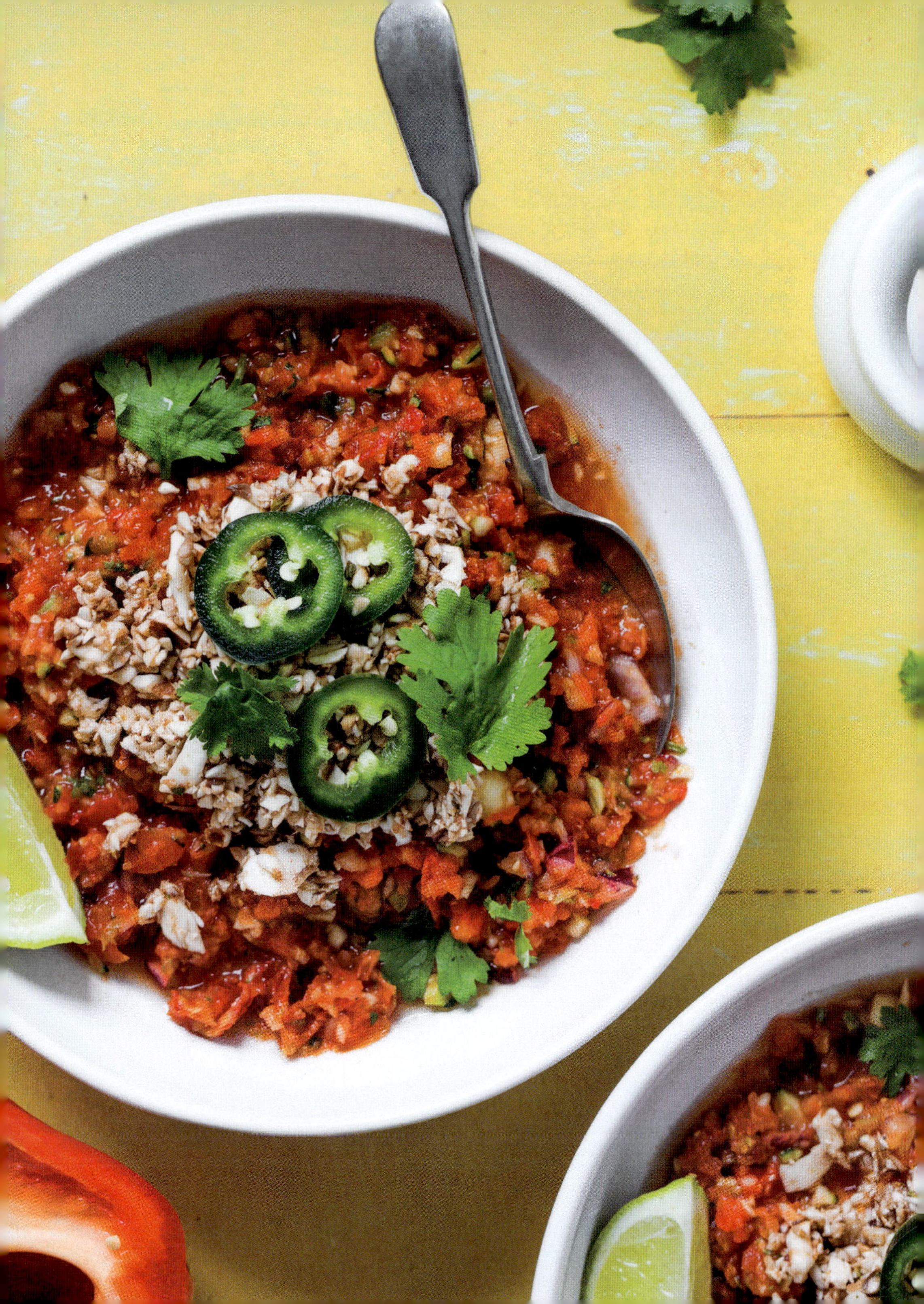

Getrocknete Tomaten in einer hitzebeständigen Schale mit heißem Wasser übergießen und ½ Stunde einweichen lassen.

Inzwischen für die Pilzsoße Champignons und Gewürze, Oregano, Limettensaft und Honig in die Küchenmaschine geben. Einige Male die Pulstaste drücken, bis alles grob zerkleinert ist. Die Masse entnehmen und beiseitestellen.

Die eingeweichten getrockneten Tomaten abtropfen lassen und in die Küchenmaschine geben. Sie müssen zuvor nicht noch einmal abgespült werden. Die frischen Tomaten, die Dattel sowie Kreuzkümmel, Koriander, Paprika, Chili oder Cayennepfeffer, Oregano, Knoblauch, Limettensaft, Dulseflocken (falls verwendet) und Peperoni (falls verwendet) hinzufügen. Die Maschine 2 bis 3 Minuten laufen lassen, bis alles ganz glatt ist. Den Inhalt zwischendurch nach Bedarf wieder nach unten schieben. Zuletzt Zucchini, Paprika, Zwiebeln, Sellerie und Koriander in die Küchenmaschine geben und einige Male die Pulstaste betätigen, bis eine stückige Soße entsteht.

Zum Anrichten das Chili auf Suppenschalen verteilen, die Pilzsoße darübergeben und das Ganze mit Limettenspalten, Koriander und den Peperoniringe (optional) garnieren. Sofort auftragen.

## Tipps

- Sie können dieses rohe Chili für sich allein genießen oder beispielsweise mit den gefüllten Tomaten (siehe Rezept Nr. 26) zu einer vollen Mahlzeit erweitern.
- Die Pilze vor dem Schneiden gründlich mit warmem bis heißem Wasser abspülen. Verwenden Sie keine überalterten oder schleimigen Pilze, bei denen die Oxidation bereits fortgeschritten ist.

# | 31. Rohe Champignon-Burger

Ergibt 1 bis 2 Portionen

Wenn Sie gern in Burger beißen, haben Sie jetzt eine schmackhafte Möglichkeit, sich dieses Erlebnis zu verschaffen, wobei die beiden Hälften des Burger-Buns hier durch breite Champignonschirme ersetzt werden. Die Füllung wird von einem hocharomatischen Aufstrich aus sonnengetrockneten Tomaten sowie frischen Tomatenscheiben, Gurkenscheiben, Basilikum und grünen Blättern gebildet – Heilnahrung, die völlig frei von Nachteilen ist.

Für den Tomatenaufstrich:

*1 Tasse sonnengetrocknete Tomaten (öl- und salzfrei)*
*1 Knoblauchzehe*
*1 EL frischer oder 1 TL getrockneter Oregano*
*1 EL frischer oder 1 TL getrockneter Thymian*
*1½ EL frisch gepresster Zitronensaft*
*1 EL naturreiner Honig*
*2 bis 3 EL Wasser, falls zum Mixen benötigt*

Für die Burger:

*4 Portobello-(Riesen-)Champignons*
*2 bis 3 EL frisch gepresster Zitronen- oder Orangensaft*
*½ bis 1 TL atlantische Dulseflocken (optional)*
*½ locker gefüllte Tasse Spinat oder Salatblätter*
*4 bis 6 Tomatenscheiben*
*4 bis 6 Scheiben weiße oder süße Zwiebel*
*⅓ Tasse dünne Gurkenscheiben*
*4 Basilikumblätter*
*½ TL rote Chiliflocken*

Die getrockneten Tomaten 30 Minuten in warmes Wasser einlegen. Dann abtropfen lassen, um sie in den Mixer oder die Küchenmaschine zu geben. Knoblauch, Oregano, Thymian, Zitronensaft und Honig hinzufügen. Das Gerät laufen lassen, bis eine gleichmäßige, aber noch stückige Masse entsteht, dabei nach Bedarf löffelweise Wasser angießen. Bis zur Verwendung im Kühlschrank aufbewahren.

Die Riesenchampignons gründlich mit warmem bis heißem Wasser abspülen. (Verwenden Sie keine Pilze, die sich bereits zersetzen und schleimig werden. Solche Pilze sind überaltert und stark oxidiert.) Trocken tupfen, die Stiele entfernen und die Pilzkappen auf ein Brett legen. Die Unterseiten mit Zitronen- oder Orangensaft beträufeln und mit Dulseflocken (falls verwendet) bestreuen.

Jetzt die Unterseite zweier dieser Pilzkappen mit einigen Esslöffeln der Tomatenmasse bestreichen, dann mit den grünen Blättern, den Tomaten-, Zwiebel- und Gurkenscheiben sowie den Basilikumblättern belegen und mit den Chiliflocken (falls verwendet) bestreuen. Nun die beiden übrigen Pilzkappen aufsetzen, an deren Unterseite Sie vorher auch noch den Tomatenaufstrich auftragen können.

Sofort servieren und genießen!

## Tipp

- Sollten Ihre sonnengetrockneten Tomaten sehr hart sein, übergießen Sie sie mit kochendem Wasser, und lassen Sie sie ½ Stunde einweichen. So können Sie auch weniger harte, getrocknete Tomaten behandeln, wenn sie schneller als in ½ Stunde weich werden sollen.

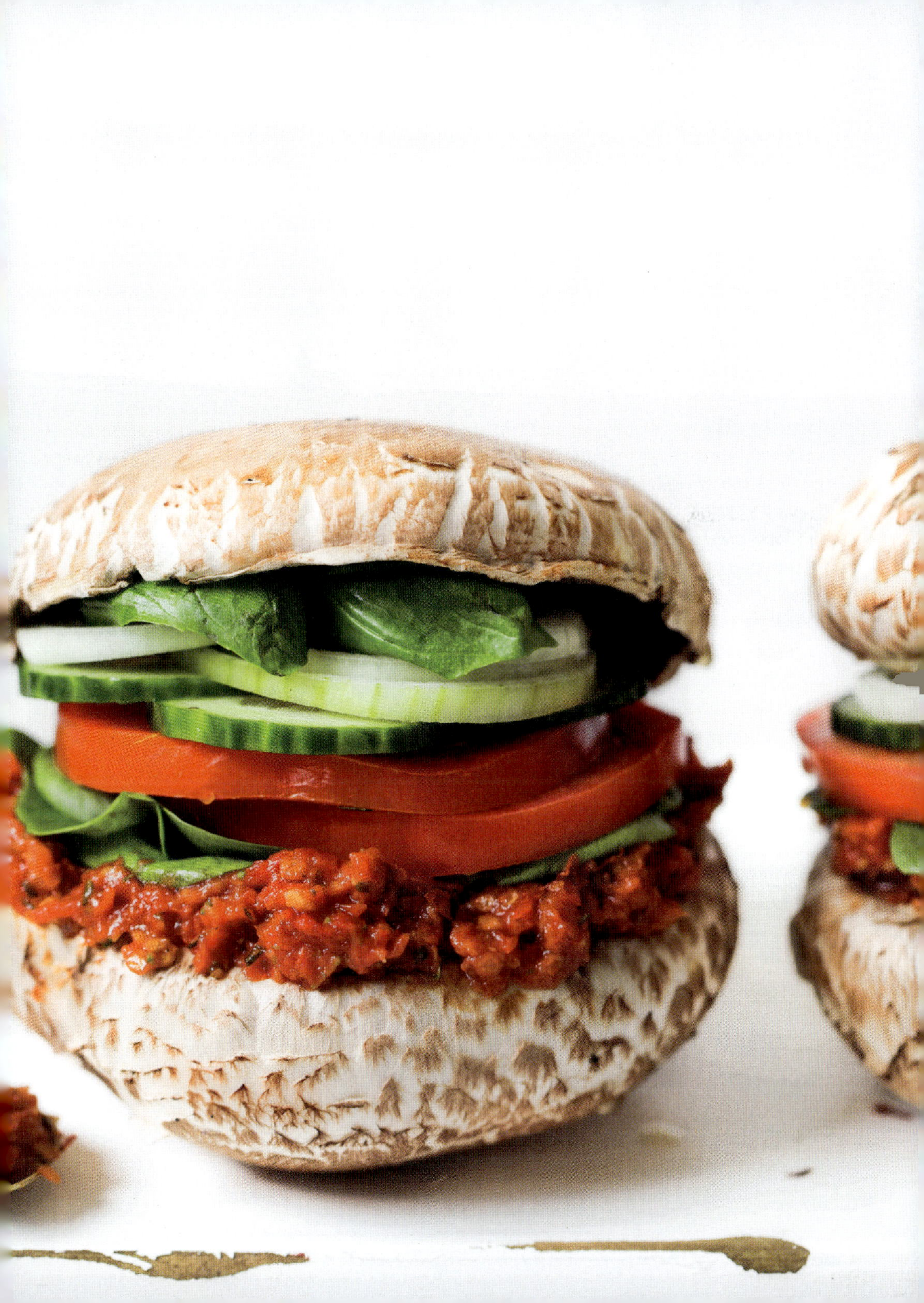

# 32. Grüner Salat mit »French Dressing«

Ergibt 2 Portionen

Schon die Farbe dieser Salatsoße ist Grund genug, sie zuzubereiten. Sie erinnert an das klassische French Dressing, ist aber frei von Essig, Öl und anderen problematischen Zutaten – ganz wunderbar zu einem einfachen Salat.

*1 Tasse in Würfel geschnittene Mango*
*½ Tasse grob zerkleinerte gelbe, rote oder orange Paprika*
*1 Knoblauchzehe*
*3 EL frisch gepresster Zitronensaft*
*3 EL Tomatenmark*
*2 EL Ahornsirup*
*½ TL Senfpulver*
*1 TL Zwiebelpulver*
*½ TL atlantische Dulseflocken*

Für den Salat:
*6 bis 8 locker gefüllte Tassen grüne Salatblätter*
*½ in dünne Scheiben geschnittene Gurke*
*3 oder 4 mittelgroße, in dünne Scheiben geschnittene Tomaten*
*1 in dünne Scheiben geschnittene kleine Zwiebel*

Die Dressingzutaten zusammen im Mixer glatt pürieren. Gegebenenfalls mit noch etwas Zitronensaft oder Ahornsirup abschmecken.

Die Salatzutaten wenden, bis eine gleichmäßige Mischung entsteht.

Den Salat auf Salatschalen verteilen und mit dem Dressing beträufeln. Sofort auftragen und genießen.

## Tipp

- Verwenden Sie Tomatenmark, das nur Tomaten und keine weiteren Zutaten wie Salz oder Zitronensäure oder Zusatzstoffe enthält.

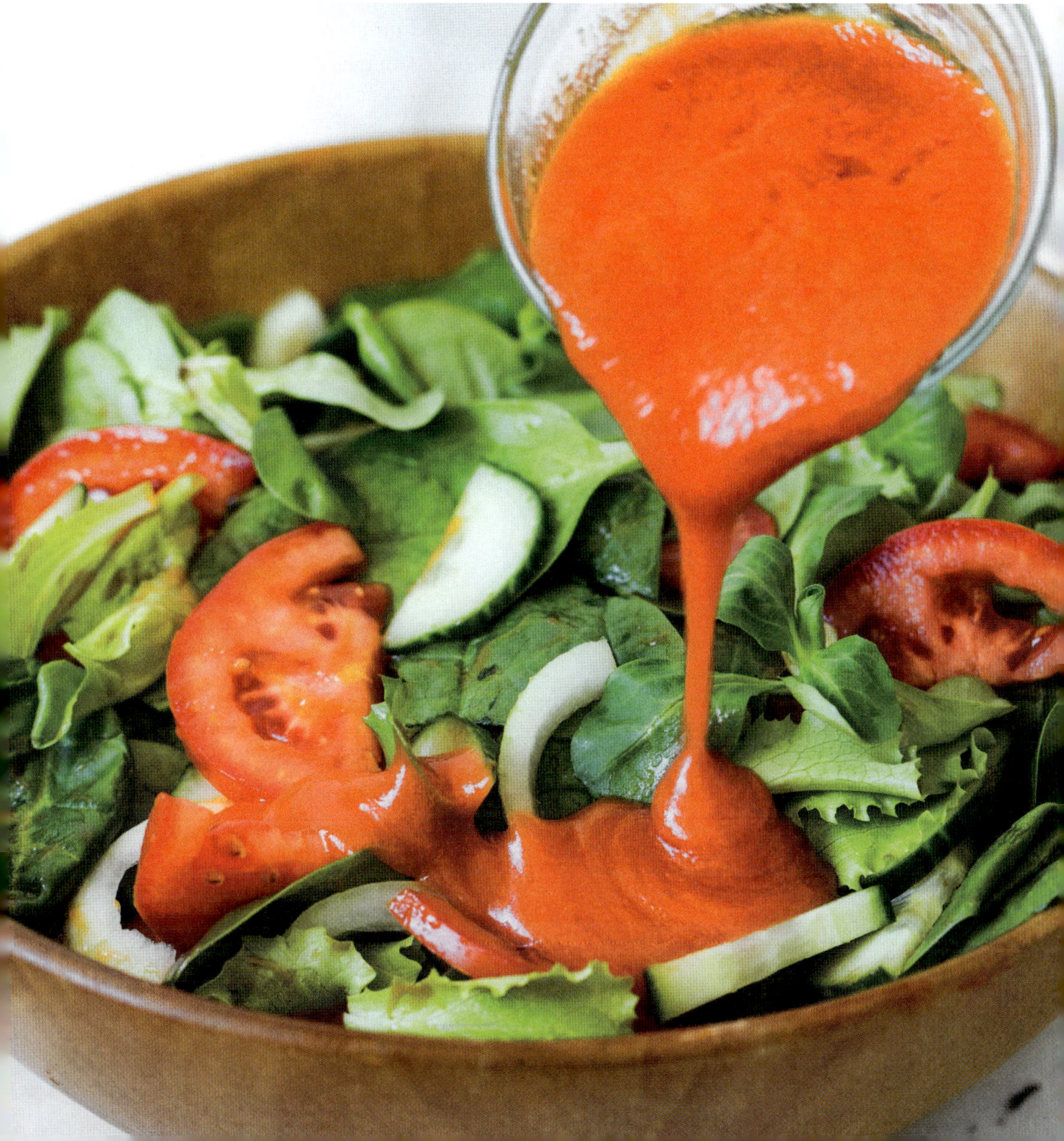

# 33. Erdbeer-Salsa

Ergibt 1 Portion

Bei dieser ungewöhnlichen Salsa-Variante nehmen Erdbeeren den Platz der Tomaten ein. Sie können die Köstlichkeit einfach so mit dem Löffel naschen, den Salat damit anrichten, Salatblätter und Paprikahälften damit füllen oder Gurkenscheiben damit belegen. Auf jeden Fall erleben Sie dann eine herrliche Verbindung süßer und herzhafter Aromen.

*2 Tassen zerkleinerte Erdbeeren*
*¼ Tasse fein gehackte rote oder weiße Zwiebel*
*2 EL fein gehackte Jalapeño-Paprika (vorzugsweise rot)*
*¼ locker gefüllte Tasse gehackte Korianderblätter*
*2 EL frisch gepresster Limettensaft*
*1 EL naturreiner Honig (optional)*
*½ TL Knoblauchpulver*
*atlantische Dulseflocken nach Geschmack (optional)*

Erdbeeren, Zwiebeln, Jalapeño und Koriander, Limettensaft, Honig (falls verwendet), Knoblauchpulver und Dulseflocken (falls verwendet) in einer großen Schüssel gleichmäßig vermengen.

Zugedeckt 20 bis 25 Minuten im Kühlschrank marinieren lassen.

Sofort verzehren oder bis zum Gebrauch kühl halten.

## Tipps

- Bei den Erdbeeren die grünen Blättchen am Stielansatz entfernen. Bei nicht so süßen Erdbeeren müssen Sie vielleicht ein wenig mehr Honig nehmen.
- Beim Marinieren im Kühlschrank tritt die Geschmacksvielfalt erst richtig hervor, lassen Sie diesen Schritt nicht aus.

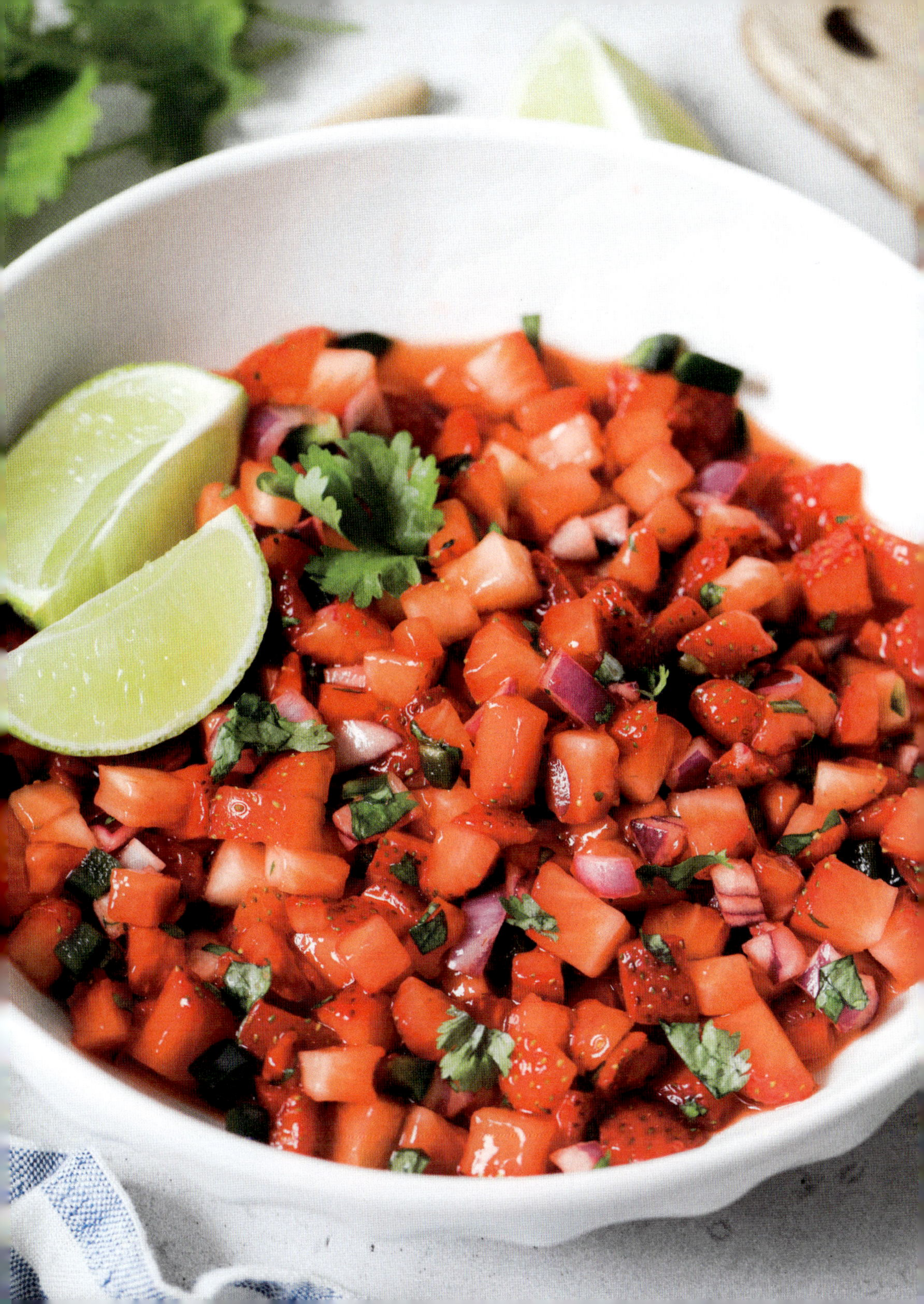

# 34. Gemischter Salat

Ergibt 2 Portionen

Dieser Salat vereinigt eigentlich alles in sich, was man sich nur wünschen kann, knackigen Romanasalat, erfrischende Gurke, saftige Kirschtomaten, knusprige Auberginenstreifen, Sprossen sowie Microgreens und schließlich Kichererbsen, wenn Sie möchten. Sie haben die Wahl zwischen zwei Dressings, einer cremigen Variante mit Cashewkernen oder einem fettfreien Honig-Senf-Dressing von beschwingter Leichtigkeit. Die Kichererbsen können Sie weglassen, wenn Sie reine Rohkost möchten, oder sie belassen sie, wenn es etwas deftiger sein darf.

Für den Salat:

*6 Tassen zusammengedrückter, zerkleinerter Romanasalat*

*1 Tasse zerkleinerte Gurke*

*1 Tasse gekochte Kichererbsen (optional)*

*1 Tasse zerkleinerte Kirschtomaten*

*4 oder 5 in mundgerechte Stücke zerteilte knusprige Auberginenstreifen (siehe Rezept Nr. 64)*

*½ Tasse Sprossen oder Microgreens*

Für das Creme-Dressing:

*1 Tasse Zucchiniwürfel*

*3 EL Cashewkerne*

*1½ frisch gepresster Zitronensaft*

*1 TL Knoblauchpulver*

*½ TL Zwiebelpulver*

*½ TL Meersalz (optional)*

*1 EL gehackter Dill*

*1 EL gehackte Petersilie*

Für das Honig-Senf-Dressing:

*2 EL frisch gepresster Zitronensaft*

*1½ EL naturreiner Honig*

*1 TL frischer oder ½ TL getrockneter Thymian*

*¼ TL Senfpulver*

Romanasalat, Gurke, Kichererbsen (sofern verwendet), Kirschtomaten, zerteilte Auberginenscheiben und Sprossen oder Microgreens in einer breiten Schüssel gut miteinander vermengen.

Für das Creme-Dressing Zucchini, Cashewkerne, Zitronensaft, Knoblauchpulver, Zwiebelpulver und Meersalz (sofern verwendet) im Mixer zu einer glatten Masse verarbeiten. Dill und Petersilie einrühren.

Die Zutaten für das Honig-Senf-Dressing in einer Schale homogen verrühren. Den Salat auf Schalen verteilen, das Dressing darüberträufeln. Sofort anrichten.

## Tipp

- Hochwertiges Meer- oder Steinsalz sind beim Creme-Dressing eine Option, aber ohne Salz ist das Rezept heilkräftiger. Vielleicht stellen Sie mit der Zeit fest, dass Sie das Salz reduzieren oder ganz weglassen möchten.

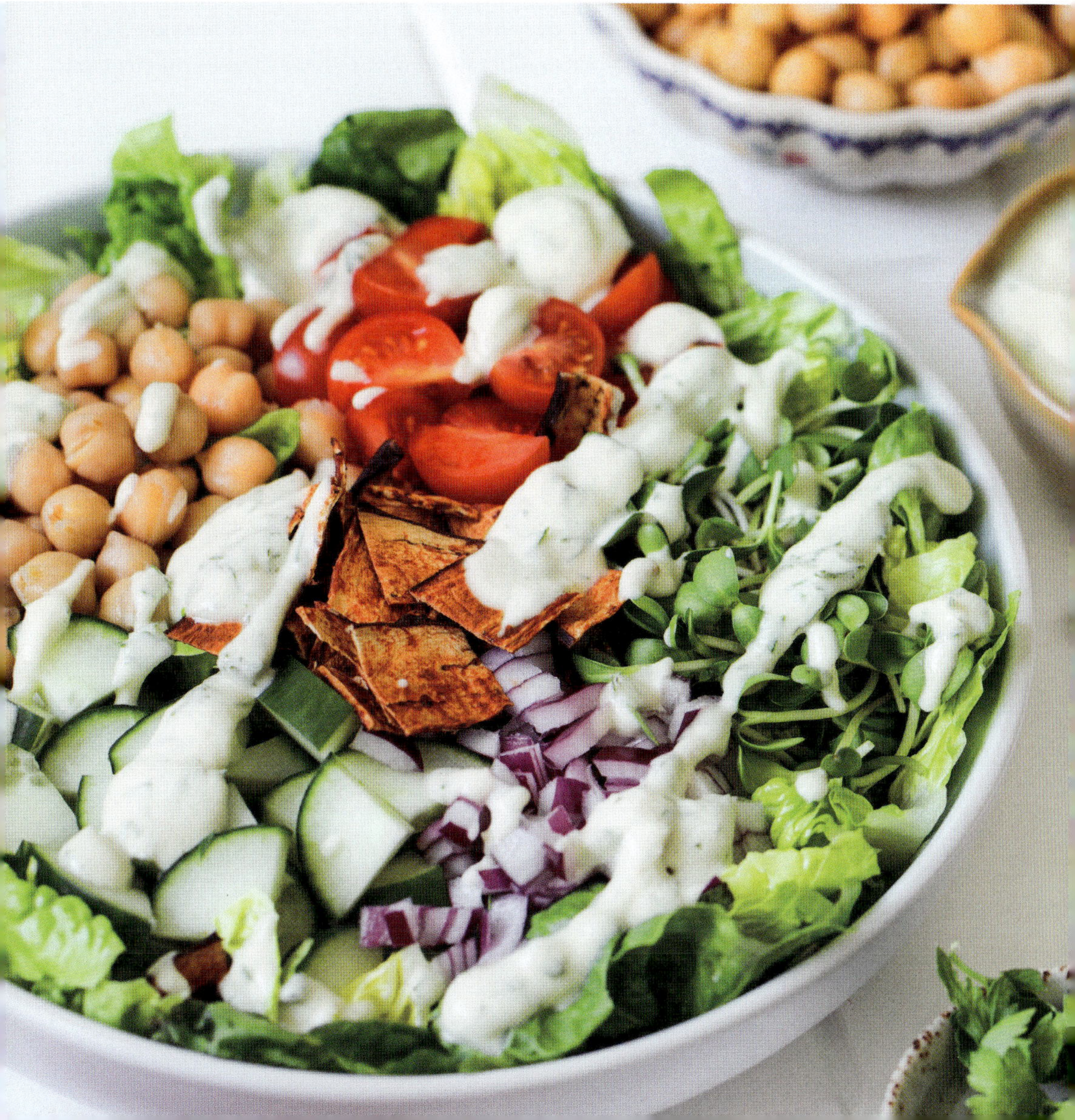

# 35. Rohes Koriander-Chutney

Ergibt 4 Portionen

Mit diesem frisch duftenden Chutney bringen Sie sich in den Genuss der heilkräftigen und reinigenden Eigenschaften des Korianders. Sie können es als Dip genießen, zu Ihren Salaten und Rohkosttellern verwenden oder als Würzzutat bei Medical-Medium-Rezepten für Burger und Sandwiches einbeziehen. Oder löffeln Sie es einfach so, wenn Sie mögen.

*4 Tassen zusammengedrückte, grob zerkleinerte Korianderblätter*
*3 EL frisch gepresster Limetten- oder Zitronensaft*
*2 EL naturreiner Honig oder 2 entkernte Medjool-Datteln*
*5 cm grob gehackter frischer, geschälter Ingwer*
*3 Knoblauchzehen*
*1 TL gemahlener Kreuzkümmel*
*½ TL Meersalz (optional)*
*¼ bis ½ TL Cayennepfeffer*
*1 bis 2 EL Wasser, falls zum Mixen benötigt*

Sämtliche Zutaten außer dem Wasser in der Küchenmaschine zu einer gatten Masse verarbeiten, zwischendurch gegebenenfalls alles immer wieder nach unten schieben. Zur leichteren Verarbeitung können Sie nach Bedarf Wasser zugießen, was jedoch meist nicht notwendig ist, wenn Sie die Zutaten immer wieder nach unten schieben.

Sofort auftragen oder bis zum Verzehr kalt stellen.

## Tipp

- Hochwertiges Meersalz oder Steinsalz sind bei diesem Rezept eine Option, aber ohne Salz ist es heilkräftiger. Vielleicht stellen Sie mit der Zeit fest, dass Sie das Salz reduzieren oder ganz weglassen möchten.

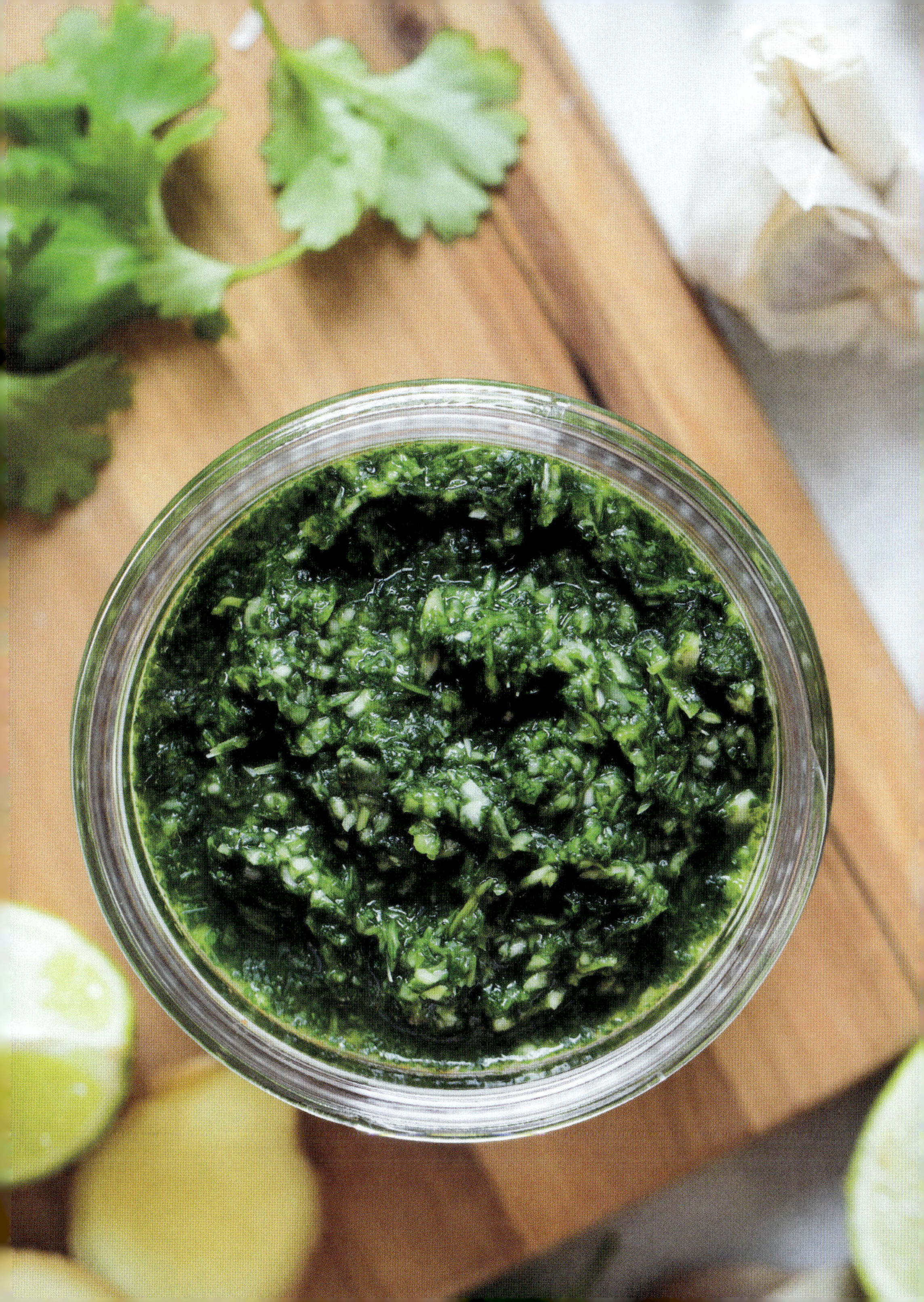

# 36. Blumenkohl-Ceviche

Ergibt 2 bis 4 Portionen

Diese knackig-saftige Blumenkohl-Ceviche können Sie sich auf Romanablätter laden und jeden Bissen genießen. Ein wenig feurig, ein wenig salzig und von feiner Süße – das Rohkostgericht bietet ausgewogene Aromen, hat Biss und ist sehr sättigend.

*1 kleiner, fein zerteilter Blumenkohl*
*2 Tassen zerkleinerte Tomaten*
*½ Tasse gehackte rote Zwiebel*
*1 locker gefüllte Tasse gehackte Korianderblätter*
*½ entkernte und in Würfel geschnittene rote Jalapeño-Paprika*
*120 ml frisch gepresster Limettensaft*
*2 EL naturreiner Honig*
*1 TL atlantische Dulseflocken*
*1 oder 2 in Blätter zerteilte Romanasalatköpfe*

Alle Zutaten außer den Salatblättern in einer Salatschüssel gleichmäßig mischen, abgedeckt 1 bis 2 Stunden in den Kühlschrank stellen.

Mit den Romanablättern servieren.

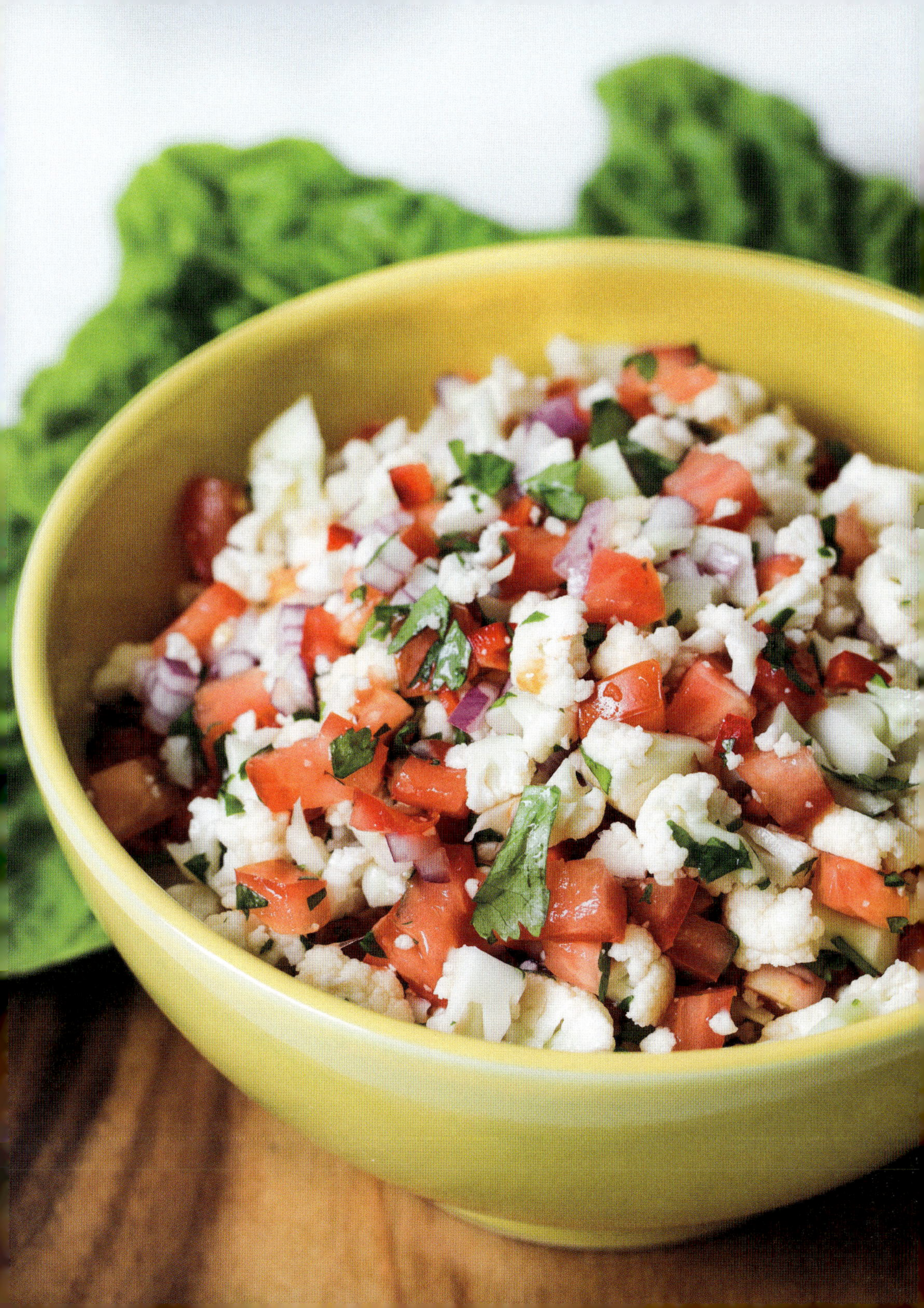

# 37. Griechischer Salat

Ergibt 2 Portionen

Dieser farbenfrohe Salat ist eine wahre Augenweide und schmeichelt den Geschmacksknospen – schön, köstlich und aromatisch. Genießen Sie ihn als sättigende Variante mit Avocado und Oliven, es sei denn, Sie bevorzugen die fettfreie Variante, die ebenfalls sehr zufriedenstellend ist.

*3 EL frisch gepresster Zitronensaft*
*1 EL naturreiner Honig*
*1 geriebene Knoblauchzehe*
*1½ Tassen in Würfel geschnittene Gurke*
*1 Tasse halbierte orange Kirschtomaten*
*1 Tasse halbierte rote Kirschtomaten*
*¾ Tasse Avocadowürfel (optional)*
*½ Tasse rote Paprikawürfel*
*½ Tasse gelbe Paprikawürfel*
*½ Tasse dünne rote Zwiebelscheiben*
*½ Tasse rohe, entsteinte Botija-Oliven (optional)*
*2 EL frische oder 2 TL getrocknete Oreganoblätter*
*2 EL frische oder 2 TL getrocknete Thymianblätter*

Zitronensaft, Honig und Knoblauch in einer Salatschüssel gut verrühren. Gurke, Kirschtomaten, Avocado (sofern verwendet), Paprika, Zwiebeln, Oliven (sofern verwendet), Oregano und Thymian hinzufügen. Gründlich wenden und sofort servieren.

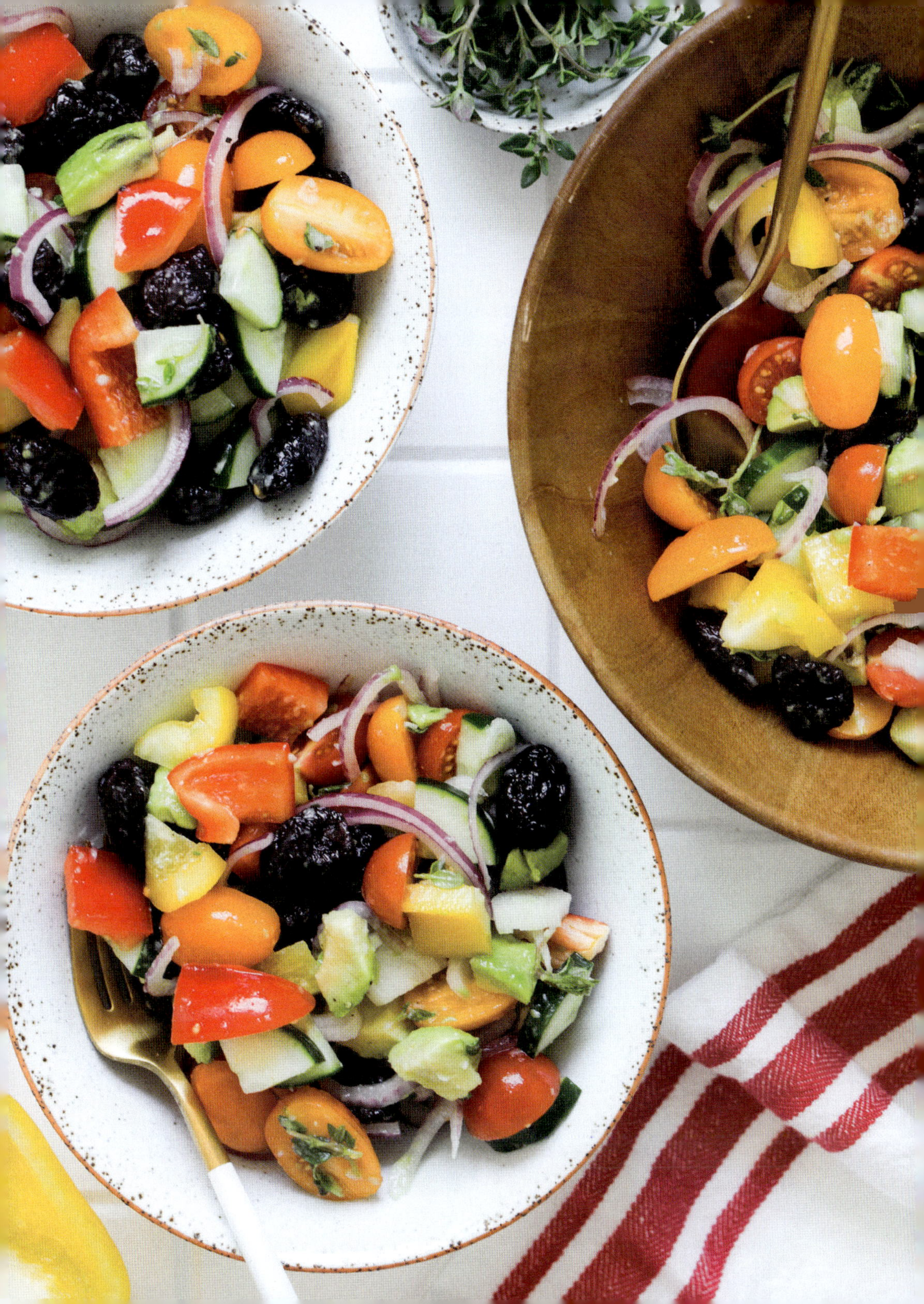

# 38. Sesam-Gurken-Nudeln

Ergibt 2 Portionen

Dieses Gericht bereitet mit seiner Frische und Leichtigkeit ein wahres Vergnügen. Die Gurken sorgen für tiefe Befeuchtung aller Zellen, während das Dressing und der Sesam herrliche Aromen und nussige Beiklänge garantieren.

Für das Dressing:

*1 EL Sesam*

*3 EL frisch gepresster Zitronen- oder Limettensaft*

*2 EL naturreiner Honig*

*1 TL geriebener, frischer Ingwer oder ½ TL Ingwerpulver*

*1 Knoblauchzehe gerieben*

*¼ TL Cayennepfeffer oder Chiliflocken (optional)*

Für die Nudeln:

*3 mittelgroße, mit dem Spiralschneider zu Nudeln geschnittene Schlangengurken*

*2 mittelgroße, mit dem Julienne- oder Spiralschneider verarbeitete Karotten*

*¼ locker gefüllte Tasse gehackte Korianderblätter*

Alle Dressingzutaten in einer Salatschüssel gut miteinander verrühren.

Gurken, Karotten und Koriander hinzufügen und wenden, bis alles gleichmäßig benetzt ist.

Auf zwei Salatschalen verteilen und sofort servieren.

## Tipp

- Schlangengurken lassen sich wegen ihrer kleinen Samen besonders gut zu Nudeln verarbeiten, aber jede andere Sorte kann ebenfalls verwendet werden.

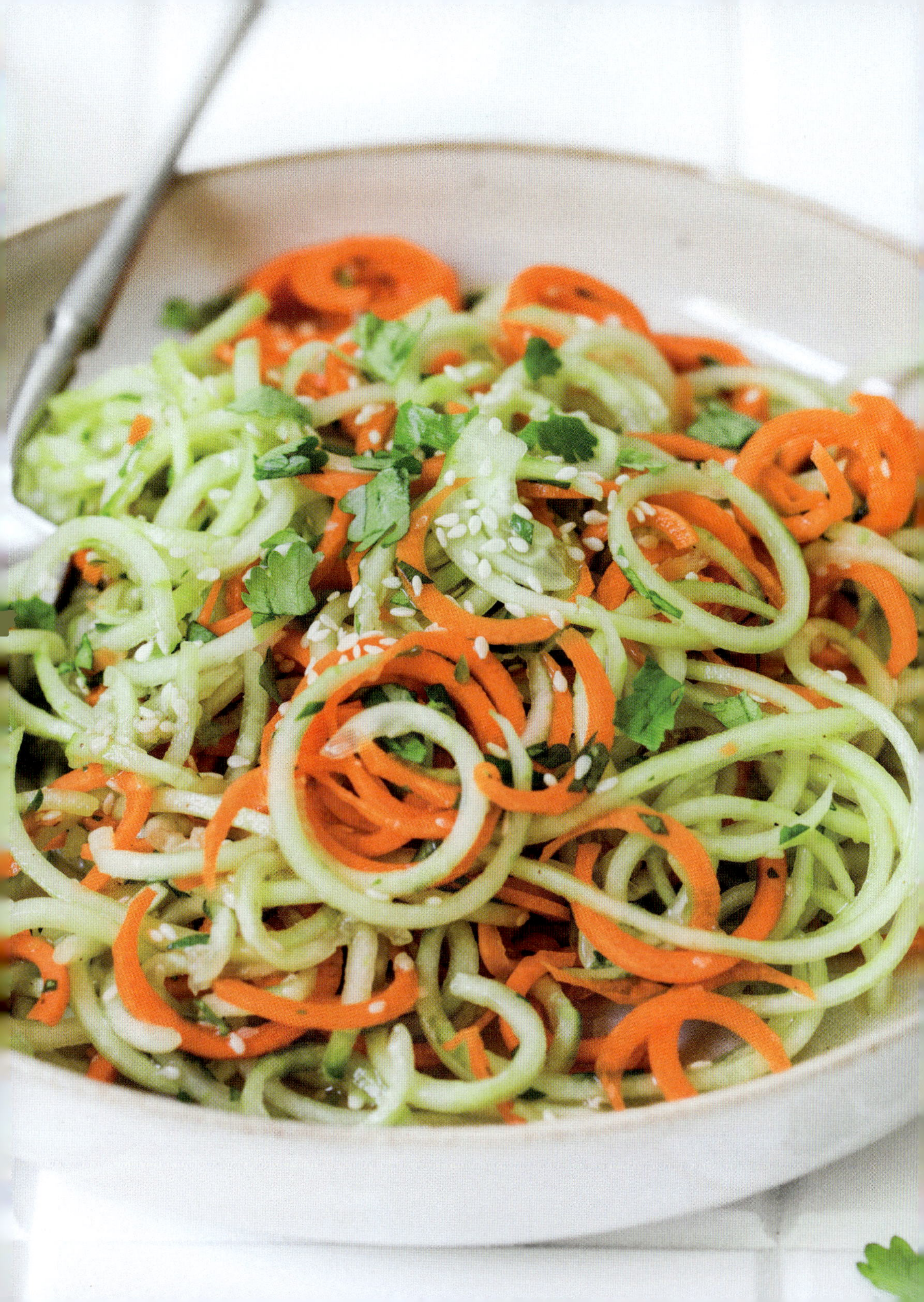

# 39. Heilbrühe

Ergibt 3 bis 4 Portionen

Diese einfach zuzubereitende Heilbrühe ist eine mineralstoffreiche Powernahrung, gleichsam die Essenz der verwendeten Gemüse, Kräuter und Gewürze und besonders leicht zu verstoffwechseln. Sie werden sie als wohltuend und nährend für Körper und Seele empfinden.

*4 zerkleinerte Karotten oder 1 in Würfel geschnittene Süßkartoffel*

*2 grob zerkleinerte Selleriestangen*

*2 in Scheiben geschnittene Zwiebeln*

*1 Tasse fein gehackte Petersilie*

*1 Tasse frische oder getrocknete Shiitake-Pilze (optional)*

*2 zerkleinerte Tomaten (optional)*

*8 Zehen fein gehackter Knoblauch*

*2,5 cm in dünne Scheiben geschnittener, fein gehackter oder geriebener, frischer, geschälter Ingwer*

*2,5 cm in dünne Scheiben geschnittene, fein gehackte oder geriebene, frische, geschälte Kurkuma*

*knapp 2 l Wasser*

*1 Chilischote oder ½ TL rote Paprikaflocken, nach Geschmack auch mehr (optional)*

Alle Zutaten in einen Topf geben und bis zum leichten Sieden erhitzen. Hitze zurückschalten und ungefähr 1 Stunde köcheln lassen, dann abseihen.

Die mineralstoffreiche und stärkende Brühe eignet sich zum genüsslichen Schlürfen.

## Tipps

- Sie können die Brühe auch mitsamt dem Gemüse pürieren und als Suppe genießen. Ebenso ist es möglich, das Gemüse in Stücken in der Suppe zu belassen und sie in dieser Form zu verzehren.
- Wenn Sie Zeit sparen möchten, können Sie die Heilbrühe auf Vorrat zubereiten und einen Teil einfrieren (zum Beispiel in der Eiswürfelschale), um sie sofort parat zu haben.
- Sofern Sie frische Pilze verwenden, müssen sie mit warmem bis heißem Wasser abgespült werden.
- Verwenden Sie keine überalterten oder schleimigen Pilze, bei denen die Oxidation bereits fortgeschritten ist.

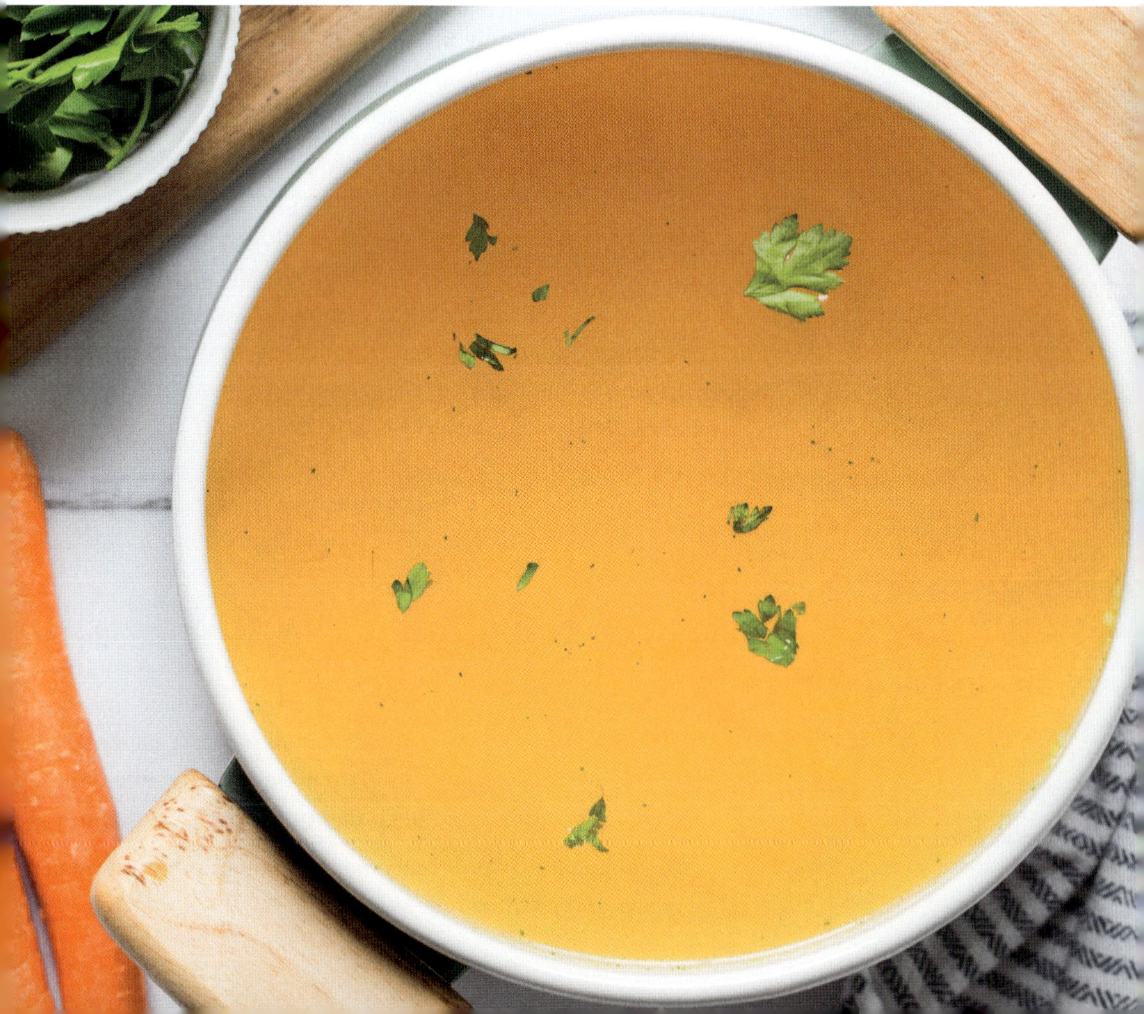

# 40. Suppe aus gebackenen Tomaten mit Kartoffel-Croûtons

Ergibt 2 Portionen

Eine schmackhafte Suppe aus gebackenen Tomaten und dazu knusprige Kartoffel-Croûtons – da bleiben kaum noch Wünsche offen. Zu einem reichhaltigen und heilsamen Mittags- oder Abendessen fehlt dann nur noch ein großer Salat.

Für die Suppe:

*1,5 kg halbierte Eier- oder Romatomaten*
*8 geschälte Knoblauchzehen*
*½ Tasse grob zerkleinerte Frühlingszwiebeln*
*3 TL Tomatenmark*
*1 TL getrockneter Oregano*
*1 TL Chiliflocken*
*½ TL naturreiner Honig*
*1½ Tasse Heilbrühe (siehe Rezept Nr. 39) oder Wasser*
*1 locker gefüllte Tasse Basilikumblätter und ein paar mehr zum Anrichten*

Für die Kartoffel-Croûtons:

*3 oder 4 mittelgroße, in Würfel von gut 2 cm Kantenlänge geschnittene Kartoffeln*
*1 TL Zwiebelpulver*
*½ TL Knoblauchpulver*
*½ TL Paprikapulver*

Backofen auf 200 °C vorheizen. Ein Backblech mit Backpapier auslegen und die Tomatenhälften, Knoblauchzehen und Frühlingszwiebeln darauf auslegen. 40 bis 50 Minuten schmoren, bis alles leicht gebräunt ist.

Für die Croûtons können Sie rohe oder gedämpfte Kartoffeln verwenden. Aus gedämpften Kartoffeln werden sie knuspriger, aber beide Verfahren führen zu guten Ergebnissen. Legen Sie ein weiteres Backblech mit Backpapier aus. Geben Sie die vorbereiteten Kartoffelwürfel zusammen mit dem Zwiebel-, Knoblauch- und Paprikapulver in eine Schüssel, in der sie gewendet werden können, bis alles gleichmäßig bedeckt ist. Die Würfel auf dem Backpapier ausbreiten und rösten, bis sie braun und knusprig sind. Das kann je nach Backofen und je nachdem, ob sie gegarte oder rohe Kartoffeln verwenden, 20 bis 30 Minuten dauern.

Die gebackenen Tomaten 10 Minuten abkühlen lassen und dann in der Küchenmaschine oder im Hochleistungsmixer zusammen mit dem Tomatenmark, Oregano und den Chiliflocken, dem Honig und der Heilbrühe beziehungsweise dem Wasser zu einer glatten Masse verarbeiten. Die Basilikumblätter hinzufügen und noch einmal pürieren.

Die Suppe auf zwei Schalen aufteilen, die Croûtons hineingeben und sofort servieren.

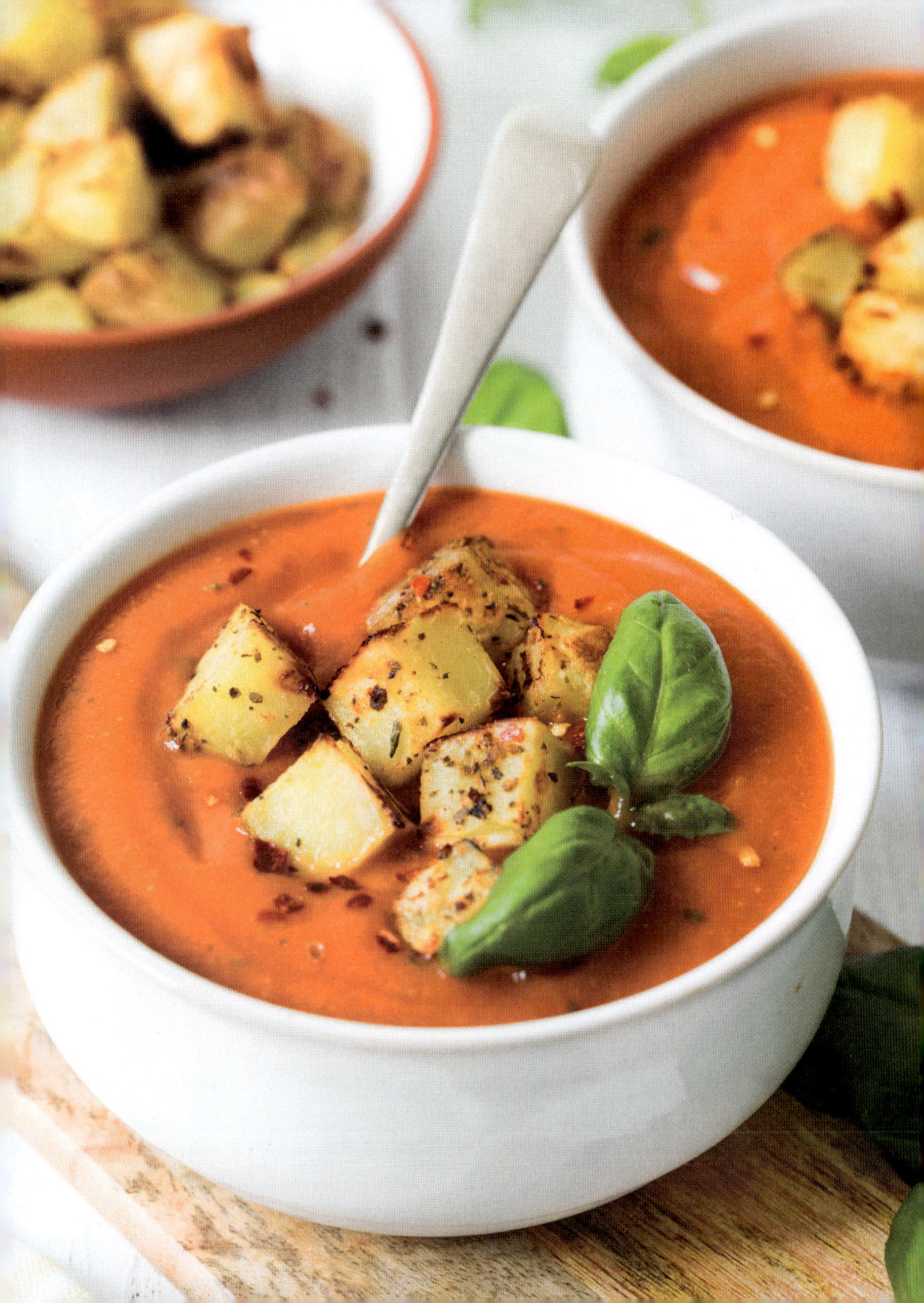

## Tipps

- Verwenden Sie Tomatenmark, das nur Tomaten und keine weiteren Zutaten wie Salz oder Zitronensäure enthält.
- Bei der Entscheidung, ob Sie Heilbrühe oder Wasser verwenden, müssen Sie berücksichtigen, dass die Heilbrühe deutlich mehr Geschmack liefert. Gekaufte Brühe ist in aller Regel nicht empfehlenswert, weil es kaum Produkte ohne Öl, natürliche Aromen und sonstige Zusatzstoffe gibt.
- Wenn Sie Zeit sparen möchten, können Sie die Heilbrühe auf Vorrat zubereiten und einen Teil einfrieren (zum Beispiel in der Eiswürfelschale), um sie sofort parat zu haben.

# 41. Cremiger Eintopf

Ergibt 3 Portionen

Eine Schale reines Wohlbehagen! Diese Suppe ist genau richtig, wenn die Seele ein bisschen Trost braucht. Es gibt sie hier sogar in zwei Varianten: eine sehr reichhaltige, fast schon dekadente mit Kokos- oder Mandelmilch und eine fettfreie Form, die ihre Sämigkeit Kartoffeln verdankt.

Für die Suppe:

*1½ Tassen in Scheiben geschnittene Karotten*
*1 Tasse gehackte gelbe Zwiebeln*
*1 Tasse geschnittener Staudensellerie*
*6 grob zerkleinerte Knoblauchzehen*
*3 Tassen in Würfel geschnittene Kartoffeln*
*1 EL Zwiebelpulver*
*1 TL Knoblauchpulver*
*1 TL Paprikapulver*
*1 TL atlantische Dulseflocken*
*1½ EL frischer oder 1½ TL getrockneter Thymian*
*1½ EL frischer oder 1½ TL getrockneter Rosmarin*
*1 Lorbeerblatt (optional)*
*1 bis 1½ l Heilbrühe (siehe Rezept Nr. 39) oder Wasser*
*1 Tasse frische oder aufgetaute TK-Erbsen*
*2 EL frisch gepresster Zitronensaft*
*2 bis 3 EL frische Schnittlauchröhrchen zum Anrichten*

Für die Sämigkeit Option 1:

*4 EL Pfeilwurzmehl oder Kartoffelstärke*
*350 ml ungesüßte Kokos- oder Mandelmilch*
*½ TL Meersalz (optional)*

Für die Sämigkeit Option 2:

*3 Tassen in Würfel geschnittene Kartoffeln*
*½ TL Meersalz (optional)*

Karotten, Zwiebeln und Sellerie in einem ausreichend großen Topf mit keramischer Antihaftbeschichtung bei mittlerer Hitze andünsten, bis die Zwiebeln weich sind. Ein wenig Wasser angießen, wenn etwas ansetzt.

Knoblauch hinzufügen und 1 bis 2 Minuten weiter erhitzen.

Jetzt Kartoffeln, Zwiebel-, Knoblauch- und Paprikapulver, Dulseflocken, Thymian, Rosmarin und (falls verwendet) Lorbeerblatt hineingeben und anschließend entweder 1½ Liter Heilbrühe beziehungsweise Wasser (für die fetthaltige Version) oder 1 Liter Heilbrühe beziehungsweise Wasser (für die fettfreie Version) angießen. Aufkochen und 15 bis 20 Minuten ohne Deckel köcheln lassen, bis die Kartoffeln und Zwiebeln weich sind.

Für die fetthaltige Suppe das Pfeilwurzmehl mit der Kokos- oder Mandelmilch verquirlen und einrühren, dann die Erbsen hinzufügen. Kurz aufkochen und 1 bis 2 Minuten köcheln lassen. Wenn die Suppe dick wird, den Zitronensaft einrühren und den Topf vom Herd nehmen.

Für die fettfreie Suppe die Kartoffelwürfel weich dämpfen und in den Mixer geben. So viel Suppenflüssigkeit wie möglich abschöpfen und in den Mixer umfüllen. Die Kartoffeln glatt pürieren und in den Topf zurückgießen. Erbsen und Zitronensaft einrühren. Salz hinzufügen (falls verwendet). Erhitzen, bis die Erbsen heiß sind.

Die Suppe auf drei Schalen verteilen und mit dem Schnittlauch bestreuen.

## Tipps

- Bei der Entscheidung, ob Sie Heilbrühe oder Wasser verwenden, müssen Sie berücksichtigen, dass die Heilbrühe deutlich mehr Geschmack liefert. Gekaufte Brühe ist in aller Regel nicht empfehlenswert, weil es kaum Produkte ohne Öl, natürliche Aromen und sonstige Zusatzstoffe gibt.
- Wenn Sie Zeit sparen möchten, können Sie die Heilbrühe auf Vorrat zubereiten und einen Teil einfrieren (zum Beispiel in der Eiswürfelschale), um sie sofort parat zu haben.
- Hochwertiges Meer- oder Steinsalz sind bei diesem Rezept eine Option, aber ohne Salz ist es heilkräftiger. Vielleicht stellen Sie mit der Zeit fest, dass Sie das Salz reduzieren oder ganz weglassen möchten.

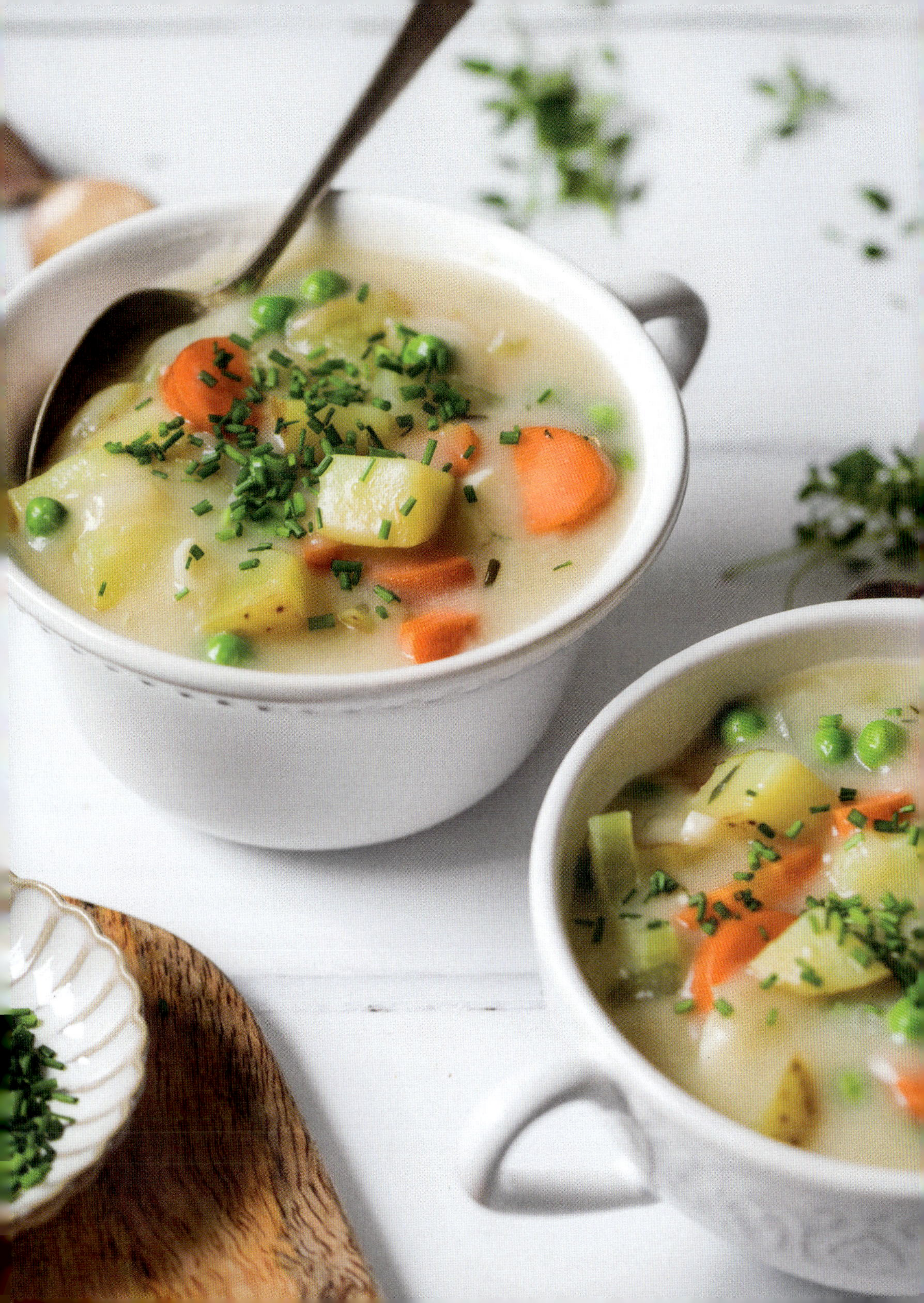

# 42. Suppe mit Kichererbsenklößchen

Ergibt 2 Portionen

Diese Suppe bietet Ihnen Klößchen und zartes Gemüse in herzhafter mineralstoff- und vitaminreicher Brühe. Wenn Sie Knödel- oder Nockensuppe gewohnt sind, könnte dies hier etwas genussvoll Neues für Sie sein.

Für die Suppe:
*1 Tasse Zwiebelwürfel*
*1 Tasse Karottenwürfel*
*1 Tasse zerkleinerter Stangensellerie*
*knapp 2 l Heilbrühe (siehe Rezept Nr. 39) oder Wasser*
*½ EL Zwiebelpulver*
*1 TL Knoblauchpulver*
*½ TL gemahlene Kurkuma*
*1 TL getrockneter Oregano*
*¼ bis ½ TL Meersalz (optional)*
*¼ Tasse zerkleinerte Petersilie zum Anrichten*

Für die Klößchen:
*150 g Kichererbsenmehl*
*¼ TL aluminiumfreies Backpulver*
*½ Paprikapulver*
*2 EL gehackte Petersilie*
*80 ml Wasser*

Zwiebeln, Karotten und Sellerie in einem Topf mit keramischer Antihaftbeschichtung bei mittlerer Hitze 5 bis 7 Minuten dünsten, bis die Zwiebeln weich sind. Wenn etwas anhaftet, ein wenig Wasser zugießen.

Heilbrühe oder Wasser, Zwiebel- und Knoblauchpulver, Kurkuma und getrockneten Oregano hinzufügen, auch das optionale Meersalz, sofern Sie es verwenden möchten. Die Suppenbasis aufkochen und 13 bis 18 Minuten köcheln lassen.

Inzwischen den Klößchenteig zubereiten. Alle Zutaten zusammen verrühren und immer wieder etwas Wasser angießen. Den Teig zu kleinen Kugeln rollen (sie werden beim Erhitzen größer). Wenn die Suppenbasis fertig ist, die Knödel behutsam hineingleiten lassen. Weitere 8 Minuten erhitzen, bis ein eingestochenes Holzstäbchen ohne anhaftenden Teig wieder herausgezogen werden kann.

Die Suppe auf Schalen verteilen, mit der gehackten Petersilie bestreuen und auftischen. Am besten ist sie an dem Tag, an dem sie gekocht wird.

## Tipp

- Hochwertiges Meersalz oder Steinsalz sind bei diesem Rezept eine Option, aber ohne Salz ist es heilkräftiger. Vielleicht stellen Sie mit der Zeit fest, dass Sie das Salz reduzieren oder ganz weglassen möchten.

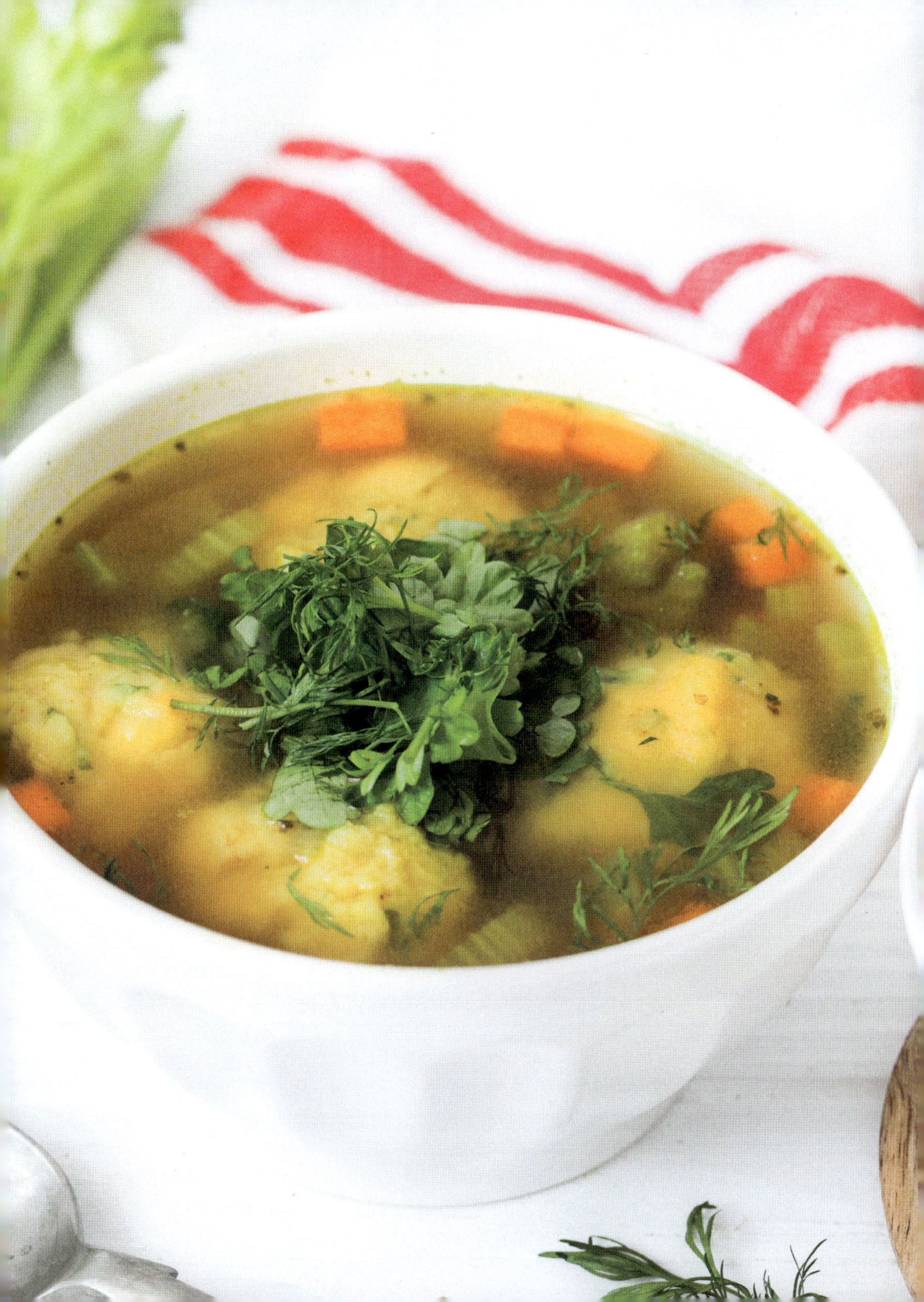

# 43. Süßkartoffelsuppe

Ergibt 2 Portionen

Diese geschmackvolle cremige Suppe bietet eine fantastische Aromenvielfalt. Zusammen mit einem Salat wird eine sättigende und heilkräftige Mahlzeit daraus.

*1 kg Süßkartoffelwürfel*
*gut 500 ml Heilbrühe (siehe Rezept Nr. 39) oder Wasser*
*1 EL zerkleinerte, reife Peperoni*
*2 Knoblauchzehen*
*1½ EL Zwiebelpulver*
*1 TL Paprikapulver*
*½ bis ½ TL Cayennepfeffer*
*½ TL getrockneter Oregano*
*2 EL frisch gepresster Limettensaft*
*1 EL Tomatenmark*
*¼ locker gefüllte Tasse zerkleinerte Korianderblätter zum Anrichten*
*¼ locker gefüllte Tasse zerkleinerte Frühlingszwiebeln zum Anrichten*

Süßkartoffeln über heißem Wasser in einem Dampfkorb 15 bis 18 Minuten dämpfen, bis sie weich sind. 5 Minuten abkühlen lassen.

Süßkartoffeln zusammen mit der erhitzten Heilbrühe oder dem heißen Wasser sowie Peperoni, Knoblauch, Zwiebelpulver, Cayennepfeffer, Oregano, Limettensaft und Tomatenmark im Hochleistungsmixer 2 bis 3 Minuten auf hoher Stufe glatt pürieren. Auf die Suppenschalen verteilen und mit Koriander und Frühlingszwiebeln garnieren. Sofort auftragen.

## Tipps

- Verwenden Sie Tomatenmark, das nur aus Tomaten besteht und keine weiteren Zutaten wie Salz oder Zitronensäure enthält.
- Heilbrühe liefert deutlich mehr Geschmack als Wasser. Gekaufte Brühe ist in aller Regel nicht empfehlenswert, weil es kaum Produkte ohne Öl, natürliche Aromen und sonstige Zusatzstoffe gibt.
- Sie können die Heilbrühe auch auf Vorrat zubereiten und einfrieren.

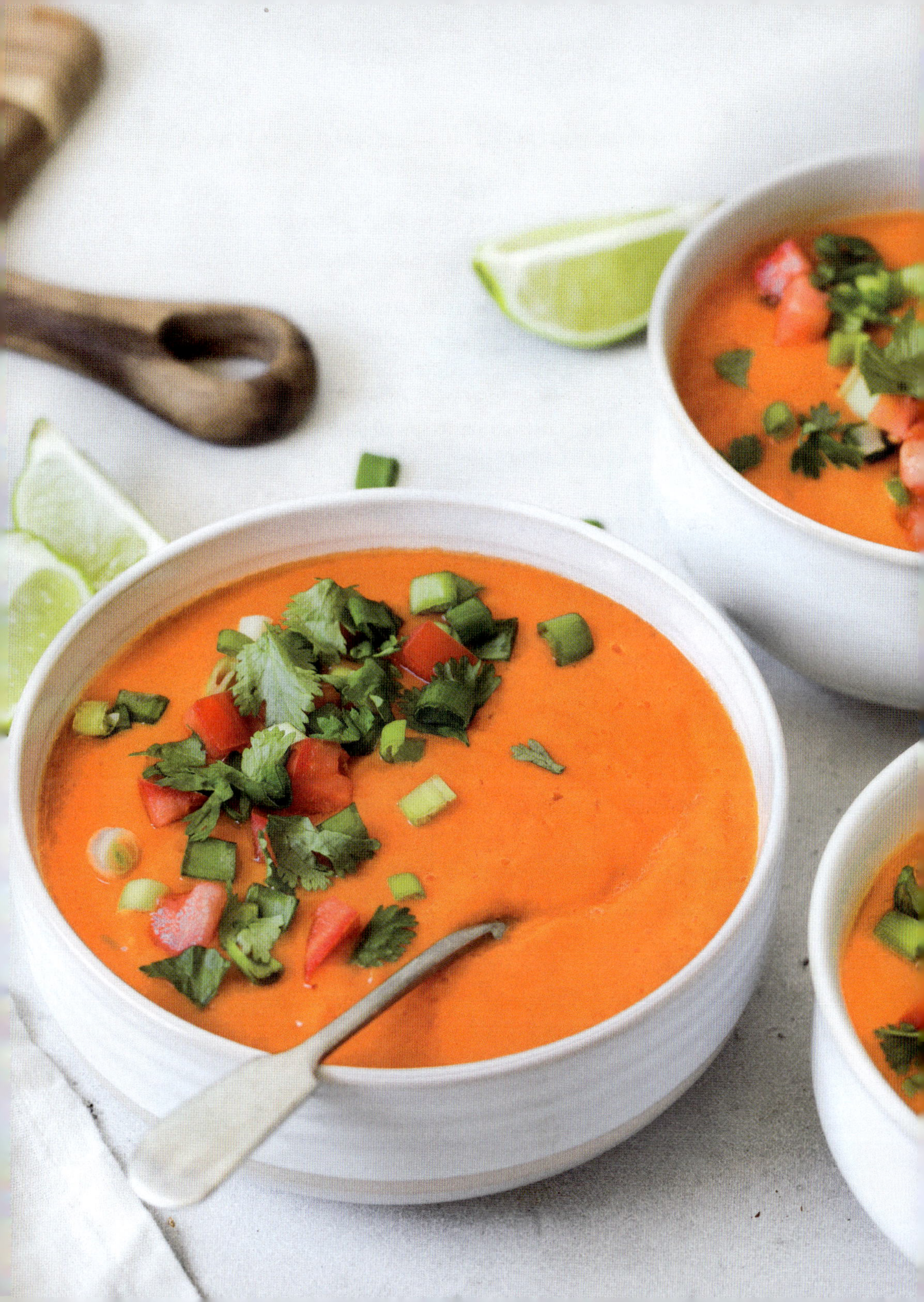

# 44. Tomatensuppe mit Zucchinistreifen

Ergibt 2 Portionen

Köstliche Brühe aus Tomaten und Kräutern, dazu Zucchinistreifen, ein paar Kleckse »Kartoffelkäse« und zur Krönung Pilz-»Hackfleisch« – diese Suppe bringt Ihnen Lasagne-Aromen in einer wohlriechenden Suppe. Gönnen Sie sich eine Schale zum Mittag- oder Abendessen, oder bereiten Sie zur Ergänzung einen Salat zu, vielleicht sogar Kartoffel-Focaccia (siehe Rezept Nr. 57), wenn es etwas herzhafter sein soll.

Für die Suppe:

*etwas Wasser*
*1 Tasse Zwiebelwürfel*
*6 gehackte Knoblauchzehen*
*2 EL Tomatenmark*
*1,2 l Heilbrühe (siehe Rezept Nr. 39) oder Wasser*
*4 Tassen frische oder 3 Tassen Konserven-Tomatenwürfel*
*½ Tasse sonnengetrocknete Tomaten (öl- und salzfrei)*
*1 EL getrockneter Oregano*
*2 EL getrocknetes Basilikum*
*½ TL Chiliflocken*
*1 mittelgroße Zucchini, mit dem Gemüseschäler in Streifen geschnitten*
*½ locker gefüllte Tasse frische Basilikumblätter zum Anrichten*

Für den »Kartoffelkäse«:

*2 Tassen fein gewürfelte Kartoffeln*
*2 EL Zwiebelpulver*
*2 TL Knoblauchpulver*

Für das Pilz-»Hack«:

*4 Tassen fein gewürfelte Champignons*
*½ TL Knoblauchpulver*
*½ TL Zwiebelpulver*
*½ TL Paprikapulver*
*2 EL Tomatenmark*
*1 EL frisch gepresster Zitronensaft*

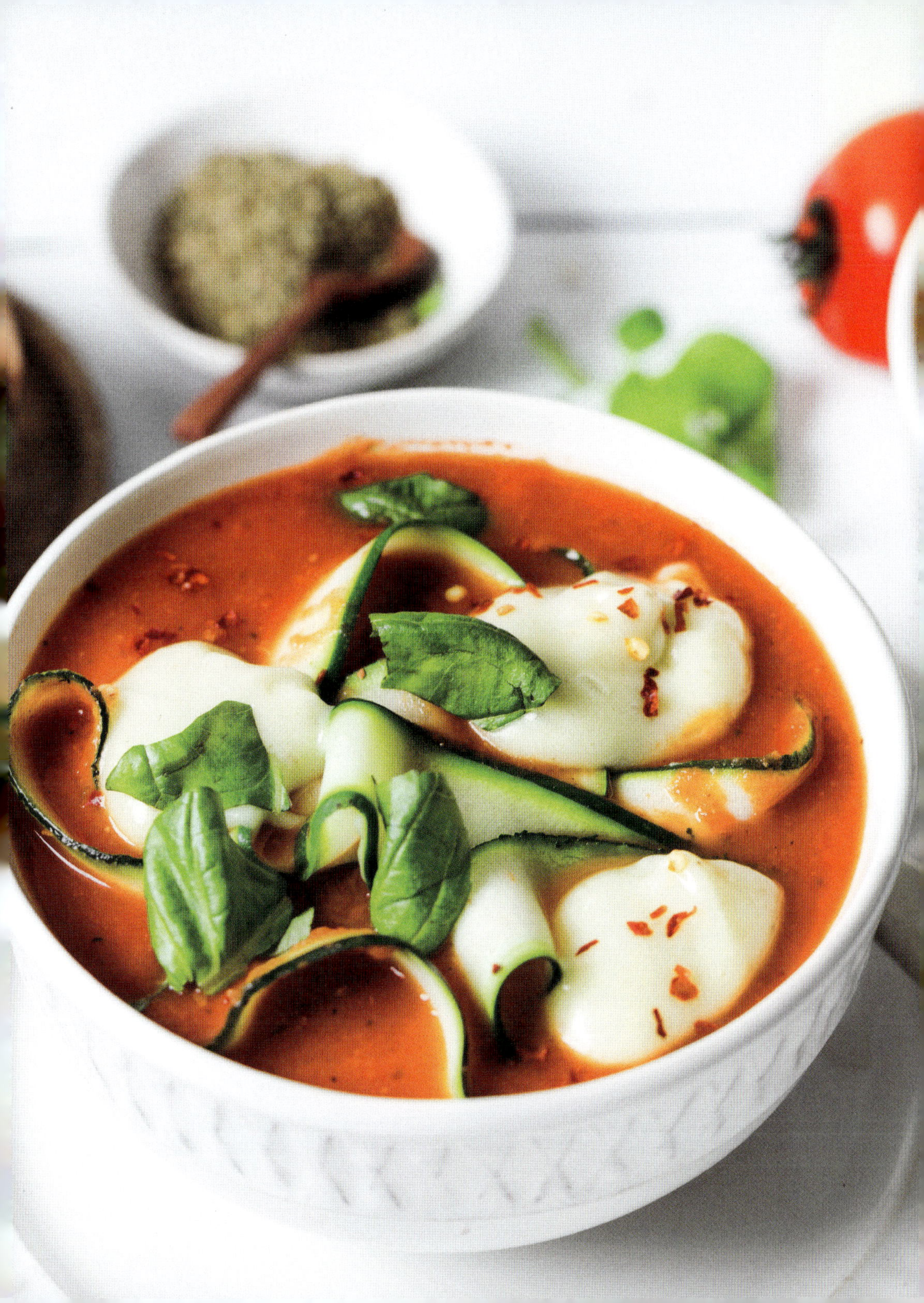

Ein paar Spritzer Wasser in einen Topf mit keramischer Antihaftbeschichtung geben, dann die Zwiebeln hinzufügen und 3 bis 5 Minuten dünsten, bis sie weich werden. Knoblauch und Tomatenmark hinzufügen und weitere 2 bis 3 Minuten erhitzen, bis das Tomatenmark dunkler wird und zu karamellisieren beginnt.

Heilbrühe oder Wasser und frische oder Konserven- sowie sonnengetrocknete Tomaten, Oregano, Basilikum und Chiliflocken hinzufügen. Aufkochen und ohne Deckel 20 bis 30 Minuten köcheln lassen.

Für den »Kartoffelkäse« inzwischen die Kartoffeln 15 bis 20 Minuten dämpfen, bis sie weich sind. Die Kartoffeln zusammen mit dem Zwiebel- und Knoblauchpulver in die Küchenmaschine geben und glatt pürieren.

Für das Pilz-»Hack« die vorbereiteten klein gewürfelten Pilze in einer Pfanne mit keramischer Antihaftbeschichtung bei mittlerer Hitze in 5 bis 8 Minuten weich kochen. Knoblauch-, Zwiebel- und Paprikapulver, Tomatenmark und Zitronensaft hinzufügen und weitere 1 bis 2 Minuten erhitzen, bis die Flüssigkeit verdunstet ist und die Pilze braun werden.

Die Zucchinistreifen in die Suppe geben und 3 bis 5 Minuten weiterkochen, bis sie weich sind. Die Suppe auf zwei Schalen aufteilen und mit dem »Kartoffelkäse«, dem Pilz-»Hack« und dem frischen Basilikum anrichten.

## Tipps

- Verwenden Sie Tomatenmark, das nur Tomaten und keine weiteren Zutaten wie Salz oder Zitronensäure enthält.
- Bei der Entscheidung, ob Sie Heilbrühe oder Wasser verwenden, müssen Sie berücksichtigen, dass die Heilbrühe deutlich mehr Geschmack liefert. Gekaufte Brühe ist in aller Regel nicht empfehlenswert, weil es kaum Produkte ohne Öl, natürliche Aromen und sonstige Zusatzstoffe gibt.
- Wenn Sie Zeit sparen möchten, können Sie die Heilbrühe auf Vorrat zubereiten und einen Teil einfrieren (zum Beispiel in der Eiswürfelschale), um sie sofort parat zu haben.
- Die Pilze vor dem Schneiden gründlich mit warmem bis heißem Wasser abspülen. Verwenden Sie keine überalterten oder schleimigen Pilze, bei denen die Oxidation bereits fortgeschritten ist.

# 45. Curry-Kartoffel-Samosas

Ergibt 8 bis 10 Samosas

Für diese öl- und getreidefreien Samosas wird die so vielseitige Kartoffel verwendet. Mit ihren Füllungen aus Erbsen, Kartoffeln, Blumenkohl und Curry sind sie eine wunderbare Zwischenmahlzeit oder als Fingerfood geeignet. Sie können auch mit einer Suppe oder einem Salat zur Hauptmahlzeit werden.

Für die Kartoffeln:

*1 Pfund geschälte und grob zerkleinerte Kartoffeln*

*100 bis 140 g Kartoffelstärke*

Für die Füllung:

*¼ Tasse fein gehackte Zwiebeln*

*1 TL fein gehackter, frischer Ingwer*

*½ TL Currypulver*

*½ TL Knoblauchpulver*

*¼ TL Chiliflocken oder Cayennepfeffer*

*¾ Tasse klein geschnittene Kartoffeln oder Blumenkohl*

*240 ml Heilbrühe (siehe Rezept Nr. 39) oder Wasser*

*¼ Tasse frische oder aufgetaute TK-Erbsen*

*1 EL grob zerkleinertes Korianderkraut*

*1 TL frisch gepresster Zitronensaft*

Geben Sie Wasser bis circa 7 Zentimeter Höhe in einen mittelgroßen Kochtopf, und setzen Sie einen Dampfkorb ein. Die Kartoffeln 20 bis 25 Minuten darin garen, bis sie weich sind. In eine Schüssel geben und zerdrücken. Die Kartoffelstärke hinzufügen und kneten, bis ein weicher, aber nicht klebriger Teig entsteht. Gegebenenfalls noch etwas mehr Stärke nehmen.

Während der Garzeit der Kartoffeln die Füllung zubereiten: Die Zwiebeln 3 bis 5 Minuten lang in einer Pfanne mit keramischer Antihaftbeschichtung dünsten, bis sie weich sind. Ingwer, Curry, Knoblauchpulver, Chiliflocken, Kartoffeln oder Blumenkohl und die Heilbrühe oder das Wasser hinzufügen. Alles gut verrühren und zugedeckt 10 bis 15 Minuten köcheln lassen, bis die Kartoffeln oder der Blumenkohl weich sind. Erbsen, Koriander und Zitronensaft einrühren und weitere 2 bis 3 Minuten kochen, bis die Erbsen leuchtend grün sind und die Heilbrühe oder das Wasser vollständig verkocht ist. Vom Herd nehmen.

Den Backofen auf 200 °C vorheizen und ein Blech mit Backpapier auslegen.

Die Arbeitsfläche mit Kartoffelstärke bestreuen und den Teig hälftig teilen. Die eine Hälfte zu einer gut 0,5 Zentimeter dicken, ungefähr runden Scheibe von etwa 20 Zentimeter Durchmesser ausrollen.

Ebenso mit der zweiten Teighälfte verfahren. Die ausgerollten Teigstücke vierteln, sodass acht Quadranten entstehen. In die Mitte jeweils 1 EL der Füllung geben. Die beiden unteren Ecken über die Füllung ziehen und andrücken. Dann die Spitze darüberziehen und die Nahtstellen mit den Fingern zusammendrücken.

Die Samosas auf dem Backblech auslegen und 25 bis 30 Minuten backen, bis sie braun werden. Vor dem Servieren ein paar Minuten abkühlen lassen

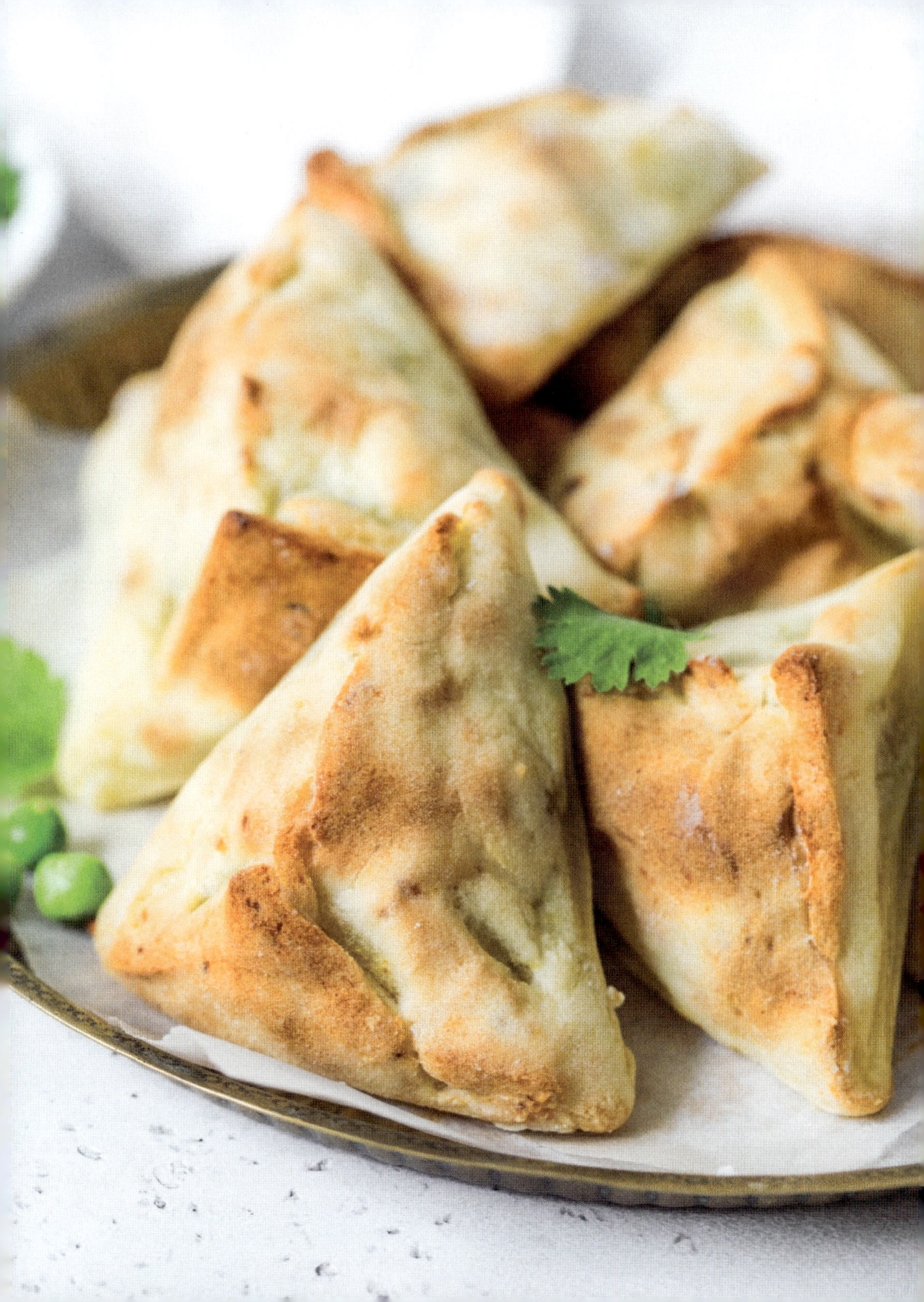

# 46. Pikante Kürbissuppe

Ergibt 2 bis 3 Portionen

Diese cremige Suppe aus Butternut-Kürbis mit wärmenden Gewürzen, einem Hauch Schärfe, abgerundet mit frischen Kräutern und einem Spritzer Limettensaft, macht sich besonders gut an kühlen Abenden oder immer dann, wenn Sie sich das Behagen einer warmen, wohltuenden und nahrhaften Speise wünschen. Bereiten Sie mehr zu, wenn die Familie größer ist oder wenn Sie einfach für den nächsten Tag etwas übrig haben möchten.

*½ Tasse Zwiebelwürfel*
*4 Knoblauchzehen*
*1½ EL grob zerkleinerter, frischer Ingwer*
*1 EL Peperoniringe*
*1 TL gemahlener Kreuzkümmel*
*1 TL gemahlener Koriander*
*¼ bis ½ TL Cayennepfeffer*
*6 Tassen geschälter Butternut-Kürbis ohne Kerngehäuse*
*½ l Heilbrühe (siehe Rezept Nr. 39) oder Wasser*
*1 EL frisch gepresster Limettensaft*
*¼ locker gefüllte Tasse Petersilie oder Korianderkraut zum Anrichten*

Zwiebeln, Knoblauch, Ingwer und Peperoni in einem Topf mit keramischer Antihaftbeschichtung bei mittlerer Hitze 3 bis 5 Minuten lang dünsten, bis die Zwiebeln weich sind. Wenn etwas ansetzt, ein wenig Wasser angießen.

Gewürze und Kürbis hinzufügen und wieder 1 bis 2 Minuten dünsten, bis sich der Duft der Gewürze entfaltet.

Heilbrühe angießen und zugedeckt 20 bis 30 Minuten köcheln lassen, bis die Kürbisstücke ganz weich sind. Den Limettensaft hinzufügen und mit dem Stabmixer glatt pürieren. Sie können natürlich auch einen Hochleistungsmixer verwenden, müssen dann aber vielleicht portionsweise arbeiten.

Die Suppe auf die Schalen verteilen und mit Petersilie oder Koriander bestreuen. Sofort auftragen.

## Tipps

- Heilbrühe liefert deutlich mehr Geschmack als Wasser. Gekaufte Brühe ist in aller Regel nicht empfehlenswert, weil es kaum Produkte ohne Öl, natürliche Aromen und sonstige Zusatzstoffe gibt.
- Sie können die Heilbrühe auch auf Vorrat zubereiten und einfrieren.

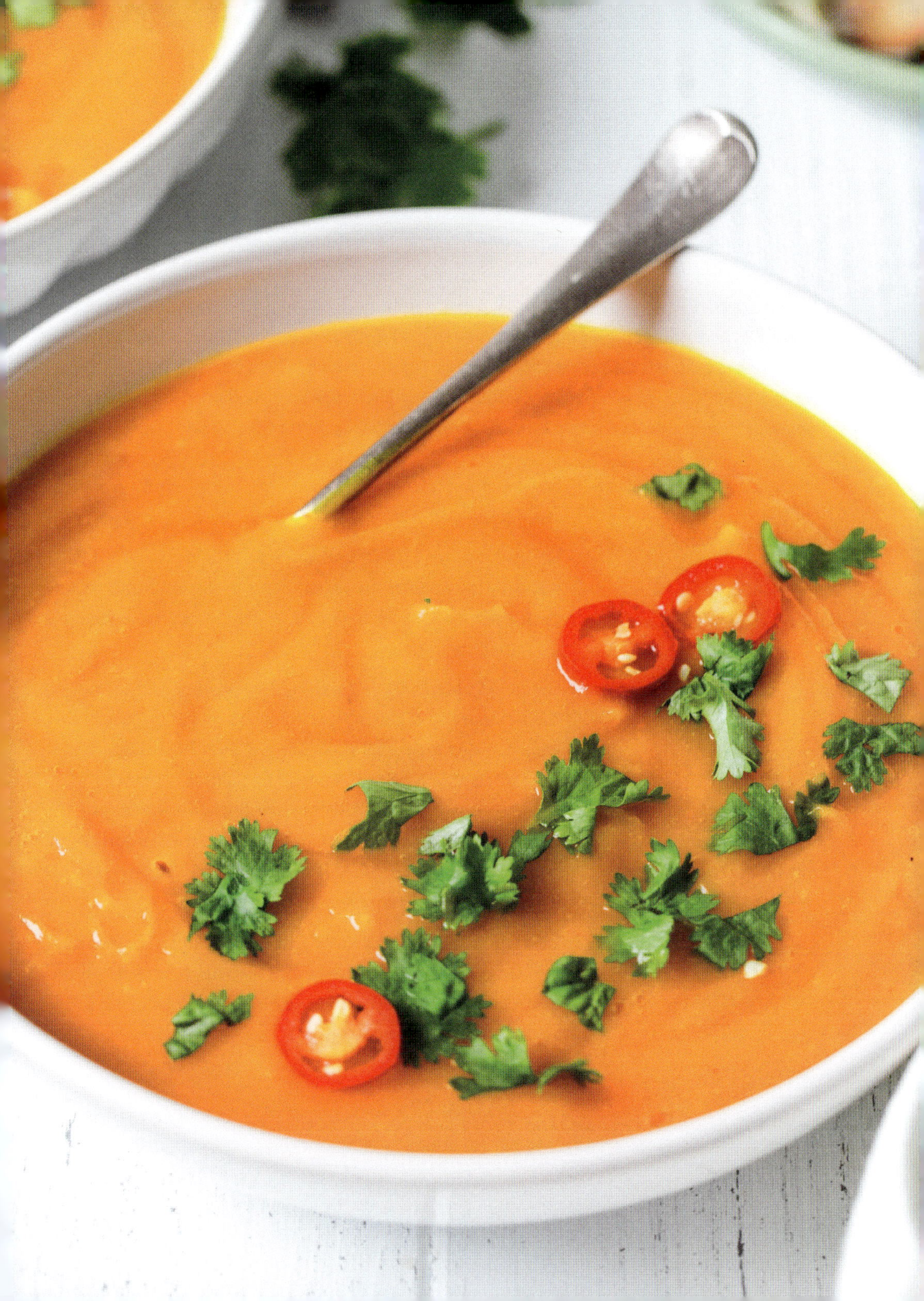

# 47. Baba Ganoush

Ergibt 2 Portionen

Dieser cremige Dip aus geschmorten Auberginen ist im Nahen und Mittleren Osten sehr beliebt. Wir verzichten hier allerdings auf Öl und größere Mengen Tahin, damit Sie in den Genuss der heilenden Eigenschaften dieses Dips kommen. Genießen Sie ihn mit rohem Gemüse wie Staudensellerie-Sticks, Karottenstiftchen, Gurkenscheiben, Salatblättern und Spargelstangen oder auch mit Kartoffel-Focaccia (siehe Rezept Nr. 57).

*2 halbierte, mittelgroße Auberginen*
*2 grob zerkleinerte Knoblauchzehen*
*1 EL Tahin (optional)*
*abgeriebene Schale von 1 Zitrone*
*60 ml frisch gepresster Zitronensaft*
*½ entsteinte Medjool-Dattel*
*¼ TL Meersalz (optional)*
*¼ Tasse fein gehackte Petersilie*
*¼ Tasse fein gehackte Pfefferminzblätter und etwas mehr zum Anrichten*
*¼ Tasse Granatapfelkerne zum Anrichten*

Backofen auf 200 °C vorheizen. Ein Blech mit Backpapier auslegen.

Die Auberginenhälften mit der Schnittfläche nach unten auf dem Backpapier auslegen, dann 40 bis 45 Minuten backen oder bis sie weich sind. Aus dem Backofen nehmen und abkühlen lassen.

Die abgekühlten Auberginenhälften schälen und in die Küchenmaschine geben. Knoblauch, Tahin (falls verwendet), Zitronenschale, -saft und Dattel hinzufügen. Salzen, sofern Sie Salz verwenden. Küchenmaschine einschalten und den Inhalt so verarbeiten, dass die Masse einigermaßen glatt ist, aber noch etwas Struktur hat. Petersilie und Minze hinzufügen und kurz die Pulstaste verwenden, bis die Kräuter eingearbeitet sind.

Den Dip in eine Schale oder Schüssel umfüllen und mit den Granatapfelkernen sowie noch etwas gehackter Minze bestreuen. Sofort auftragen oder bis zum Verzehr im Kühlschrank aufbewahren.

## Tipps

- Tahin macht das Baba Ganoush cremiger und fülliger, aber wenn Sie Ihren Fettverzehr einschränken möchten, können Sie es weglassen und erzielen dann immer noch ein schmackhaftes Ergebnis.
- Hochwertiges Meersalz oder Steinsalz sind beim Creme-Dressing eine Option, aber ohne Salz ist das Rezept heilkräftiger. Vielleicht stellen Sie mit der Zeit fest, dass Sie das Salz reduzieren oder ganz weglassen möchten.

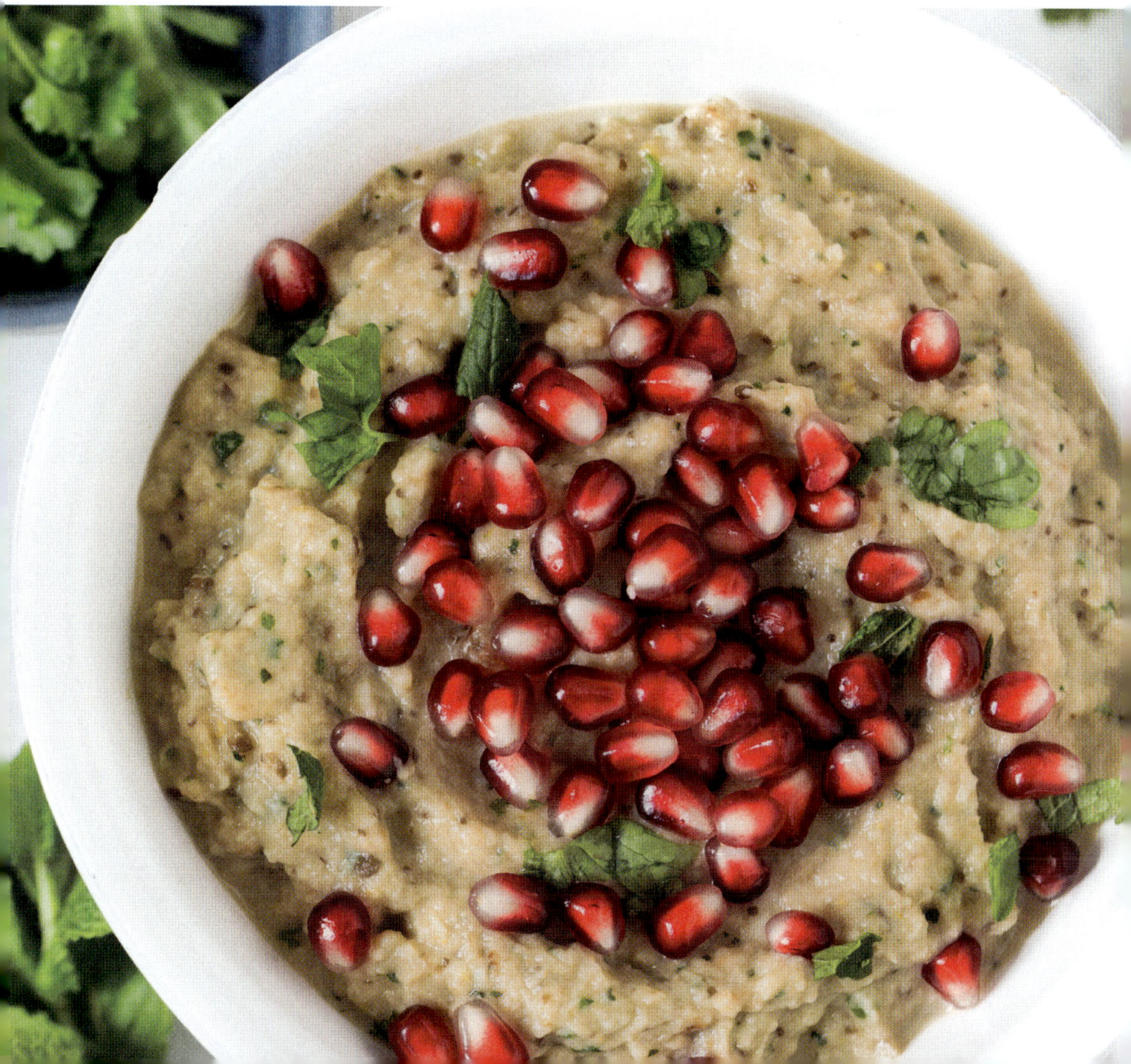

# 48. Blumenkohl-Kürbis-Bowl

Ergibt 2 Portionen

Dieses nach Art einer Buddha-Bowl angelegte Gericht besticht durch seine Vielzahl von Zutaten und Aromen. Es sind zwar etliche einzelne Arbeitsschritte erforderlich, aber sie gehen alle sehr schnell, und das Resultat ist wirklich schmackhaft. Sehr gut passt ein einfacher grüner Blattsalat dazu.

Für den Blumenkohlreis:

*½ in Röschen zerteilter, mittelgroßer Blumenkohl*

Für den Kürbis:

*3 Tassen in Würfel geschnittener Kabocha-, Acorn-, Sweet-Dumpling-, Butternut- oder Delicata-Kürbis (mit oder ohne Schale)*
*½ TL gemahlener Kreuzkümmel*
*½ TL gemahlener Koriander*
*½ TL Zimt*
*2 EL gehackter frischer Koriander*
*1 TL frisch gepresster Zitronen- oder Limettensaft*
*½ TL naturreiner Honig*

Für die Zucchini:

*3 Tassen Zucchiniwürfel*
*1 EL fein gehackte, frische Petersilie*
*1 EL fein gehacktes, frisches Basilikum*
*½ TL Knoblauchpulver*
*½ TL Zwiebelpulver*
*1 TL frisch gepresster Zitronen- oder Limettensaft*

Für den Blumenkohl:

*3 Tassen Blumenkohlröschen*
*½ TL Paprikapulver*
*½ TL Knoblauchpulver*
*¼ TL Kurkumapulver*
*2 EL gehackter, frischer Koriander*
*1 TL frisch gepresster Zitronen- oder Limettensaft*

Für die Zwiebeln und den Knoblauch:

*1 Tasse fein gewürfelte Zwiebeln*
*4 fein gehackte Knoblauchzehen*
*1 TL gemahlener Kreuzkümmel*
*½ TL Kurkumapulver*
*½ TL Chiliflocken*
*1 EL frisch gepresster Zitronen- oder Limettensaft*

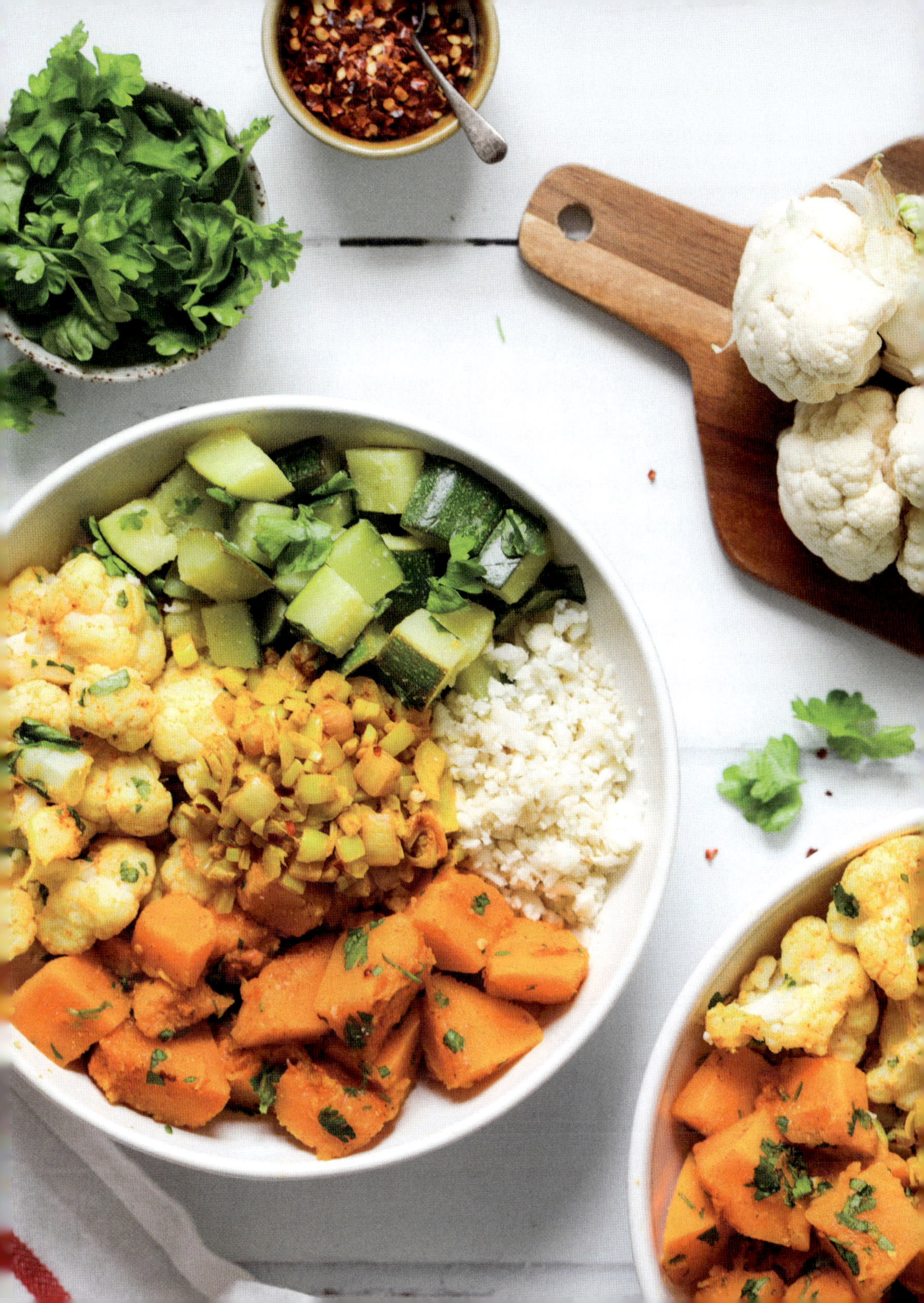

Die für den »Reis« vorgesehenen Blumenkohlröschen in die Küchenmaschine geben und einige Male die Pulstaste betätigen, bis eine reisähnliche Konsistenz entsteht. Den Blumenkohlreis in eine Pfanne mit keramischer Antihaftbeschichtung geben und bei mittlerer Hitze unter häufigem Rühren 5 bis 7 Minuten oder bis zum Garwerden dämpfen. Vom Herd nehmen.

Geben Sie Wasser bis circa 7 Zentimeter Höhe in einen mittelgroßen Kochtopf, und setzen Sie einen Dampfkorb ein. Die Kürbiswürfel 10 bis 15 Minuten darin garen, bis sie weich sind. In eine Schüssel geben, Kreuzkümmel, Koriander, Zimt, Koriandergrün, Zitronen- oder Limettensaft und naturreinen Honig hinzufügen. Alles behutsam vermengen.

Gewürfelte Zucchini wie den Kürbis 3 bis 5 Minuten zugedeckt dämpfen oder bis die Stücke weich sind. In eine Schüssel geben und Petersilie, Basilikum, Knoblauch- und Zwiebelpulver sowie Zitronen- oder Limettensaft hinzufügen. Alles behutsam vermengen.

Ebenso die Blumenkohlröschen 4 bis 6 Minuten dämpfen beziehungsweise bis sie weich sind. In einer Schüssel mit Paprika, Knoblauchpulver, Kurkuma, Koriander und Zitronen- oder Limettensaft vermengen.

Zwiebelwürfel in einer Pfanne mit keramischer Antihaftbeschichtung 3 bis 5 Minuten dämpfen, bis sie weich sind. Knoblauch, Kreuzkümmel, Kurkuma, Chiliflocken und Zitronen- oder Limettensaft hinzufügen und noch 1 bis 2 Minuten erhitzen, bis der Knoblauch weich ist und die Gewürze ihren Duft entfalten. Vom Herd nehmen.

Den Blumenkohlreis auf zwei Schalen aufteilen und Kürbis, Zucchini, Blumenkohl sowie Zwiebeln und Knoblauch darauf verteilen. Sofort servieren.

## Tipp

- Wenn Sie diese Gericht mehrmals genießen möchten, können Sie die Zutatenmengen verdoppeln, verdreifachen und sogar vervierfachen, um von allen Anteilen größere Vorräte zu haben. Sie können alles einfach wieder erhitzen oder beim nächsten Mal anders zusammenstellen.

# 49. Kartoffel-Blattsalat-Sandwiches

Ergibt 1 bis 2 Portionen

Diese Sandwiches sind eine echte Leckerei, wenn Sie Lust auf etwas Frisches und Einfaches haben. Füllen Sie Ihr Salat-Sandwich mit Kartoffelscheiben, frischen Tomaten, Zwiebeln, Gurke und Radieschen, und krönen Sie es mit Senf und/oder Ketchup.

Für die Kartoffelscheiben:

*2 oder 3 mittelgroße Kartoffeln*
*1 Kartoffel für den Senf (siehe unten, optional)*
*2 TL Knoblauchpulver*
*2 TL Zwiebelpulver*
*2 TL Paprikapulver*
*2 TL getrockneter Oregano oder getrocknetes Basilikum*
*½ TL Chilipulver*

Für den Kartoffelsenf (optional):

*½ Tasse gedämpfte Kartoffelwürfel*
*2 TL Senfpulver*
*½ grob zerkleinerte Knoblauchzehe*
*⅛ TL gemahlene Kurkuma*
*3 EL Zitronensaft*
*2½ EL naturreiner Honig*
*1 EL Wasser*

Für den Ketchup (optional):

*100 g Tomatenmark*
*¼ TL Zwiebelpulver*
*¼ TL Knoblauchpulver*
*¼ TL getrockneter Oregano*
*¼ Cayennepfeffer (optional)*
*3 EL Apfelsaft*
*1 EL frisch gepresster Zitronensaft*
*1 TL naturreiner Honig*

Weitere Sandwichzutaten:

*8 bis 12 grüne oder rote Salatblätter*
*2 bis 3 EL Kartoffelsenf (optional)*
*2 bis 3 EL Ketchup (optional)*
*½ Tasse Tomatenscheiben*
*⅓ Tasse Zwiebelscheiben*
*½ Tasse Gurkenscheiben (optional)*
*½ Tasse Radieschenscheiben (optional)*
*½ Tasse Sprossen oder Microgreens (optional)*

Geben Sie Wasser bis circa 7 Zentimeter Höhe in einen mittelgroßen Kochtopf, und setzen Sie einen Dampfkorb ein. Die nicht zerkleinerten Kartoffeln 20 bis 30 Minuten darin garen. Abkühlen lassen. 1 Kartoffel für den Senf aufheben (falls Sie ihn verwenden).

Die übrigen Kartoffeln der Länge nach in dünne Scheiben schneiden und auf einem Brett oder Servierteller nebeneinander auslegen. Großzügig mit den Kräutern und Gewürzen bestreuen.

Die Zutaten für den Senf im Mixer glatt pürieren. Gleich verwenden oder im Kühlschrank aufbewahren.

Die Zutaten für das Ketchup (optional) in einer Schale verrühren, bis alles ganz gleichmäßig und glatt ist. Sofort verwenden oder im Kühlschrank aufbewahren.

Beim Zusammenstellen der Sandwiches am besten jeweils 2 Salatblätter ineinanderlegen, damit eine gewisse Stabilität entsteht. Mit einigen Kartoffelscheiben belegen. Gegebenenfalls Senf oder Ketchup darauf verteilen und eine weitere Schicht aus Tomaten, Zwiebeln, Gurken, Radieschen und Sprossen oder Microgreens (optional) kreieren. Zum Schluss 2 oder 3 Salatblätter auflegen. Mit den weiteren Zutaten ebenso verfahren und sofort servieren.

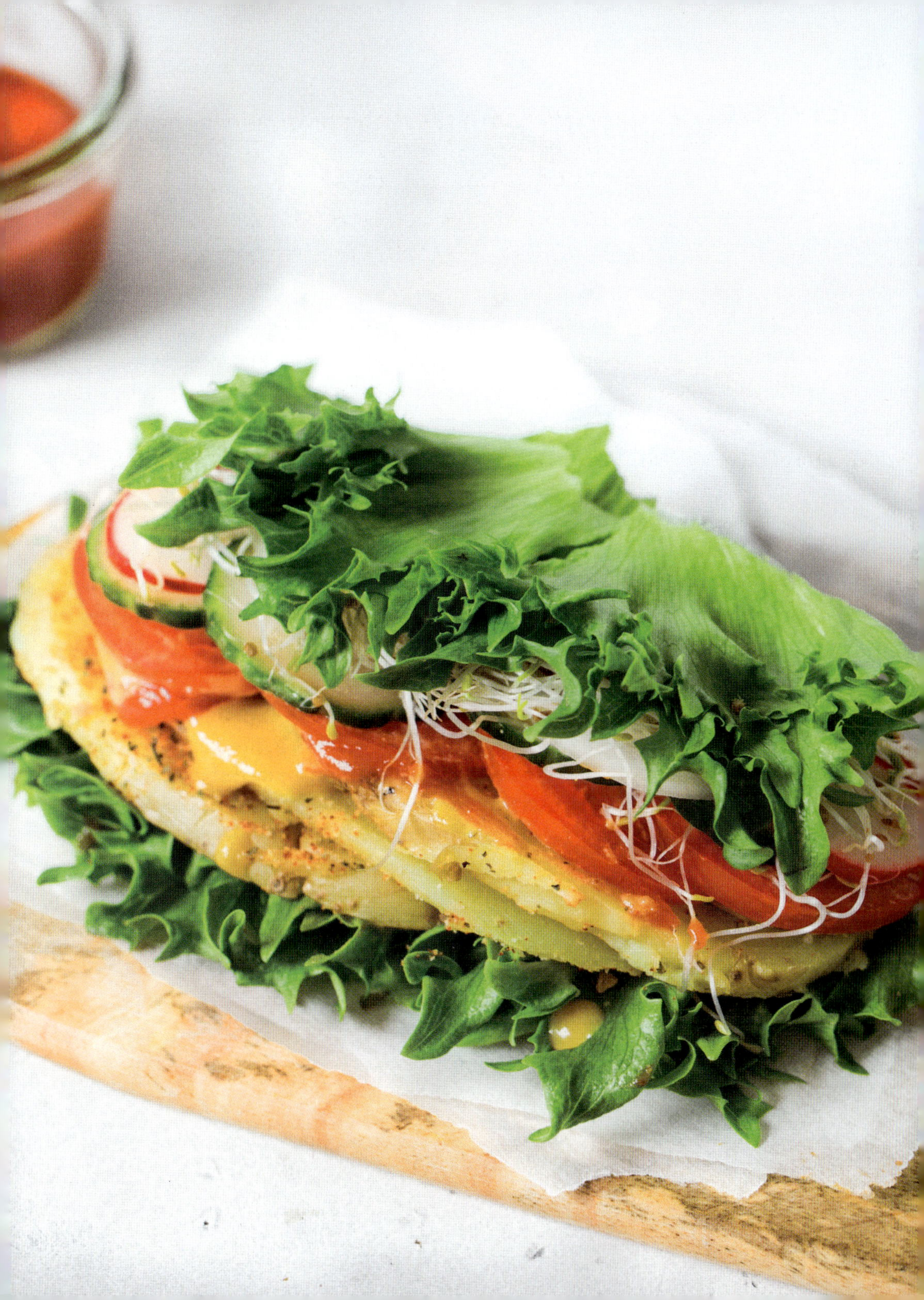

# 50. Süßkartoffel-Nori-Wraps

Ergibt 1 bis 2 Portionen

Diese Wraps sind für sich allein schon eine Leckerei, aber Sie können zusätzlich auch Soßen aus diesem Buch als Dips verwenden, zum Beispiel den Kartoffelsenf (siehe Rezept Nr. 49) oder das Baba Ganoush (siehe Rezept Nr. 47), das rohe Koriander-Chutney (siehe Rezept Nr. 35) oder den Spargel-Spinat-Dip (siehe Rezept Nr. 25).

*knapp 1 Pfund geschälte und in dicke Sticks geschnittene Süßkartoffeln (alle Farben) oder Winterkürbis (alle Sorten außer Spaghettikürbis)*

*4 Noriblätter*

*2 bis 3 EL frisch gepresster Zitronen-, Limetten- oder Orangensaft*

*4 Tassen zusammengedrückter grüner Blattsalat*

*1 Tasse mit dem Julienne- oder Spiralschneider verarbeitete rote, gelbe oder orange Paprika*

*1 Tasse mit dem Julienne- oder Spiralschneider verarbeitete Gurken*

*1 Tasse Sprossen*

*1 locker gefüllte Tasse frische Korianderblätter*

Geben Sie Wasser bis circa 7 Zentimeter Höhe in einen mittelgroßen Kochtopf, und setzen Sie einen Dampfkorb ein. Süßkartoffeln oder Winterkürbis 13 bis 16 Minuten darin garen, bis sie weich sind. Abkühlen lassen.

Ein Noriblatt mit der glänzenden Seite nach unten auf einem Brett auslegen, der Länge nach in Ihre Richtung. Mit einigen Tropfen Zitronen-, Limetten- oder Orangensaft beträufeln und den Saft mit den Fingern so verstreichen, dass das Noriblatt ganz leicht befeuchtet ist.

Süßkartoffel- oder Kürbissticks, grüne Blätter, Paprika und Gurkenstreifen, Sprossen und Korianderblätter auf der einen Seite des Noriblatts verteilen. Die freie Seite mit einigen Tropfen Zitronen-, Limetten- oder Orangensaft beträufeln, das Blatt fest zusammenrollen und die Rolle halbieren. Das Gleiche mit den restlichen Zutaten wiederholen und sofort servieren.

## Tipp

- Gedämpfte Süßkartoffeln sind zwar besonders heilsam, aber Sie können sie für diese Wraps auch backen, wenn Sie möchten.

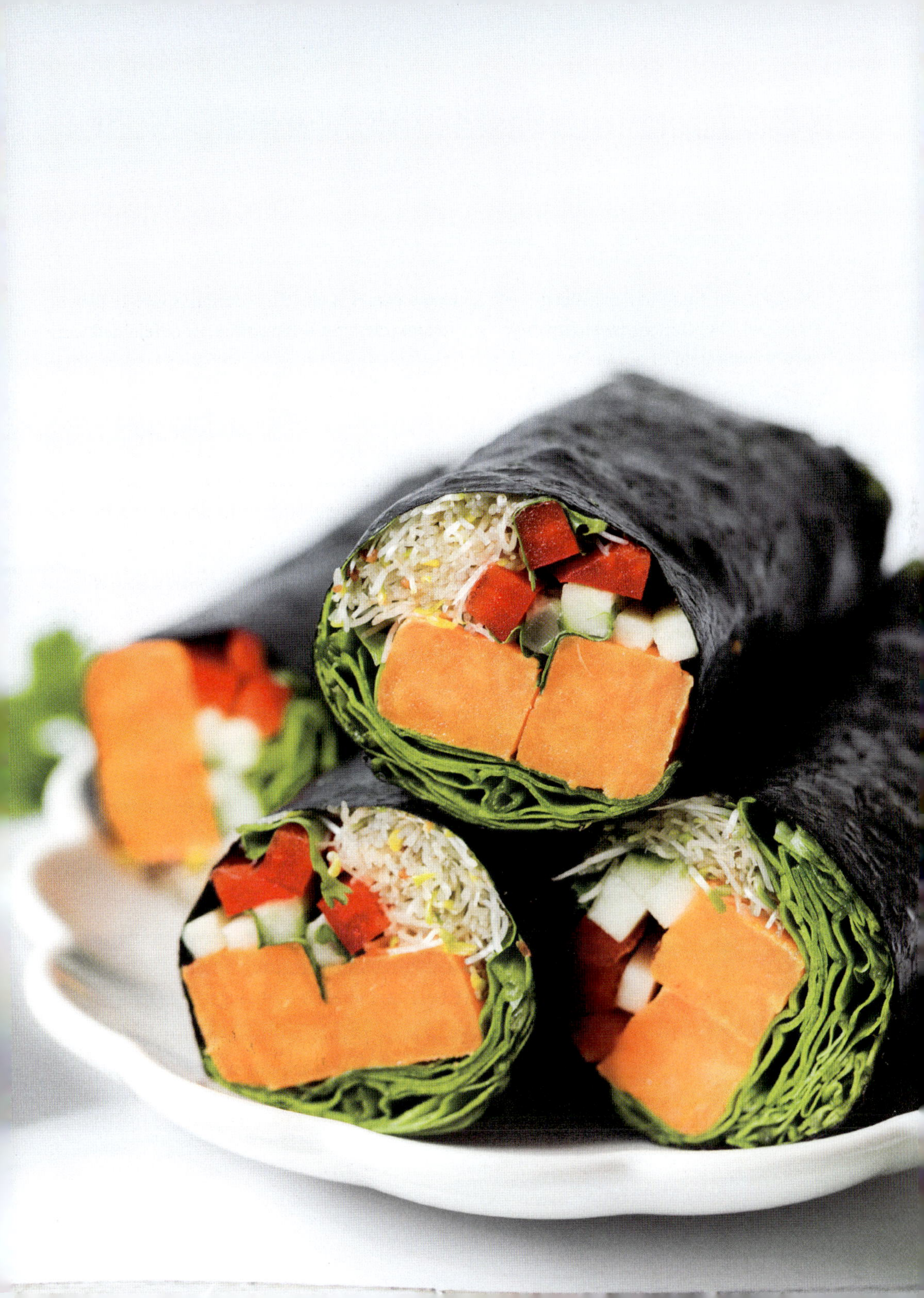

# 51. Zucchini-»Pasta« mit Marinara-Soße

Ergibt 2 Portionen

Die Lust auf Spaghetti marinara lässt sich mit dieser heilsamen Variante viel besser befriedigen. Das Gericht ist ebenso reich an Aromen wie an Nährstoffen, doch das Schweregefühl nach dem Essen bleibt aus.

*¼ Tasse fein gehackte gelbe Zwiebeln oder Schalotten*
*4 in dünnen Scheiben geschnittene Knoblauchzehen*
*2 EL Tomatenmark*
*1 kg grob zerkleinerte Kirschtomaten oder 2 Tassen zerkleinerte Tomaten aus der Dose*
*2 TL getrockneter Oregano*
*½ TL Chiliflocken*
*¼ locker gefüllte Tasse Basilikumblätter*
*2 mit dem Julienne- oder Spiralschneider verarbeitete Zucchini*

Zwiebeln oder Schalotten in eine Pfanne mit keramischer Antihaftbeschichtung geben und unter gelegentlichem Umrühren dünsten, bis sie ganz weich sind, 8 bis 10 Minuten lang; wenn sie anzusetzen drohen, etwas Wasser angießen.

Knoblauch hinzufügen und mitdünsten, bis er weich wird, etwa 5 Minuten lang. Tomatenmark zugeben und das Ganze 1 bis 2 Minuten weiter erhitzen, bis es zu karamellisieren beginnt.

Tomaten, Oregano und Chiliflocken hinzufügen und rühren, bis alles gleichmäßig gemischt ist. Hitze zurückschalten, Deckel auflegen und unter gelegentlichem Umrühren leicht köcheln lassen, bis die Tomaten weich sind (circa 30 bis 40 Minuten). Deckel entfernen und weitere 10 Minuten einkochen lassen, bis die Soße dick ist. Wenn Sie Tomaten aus der Konserve verwenden, können Sie die gesamte Kochzeit halbieren.

Die Soße in einen Mixer oder eine Küchenmaschine umfüllen, die Basilikumblätter hinzufügen und einige Male die Pulstaste betätigen, bis eine stückige Soße entsteht.

Die »Nudeln« in einer Pfanne mit keramischer Antihaftbeschichtung bei mittlerer Hitze dünsten, bis sie al dente sind (2 bis 3 Minuten). Zwischendurch mit der Servierzange wenden.

Auf 2 Schalen verteilen und mit der Soße übergießen. Mit etwas Basilikum anrichten und sofort servieren.

## Tipps

- Verwenden Sie Tomatenmark, das nur Tomaten und keine weiteren Zutaten wie Salz oder Zitronensäure enthält.
- Wenn Sie wenig Zeit haben, können Sie auch eine Marinara-Soße aus dem Glas verwenden, sofern sie kein Fett, keine Zitronensäure, keine Konservierungsstoffe, keine natürlichen Aromen oder andere problematische Zutaten enthält.

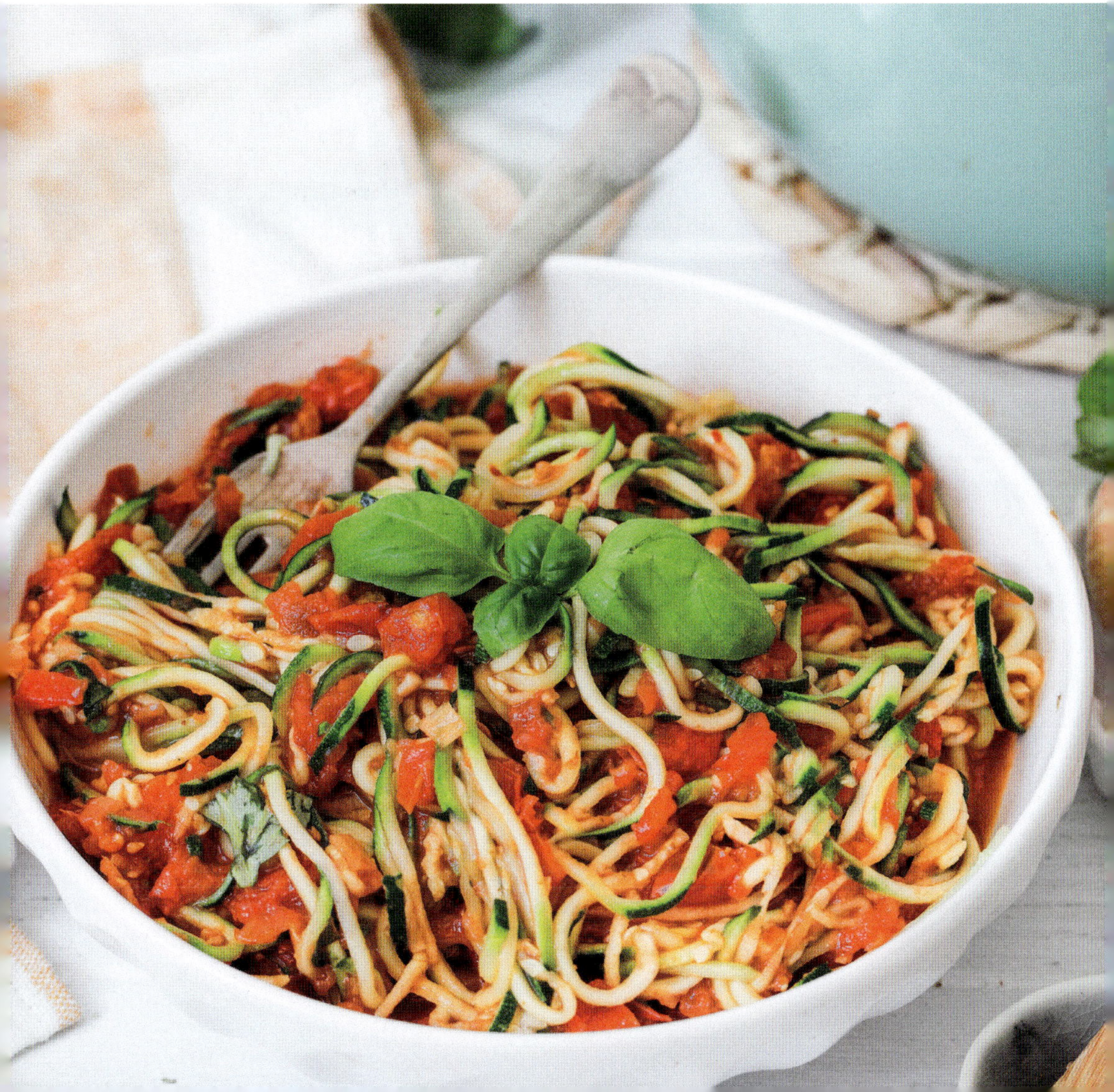

# 52. Asiatische Kartoffelpfanne

Ergibt 2 bis 3 Portionen

Die asiatischen Aromen machen die Lebendigkeit dieser Kartoffelpfanne aus. Das Herzhafte zusammen mit der leichten Schärfe und einem Hauch Süße lassen dieses Gericht zu einem wunderbaren Mittag- oder Abendessen werden, sogar zu einem schmackhaften warmen Frühstück taugt es.

Für die Kartoffelpfanne:

*½ Tasse fein zerkleinerte Frühlings- oder gelbe Zwiebeln*

*2 in dünne Scheiben geschnittene Knoblauchzehen*

*½ TL gehackte, reife Peperoni*

*1½ Tassen dünne Shiitake- oder Champignonscheiben*

*1 kg dünne Kartoffel- oder Süßkartoffelscheiben*

*¼ l Heilbrühe (siehe Rezept Nr. 39) oder Wasser*

*½ TL atlantische Dulseflocken*

*1 Tasse zerkleinerte Zuckerschoten oder grüne Bohnen*

*¼ Tasse grob zerkleinerte Korianderblätter zum Anrichten*

*5 oder 6 reife Peperoniringe zum Anrichten*

Für die Soße:

*2 EL frisch gepresster Limettensaft*

*2 EL Ahornsirup*

*2 EL Tomatenmark*

*½ EL geriebener, frischer Ingwer*

*¼ TL Chiliflocken*

*2 EL Wasser*

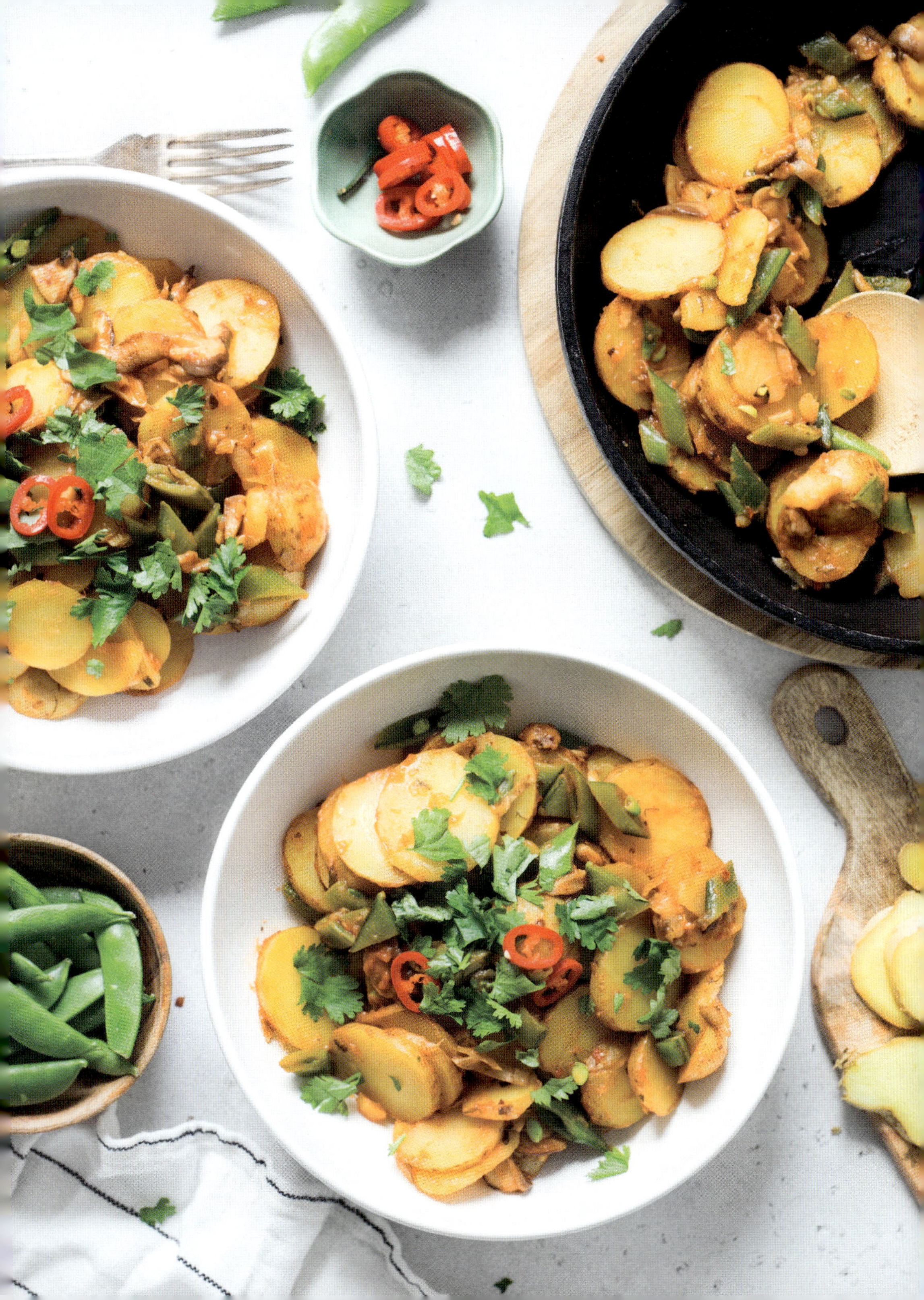

## Tipps

- Bei der Entscheidung, ob Sie Heilbrühe oder Wasser verwenden, müssen Sie berücksichtigen, dass die Heilbrühe deutlich mehr Geschmack liefert. Gekaufte Brühe ist in aller Regel nicht empfehlenswert, weil es kaum Produkte ohne Öl, natürliche Aromen und sonstige Zusatzstoffe gibt.
- Wenn Sie Zeit sparen möchten, können Sie die Heilbrühe auf Vorrat zubereiten und einen Teil einfrieren (zum Beispiel in der Eiswürfelschale), um sie sofort parat zu haben.
- Die Pilze vor dem Schneiden gründlich mit warmem bis heißem Wasser abspülen.
- Verwenden Sie keine überalterten oder schleimigen Pilze, bei denen die Oxidation bereits fortgeschritten ist.

Eine Pfanne mit keramischer Antihaftbeschichtung bei mittlerer Hitze erwärmen, Zwiebeln, Knoblauch, Peperoni und Pilze hineingeben und 5 bis 8 Minuten dünsten, bis die Pilze weich sind. Wenn etwas ansetzt, ein wenig Wasser zugießen. Kartoffeln, Heilbrühe oder Wasser und Dulseflocken hinzufügen und rühren, bis alles gleichmäßig vermengt ist. Deckel auflegen, Hitze reduzieren und 10 bis 15 Minuten köcheln lassen, bis die Kartoffeln beinah gar sind.

Die Soßenzutaten in einer Schale gleichmäßig verrühren.

Wenn die Kartoffeln annähernd gar sind, die Soße zusammen mit den Zuckerschoten oder grünen Bohnen einrühren und 2 bis 3 Minuten weiter erhitzen, bis das Wasser weitgehend verdampft ist.

Auf zwei oder drei Schalen verteilen und mit Koriander und Peperoniringe garnieren. Sofort servieren.

# 53. Gedämpfte Wirsing- oder Weißkohlrouladen

Ergibt 2 Portionen

Diese Rouladen sind ebenso schmackhaft wie sie schön anzusehen, vor allem wenn Sie Wirsing mit seiner beeindruckenden Maserung verwenden. Eine wirklich originelle Art, mehr Gemüse auf Ihren Speiseplan zu setzen.

Für die Rouladen:

*Wasser zum Dämpfen*
*1 großer, in Blätter zerteilter Wirsing oder Weißkohl*
*2/3 Tasse gehackte Shiitake oder Champignons*
*1/2 Tasse zerkl. Frühlingszwiebeln*
*4 gehackte Knoblauchzehen*
*1 EL gehackter Ingwer*
*1/2 bis 1 TL Chiliflocken*
*1 Tasse zerkleinerte Kartoffeln*
*1/2 Tasse zerkl. Blumenkohl*
*2/3 Tasse zerkleinerte rote, gelbe oder orange Paprika*
*1/2 TL Meersalz (optional)*
*240 ml Wasser*
*1/2 Tasse zerkleinerte Zuckerschoten*

Für die Soße:

*3 1/2 EL naturreiner Honig*
*3 EL frisch gepr. Limettensaft*
*1/2 bis 1 TL Chiliflocken*
*1/2 TL Knoblauchpulver*
*1/2 TL Paprikapulver*
*1 TL geriebener Ingwer*

Geben Sie Wasser bis circa 7 Zentimeter Höhe in einen mittelgroßen Kochtopf, und setzen Sie einen Dampfkorb ein. Die Kohlblätter darin 2 bis 3 Minuten dämpfen, bis sie biegsam werden. Kalt abspülen.

Pilze, Frühlingszwiebeln, Knoblauch, Ingwer und Chiliflocken in eine Pfanne mit keramischer Antihaftbeschichtung geben und bei mittlerer Hitze 3 bis 5 Minuten dünsten, bis die Pilze weich sind. Kartoffeln, Blumenkohl und Paprika hinzufügen, anschließend das Salz (falls verwendet). Weitere 1 bis 2 Minuten unter häufigem Rühren erhitzen, dann das Wasser angießen und alles 10 bis 12 Minuten köcheln lassen, bis die Kartoffeln gar sind. Die Erbsenschoten einrühren und die Füllung in eine Schüssel umfüllen.

Die Füllung mit einem Kartoffelstampfer zerdrücken, sodass die Masse nach dem Formen zusammenhält.

Die Kohlblätter vom Stielansatz her mit 1/4 Tasse der Füllung belegen, die Seiten des Blattes jeweils übereinanderschlagen und dann fest einrollen und mit der eingeschlagenen Seite nach unten in den Dampfgartopf legen.

10 bis 12 Minuten dämpfen, bis die Rouladen gar sind. Inzwischen die Soßenzutaten zusammen glatt rühren.

Die Rouladen sofort mit der Soße servieren.

## Tipps

- Hochwertiges Meer- oder Steinsalz sind bei diesem Rezept eine Option, aber ohne Salz ist es heilkräftiger. Vielleicht stellen Sie mit der Zeit fest, dass Sie das Salz reduzieren oder ganz weglassen möchten.
- Die Pilze vor dem Schneiden gründlich mit warmem bis heißem Wasser abspülen.
- Verwenden Sie keine überalterten oder schleimigen Pilze, bei denen die Oxidation bereits fortgeschritten ist.

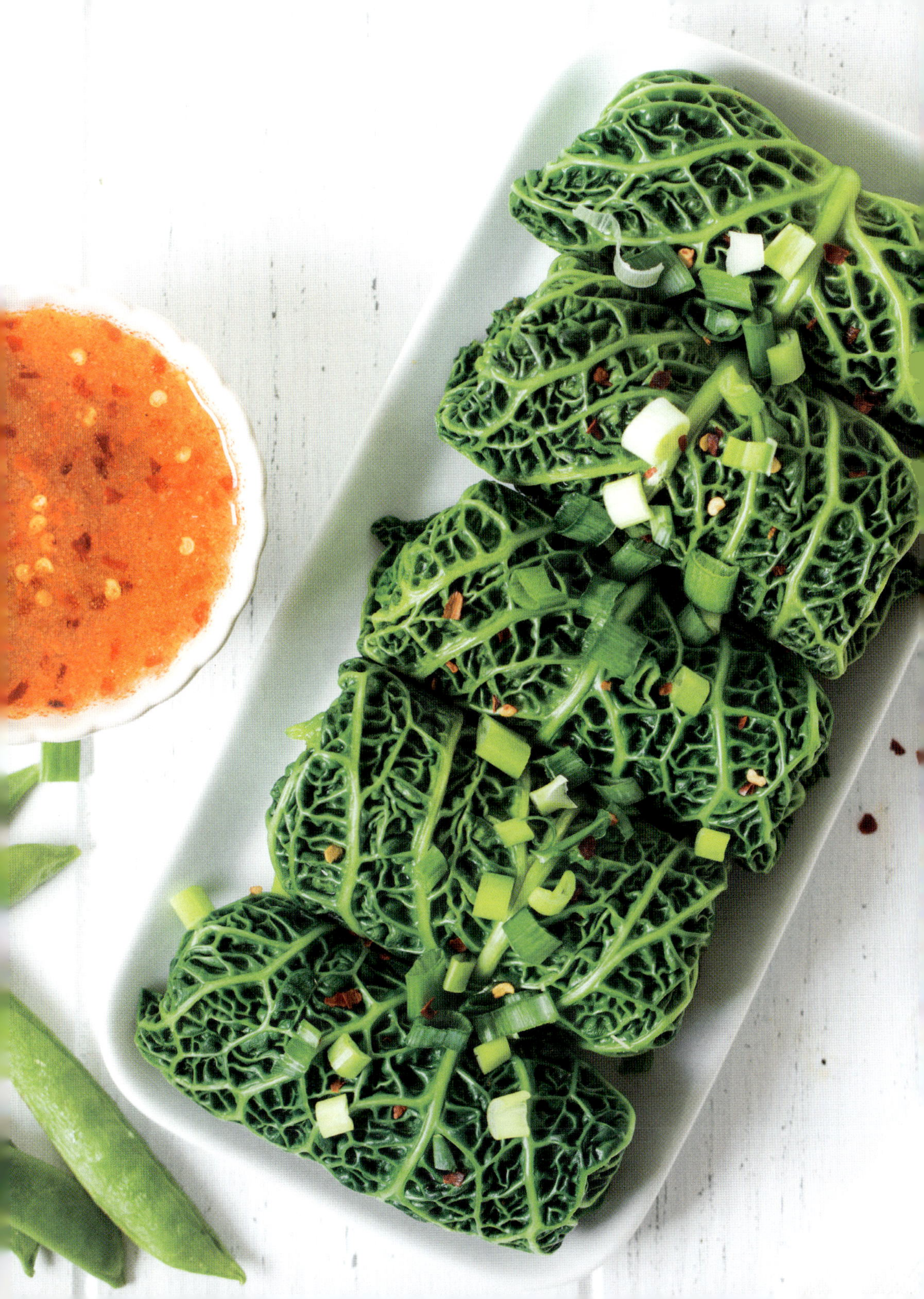

# 54. Nudelauflauf

Ergibt 4 bis 6 Portionen

Diesen Nudelauflauf mögen Kinder und Erwachsene, die sich eine herzhafte Leckerei ohne Käse, Sahne, Milch, Gluten, Öl und raffinierten Zucker wünschen. Das Gericht ist fettfrei und kann sogar glutenfrei sein, wenn Sie Nudeln wählen, die nicht aus Getreide hergestellt werden, sondern beispielsweise aus Maniok, Erbsen, Linsen oder Kichererbsen. Ein grüner Salat macht eine komplette Mahlzeit daraus.

*4 Tassen grob zerkleinerte Kartoffeln*
*2 Tassen gewürfelte Karotten*
*350 g glutenfreie, maisfreie Hörnchennudeln*
*3 EL Zwiebelpulver*
*1 EL Knoblauchpulver*
*1 EL Paprikapulver*
*¼ TL Cayennepfeffer (optional)*
*1½ EL frisch gepresster Zitronensaft*
*¾ bis 1 TL Meersalz (optional)*

Backofen auf 200 °C vorheizen.

Geben Sie Wasser bis circa 7 Zentimeter Höhe in einen mittelgroßen Kochtopf, und setzen Sie einen Dampfkorb ein. Kartoffeln und Karotten darin 15 bis 20 Minuten garen. Die Nudeln nach der Anleitung auf der Packung kochen, abgießen und in den Topf zurückgeben.

Die Kartoffeln und Karotten in eine Küchenmaschine umfüllen, dann Zwiebel-, Knoblauch- und Paprikapulver, Cayennepfeffer (falls verwendet), Zitronensaft und Meersalz (falls verwendet) hinzufügen und zu einer glatten Masse verarbeiten. Die Nudeln mit der Soße übergießen und darin wenden.

Das Ganze in eine Auflaufform geben und glatt streichen. 25 bis 30 Minuten backen, bis die Oberfläche leicht gebräunt ist. Vor dem Verzehr ein wenig abkühlen lassen.

## Tipps

- Hochwertiges Meer- oder Steinsalz sind bei diesem Rezept eine Option, aber ohne Salz ist es heilkräftiger. Vielleicht können Sie das Salz mit der Zeit reduzieren oder ganz weglassen.
- Für dieses Rezept können Sie getreidefreie Nudeln aus Hirse, Quinoa oder Vollkornreis verwenden, sofern kein Mais und keine Eier enthalten sind.

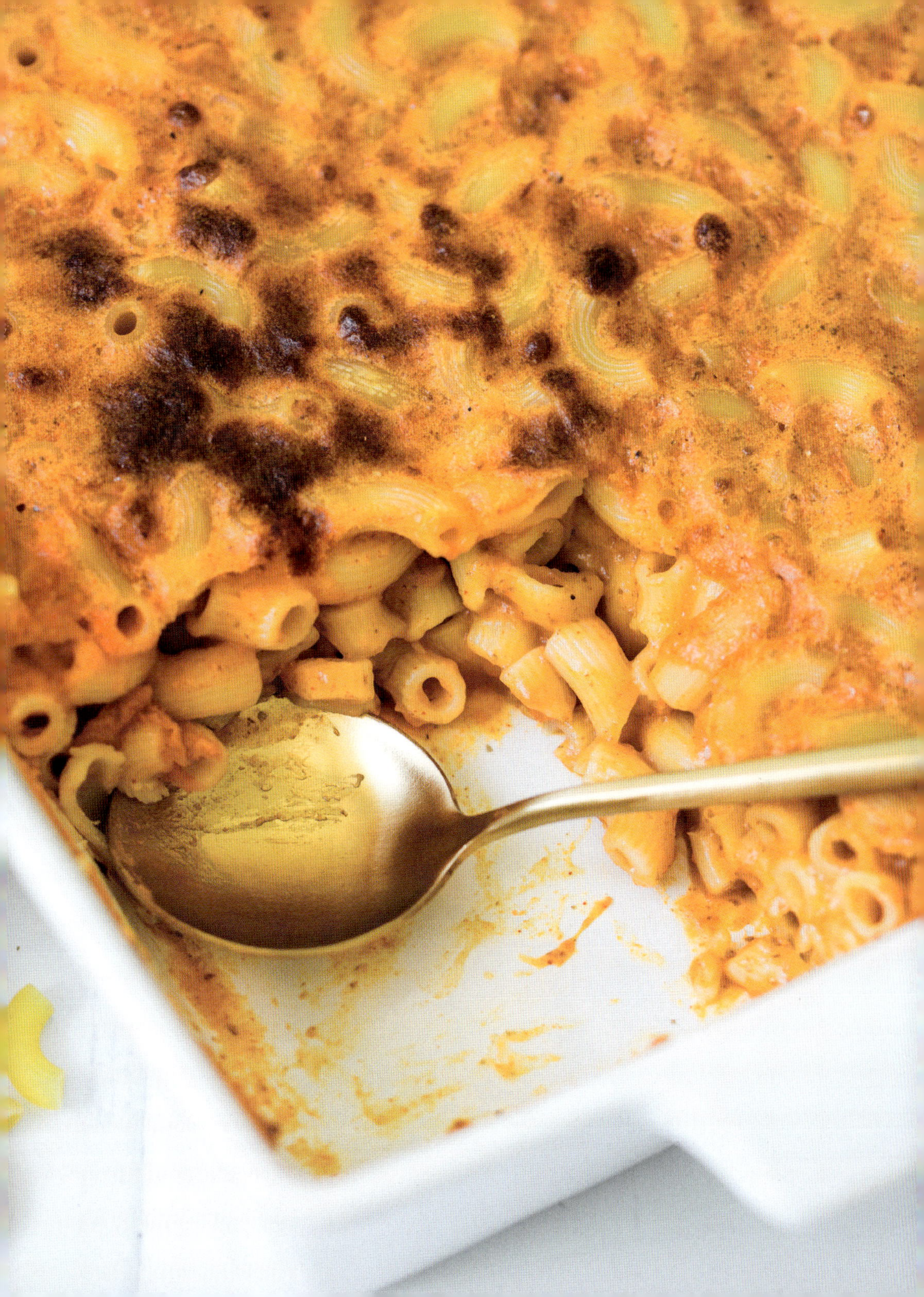

# 55. Gemüse-Muffins

Ergibt 12 Portionen

Dieses Gemüsegericht kommt ohne Eier und Milch aus. Die Muffins bereiten Sie in einer Muffin-Backform mit zwölf Vertiefungen aus Kichererbsenmehl und einer bunten Vielfalt von Gemüse und Kräutern zu. Gemeinsam mit einem Salat werden sie zu einer vollen Mahlzeit, aber sie machen sich auch großartig als kleiner Snack oder als Bestandteil des Pausen-Imbisses.

*2 Tassen Kichererbsenmehl*
*1 TL aluminiumfreies Backpulver*
*2 TL Zwiebelpulver*
*1 TL Knoblauchpulver*
*1 TL Paprikapulver*
*¼ bis ½ TL Chiliflocken oder Cayennepfeffer*
*1 TL getrocknetes Basilikum oder getrockneter Oregano*
*420 ml Wasser*
*½ EL frisch gepresster Zitronensaft*
*½ Tasse fein gewürfelte rote Paprika*
*½ Tasse fein gewürfelte gelbe Zwiebeln*
*½ Tasse fein gewürfelte Zucchini*
*⅓ Tasse fein gewürfelte Karotten*

Backofen auf 180 °C vorheizen.

Das Kichererbsenmehl mit dem Backpulver, Zwiebel-, Knoblauch- und Paprikapulver, den Chiliflocken sowie dem getrockneten Basilikum gut vermengen.

Mit dem Wasser und Zitronensaft verrühren, dabei Paprika, Zwiebeln, Zucchini und Karotten hinzufügen.

Die zwölf Vertiefungen einer Muffin-Backform mit dem Teig füllen.

Die Muffins in den Backofen schieben und 30 bis 35 Minuten backen, bis sich ein Holzstäbchen ohne anhaftenden Teig herausziehen lässt. Die Muffins aus dem Backofen holen und mindestens 10 Minuten in der Form abkühlen lassen. Danach aus den Formen heben und auf ein Abkühlgitter setzen, bis sie verzehrfertig sind. Sofort servieren oder luftdicht verschlossen bei Raumtemperatur aufbewahren.

## Tipp

- Wenn Sie Gemüsereste haben, die aufgebraucht werden müssen, ist dies ein geeignetes Rezept. Brokkoli, Blumenkohl, Champignons – all das können Sie statt der Zucchini verwenden.

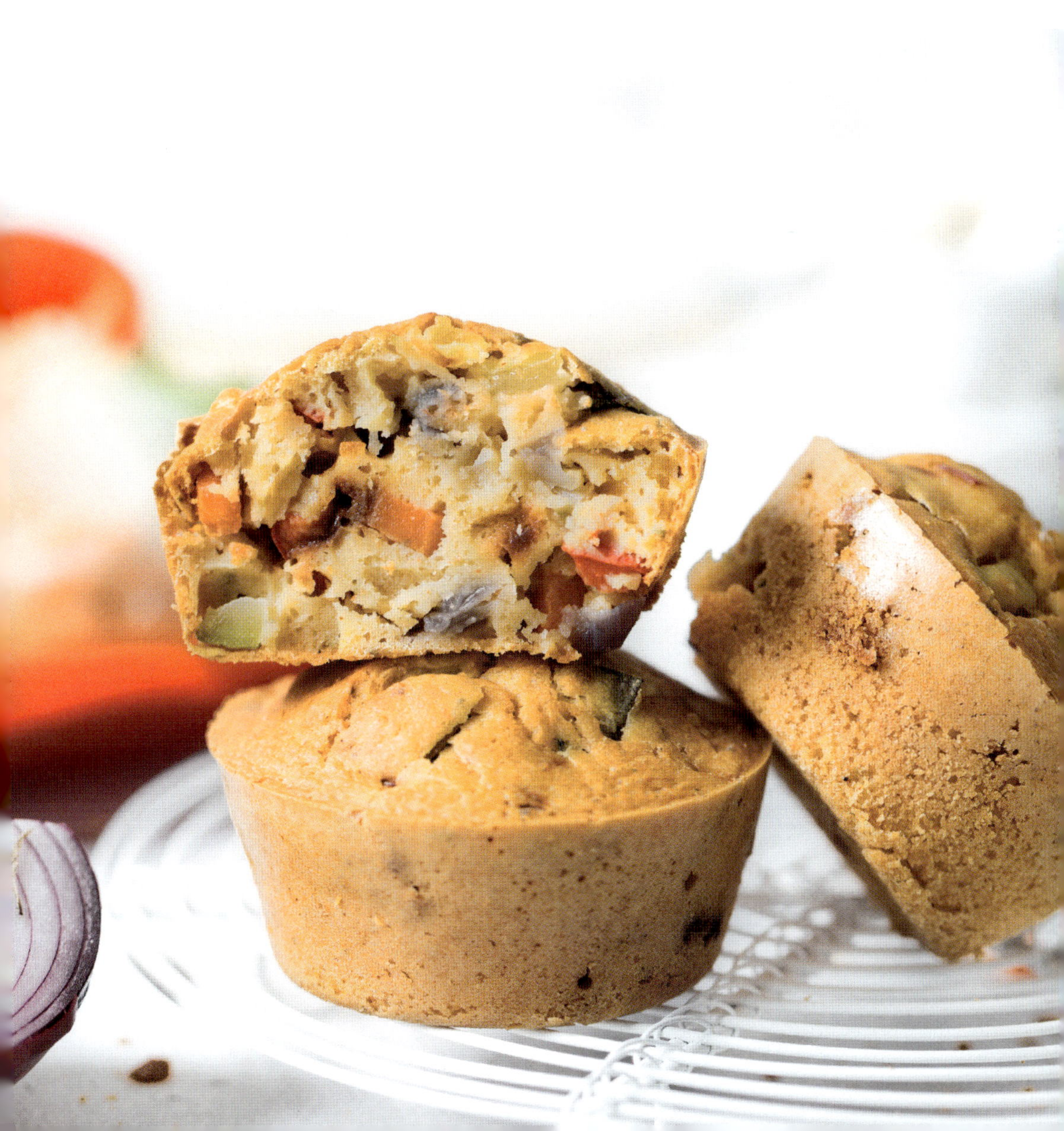

# 56. Erbsen-Hummus

Ergibt 2 bis 3 Portionen

Erbsen, Zitronensaft, Kräuter und Gewürze verbinden sich hier zu einem cremigen, ansehnlichen Dip. Er ist auch ohne Öl oder Fett sättigend und vollmundig.

*3 Tassen TK-Erbsen*
*4 bis 5 EL frisch gepresster Zitronensaft zum Abschmecken*
*1/3 locker gefüllte Tasse Korianderblätter*
*1 TL Zwiebelpulver*
*1 grob zerkleinerte Knoblauchzehe oder 1/2 TL Knoblauchpulver*
*1/2 TL Paprikapulver*
*1/2 gemahlener Kreuzkümmel*
*1/4 bis 1/2 TL Cayennepfeffer*
*1/4 bis 1/2 TL Meersalz (optional)*
*4 Tassen Crudités zum Anrichten (optional)*

Erbsen in eine Pfanne mit keramischer Antihaftbeschichtung geben und bei mittlerer Hitze 3 bis 5 Minuten dünsten und häufig umrühren, bis die Erbsen leuchtend grün und heiß sind. Überhitzen Sie die Erbsen nicht, sonst verliert der Dip seine ansprechende grüne Farbe.

Die Erbsen in die Küchenmaschine geben, Zitronensaft, Korianderblätter, Zwiebel-, Knoblauch- und Paprikapulver, Kreuzkümmel, Cayennepfeffer und Meersalz (falls verwendet) hinzufügen. Auf hoher Stufe verarbeiten, bis der Dip so glatt wie möglich ist. Sie können die gewünschte Konsistenz mit etwas kaltem Wasser regulieren. Abschmecken und gegebenenfalls nachwürzen.

Sofort mit den Crudités servieren oder bis zum Verbrauch kalt stellen.

## Tipps

- Am besten ist es, wenn Sie biologisch produzierte TK-Erbsen verwenden.
- Hochwertiges Meer- oder Steinsalz sind bei diesem Rezept eine Option, aber ohne Salz ist es heilkräftiger. Vielleicht stellen Sie mit der Zeit fest, dass Sie das Salz reduzieren oder ganz weglassen möchten.

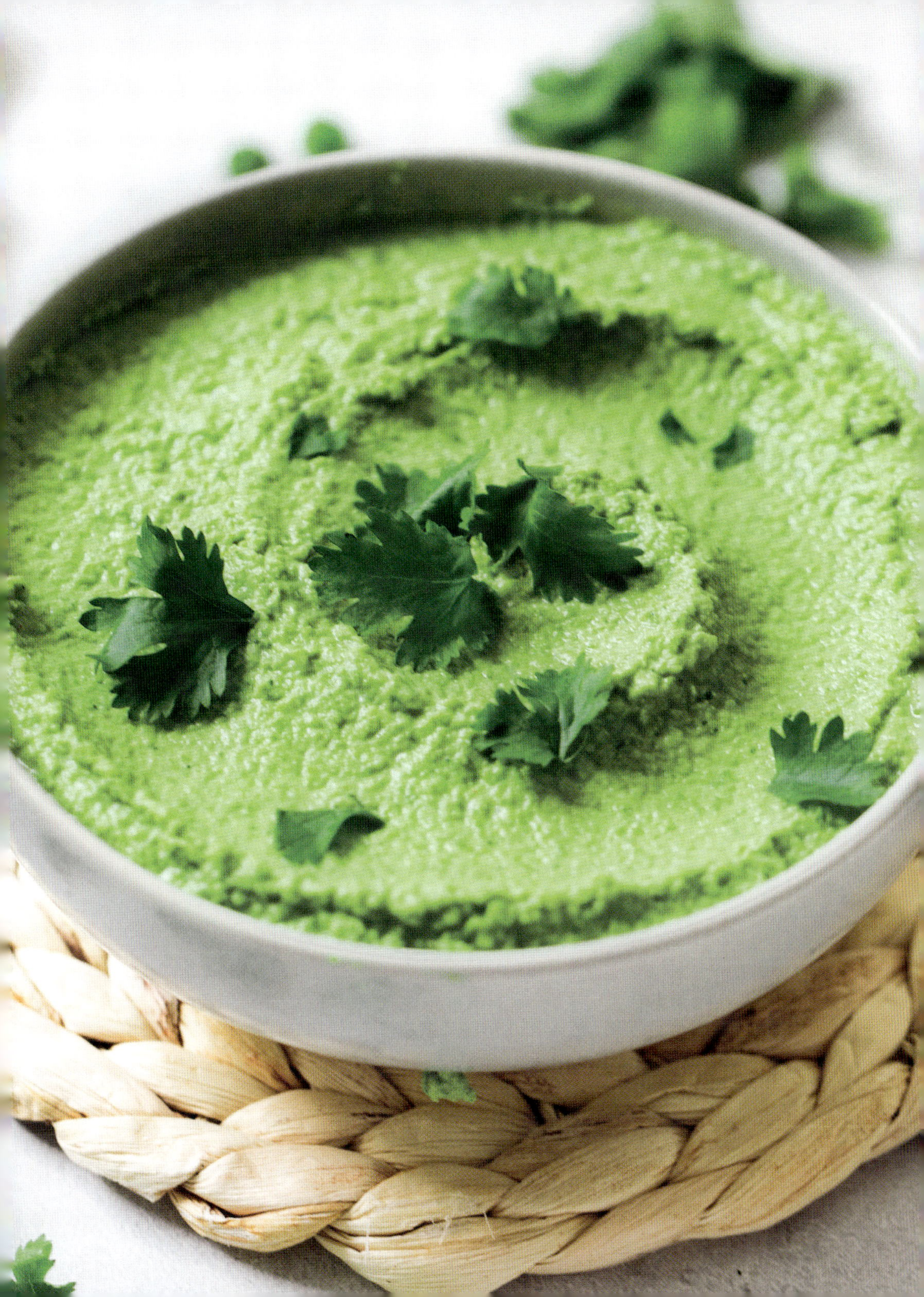

# 57. Kartoffel-Focaccia

Ergibt 2 bis 3 Portionen

Dieses Fladenbrot schmeckt unglaublich gut und ist sehr vielseitig. Genießen Sie es für sich allein oder mit einem Dip, beispielsweise dem Spargel-Spinat-Dip (siehe Rezept Nr. 25), Baba Ganoush (siehe Rezept Nr. 47) und dem rohen Koriander-Chutney (siehe Rezept Nr. 35). Sie können das Brot in Quadrate schneiden und für Sandwiches mit Salatblättern, Tomaten, Zwiebeln und Kartoffelsenf (siehe Rezept Nr. 49) verwenden. Und schließlich schmeckt es auch vorzüglich zu Suppe oder Salat.

*1 kg grob zerkleinerte Kartoffeln*
*½ TL Zwiebelpulver*
*½ TL Knoblauchpulver*
*½ TL Paprikapulver*
*70 g Maniokmehl*
*50 g Kartoffelstärke, bei Bedarf auch mehr*
*2 bis 3 EL gehackte Rosmarinblätter*

Geben Sie Wasser bis circa 7 Zentimeter Höhe in einen mittelgroßen Kochtopf, und setzen Sie einen Dampfkorb ein. Kartoffeln darin 20 bis 25 Minuten garen. Vom Herd nehmen und mit Zwiebel-, Knoblauch- und Paprikapulver in eine Schüssel oder einen Topf geben und stampfen, bis eine glatte Masse entsteht. 10 Minuten abkühlen lassen.

Backofen auf 200 °C vorheizen und ein Blech mit Backpapier auslegen. Das Maniokmehl und die Kartoffelstärke mit den gestampften Kartoffeln vermengen, bis ein weicher Teig entsteht, der nicht klebt. Falls erforderlich, etwas mehr Kartoffelstärke nehmen.

Den Teig auf dem Blech verteilen, dass er überall gut 1 Zentimeter dick ist. Mit dem Rosmarin bestreuen und etwas andrücken. 25 bis 35 Minuten backen, bis das Brot leicht gebräunt ist. Vor dem Schneiden 15 Minuten abkühlen lassen.

## Tipp

- Statt Rosmarin können Sie ganz nach Belieben auch andere Kräuter nehmen, zum Beispiel Thymian, Oregano, Petersilie oder Salbei.

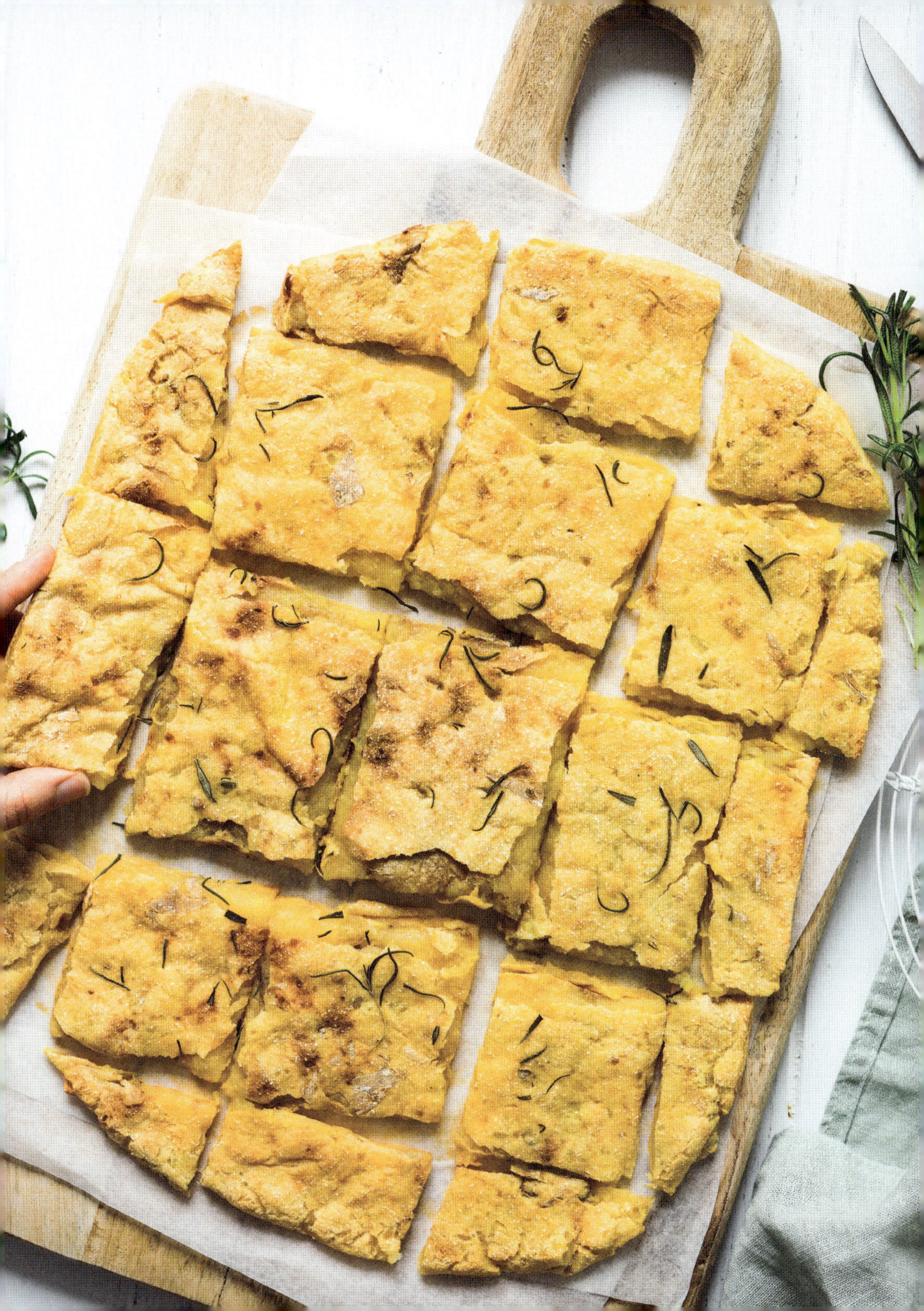

# 58. Hirse-Sushi

Ergibt 2 bis 3 Portionen

Diese einfachen und leckeren Sushi werden aus Hirse und frischen Füllungen zubereitet, abgerundet mit mariniertem Ingwer und Wasabi. Genießen Sie diese Sushi im Rahmen einer Mahlzeit oder als Zwischenmahlzeit.

Für den marinierten Ingwer:

*2 EL frisch gepresster Orangen- oder Zitronensaft*

*1 TL naturreiner Honig*

*2,5 cm in dünne Scheiben geschnittener, geschälter Ingwer*

Für die Sushi:

*1 Tasse Hirse*

*½ l Wasser*

*2 oder 3 Noriblätter*

*1 Tasse mit dem Julienne- oder Spiralschneider verarbeitete Schlangengurken*

*1 Tasse mit dem Julienne- oder Spiralschneider verarbeitete Karotten*

*1 Tasse fein geschnittener Rotkohl*

Für das Wasabi:

*1 TL Wasabipulver*

*1 bis 2 EL Wasser*

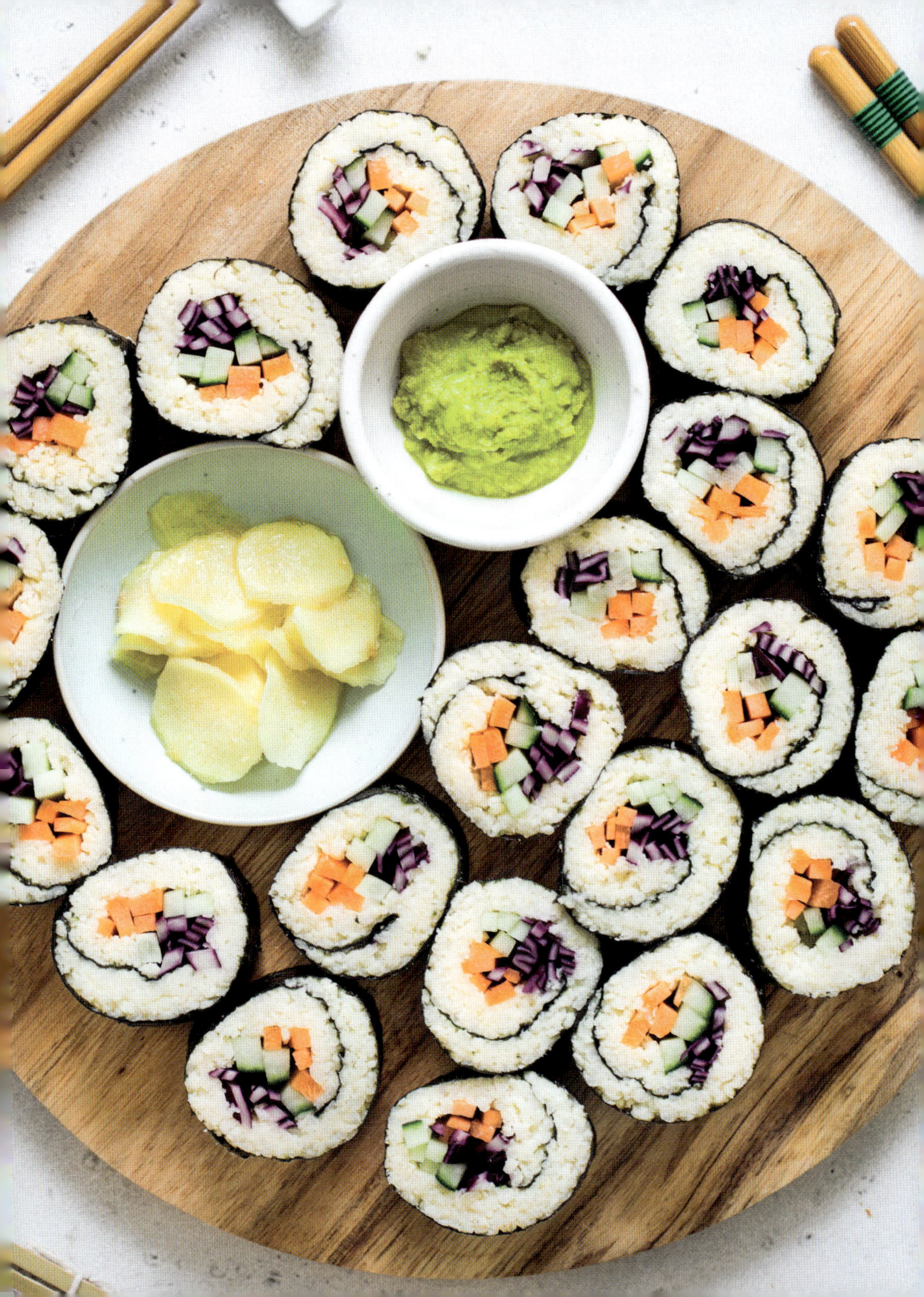

Für den marinierten Ingwer Orangen- oder Zitronensaft und Honig in einer Schale gleichmäßig verrühren. Die Ingwerscheiben hinzufügen und mindestens 1 Stunde ziehen lassen.

Hirse und Wasser in einem kleinen Topf erhitzen und abgedeckt 10 bis 15 Minuten köcheln lassen. Vom Herd nehmen und vollständig abkühlen lassen.

1 Noriblatt – glänzende Seite nach unten – längs in Ihre Richtung auf einem Schneidebrett platzieren. Belegen Sie die Ihnen zugewandte Seite des Noriblatts mit der Hälfte oder einem Drittel der gekochten Hirse, die Sie anschließend gleichmäßig über die Länge des ganzen Blatts verteilen. Am oberen Rand sollen 2 bis 3 Zentimeter frei bleiben. Belegen Sie die Hirseschicht in der Mitte mit den Füllungen. Heben Sie den unteren Rand des Noriblatts behutsam an, und rollen Sie es fest ein. Benetzen Sie einen Finger mit der Marinade, und bestreichen Sie damit das freie obere Ende des Blattes. Schneiden Sie die fertige Sushirolle mit einem scharfen Messer in ungefähr gleich große Stücke. Verfahren Sie ebenso mit den übrigen Zutaten.

Wasabipulver und Wasser gut verrühren, bis eine gleichmäßige Paste entsteht.

Die Hirse-Sushi sofort mit Wasabi und dem mariniertem Ingwer servieren.

## Tipp

- Sie können auch größere Mengen marinierten Ingwer zubereiten und nach Bedarf zu Salaten, gedämpftem Gemüse oder Pfannengerührtem verwenden. Er kann luftdicht verschlossen bis zu einer Woche im Kühlschrank aufgehoben werden.

# 59. Kartoffel-Moussaka

Ergibt 4 bis 6 Portionen

Dieses Kartoffel-Moussaka ist herzhaft, wohltuend und sättigend, also bestens geeignet, wenn Sie etwas Tröstliches brauchen, das den Bauch füllt, aber Ihre Genesung nicht behindert. Wenn es noch nahrhafter sein soll, bereiten Sie sich einen grünen Salat dazu.

Für das Gemüse:

*2 in 1 cm dicke Scheiben geschnittene, mittelgroße Auberginen*

*2 in 1 cm dicke Scheiben geschnittene, große Zucchini*

*3 in 1 cm dicke Scheiben geschnittene, mittelgroße Tomaten*

Für die Kartoffelschicht:

*1,5 kg grob zerkleinerte Kartoffeln*

*1 EL Zwiebelpulver*

*1 TL Knoblauchpulver*

Für die Tomatensoße:

*3½ Tassen klein geschnittene Champignons*

*½ Tasse Zwiebelwürfel*

*½ Tasse zerkleinerte, sonnengetrocknete Tomaten (ohne Öl und Salz)*

*⅓ Tasse klein geschnittener Staudensellerie*

*3 gehackte Knoblauchzehen*

*1½ Tassen passierte Tomaten oder 2 Tassen frische Tomatenwürfel*

*1 TL frischer oder ½ TL getrockneter Thymian*

*1 TL frischer oder ½ TL getrockneter Oregano*

*¼ TL Chiliflocken*

*¼ bis ½ TL Meersalz (optional)*

Backofen auf 200 °C vorheizen und ein Blech mit Backpapier auslegen.

Die Auberginen- und Zucchinischeiben ohne Überlappung auf dem Blech auslegen und 15 bis 20 Minuten backen. Abkühlen lassen.

Geben Sie inzwischen Wasser bis circa 7 Zentimeter Höhe in einen mittelgroßen Kochtopf, und setzen Sie einen Dampfkorb ein. Die Kartoffeln darin 20 bis 25 Minuten garen, dann zusammen mit dem Zwiebel- und Knoblauchpulver in einer Schüssel stampfen und glatt rühren.

Für die Soße Pilze, Zwiebeln, Tomaten, Sellerie und Knoblauch in einer Pfanne mit keramischer Antihaftbeschichtung 5 bis 8 Minuten erhitzen, bis die Pilze weich und leicht gebräunt sind. Tomaten, Thymian, Oregano und Chiliflocken hinzufügen und schließlich das Meersalz (falls verwendet). Die Hitze reduzieren und 10 bis 12 Minuten unter gelegentlichem Umrühren kochen, bis die Soße eingedickt ist.

Eine mittelgroße Lasagneform leicht überlappend mit einer Lage der Zucchini- und Auberginenscheiben auslegen. Darüber die Hälfte der Kartoffelmasse verteilen, danach die Hälfte der Tomatensoße. Es folgt eine weitere Lage Zucchini- und Auberginenscheiben, darüber Tomatensoße und darauf zuletzt der Rest der Kartoffelmasse. Zum Abschluss belegen Sie das Ganze mit einigen rohen Tomaten- und Auberginenscheiben. 30 bis 35 Minuten backen, bis die Oberfläche leicht gebräunt ist. Vor der Aufteilung in Portionen 10 bis 15 Minuten abkühlen lassen.

## Tipps

- Hochwertiges Meer- oder Steinsalz sind bei diesem Rezept eine Option, aber ohne Salz ist es heilkräftiger. Vielleicht stellen Sie mit der Zeit fest, dass Sie das Salz reduzieren oder ganz weglassen möchten.
- Die Pilze vor dem Schneiden gründlich mit warmem bis heißem Wasser abspülen. Verwenden Sie keine überalterten oder schleimigen Pilze, bei denen die Oxidation bereits fortgeschritten ist.

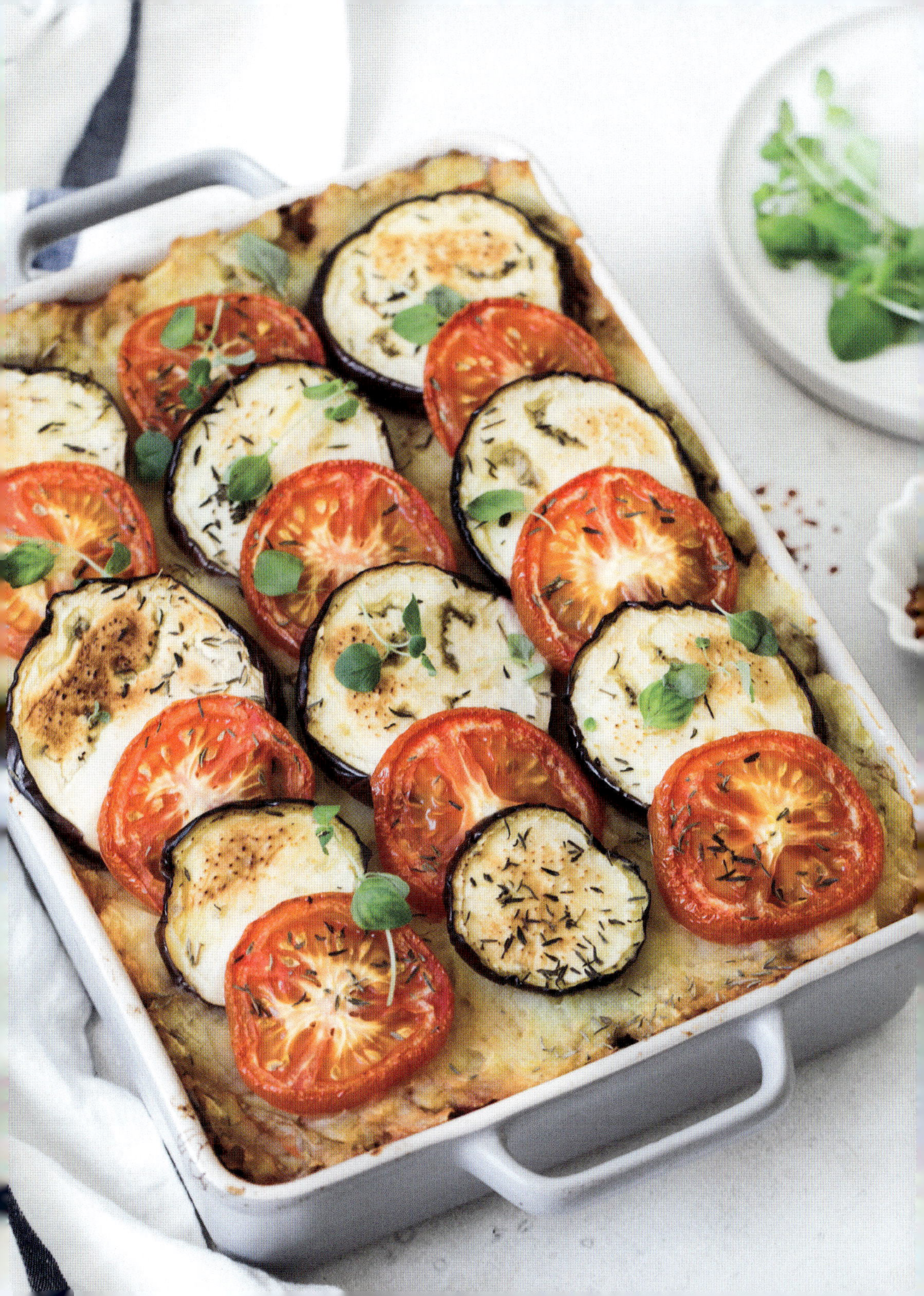

# 60. Empanadas

Ergibt 6 bis 8 Empanadas

Diese gluten- und getreidefreien Empanadas werden mit einem Kartoffelteig zubereitet, der beim Backen goldgelb wird. Bei der leckeren Tomatenfüllung mit optionalen schwarzen Bohnen kann es sein, dass Sie einen Nachschlag möchten.

Für den Teig:

*1 Pfund geschälte und grob zerkleinerte Kartoffeln*

*100 g Kartoffelstärke, bei Bedarf auch mehr*

Für die Füllung:

*½ Tasse gehackte Zwiebeln*

*½ Tasse fein gewürfelte rote, gelbe oder orange Paprika*

*¼ Tasse fein gewürfelte Tomaten*

*¼ Tasse schwarze Bohnen (optional)*

*½ TL gemahlener Kreuzkümmel*

*½ TL Paprikapulver*

*½ TL Knoblauchpulver*

*¼ TL Chipotle-Pulver (aus geräucherter Jalapeño-Paprika)*

*1 TL gehackter, frischer Koriander*

*1 TL frisch gepresster Limettensaft*

Geben Sie Wasser bis circa 7 Zentimeter Höhe in einen mittelgroßen Kochtopf, und setzen Sie einen Dampfkorb ein. Kartoffeln 20 bis 25 Minuten darin garen, dann in eine Schale umfüllen, stampfen und glatt rühren. Kartoffelstärke hinzufügen und kneten, bis ein weicher Teig entsteht, der nicht mehr klebt.

Inzwischen Zwiebeln in einer Pfanne mit keramischer Antihaftbeschichtung bei mittlerer Hitze 3 bis 5 Minuten dünsten. Paprika, Tomate, schwarze Bohnen (falls verwendet), Kreuzkümmel, Paprika-, Knoblauch- und Chipotle-Pulver hinzufügen. Weitere 5 bis 8 Minuten erhitzen, bis die Paprika und die Bohnen weich sind. Koriander und Limettensaft einrühren. Vom Herd nehmen.

Backofen auf 200 °C vorheizen und ein Blech mit Backpapier auslegen.

Für die Empanadas die Arbeitsfläche mit Kartoffelstärke bestreuen und den Teig 5 bis 6 Millimeter stark ausrollen. Kreise von 10 Zentimeter Durchmesser ausschneiden. Legen Sie diese Teigkreise nebeneinander auf dem Backblech aus, um jeweils in die Mitte 1 bis 2 EL Füllung zu geben. Eine Hälfte des Kreises vorsichtig über die andere legen und den Rand mit einer Gabel zusammendrücken. Offene Stellen mit den Fingern wieder zudrücken.

Die Empanadas 20 bis 30 Minuten backen, bis sie leicht gebräunt sind. Vor dem Servieren abkühlen lassen.

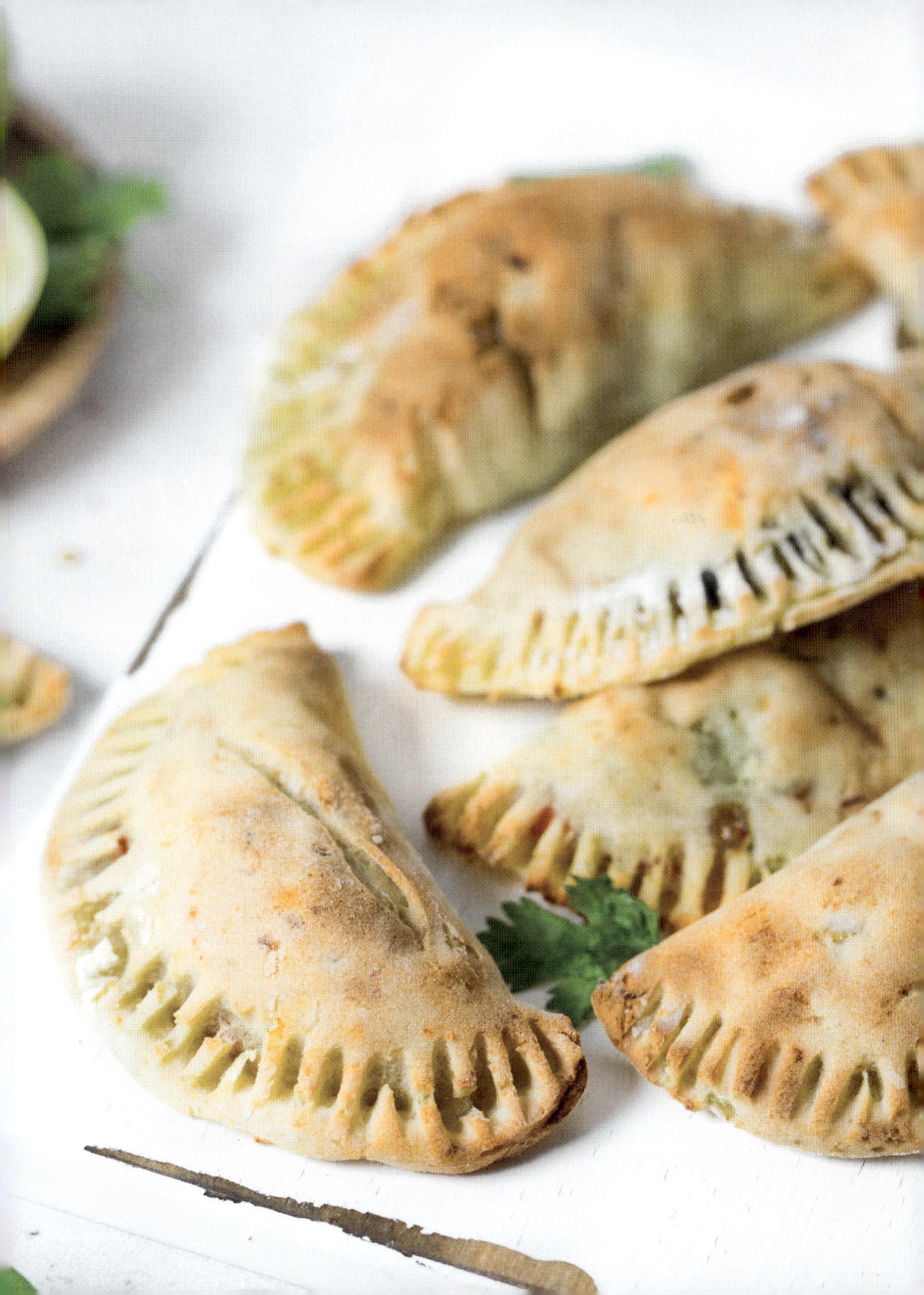

# 61. Falafel-Waffeln

Ergibt 2 bis 3 Portionen

Diese wohlschmeckenden Waffeln werden in einem Waffeleisen goldgelb ausgebacken und dann mit einer cremigen Soße aus püriertem Blumenkohl gekrönt. Kirschtomaten und Gurken steuern Frische und Saftigkeit bei.

Für die Waffeln:

*1 Pfund Kartoffelwürfel*
*¾ Tasse gekochte Kichererbsen*
*3 EL Kichererbsenmehl*
*¼ locker gefüllte Tasse grob zerkleinerte, frische Petersilie und/oder frischer Koriander und etwas mehr zur Deko*
*1 TL gemahlener Kreuzkümmel*
*1 TL Korianderpulver*
*1 TL Knoblauchpulver*
*1 TL frisch gepresster Zitronensaft*
*1 TL Ahornsirup*
*1 Tasse grob zerkleinerte Kirschtomaten und/oder Gurkenscheiben*
*½ TL Chiliflocken (optional)*

Für die Blumenkohlsoße:

*2 Tassen Blumenkohlröschen*
*1 TL Knoblauchpulver*
*1 TL Zwiebelpulver*
*¼ TL Paprikapulver*
*1 EL frisch gepresster Zitronensaft*
*1 EL Wasser oder 3 EL ungesüßte Mandel- oder Kokosmilch, bei Bedarf auch mehr*

Geben Sie Wasser bis circa 7 Zentimeter Höhe in einen mittelgroßen Kochtopf, und setzen Sie einen Dampfkorb ein. Die Kartoffeln 15 bis 20 Minuten darin garen, bis sie sich mit der Gabel leicht einstechen lassen. Vom Herd nehmen und abkühlen lassen.

Kartoffeln zusammen mit Kichererbsen, Kichererbsenmehl, Petersilie, Koriandergrün, Kreuzkümmel-, Koriander- und Knoblauchpulver, Zitronensaft und Ahornsirup in eine Schüssel geben und mit dem Kartoffelstampfer zerdrücken, bis eine klumpenfreie Masse entsteht.

Ein Waffeleisen mit keramischer Antihaftbeschichtung auf hoher Stufe erhitzen. Das Mus einfüllen und gleichmäßig verteilen. Dann das Waffeleisen schließen und etwa 10 Minuten geschlossen halten, bis die Waffeln knusprig sind. Den Vorgang mit dem restlichen Mus wiederholen.

Für die Soße die Blumenkohlröschen 4 bis 8 Minuten dämpfen, bis sie gar sind. Im Mixer oder in der Küchenmaschine zusammen mit Knoblauch-, Zwiebel- und Paprikapulver, Zitronensaft und Wasser oder Mandel- beziehungsweise Kokosmilch verarbeiten, bis alles ganz glatt ist. Die Waffeln sofort mit der Soße, den Kirschtomaten, den Gurkenscheiben, den Chiliflocken (falls verwendet) und gegebenenfalls dem frischen Koriander auftragen.

### Tipp

- Wenn die Soße ein wenig opulenter sein darf, nehmen Sie Mandel- oder Kokosmilch. Für die fettfreie Version verwenden Sie ausschließlich Wasser.

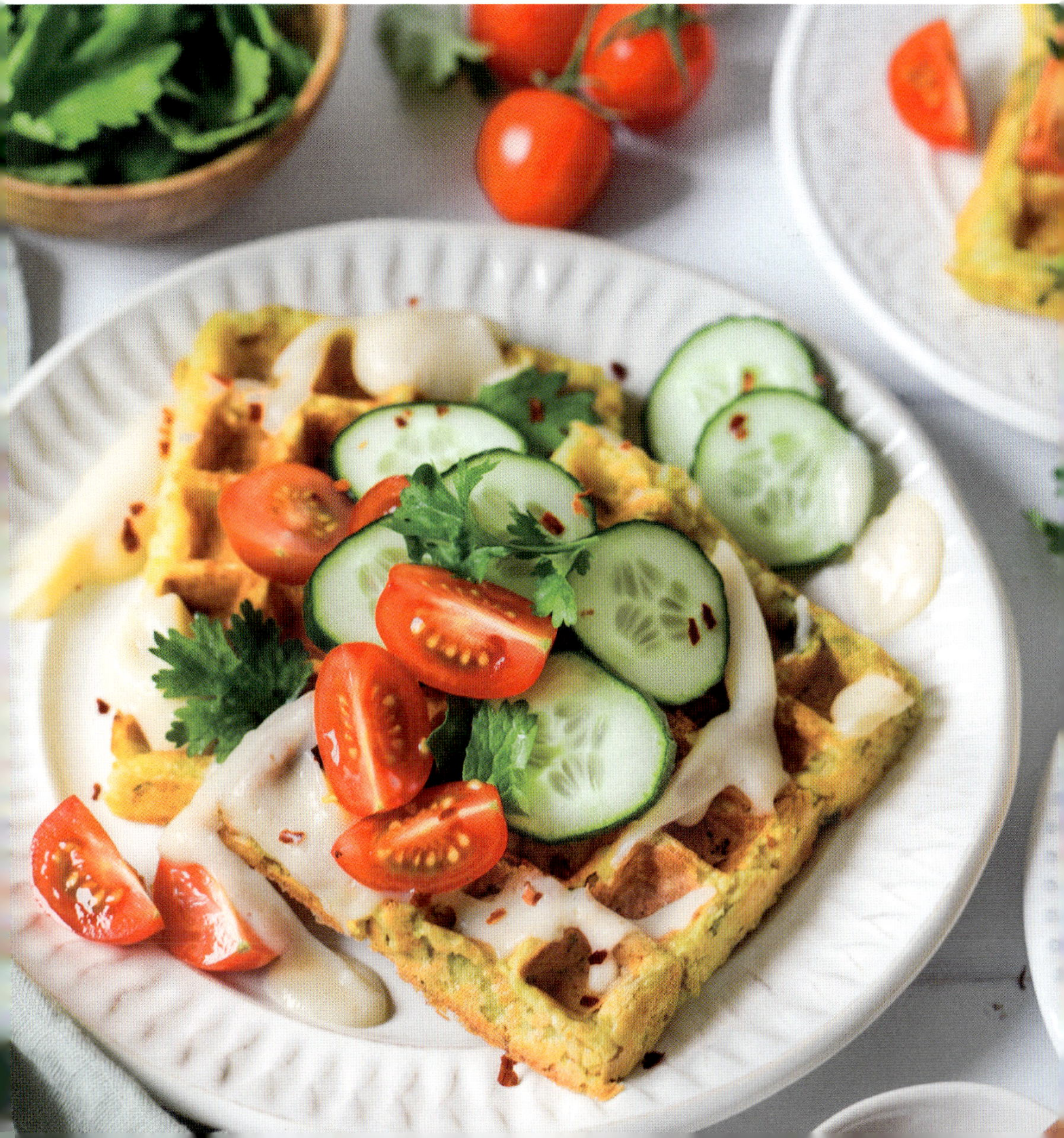

# 62. Zucchini-Pizzaschiffchen

Ergibt 2 Portionen

Bei diesem köstlichen Gericht bilden geschmorte Zucchini die Basis für Pizzasoße und Belag. Dieses Rezept befriedigt die Lust auf Pizza, ohne Ihren Genesungsprozess zu unterbrechen.

Für die Schiffchen:

*4 mittelgroße Zucchini*

Für die Soße:

*½ Tasse Tomatenmark*

*1 TL getrockneter Oregano*

*½ TL getrockneter Thymian*

*1 TL naturreiner Honig*

*80 ml Wasser*

Für den Belag:

*¼ Tasse dünne Zwiebelscheiben*

*½ Tasse halbierte Kirschtomaten*

*¼ Tasse entsteinte und längs halbierte Oliven (ohne zusätzliches Öl und Zitronensäure [optional])*

*4 oder 5 grob zerkleinerte, sonnengetrocknete Tomaten*

*¼ Tasse rote Paprikawürfel*

*4 in dünne Scheiben geschnittene Champignons*

*1 TL Chiliflocken (optional)*

*¼ Tasse zerkleinerte, frische Basilikumblätter zum Anrichten*

Backofen auf 200 °C vorheizen und ein Blech mit Backpapier auslegen.

Die Stielansätze der Zucchini abschneiden, dann längs halbieren. Das Fruchtfleisch herauslöffeln und die Zucchinihälften mit der Schnittfläche nach oben auf dem Blech auslegen. Das Fruchtfleisch für ein anderes Gericht aufbewahren oder in den Kompost geben.

Tomatenmark, Oregano, Thymian, Honig und Wasser zur Pizzasoße verrühren und auf die Zucchinihälften verteilen. Die Zusammenstellung der Belagzutaten je Schiffchen variieren.

Die Pizzaschiffchen 20 bis 25 Minuten backen, bis die Zucchini weich sind, aber noch nicht zerfallen. Zum Anrichten mit dem frischen Basilikum bestreuen.

## Tipps

- Wenn das Gericht fettfrei sein soll, lassen Sie die Oliven weg. Falls Sie Oliven verwenden möchten, sollten sie kein zusätzliches Öl, keine Zitronensäure und kein Speisesalz enthalten.
- Verwenden Sie Tomatenmark, das nur Tomaten und keine weiteren Zutaten wie Salz oder Zitronensäure enthält.
- Die Pilze vor dem Schneiden gründlich mit warmem bis heißem Wasser abspülen.
- Verwenden Sie keine überalterten oder schleimigen Pilze, bei denen die Oxidation bereits fortgeschritten ist.

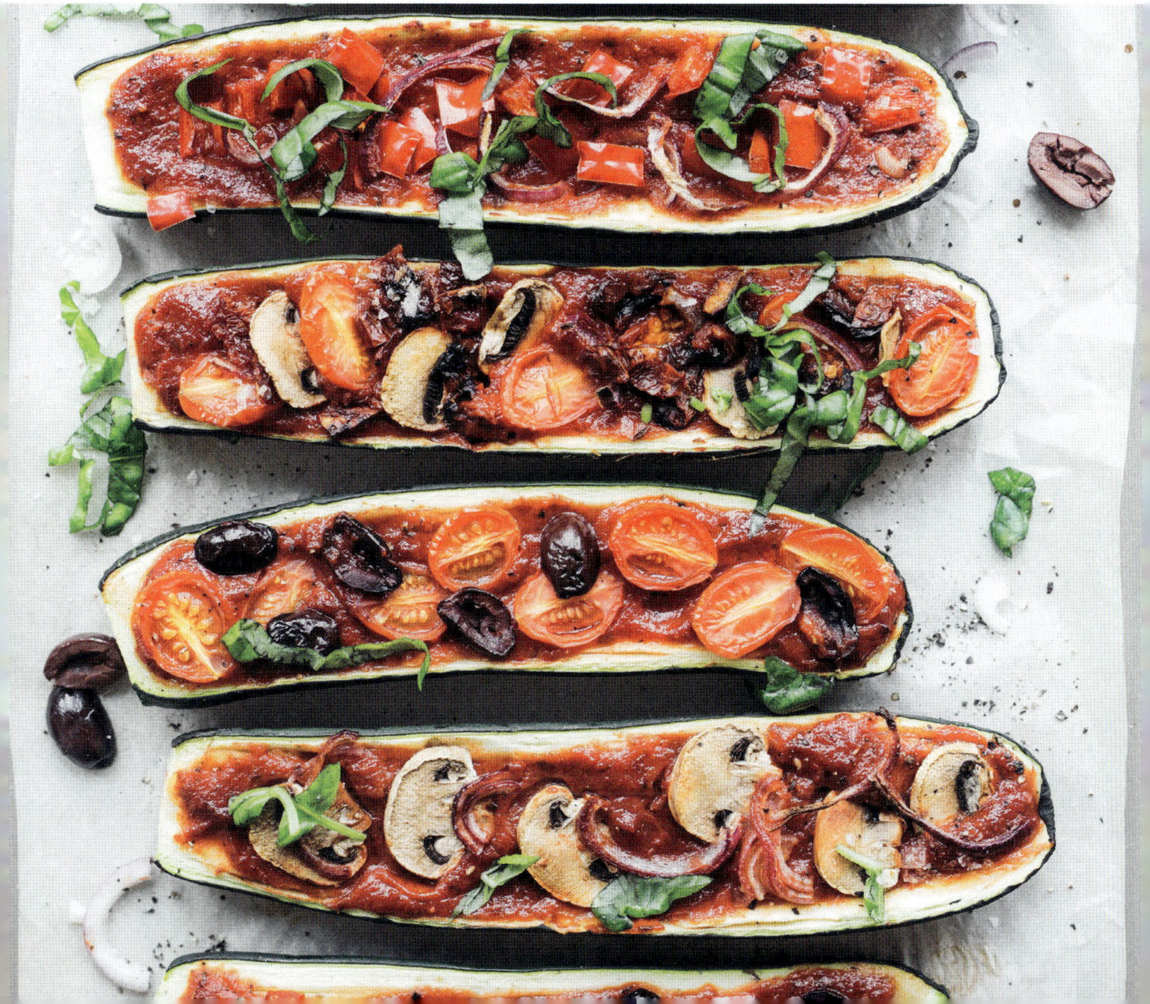

# 63. Butternut-Kartoffel-»Haschee«

Ergibt 2 bis 3 Portionen

Den Geschmack der Kartoffeln und die leichte Süße des Kürbis ergänzen die frischen Kräuter wunderbar. Dieses Rezept ist leicht umzusetzen und ergibt ein Gericht von großer Geschmacksfülle. Sie können die Hauptmahlzeit des Tages damit bestreiten, es als Zwischenmahlzeit genießen oder mit einem anderen Rezept Ihrer Wahl kombinieren.

*½ Tasse Zwiebelwürfel*
*3 Tassen Kartoffelwürfel*
*3 Tassen Butternut-Kürbis-Würfel (ohne Schale)*
*2 EL frischer oder 2 TL getrockneter Thymian*
*2 EL gehackter, frischer oder 1 TL getrockneter Rosmarin*
*2 TL Knoblauchpulver*
*2 TL Paprikapulver*
*120 ml Heilbrühe (siehe Rezept Nr. 39) oder Wasser*
*1 EL frisch gepresster Zitronensaft*
*1 EL zerkleinerte, frische Petersilie*

Die Zwiebeln in einer Pfanne mit keramischer Antihaftbeschichtung 3 bis 5 Minuten dünsten, bis sie weich sind. Wenn sie ansetzen, ein wenig Wasser angießen.

Kartoffeln, Kürbis, Thymian, Rosmarin, Knoblauch- und Paprikapulver, Heilbrühe oder Wasser hinzufügen. Alles gut verrühren, dann Hitze zurückschalten und 10 bis 15 Minuten köcheln lassen, bis Kartoffeln und Kürbis gar sind. Anschließend offen weiterkochen, bis alle Flüssigkeit verdampft ist und Kartoffeln und Kürbis leicht gebräunt sind.

Zitronensaft und Petersilie einrühren, vom Herd nehmen und auf zwei oder drei Schalen verteilen. Sofort servieren.

## Tipps

- Bei der Entscheidung, ob Sie Heilbrühe oder Wasser verwenden, müssen Sie berücksichtigen, dass die Heilbrühe deutlich mehr Geschmack liefert. Gekaufte Brühe ist in aller Regel nicht empfehlenswert, weil es kaum Produkte ohne Öl, natürliche Aromen und sonstige Zusatzstoffe gibt.
- Wenn Sie Zeit sparen möchten, können Sie die Heilbrühe auf Vorrat zubereiten und einen Teil einfrieren, um sie sofort parat zu haben.

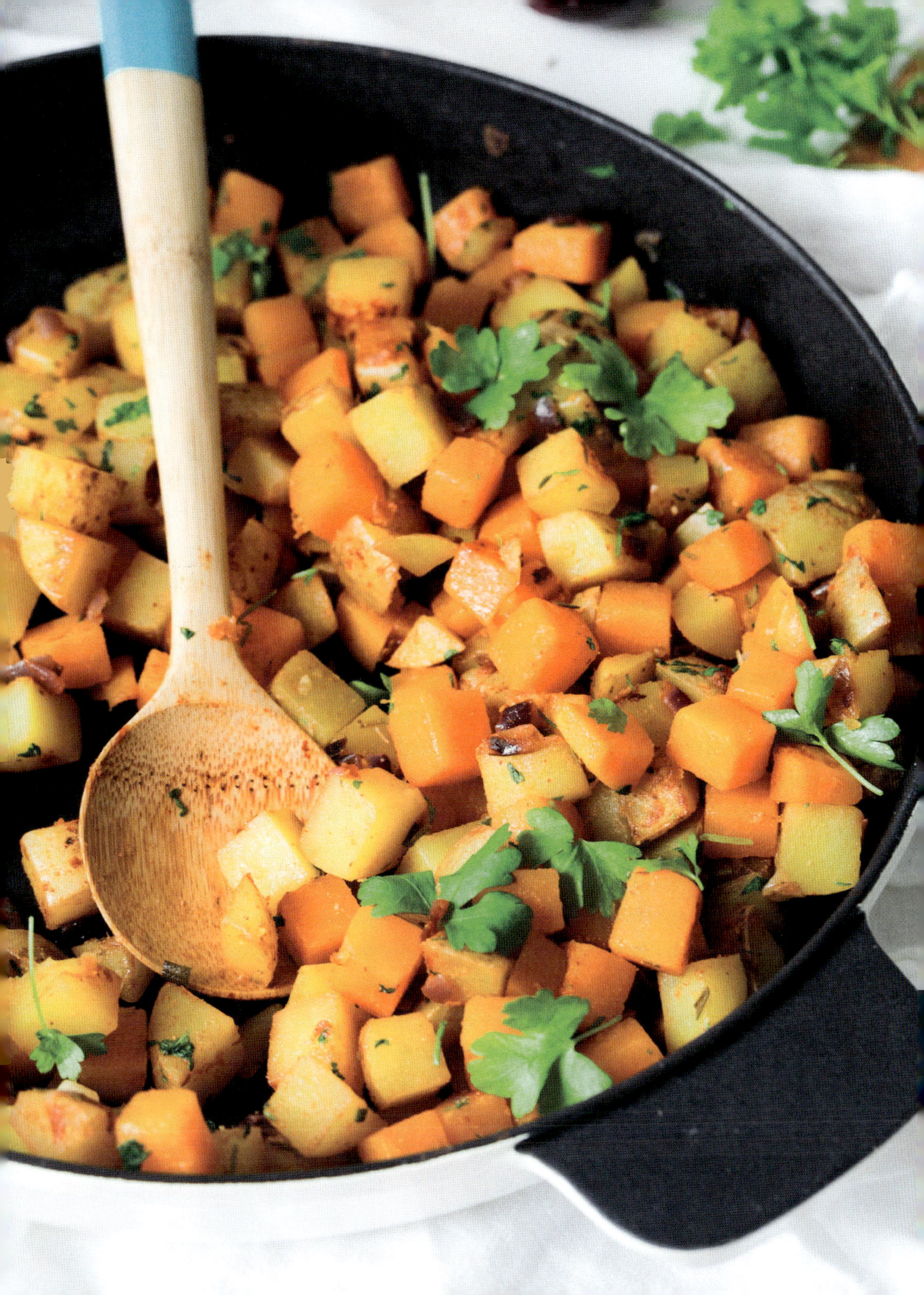

# 64. Pikante Auberginenstreifen

Ergibt 2 Portionen oder ungefähr 20 Streifen

Diese in Ahornsirup, Zitronensaft, Gewürzen und Tomatenmark als Marinade eingelegten und knusprig ausgebackenen Auberginenstreifen sind für sich allein ein Genuss, können aber auch mit anderen Ihrer Lieblingsrezepte zu einer vollen Mahlzeit mit Geschmackserlebnissen aller Art kombiniert werden.

*1 EL Ahornsirup*
*1 EL frisch gepresster Zitronensaft*
*1 TL Tomatenmark*
*½ TL Knoblauchpulver*
*½ TL Zwiebelpulver*
*½ TL Paprikapulver*
*1 Messerspitze Chipotle-Pulver (aus geräucherter Jalapeño-Paprika), nach Wunsch auch mehr*
*1 mittelgroße Aubergine*

Backofen auf 120 °C vorheizen und ein Blech mit Backpapier auslegen.

Ahornsirup, Zitronensaft, Tomatenmark, Knoblauch-, Zwiebel- Paprika- und Chipotle-Pulver in einer Schale verquirlen.

Den Stielansatz der Aubergine entfernen und sie der Länge nach in Viertel schneiden. Die Viertel auf einem Arbeitsbrett mit einem scharfen Messer in dünne Scheiben schneiden, Sie können aber auch eine Mandoline verwenden.

Die Scheiben auf dem Blech auslegen und mit der Marinade bestreichen, dann umdrehen und die andere Seite einpinseln.

40 bis 60 Minuten backen und nach der Hälfte der Backzeit wenden. Bleiben Sie während der letzten 10 Minuten dabei, um zu beobachten, ob die Scheiben vielleicht zu dunkel werden. Sie können die Scheiben auch bei geringerer Temperatur über einen längeren Zeitraum dörren, bis sie knusprig sind.

Die Streifen auf einem Rost abkühlen lassen. Sie können luftdicht verschlossen für 3 bis 4 Tage bei Raumtemperatur gelagert werden.

## Tipp

- Genießen Sie diese Auberginen-»Schinken« in ganzen Streifen, oder brechen Sie sie in Stücke, um sie für andere Rezepte zu verwenden, zum Beispiel zum gemischten Salat (siehe Rezept Nr. 34), Spaghetti Carbonara (siehe Rezept Nr. 70) oder irgendeinem anderen Gericht, das Ihnen zusagt.

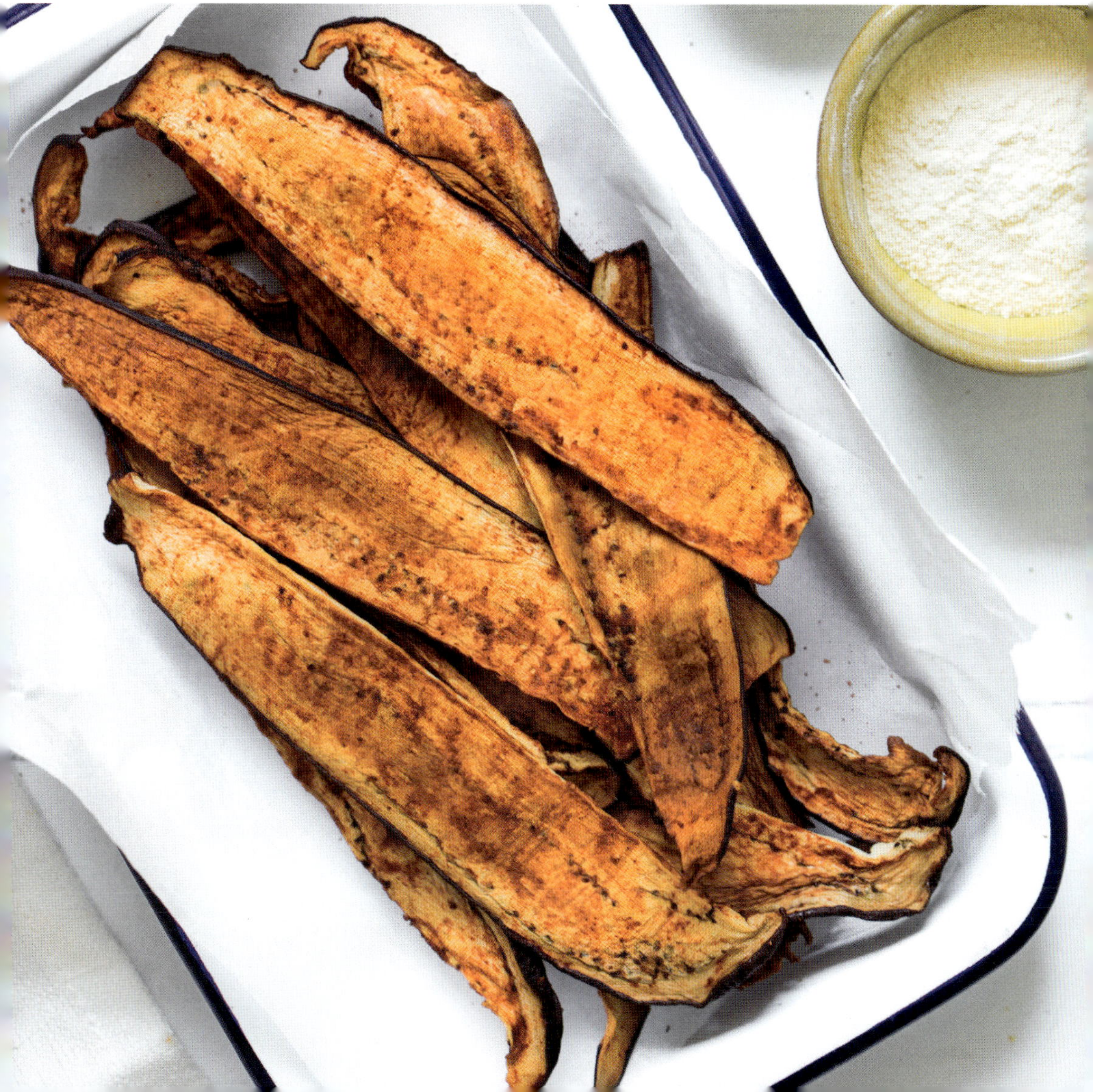

# 65. Reichhaltige Wellen-Pommes

Ergibt 2 Portionen

Diese mit einem Wellenschneider geschnittenen Fritten bringen alles mit, was man sich nur wünschen kann und Spaß macht: eine cremige »Käsesoße« aus Kartoffeln, knusprige Auberginen-»Schinken«-Happen, schwarze Bohnen (falls verwendet), saftige Tomaten, feurige Jalapeños und frische Frühlingszwiebeln. Servieren Sie diese Fritten »mit allem«, oder tischen Sie die einzelnen Zutaten in mehreren Schalen auf, sodass jeder seine eigene Zusammenstellung wählen kann.

Für die Pommes:

*1 kg große Kartoffeln*
*1 TL Paprikapulver*
*1 TL Knoblauchpulver*
*1 TL Zwiebelpulver*
*1 TL getrockneter Oregano*
*4 oder 5 in Happen zerteilte Auberginenstreifen (siehe Rezept Nr. 64) zum Anrichten*
*1 Tasse Tomatenwürfel zum Anrichten*
*1 bis 2 TL rote Jalapeño-Scheiben zum Anrichten*
*½ Tasse gegarte schwarze Bohnen zum Anrichten (optional)*
*¼ Tasse zerkleinerte Frühlingszwiebeln zum Anrichten*

Für die »Käsesoße«:

*1½ Tassen Kartoffelwürfel*
*1 Tasse Karottenwürfel*
*½ TL Knoblauchpulver*
*½ TL Zwiebelpulver*
*½ TL Cayennepfeffer*
*¼ TL Kurkumapulver*

Backofen auf 200 °C vorheizen und ein Blech mit Backpapier auslegen.

Die Kartoffeln mit einem Wellenschneider in Scheiben schneiden und die Scheiben zu einzelnen Fritten zerteilen.

Die Fritten in eine Schüssel geben und die Würzzutaten hinzufügen. Wenden, bis alles gleichmäßig bedeckt ist.

Die Fritten auf dem Backblech verteilen und in 20 bis 30 Minuten knusprig backen, zwischendurch einmal wenden. Sie können sie auch in der Heißluftfritteuse bei 200 °C in 20 bis 25 Minuten zubereiten und sie dabei immer wieder mal aufschütteln.

In der Zwischenzeit die Soße zubereiten. Geben Sie Wasser bis circa 7 Zentimeter Höhe in einen mittelgroßen Kochtopf, und setzen Sie einen Dampfkorb ein. Die gewürfelten Kartoffeln und Karotten 15 bis 20 Minuten darin garen, dann in den Mixer oder die Küchenmaschine umfüllen und Knoblauch- sowie Zwiebelpulver, Cayennepfeffer, Kurkuma und Zitronen- oder Limettensaft hinzufügen. Pürieren, bis alles ganz glatt ist, gegebenenfalls ein wenig Wasser angießen.

*1 EL frisch gepresster Zitronen- oder Limettensaft*
*1 bis 2 EL Wasser für die gewünschte Konsistenz*

Die Fritten auf einem Servierteller oder auf einzelnen Tellern arrangieren, die »Käsesoße« darübergeben und das Ganze mit den zerteilten Auberginen, den gewürfelten Tomaten, den Jalapeño-Scheiben, den schwarzen Bohnen (falls verwendet) und den grünen Zwiebeln belegen. Sofort servieren.

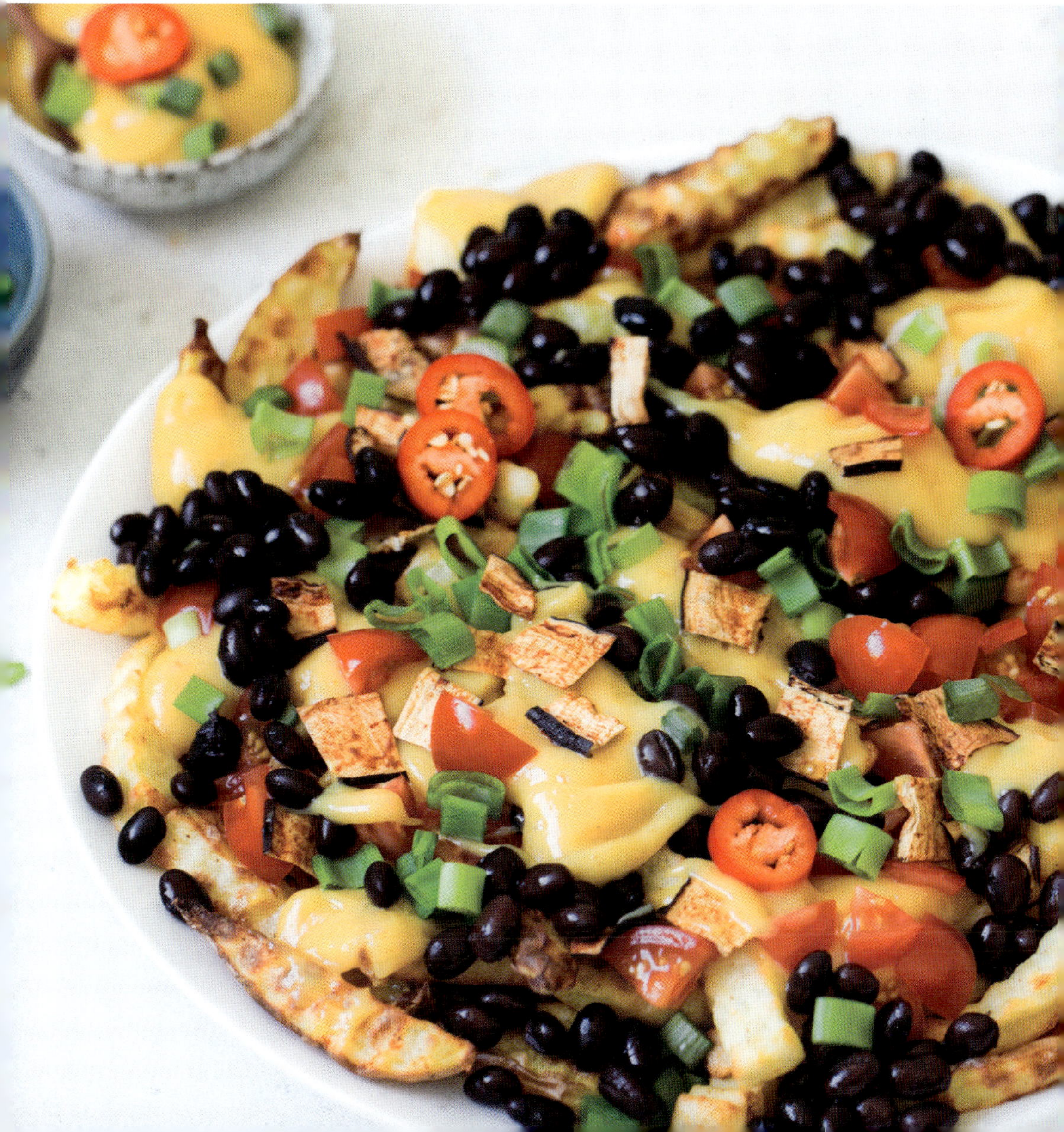

# 66. Süß-scharfer Brokkoli

Ergibt 2 Portionen

Der Brokkoli eignet sich wunderbar als Beilage. Zusammen mit der süß-scharfen Soße führt diese Mahlzeit Ihnen wertvolles Gemüse zu, und zwar nicht nur Brokkoli, sondern auch andere Gemüsesorten Ihrer Wahl wie zum Beispiel Blumenkohl, Spargel oder Rosenkohl.

Für den Brokkoli:

*1 großer, in Röschen zerteilter Brokkoli*

Für die Soße:

*2 EL Tomatenmark*

*120 ml Orangensaft*

*60 ml naturreiner Honig*

*1 EL gehackte, reife Chilischoten Ihrer Wahl*

*1 EL Zwiebelpulver*

*2 TL geriebener, frischer Ingwer*

*2 geriebene Knoblauchzehen*

*½ TL Cayennepfeffer*

*½ TL atlantische Dulseflocken*

*2 TL Pfeilwurzmehl oder Kartoffelstärke*

Geben Sie Wasser bis circa 7 Zentimeter Höhe in einen mittelgroßen Kochtopf, und setzen Sie einen Dampfkorb ein. Den Brokkoli 5 bis 8 Minuten darin garen, bis er leuchtend grün und weich ist. Vom Herd nehmen.

Alle Soßenzutaten in einem kleinen Stieltopf verrühren. Auf mittlerer Stufe erhitzen, bis die Soße dick wird, dabei häufig umrühren. Den Brokkoli hineinrühren und sofort servieren.

## Tipps

- Verwenden Sie Tomatenmark, das nur Tomaten und keine weiteren Zutaten wie Salz oder Zitronensäure enthält.
- Je nach verwendeter Chilisorte werden Sie etwas mehr oder weniger nehmen müssen, damit es Ihrem Geschmack entspricht.

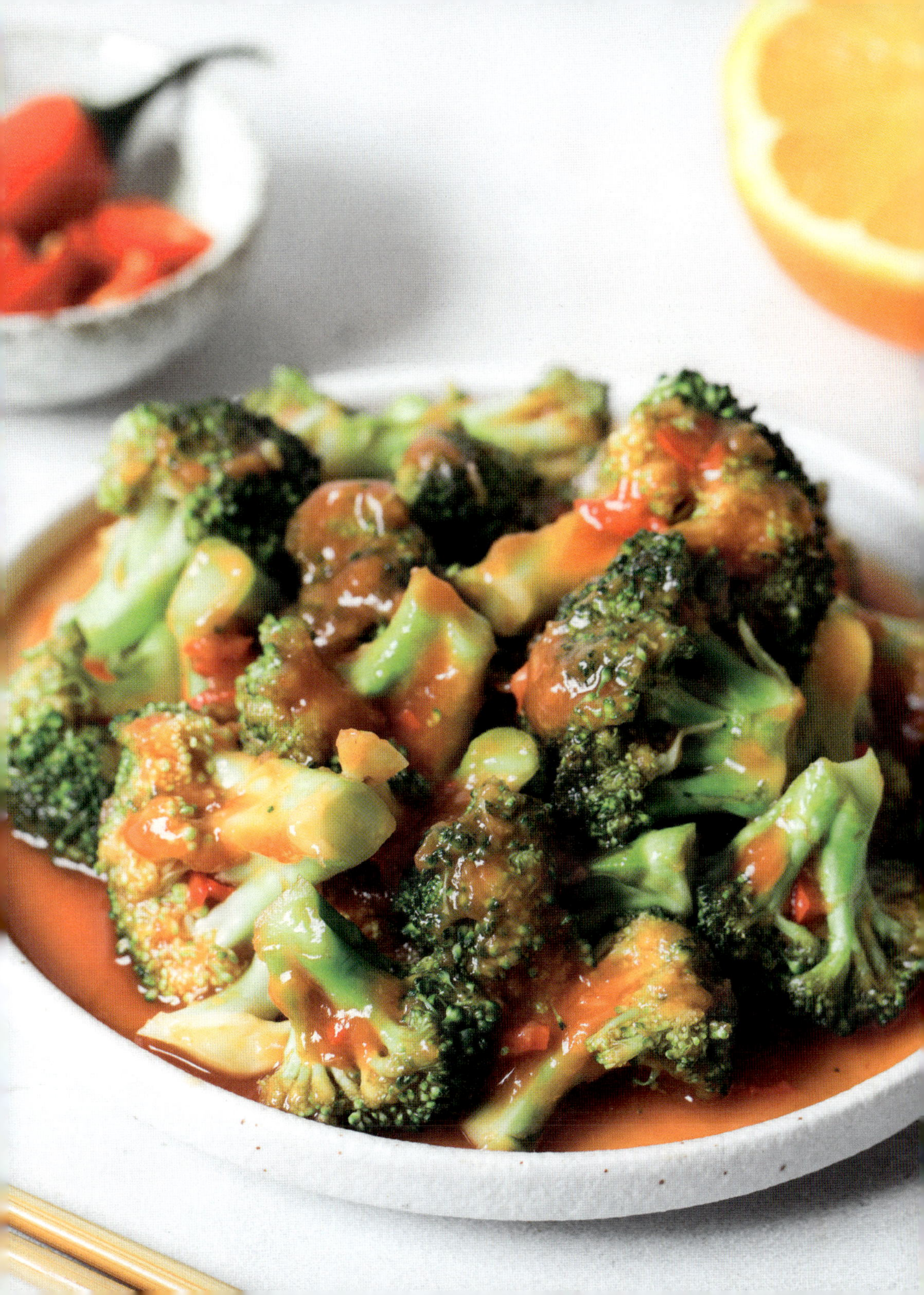

# 67. Salade niçoise

Ergibt 2 Portionen

Dieser frische, leuchtende Salat bietet von allem etwas: zartes Grün, knackige Radieschen, saftige Tomaten, cremige Kartoffeln, fleischige grüne Bohnen, leckere Oliven und duftende Kräuter – umschmeichelt von einem süßen und leicht herben Dressing.

Für den Salat:

*1 Pfund halbierte, kleine Kartoffeln*

*1 Tasse geputzte grüne Bohnen*

*4 Tassen zusammengedrückte grüne Salatblätter*

*1½ Tassen halbierte Kirschtomaten*

*½ Tasse dünn geschnittene Radieschen*

*¼ Tasse entsteinte Oliven ohne zusätzliches Öl und Zitronensäure (optional)*

*¼ locker gefüllte Tasse grob zerkleinerte Basilikumblätter*

*2 EL frische Thymianblätter*

Für das Dressing:

*2 EL frisch gepresster Zitronensaft*

*1½ EL naturreiner Honig*

*1 TL frische oder ½ TL getrocknete Thymianblätter*

*¼ TL Senfpulver*

*½ EL gehackte Schalotten (optional)*

Geben Sie Wasser bis circa 7 Zentimeter Höhe in einen mittelgroßen Kochtopf, und setzen Sie einen Dampfkorb ein. Kartoffeln zugedeckt 15 bis 18 Minuten darin garen, dann vom Herd nehmen und abkühlen lassen. Die grünen Bohnen zugedeckt 4 bis 5 Minuten dämpfen, bis sie leuchtend grün und weich sind. Abkühlen lassen.

Die Dressingzutaten miteinander verrühren.

Blattsalat, Kartoffeln, Bohnen, Kirschtomaten, Radieschen, Oliven (falls verwendet) sowie Basilikum und Thymian auf Tellern anrichten, mit dem Dressing beträufeln und servieren.

### Tipp

- Wenn das Gericht fettfrei sein soll, lassen Sie die Oliven weg. Falls Sie Oliven verwenden möchten, achten Sie darauf, dass kein zusätzliches Öl, keine Zitronensäure und kein Speisesalz enthalten sind.

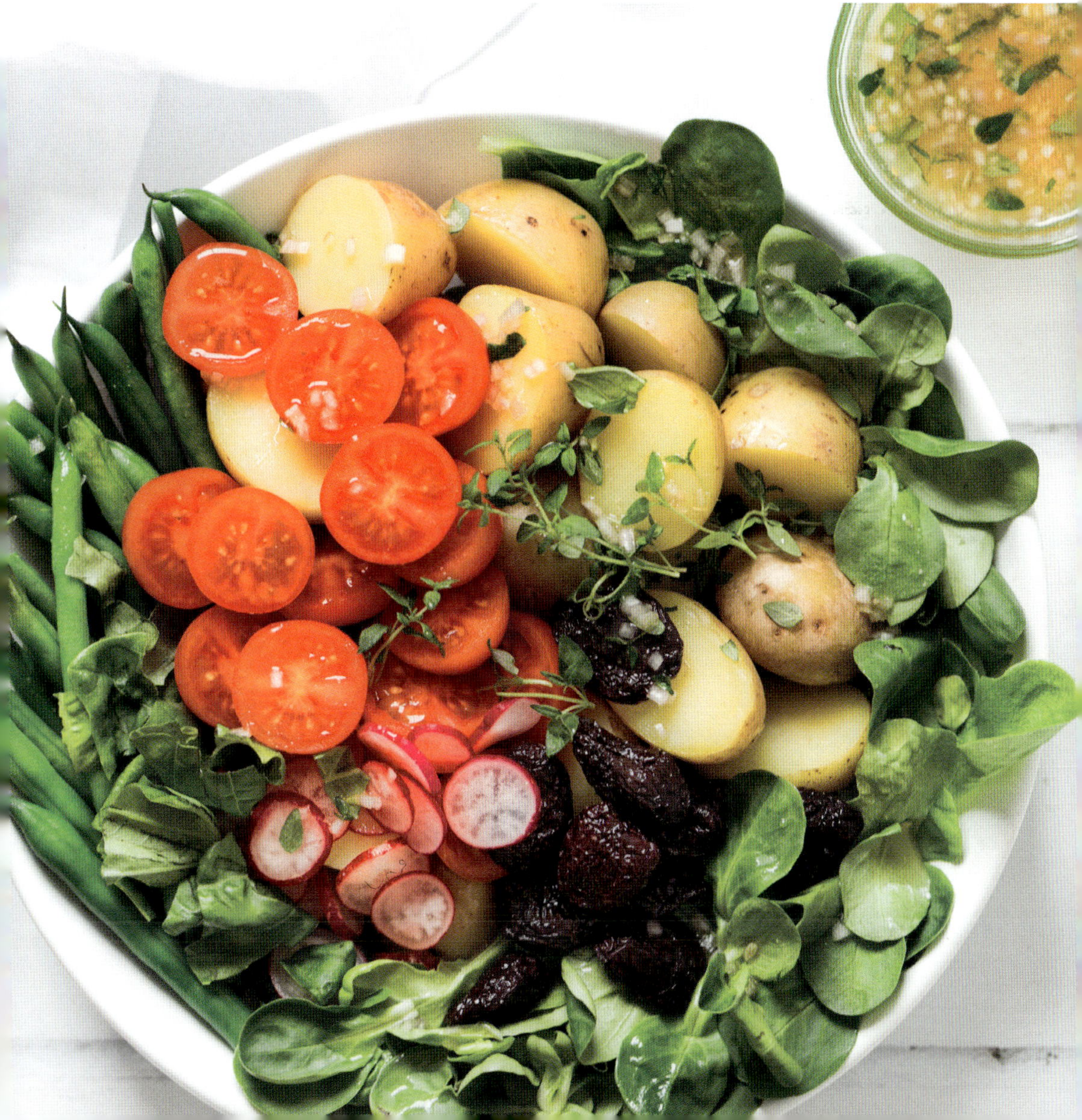

# 68. Kartoffel-Kirschtomaten-Auflauf

Ergibt 4 Portionen

Dieses nett anzusehende Gericht ist auch noch sehr schmackhaft, eine wunderbare Beilage als Alternative zu Kartoffelpüree. Ausgesprochen köstlich zu festlichen Gelegenheiten oder als Familienessen oder auch für Sie allein.

*1 kg grob zerkleinerte Kartoffeln*
*1 EL Zwiebelpulver*
*2 TL Knoblauchpulver*
*½ EL frisch gepresster Zitronensaft*
*1 EL frischer oder 1 TL getrockneter Thymian*
*1 EL frischer oder 1 TL getrockneter Oregano*
*1 TL naturreiner Honig*
*2 Tassen halbierte Kirschtomaten*

Backofen auf 180 °C vorheizen und ein Blech mit Backpapier auslegen.

Geben Sie Wasser bis circa 7 Zentimeter Höhe in einen mittelgroßen Kochtopf, und setzen Sie einen Dampfkorb ein. Die Kartoffeln 15 bis 18 Minuten darin garen. 10 Minuten abkühlen lassen.

Die Kartoffeln zusammen mit Zwiebel- und Knoblauchpulver, Zitronensaft, Thymian, Oregano und Honig in eine Schüssel geben und stampfen, bis eine geschmeidige, nur noch leicht stückige Masse entsteht.

Das Püree in eine Quiche-Form von 25 Zentimeter Durchmesser oder in eine Auflaufform geben. Die Tomatenhälften gleichmäßig verteilt in die Oberfläche eindrücken.

50 bis 55 Minuten backen, bis die Oberfläche leicht gebräunt ist. Vor dem Servieren ein wenig abkühlen lassen.

## Tipp

- Dieses Gericht lässt sich nicht in Stücke schneiden, es würde dabei zerfallen. Am besten wird es mit dem Löffel zerteilt und auf die Teller verteilt.

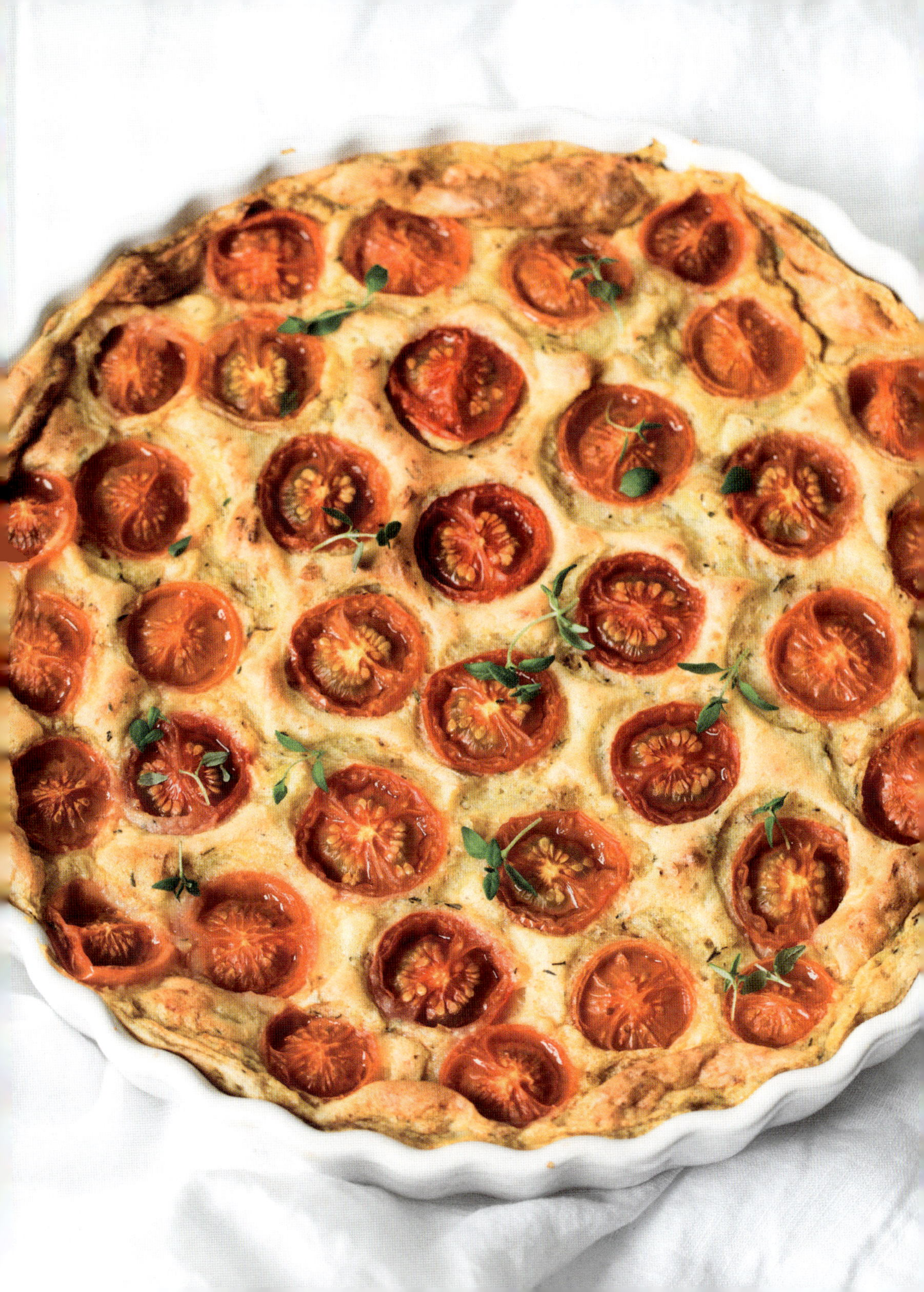

# 69. Hirse-Risotto mit Pilzen und Kräutern

Ergibt 2 bis 3 Portionen

Wenn Sie Risotto mögen, schmeckt Ihnen vielleicht auch dieses »Upgrade«, das mit Hirse zubereitet wird. Wer an seiner Gesundheit arbeitet, ist mit Hirse besser bedient als mit Reis. Dieses schmackhafte Getreide besticht mit einem leicht nussigen Aroma. Champignons, Zwiebeln, Knoblauch und Kräuter steuern heilkräftige Nährstoffe und Aromen bei. Das Gericht eignet sich am besten zusammen mit einem Blattsalat zur Hauptmahlzeit des Tages.

*1 mittelgroße, gehackte Zwiebel*
*1½ Tassen dünne Champignonscheiben*
*2 gehackte Knoblauchzehen*
*1 Tasse Hirse*
*1 TL Paprikapulver*
*1 EL frischer oder 1 TL getrockneter Thymian*
*1 EL frischer oder 1 TL getrockneter Oregano*
*¾ bis 1 l Heilbrühe (siehe Rezept Nr. 39) oder Wasser*
*1 locker gefüllte Tasse gehackte Petersilie oder Basilikum*
*¼ TL Meersalz (optional)*

Zwiebeln und Pilze in einem Topf mit keramischer Antihaftbeschichtung 3 bis 5 Minuten dünsten, bis sie weich werden.

Knoblauch hinzufügen und weitere 2 bis 3 Minuten erhitzen. Wärmezufuhr reduzieren.

Hirse, Paprikapulver, Thymian, Oregano, 1 Tasse Heilbrühe oder Wasser hinzufügen und alles gleichmäßig verrühren. 17 bis 20 Minuten kochen, dabei immer wieder mal umrühren und nach Bedarf Heilbrühe oder Wasser nachgießen. Wenn die Hirse gar ist, Petersilie beziehungsweise Basilikum einrühren. Ebenso das Meersalz (falls verwendet).

Sofort servieren.

## Tipps

- Heilbrühe liefert deutlich mehr Geschmack als Wasser.
- Gekaufte Brühe ist in aller Regel nicht empfehlenswert, weil es kaum Produkte ohne Öl, natürliche Aromen und sonstige Zusatzstoffe gibt.
- Wenn Sie Zeit sparen möchten, können Sie die Heilbrühe auf Vorrat zubereiten und einen Teil einfrieren, um sie sofort parat zu haben.
- Hochwertiges Meer- oder Steinsalz sind bei diesem Rezept eine Option, aber ohne Salz ist es heilkräftiger. Vielleicht stellen Sie mit der Zeit fest, dass Sie das Salz reduzieren oder ganz weglassen möchten.
- Die Pilze vor dem Schneiden gründlich mit warmem bis heißem Wasser abspülen.
- Verwenden Sie keine überalterten oder schleimigen Pilze, bei denen die Oxidation bereits fortgeschritten ist.

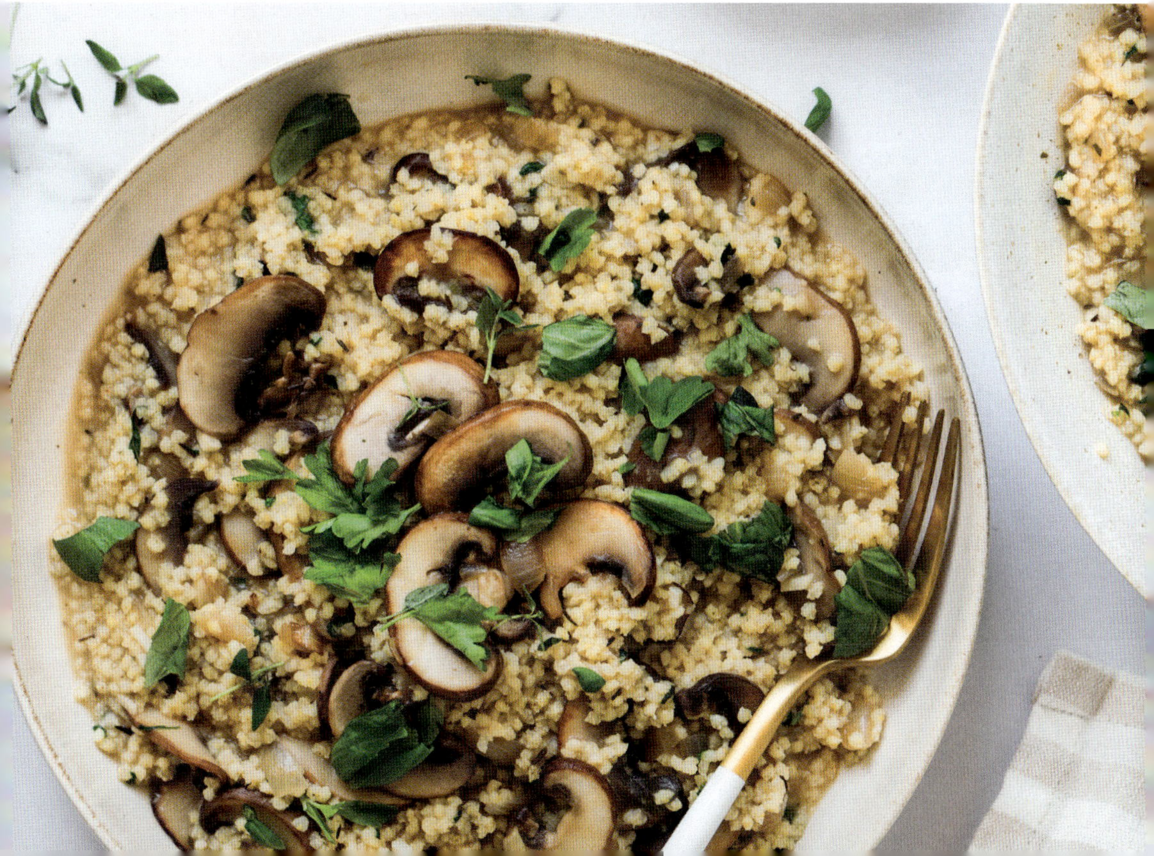

# 70. Spaghetti Carbonara

Ergibt 2 bis 4 Portionen

Dieses cremige Nudelgericht ist ebenso sättigend wie lecker. Wir haben heute so viel gesunde Pasta-Alternativen mit herrlichen Soßen aus gesunden Zutaten, beispielsweise diese Carbonara. Wer Pasta mag, braucht wirklich nicht darauf zu verzichten.

*4 Tassen grob zerkleinerte Kartoffeln*
*4 Tassen Blumenkohlröschen*
*360 g gluten- und maisfreie Spaghetti*
*2 EL Zwiebelpulver*
*2 TL Knoblauchpulver*
*½ TL Paprikapulver*
*½ TL abgeriebene Zitronenschale*
*2 EL frisch gepresster Zitronensaft*
*¼ bis ½ TL Meersalz (optional)*
*1 Tasse frische oder junge TK-Erbsen (optional)*
*8 bis 10 fein zerkleinerte, pikante Auberginenstreifen (siehe Rezept Nr. 64)*
*3 EL gehackte Petersilie*

Geben Sie Wasser bis circa 7 Zentimeter Höhe in einen mittelgroßen Kochtopf, und setzen Sie einen Dampfkorb ein. Die Kartoffeln 10 Minuten darin dämpfen. Die Blumenkohlröschen hinzufügen und weitere 8 bis 10 Minuten garen.

Inzwischen die Nudeln nach der Anleitung auf der Packung kochen. Abgießen und wieder in den Topf geben.

Das gegarte Gemüse in die Küchenmaschine umfüllen und Zwiebel-, Knoblauch- und Paprikapulver, Zitronenschale und -saft hinzufügen, ebenfalls das Salz, sofern Sie es verwenden. Alles zusammen glatt pürieren. Erbsen (optional) für sich allein 3 bis 5 Minuten dämpfen, bis sie leuchtend grün und zart sind.

Die Soße über die Nudeln gießen und untermischen. Erbsen, Auberginen und die Petersilie hinzufügen. Alles gleichmäßig vermengen. Auf zwei bis vier Schalen verteilen und sofort servieren.

## Tipps

- Sehen Sie sich nach getreidefreien Nudeln um, die aus Maniok, Erbsen, Linsen oder Kichererbsen bestehen. Auch glutenfreie Nudeln aus Hirse, Quinoa und braunem Reis sind akzeptabel, sie sollten aber keinen Mais und keine Eier enthalten.
- Hochwertiges Meer- oder Steinsalz sind bei diesem Rezept eine Option, aber ohne Salz ist es heilkräftiger. Vielleicht stellen Sie mit der Zeit fest, dass Sie das Salz reduzieren oder ganz weglassen möchten.

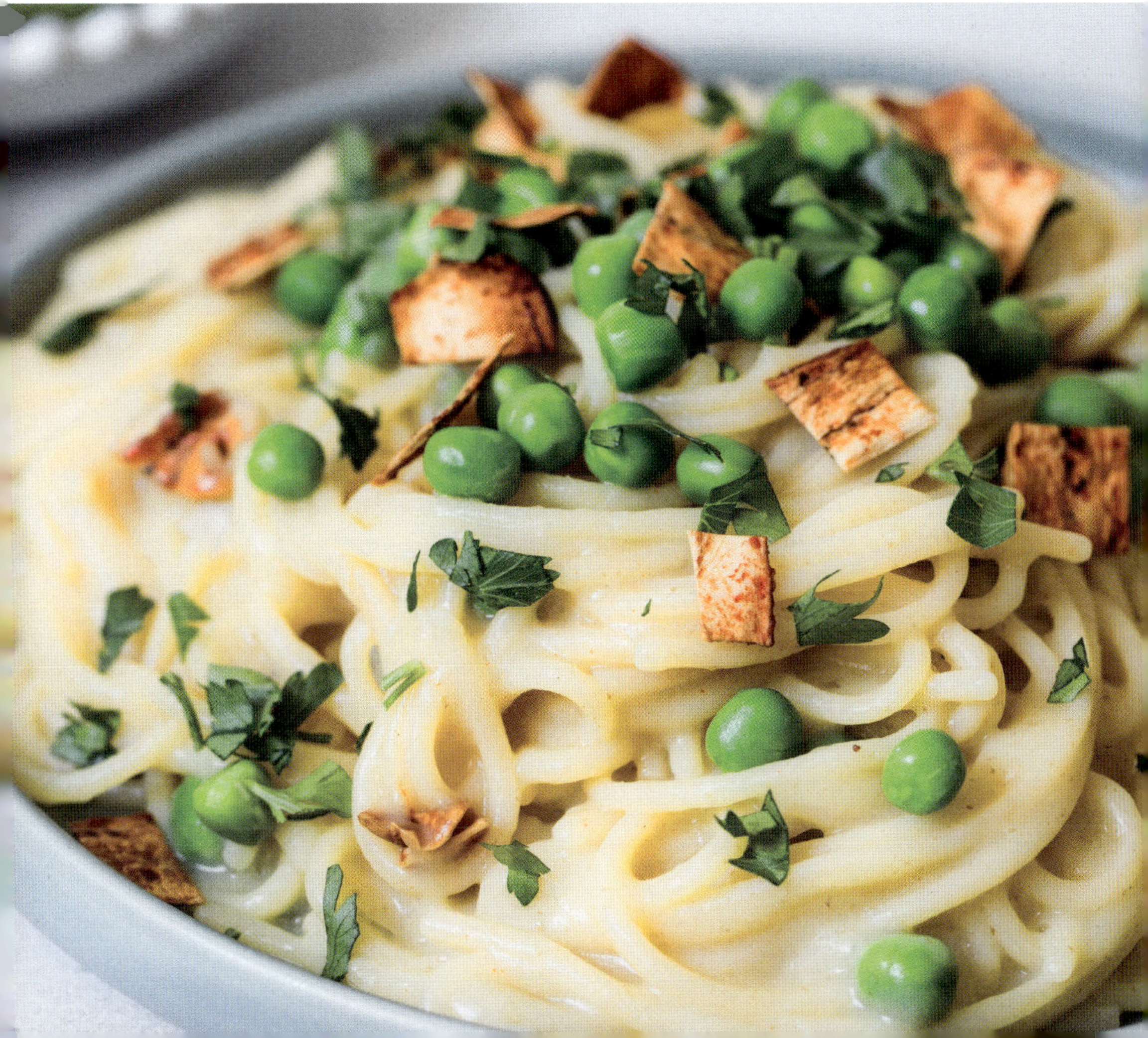

# 71. Currypfanne mit Kartoffeln, Erbsen und Koriander

Ergibt 2 Portionen

Pfannengerichte aus gewürfelten Kartoffeln sind so vielseitig, wie man es sich nur wünschen kann. Bei diesem Rezept verbinden sich die Currygewürze mit dem Aroma der Kartoffeln, Erbsen, Tomaten und des frischen Korianders zu einem sättigenden Gericht von großer Geschmacksvielfalt.

*½ Tasse Zwiebelwürfel*
*3 gehackte Knoblauchzehen*
*2 TL Currypulver*
*1 TL ganzer oder gemahlener Kreuzkümmel*
*1 TL Korianderpulver*
*¼ bis ½ TL Chilipulver oder Cayennepfeffer*
*¼ TL Kurkumapulver*
*4 Tassen Kartoffelwürfel*
*¼ Tasse Tomatenwürfel*
*240 ml Wasser*
*1 TL naturreiner Honig*
*1 Tasse frische oder aufgetaute TK-Erbsen*
*¼ locker gefüllte Tasse zerkleinerte Korianderblätter, noch etwas mehr zum Anrichten*
*Cayennepfeffer oder Chiliflocken zum Garnieren*
*1 EL frisch gepresster Zitronensaft zum Anrichten*

Die Zwiebelwürfel in einer Pfanne mit keramischer Antihaftbeschichtung bei mittlerer Hitze 3 bis 5 Minuten dünsten. Falls etwas ansetzt, ein wenig Wasser angießen.

Knoblauch, Currypulver, Kreuzkümmel, Koriander- und Chilipulver oder Cayennepfeffer sowie Kurkumapulver hinzufügen. Weitere 1 bis 2 Minuten erhitzen, bis sich der Duft der Gewürze entfaltet. Kartoffeln und Tomaten hinzufügen und das Wasser angießen. Alles gleichmäßig vermengen, den Deckel auflegen, Hitze zurückschalten und 10 bis 15 Minuten köcheln lassen, bis die Kartoffeln annähernd gar sind.

Honig, Erbsen und frischen Koriander einrühren und 3 bis 5 Minuten erhitzen, bis die Erbsen weich sind.

Das Gericht auf zwei Schalen aufteilen, mit Cayennepfeffer oder Chiliflocken bestreuen. Zum Abschluss noch etwas zerkleinerten frischer Koriander und einen Spritzer Zitronensaft darübergeben.

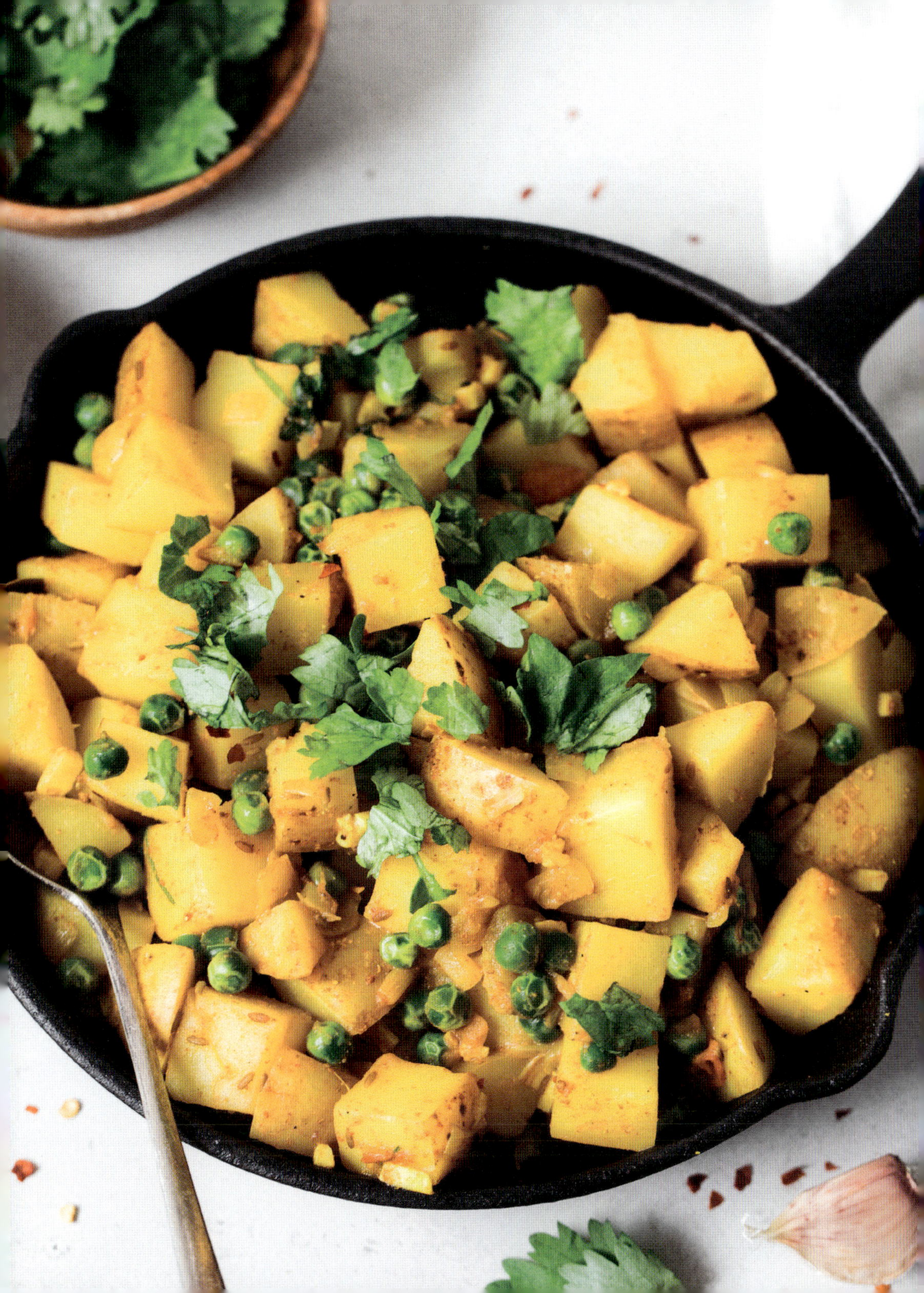

# 72. Kartoffel-Tacos mit schwarzen Bohnen

Ergibt 2 Portionen

Diese weichen Tacos mit ihrer Füllung aus schwarzen Bohnen, Paprika, frischem Koriander und Frühlingszwiebeln sind der Hit! Die Taco-Schalen bestehen in diesem Fall aus gebackenem Kartoffelpüree, einem wunderbar heilkräftigem Ersatz für die sonst üblichen Getreide-Tortillas.

Für die Taco-Schalen:

*2 Tassen grob zerkleinerte Kartoffeln*
*½ TL Knoblauchpulver*
*½ TL Zwiebelpulver*
*1 TL Ahornsirup*

Für die Füllung:

*½ Tasse gegarte schwarze Bohnen*
*½ TL Knoblauchpulver*
*½ TL Zwiebelpulver*
*¼ TL Chipotle-Pulver (aus geräucherter Jalapeño-Paprika)*
*1 EL Tomatenmark*
*1 TL frisch gepresster Limettensaft*
*1 Tasse dünn geschnittene rote, gelbe oder orange Paprika*
*2 oder 3 frische Korianderblätter zum Anrichten*
*1 bis 2 EL zerkleinerte Frühlingszwiebeln zum Anrichten*

Für die Salsa:

*1 Tasse Tomatenwürfel*
*¼ Tasse fein gehackte Zwiebeln*
*¼ locker gefüllte Tasse fein gehackte Korianderblätter*
*1 EL frisch gepresster Limettensaft*
*½ fein gehackte Knoblauchzehe*
*1 TL fein gehackte, reife Chilischoten*
*½ TL gemahlener Kreuzkümmel (optional)*

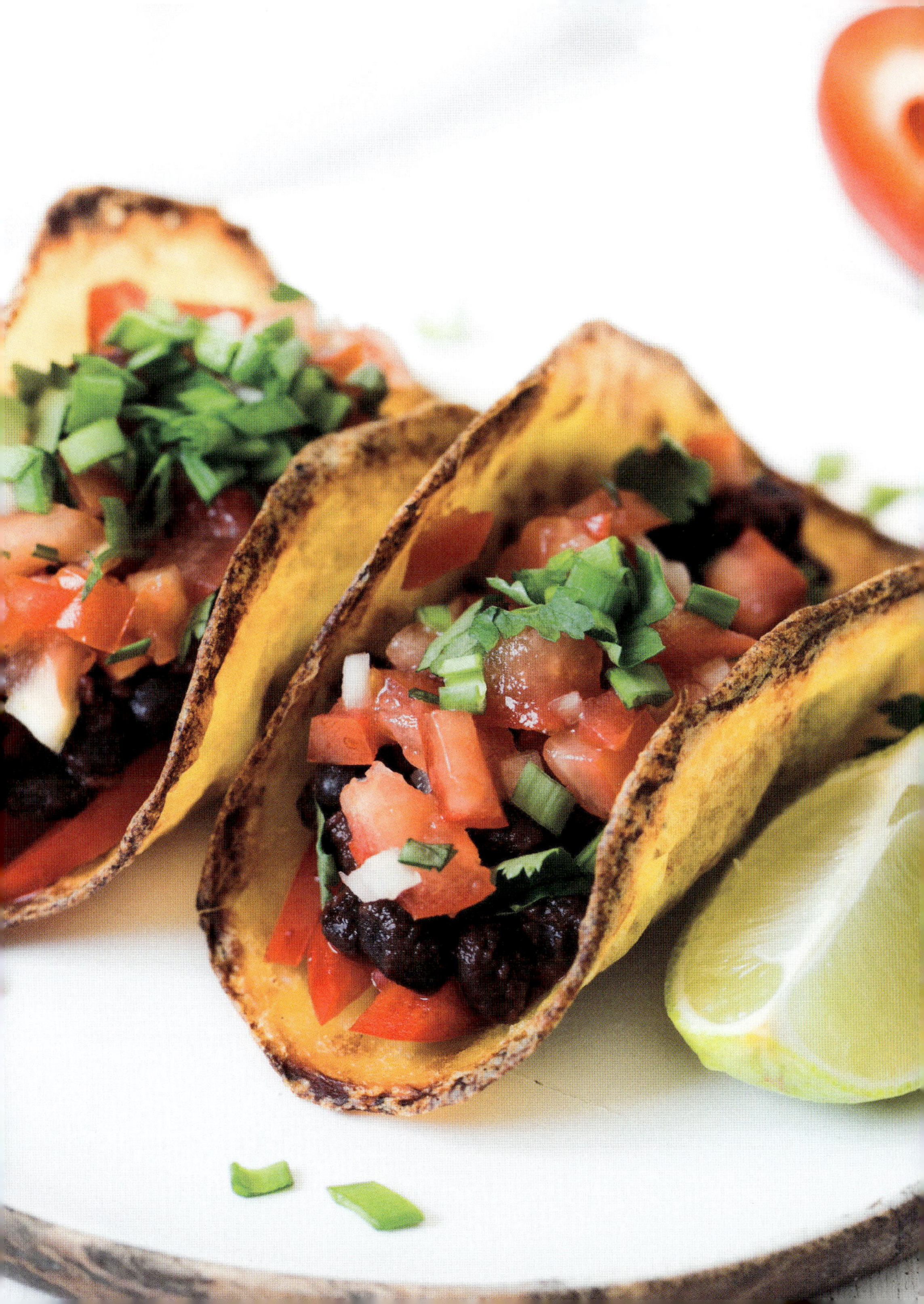

Backofen auf 200 °C vorheizen.

Geben Sie Wasser bis circa 7 Zentimeter Höhe in einen mittelgroßen Kochtopf, und setzen Sie einen Dampfkorb ein. Die Kartoffeln 20 bis 25 Minuten darin dämpfen, bis sie weich werden. Zusammen mit Knoblauch- und Zwiebelpulver sowie Ahornsirup in die Küchenmaschine geben und glatt pürieren.

Ein Blech mit Backpapier auslegen und mit dem Löffel drei oder vier Kleckse der Kartoffelmasse darauf ausbringen. Die Kleckse mit einem angefeuchteten Teigschaber zu vier Tortillas ausstreichen. 15 bis 20 Minuten backen, bis sie leicht gebräunt sind. Das Backpapier mit den Kartoffel-Tortillas auf eine Arbeitsfläche stürzen und das Backpapier vorsichtig abziehen. Die Kartoffel-Tortillas beiseitestellen.

Schwarze Bohnen, Knoblauch-, Zwiebel- sowie Chipotle-Pulver, Tomatenmark und Limettensaft in einen kleinen Stieltopf geben. Behutsam 3 bis 5 Minuten erhitzen, bis die Bohnen weich sind. Falls etwas ansetzt, ein wenig Wasser angießen.

Die Salsa-Zutaten in einer Schüssel gut miteinander vermengen. Die weichen Taco-Schalen mit Paprika, schwarzen Bohnen, der Salsa, dem Koriander und den Frühlingszwiebeln füllen. Sofort servieren.

## Tipp

- Verwenden Sie Tomatenmark, das ausschließlich Tomaten und keine weiteren Zutaten wie Salz oder Zitronensäure und keine Zusatzstoffe enthält.

# 73. Pho (vietnamesische Nudelsuppe)

Ergibt 4 Portionen

Bei dieser Suppe verzaubert schon der Duft: angeröstete Gewürze, gegrillte Zwiebeln, Knoblauch und Ingwer, frische Kräuter, Shiitake-Pilze und Zucchini- oder Kartoffelnudeln in einer schmackhaften Brühe, die mit Limettensaft und gehacktem Chili abgerundet ist. Wenn Sie geschmacksintensive Suppen mögen, könnte die hier genau die richtige sein. Pho eignet sich wunderbar als leichte Mahlzeit oder Zwischenmahlzeit.

Für die Brühe:

*2 in gut 2 cm dicke Scheiben geschnittene, mittelgroße, geschälte Zwiebeln*

*1 oder 2 längs halbierte, geschälte Ingwerstücke von gut 2 cm Länge*

*5 Knoblauchzehen*

*2 oder 3 Zimtstangen*

*2 Sternanis-Früchte*

*5 oder 6 Kardamomkapseln*

*1 EL Korianderkörner*

*1 TL Fenchelkörner*

*½ TL ganze Nelken*

*Knapp 2 l Heilbrühe (siehe Rezept Nr. 39)*

*2 Tassen frische Shiitake-Pilze ohne Stiele (die separat aufgehoben werden), die Kappen in feine Scheiben geschnitten*

*1 TL atlantische Dulseflocken*

*2 EL Kokoszucker*

*½ TL Meersalz (optional)*

*1 Zucchini oder 3 bis 4 Kartoffeln*

*2 bis 3 EL frisch gepresster Limettensaft, nach Geschmack auch mehr*

Zum Anrichten:

*¼ locker gefüllte Tasse grob zerkleinerte Pfefferminzblätter*

*¼ locker gefüllte Tasse grob zerkleinerte Korianderblätter*

*¼ locker gefüllte Tasse grob zerkleinertes Thai- oder gewöhnliches Basilikum*

*1 bis 2 TL zerkleinerte, reife Chilischoten*

*4 Limettenspalten*

Den Backofengrill vorheizen. Ein Blech mit Backpapier auslegen und Zwiebel, Ingwer sowie Knoblauch darauf ausbreiten. Auf der oberen Schiene 4 bis 8 Minuten anbräunen, aber nicht schwarz werden lassen.

Einen hohen Topf bei mittlerer Hitze anwärmen. Zimtstangen, Sternanis, Kardamomkapseln, Koriander, Fenchel und Nelken ungefähr 30 Sekunden unter Rühren erhitzen. Die gegrillten Zutaten zusammen mit der Heilbrühe und danach Shiitake-Stiele, Dulseflocken und Kokoszucker hinzufügen. Alles gleichmäßig verrühren, dann leicht aufkochen, Deckel auflegen und 2 bis 6 Stunden köcheln lassen – je länger, desto besser entwickelt sich das Aroma.

Für die Nudeln die Zucchini oder die Kartoffeln an beiden Enden kappen und mit dem Spiralschneider zu Nudeln schneiden.

Sobald die Brühe zu Ihrer Zufriedenheit geraten ist, seihen Sie sie ab. Die in Scheiben geschnittenen Pilzkappen hineingeben. Falls Sie Kartoffelnudeln machen, kommen sie jetzt mit dazu. 5 bis 6 Minuten kochen, bis die Pilze und Kartoffelnudeln weich sind. Den Limettensaft einrühren und den Topf vom Herd nehmen. Die gekochten Kartoffel- oder rohen Zucchininudeln auf Schalen verteilen, die Brühe angießen und Pfefferminze, Korianderblätter, Basilikum, Chili darüber verteilen und je 1 Limettenspalte dazulegen. Danach sofort servieren. Guten Appetit!

## Tipps

- Hochwertiges Meer- oder Steinsalz sind bei diesem Rezept eine Option, aber ohne Salz ist es heilkräftiger. Vielleicht stellen Sie mit der Zeit fest, dass Sie das Salz reduzieren oder ganz weglassen möchten.
- Die Pilze vor dem Schneiden gründlich mit warmem bis heißem Wasser abspülen. Verwenden Sie keine überalterten oder schleimigen Pilze, bei denen die Oxidation bereits fortgeschritten ist.

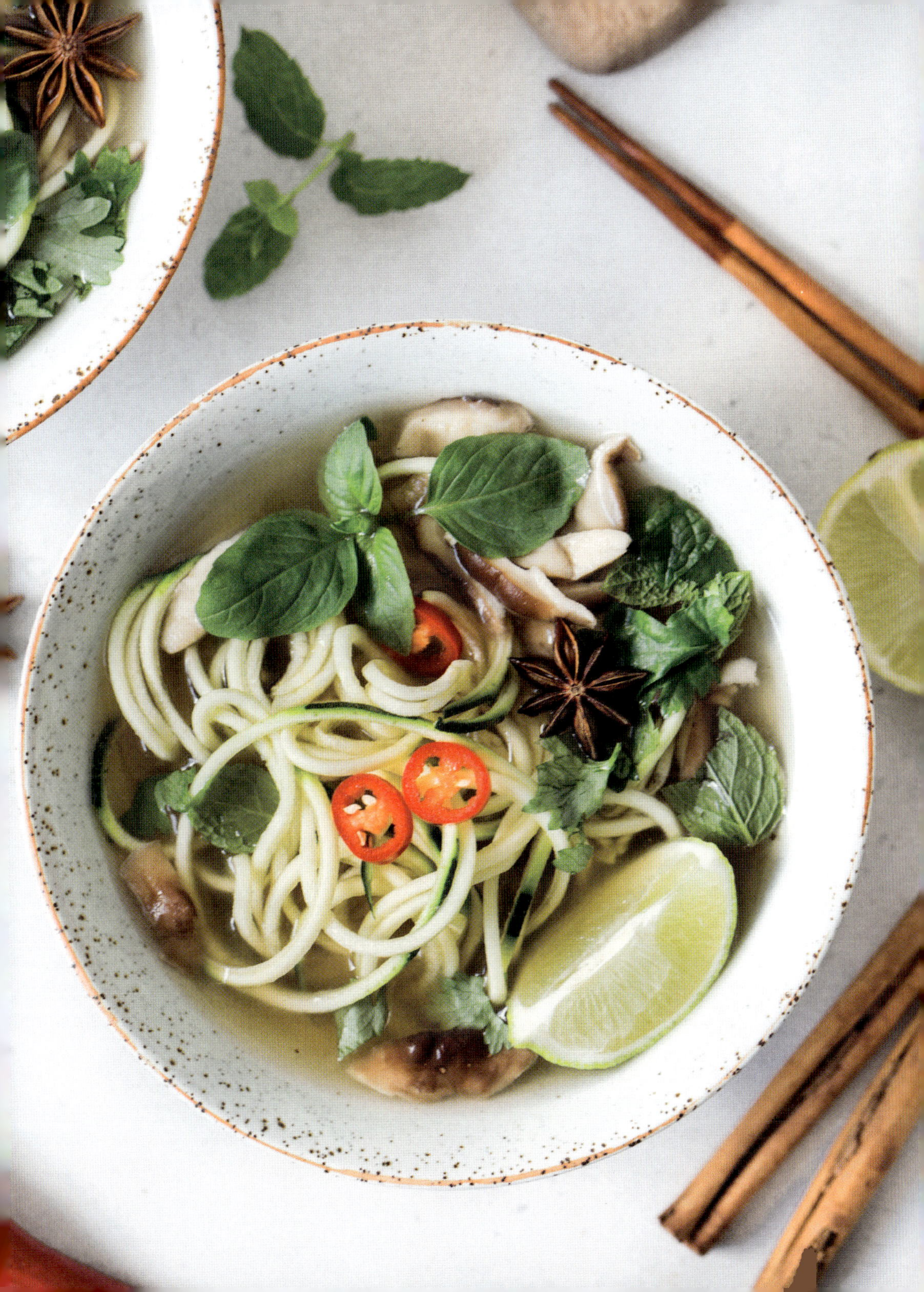

# 74. Cannelloni

Ergibt 4 Portionen

Diese fett-, getreide- und milchfreie Abwandlung eines italienischen Lieblingsrezepts ist ein vielfältiges Geschmackserlebnis und schmeichelt sicher auch Ihrem Gaumen. Gebackene Zucchini nehmen den Platz der Pasta-Röhren ein. Sie werden mit einer Creme aus Kartoffeln gefüllt und ruhen auf einem Bett von köstlicher Tomatensoße mit Kräutern. Zuletzt erhalten sie je einen Klecks gebackenen »Kartoffelkäse«.

Für den »Kartoffelkäse«:

*3 Tassen grob zerkleinerte Kartoffeln*
*1 Tasse grob zerkleinerte Karotten*
*1 EL Zwiebelpulver*
*2 TL Knoblauchpulver*
*1 TL Paprikapulver*
*2 TL getrockneter Oregano oder getrocknetes Basilikum*
*1 EL frisch gepresster Zitronensaft*

Für die Tomatensoße:

*¼ Tasse fein gehackte gelbe Zwiebeln*
*3 fein gehackte Knoblauchzehen*
*1 EL Tomatenmark*
*1 kg grob zerkleinerte, frische Dattel- oder Kirschtomaten*
*1 TL getrockneter Oregano*
*1 TL getrockneter Thymian*
*½ TL Chiliflocken*
*¼ locker gefüllte Tasse Basilikumblätter zum Anrichten*

Für die Cannelloni:

*3 oder 4 kleine Zucchini*

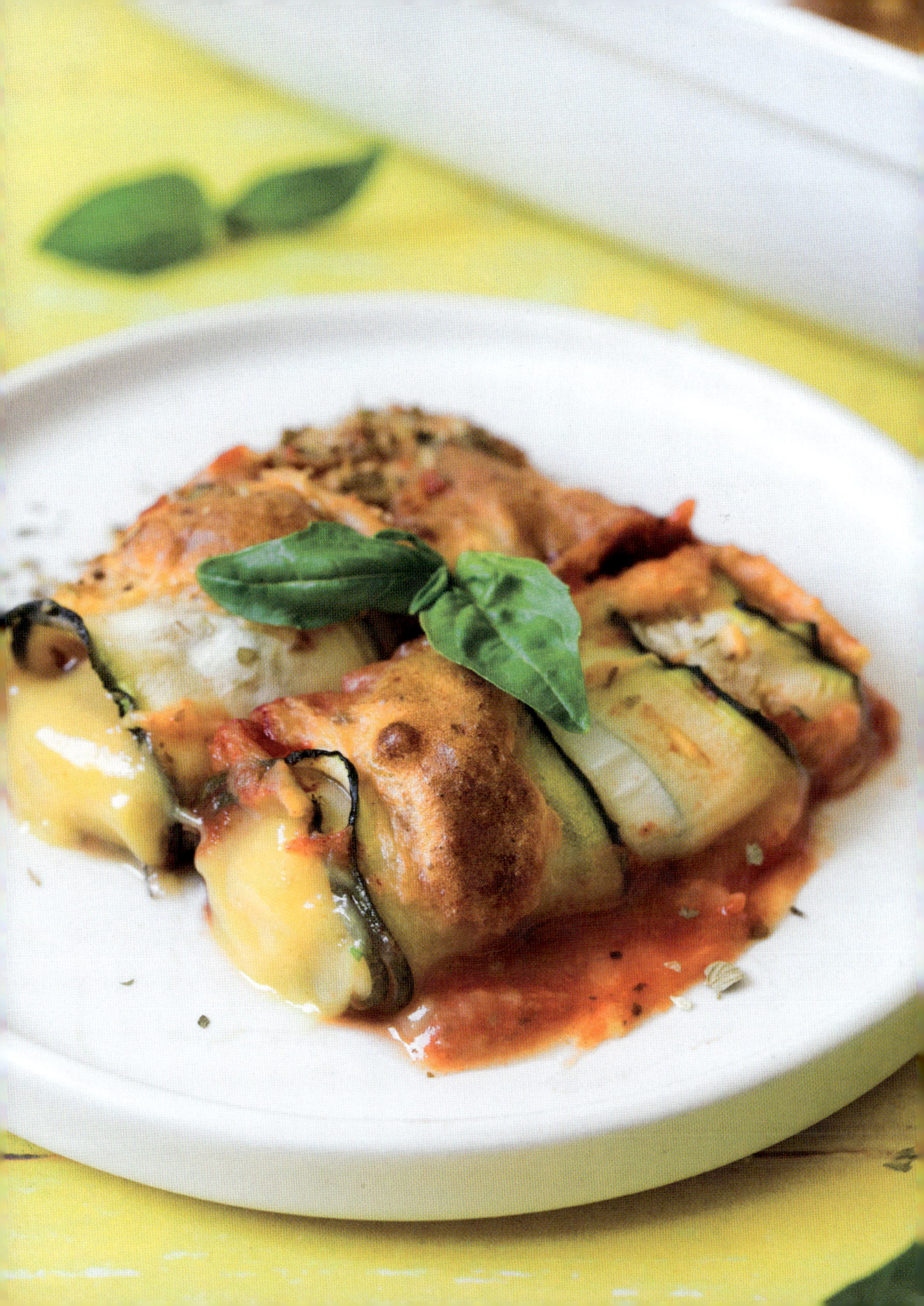

Geben Sie Wasser bis circa 7 Zentimeter Höhe in einen mittelgroßen Kochtopf, und setzen Sie einen Dampfkorb ein. Die zerkleinerten Kartoffeln und Karotten 15 bis 20 Minuten darin garen. Zusammen mit Zwiebel-, Knoblauch- und Paprikapulver, Oregano oder Basilikum sowie Zitronensaft in die Küchenmaschine geben und glatt pürieren. Sollte die »Käsesoße« zu dünn sein, geben Sie sie in eine Schüssel, die Sie mit einem sauberen Küchenhandtuch abdecken, und lassen das Ganze 1 bis 2 Stunden abkühlen, damit es fester wird.

Für die Soße die Zwiebeln in einem Topf mit keramischer Antihaftbeschichtung 5 bis 8 Minuten weich dünsten. Falls etwas ansetzt, ein wenig Wasser angießen. Knoblauch und Tomatenmark hinzufügen und unter ständigem Rühren 1 bis 2 Minuten erhitzen, bis das Tomatenmark dunkel wird und zu karamellisieren beginnt. Tomatenmark, getrockneten Oregano, Thymian und Chiliflocken hinzufügen. Alles gleichmäßig vermengen. Hitzezufuhr reduzieren und unter gelegentlichem Umrühren 30 bis 40 Minuten leicht köcheln lassen, bis die Soße dick wird. Sie können die Soße so lassen oder anschließend im Mixer so lange pürieren, bis sie ganz glatt ist.

Backofen auf 200 °C vorheizen.

Mit dem Gemüseschäler oder der Mandoline breite, dünne Zucchinistreifen schneiden. Diese zwischen Papiertüchern leicht pressen, um überschüssige Feuchtigkeit aufzusaugen.

Die Zucchinistreifen auf einem Arbeitsbrett aufeinanderschichten. Auf das Ende jeweils einen gehäuften EL »Kartoffelkäse« geben und einrollen. Es sollten insgesamt zehn bis zwölf Cannelloni werden.

Die Tomatensoße auf den Boden einer ausreichend großen Auflaufform verstreichen, die Cannelloni hineinlegen und den restlichen Tomatenkäse darüber verteilen.

Die Cannelloni 25 bis 30 Minuten backen, bis der »Kartoffelkäse« Blasen wirft und eine goldgelbe Bräunung entsteht. 5 Minuten abkühlen lassen, dann mit dem Basilikum garnieren und auftragen.

## Tipps

- Wenn Sie sich den Käse etwas fester wünschen, lassen Sie die Cannelloni länger als 5 Minuten abkühlen. So oder so, er schmeckt einfach köstlich.
- Verwenden Sie Tomatenmark, das nur Tomaten und keine weiteren Zutaten wie Salz oder Zitronensäure enthält.

# 75. Fritten aus gestampften Kartoffeln

Ergibt 3 bis 4 Portionen

Diese knusprigen Fritten werden ganz ohne Öl überaus wohlschmeckend. Für das Rezept müssen Sie die Kartoffeln am Vortag vorbereiten und im Kühlschrank aufbewahren. Genießen Sie diese tollen Pommes mit Barbecue-Soße, Ketchup oder beidem.

Für die Pommes frites:

*2 kg grob zerkleinerte Kartoffeln*
*1 EL Zwiebelpulver*
*2 TL Knoblauchpulver*
*1 TL Paprikapulver*
*1 TL getrockneter Thymian oder Oregano*
*Ketchup (siehe Rezept Nr. 49 [optional])*
*Barbecue-Soße (optional)*

*Für die Barbecue-Soße:*

*180 g Tomatenmark*
*80 ml Apfelsaft*
*60 ml Ahornsirup oder naturreiner Honig*
*2 EL frisch gepresster Zitronensaft*
*1 TL Knoblauchpulver*
*1 TL Zwiebelpulver*
*½ TL Chipotle-Pulver (aus geräucherter Jalapeño-Paprika)*
*¼ TL Chilipulver*
*½ TL Senfpulver*

Geben Sie Wasser bis circa 7 Zentimeter Höhe in einen mittelgroßen Kochtopf, und setzen Sie einen Dampfkorb ein. Die Kartoffeln darin 15 bis 18 Minuten garen. 10 Minuten abkühlen lassen, dann in eine Schüssel oder einen anderen Topf umfüllen.

Zwiebel-, Knoblauch- sowie Paprikapulver und Thymian oder Oregano hinzufügen. Mit dem Kartoffelstampfer zerdrücken, bis eine annähernd glatte Masse entsteht, die aber noch ein paar Stücke enthalten darf.

Die Masse in zwei quadratische oder rechteckige Behälter umfüllen. Sie soll darin ungefähr 2,5 Zentimeter hoch stehen. Offen bei Zimmertemperatur abkühlen lassen, dann über Nacht verschlossen im Kühlschrank aufbewahren.

Am nächsten Tag den Backofen auf 220 °C vorheizen und ein Blech mit Backpapier auslegen. Den oder die Behälter auf ein Arbeitsbrett stürzen, eventuell ein wenig klopfen, bis sich die Masse löst. In breite Fritten schneiden, die mit etwas Zwischenraum auf das Backblech gelegt werden. 40 Minuten backen, dann wenden und noch einmal 20 bis 30 Minuten backen, bis die Pommes ringsum braun und knusprig sind.

Alle Zutaten für die Barbecue-Soße gleichmäßig miteinander verrühren und die Pommes dann sofort mit dem Ketchup oder der Soße servieren. Guten Appetit!

## Tipps

- Kartoffeln sind so vielseitig für heilsame Mahlzeiten zu verwenden, dass Sie vielleicht eine größere Menge auf Vorrat dämpfen möchten. Halten Sie sie im Kühlschrank bereit, um sie für Salate, Eintöpfe, Suppen, solche Fritten oder sonstige Medical-Medium-Rezepte parat zu haben.
- Verwenden Sie Tomatenmark, das nur Tomaten und keine weiteren Zutaten wie Salz oder Zitronensäure enthält.

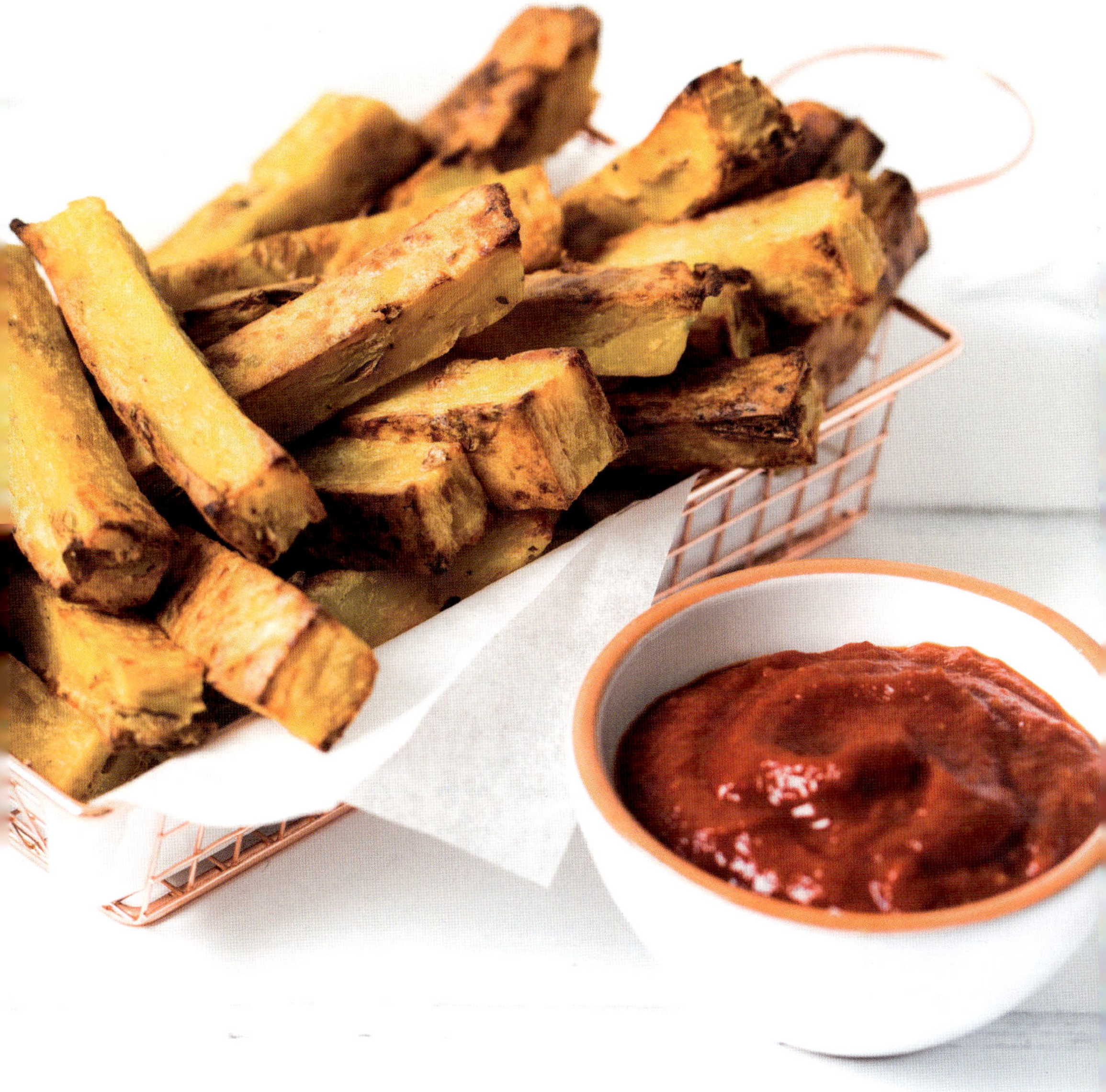

# 76. Pilz-Kartoffel-Tasche

Ergibt 2 Portionen

Pilzliebhaber werden von diesem Rezept begeistert sein, das seinen Star richtig leuchten lässt. Gedünstete Champignons, Zwiebeln, Kräuter und Gewürze in einer feinen Hülle aus Kartoffel-Tortillas. Diese Leckerei können Sie mit Messer und Gabel, aber auch aus der Hand verspeisen.

Für die Tortillas:

*4 Tassen grob zerkleinerte Kartoffeln*
*1 TL Knoblauchpulver*
*1 TL Zwiebelpulver*
*2 TL Ahornsirup*

Für die Füllung:

*½ Tasse dünn geschnittene Zwiebeln von beliebiger Farbe*
*4 Tassen in feine Scheiben geschnittene Champignons*
*½ TL Paprikapulver*
*½ TL Knoblauchpulver*
*¼ TL Cayennepfeffer oder Chiliflocken*
*1 TL frischer oder ½ TL getrockneter Thymian*
*1 TL frischer gehackter oder ½ TL getrockneter Rosmarin*
*1 TL fein gehackte Petersilie*
*1 EL frisch gepresster Zitronensaft*

Backofen auf 200 °C vorheizen.

Geben Sie Wasser bis circa 7 Zentimeter Höhe in einen mittelgroßen Kochtopf, und setzen Sie einen Dampfkorb ein. Die Kartoffeln 20 bis 25 Minuten darin garen, dann zusammen mit Knoblauch- und Zwiebelpulver sowie Ahornsirup in die Küchenmaschine geben und glatt pürieren.

Ein Blech mit Backpapier auslegen und die Kartoffelmasse in zwei großen Klecksen ausbringen. Diese mit dem angefeuchteten Teigschaber zu zwei Tortillas ausstreichen. 15 bis 20 Minuten backen, bis sie leicht gebräunt sind. Aus dem Ofen nehmen und mit einem Spatel flach drücken. Vollständig abkühlen lassen, dann das Backpapier mit den Tortillas stürzen und vorsichtig abziehen.

Für die Füllung die Zwiebeln 3 bis 5 Minuten in einer Pfanne mit keramischer Antihaftbeschichtung dünsten, bis sie weich werden. Hitze zurückschalten und Pilze, Paprika, Knoblauch, Chiliflocken, Thymian und Rosmarin hinzufügen. 10 bis 15 Minuten weiter erhitzen und gelegentlich umrühren, bis die Pilze weich sind und eine leichte Bräunung bekommen. Petersilie und Zitronensaft einrühren.

Die Füllung auf die Tortillas verteilen, vorsichtig einfalten und sofort servieren.

## Tipps

- Die Pilze vor dem Schneiden gründlich mit warmem bis heißem Wasser abspülen.
- Verwenden Sie keine überalterten oder schleimigen Pilze, bei denen die Oxidation bereits fortgeschritten ist.

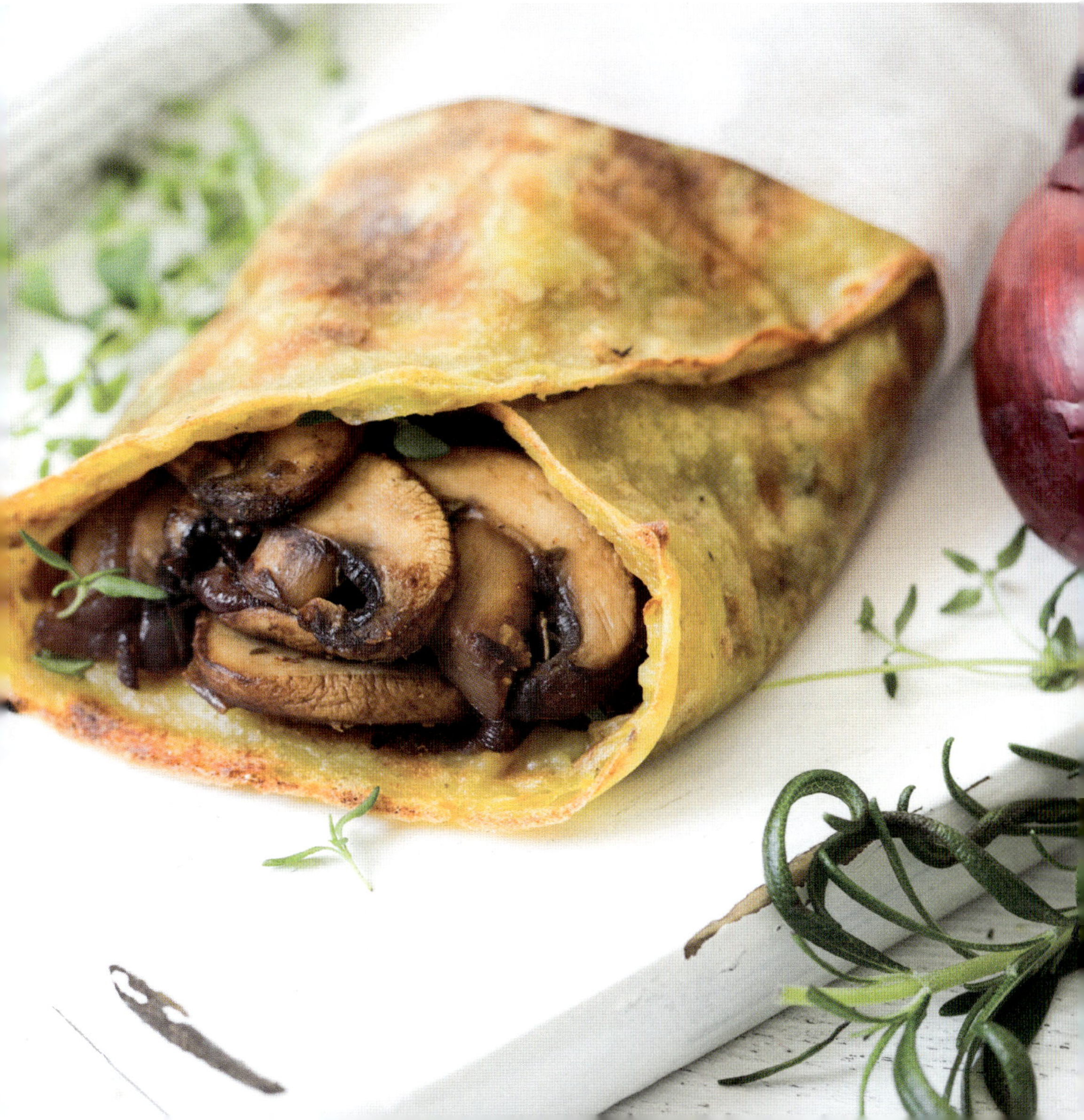

# 77. Hirsebratling-Salat-Burger

Ergibt 4 Portionen

Knusprig frische Eissalat-»Brötchen« bergen diese leckeren Bratlinge und dazu Tomaten- und Zwiebelscheiben mit mühelos hausgemachtem Ketchup. Die Bratlinge und sonstigen Zutaten kann man natürlich auch in glutenfreien Buns unterbringen, wenn die Familie mehr auf herkömmliche Burger steht.

- *¼ Tasse fein gehackte Zwiebeln*
- *1 fein gehackte Knoblauchzehe*
- *¼ Tasse gehackte, sonnengetrocknete Tomaten (ohne Öl und Salz)*
- *150 g Hirse*
- *½ l Heilbrühe (siehe Rezept Nr. 39) oder Wasser*
- *1 TL getrocknete Kräuter wie Thymian, Oregano oder Basilikum*
- *½ TL Paprikapulver*
- *2 EL Kartoffelstärke*
- *2 große Eissalatköpfe*
- *¼ Tasse Ketchup (siehe Rezept Nr. 49)*
- *½ Tasse dünne Tomatenscheiben*
- *⅓ Tasse dünne Zwiebelscheiben*

Zwiebeln 3 bis 5 Minuten in einem Stieltopf glasig dünsten. Knoblauch und Tomaten hinzufügen und noch einmal 1 bis 2 Minuten erhitzen. Hitze reduzieren und Hirse, Heilbrühe, Kräuter und Paprikapulver einrühren. Deckel auflegen und 10 bis 12 Minuten köcheln lassen, bis die Hirse gar ist. Ganz abkühlen lassen.

Dann alles zusammen in eine Schüssel geben und die Kartoffelstärke hinzufügen. Die Masse einige Male mit dem Kartoffelstampfer bearbeiten, bis alles gut vermengt ist. Mit angefeuchteten Händen vier Bratlinge formen.

Die Bratlinge in eine Pfanne mit keramischer Antihaftbeschichtung geben und von beiden Seiten je 4 bis 5 Minuten backen, bis sie gebräunt sind.

Schneiden Sie von beiden Salatköpfen je vier Kappen für die »Buns« ab. Belegen Sie eine solche Kappe mit einem Hirsebratling, dann Tomaten- und Zwiebelscheiben sowie Ketchup, und legen Sie zuletzt eine zweite Salatkappe auf. Verfahren Sie ebenso mit den übrigen Zutaten, und tragen Sie die fertigen Burger sofort auf.

## Tipp

- Bei der Entscheidung, ob Sie Heilbrühe oder Wasser verwenden, müssen Sie berücksichtigen, dass die Heilbrühe deutlich mehr Geschmack liefert. Gekaufte Brühe ist in aller Regel nicht empfehlenswert, weil es kaum Produkte ohne Öl, natürliche Aromen und sonstige Zusatzstoffe gibt.

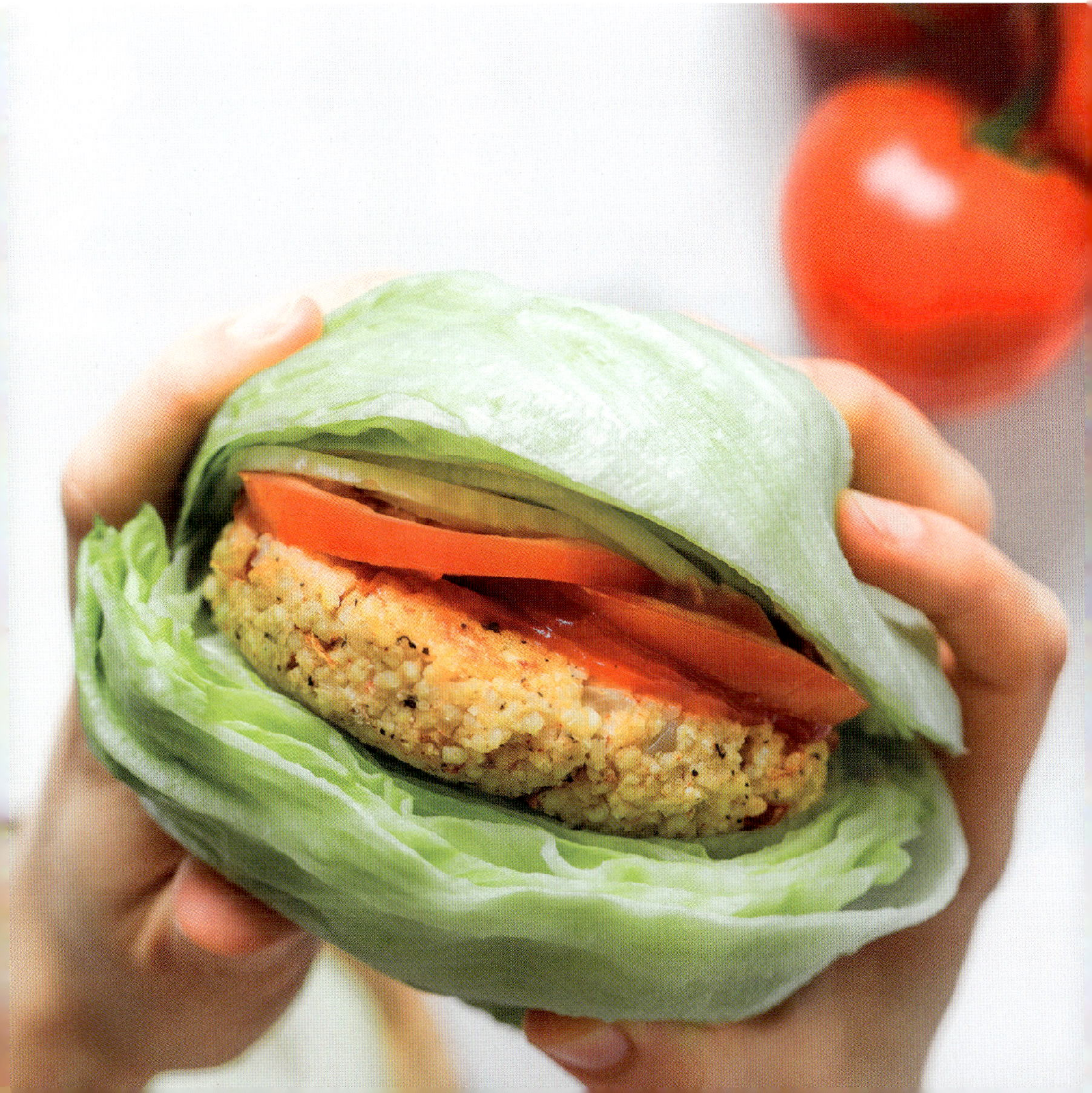

# 78. Süß-herzhaftes Kebab

Ergibt 3 Portionen

Dieses süß-herzhafte Kebab können Sie roh, gedörrt oder gebacken genießen. Mit der würzigen Marinade ist es wunderbar als Fingerfood oder Beilage oder Zwischenmahlzeit geeignet.

Für die Kebabs

*8 bis 10 Holzspieße*

*2 Tassen kleine Champignons*

*2 Tassen Ananaswürfel*

*2 Tassen Kirschtomaten*

*1 grob zerkleinerte, kleine Zucchini*

*1 grob zerkleinerte rote, gelbe oder orange Paprika*

*1 grob zerkleinerte Zwiebel*

Für die Marinade:

*2 EL Tomatenmark*

*120 ml Orangen- oder Ananassaft*

*1 EL frisch gepresster Zitronensaft*

*1 EL naturreiner Honig*

*1 TL Zwiebelpulver*

*½ TL Knoblauchpulver*

*½ TL Paprikapulver*

*½ TL atlantische Dulseflocken*

*½ TL getrockneter Thymian*

*¼ TL Chipotle-Pulver (aus geräucherter Jalapeño-Paprika)*

Die Holzspieße 15 bis 30 Minuten in Wasser einlegen (es sei denn, Sie bereiten rohes Kebab zu).

Die zerkleinerten Kebab-Zutaten in bunter Folge auf die Spieße stecken und bereitlegen.

Die Zutaten der Marinade zusammen in einer Schale glatt rühren. Die bestückten Kebab-Stäbe satt damit einpinseln und mindestens 3 Stunden, am besten aber über Nacht marinieren lassen.

Rohes Kebab servieren Sie in dieser Form, aber Sie können es auch bei ungefähr 45 °C 2 bis 3 Stunden dörren.

Für die gebackene Form den Backofen auf 200 °C vorheizen und die Spieße auf einem Backblech auslegen. 10 bis 12 Minuten backen, bis das Gemüse weich ist, dann sofort servieren.

## Tipps

- Verwenden Sie Tomatenmark, das nur Tomaten und keine weiteren Zutaten wie Salz oder Zitronensäure enthält.
- Die Pilze vor dem Schneiden gründlich mit heißem Wasser abspülen.
- Verwenden Sie keine überalterten oder schleimigen Pilze, bei denen die Oxidation bereits fortgeschritten ist.

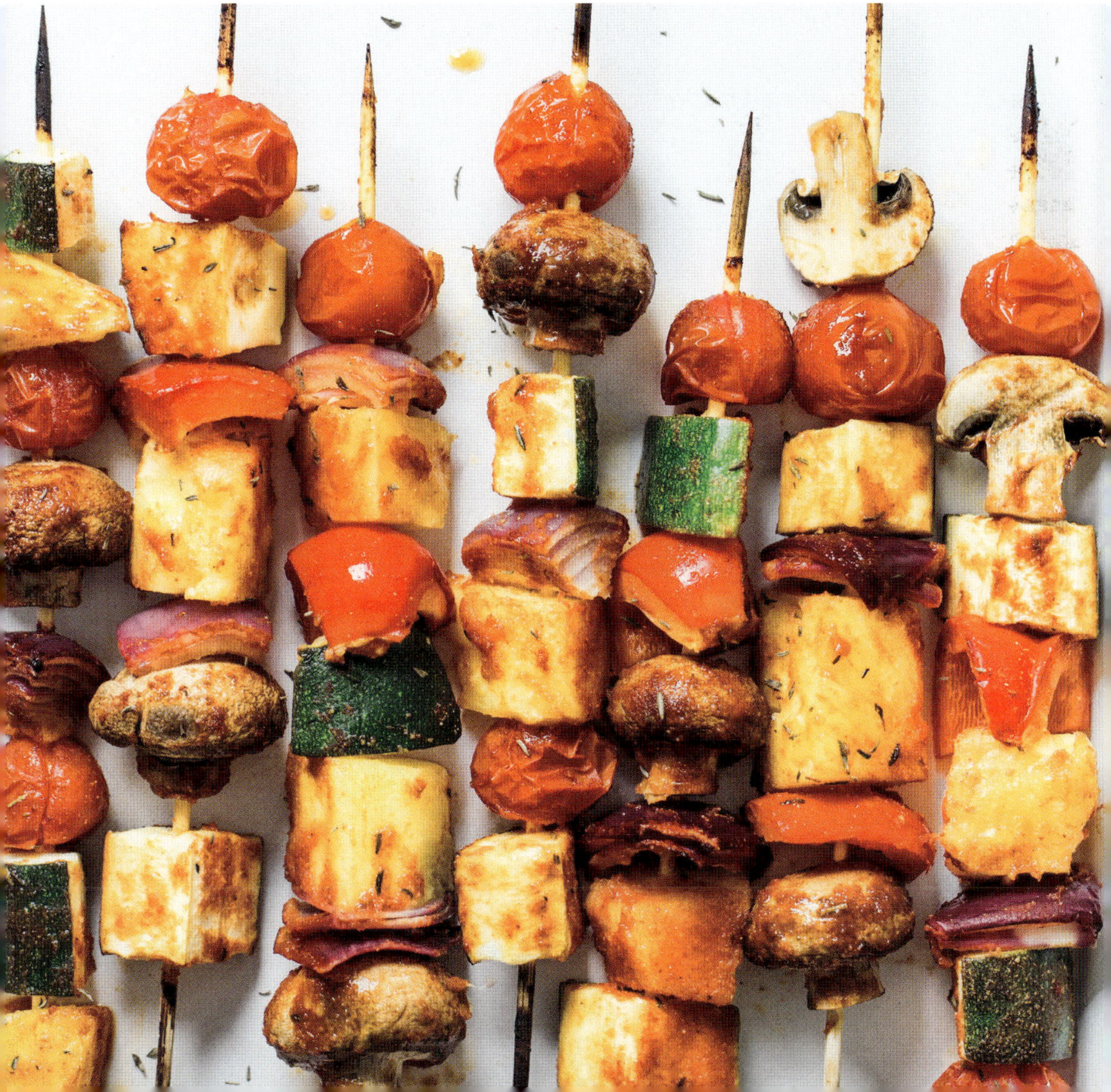

# 79. Lockige Pommes

Ergibt 1 Portion

Wer könnte bei solchen Pommes widerstehen? Sie sind wunderbar als Alternative zu normalen Fritten und ebenso als Beilage wie als Zwischenmahlzeit geeignet.

Für die Fritten:

*1 große Kartoffel*
*½ EL Paprikapulver (optional)*
*½ TL Zwiebelpulver (optional)*
*½ TL Knoblauchpulver (optional)*
*½ TL Cayennepfeffer, Chipotle- (aus geräucherter Jalapeño-Paprika) oder Chilipulver (optional)*
*Ketchup (siehe Rezept Nr. 49 [optional])*

Für den Senf (optional):

*3 EL naturreiner Honig*
*¾ TL Senfpulver*
*2 EL frisch gepresster Zitronensaft*
*1 Messerspitze Kurkumapulver*
*4 bis 6 Tassen zusammengedrückte, frische Petersilie oder frischer Koriander*

Backofen auf 200 °C vorheizen und zwei Bleche mit Backpapier auslegen.

Die Kartoffel mit einem geeigneten Spiralschneider in lange Streifen schneiden und diese in Stücke von 15 bis 20 Zentimeter zerteilen, damit sie sich nicht verheddern.

Fügen Sie Ihre Auswahl von Gewürzen hinzu, und vermengen Sie alles gleichmäßig.

Die Kartoffelstreifen gleichmäßig auf den Blechen verteilen. Nicht zu eng legen. 15 Minuten backen. Dann aus dem Backofen nehmen und die Fritten lockern und so umlegen, dass die noch nicht knusprigen mehr Platz haben. In den Backofen zurückschieben und noch einmal 10 bis 15 Minuten backen. Bewegen Sie die Fritten immer wieder mal, und nehmen Sie die heraus, die fertig sind. Die übrigen müssen Sie gut im Auge behalten, damit nichts verkohlt.

Sie können die Fritten auch im Air Fryer bei 200 °C zubereiten. Stellen Sie 10 bis 15 Minuten ein, und bewegen Sie die Pommes in dieser Zeit einige Male.

Ketchup zubereiten und beiseitestellen.

Alle Senfzutaten in einer Schale verrühren.

Die Fritten sofort mit dem Ketchup und dem Senf (falls verwendet) auftragen.

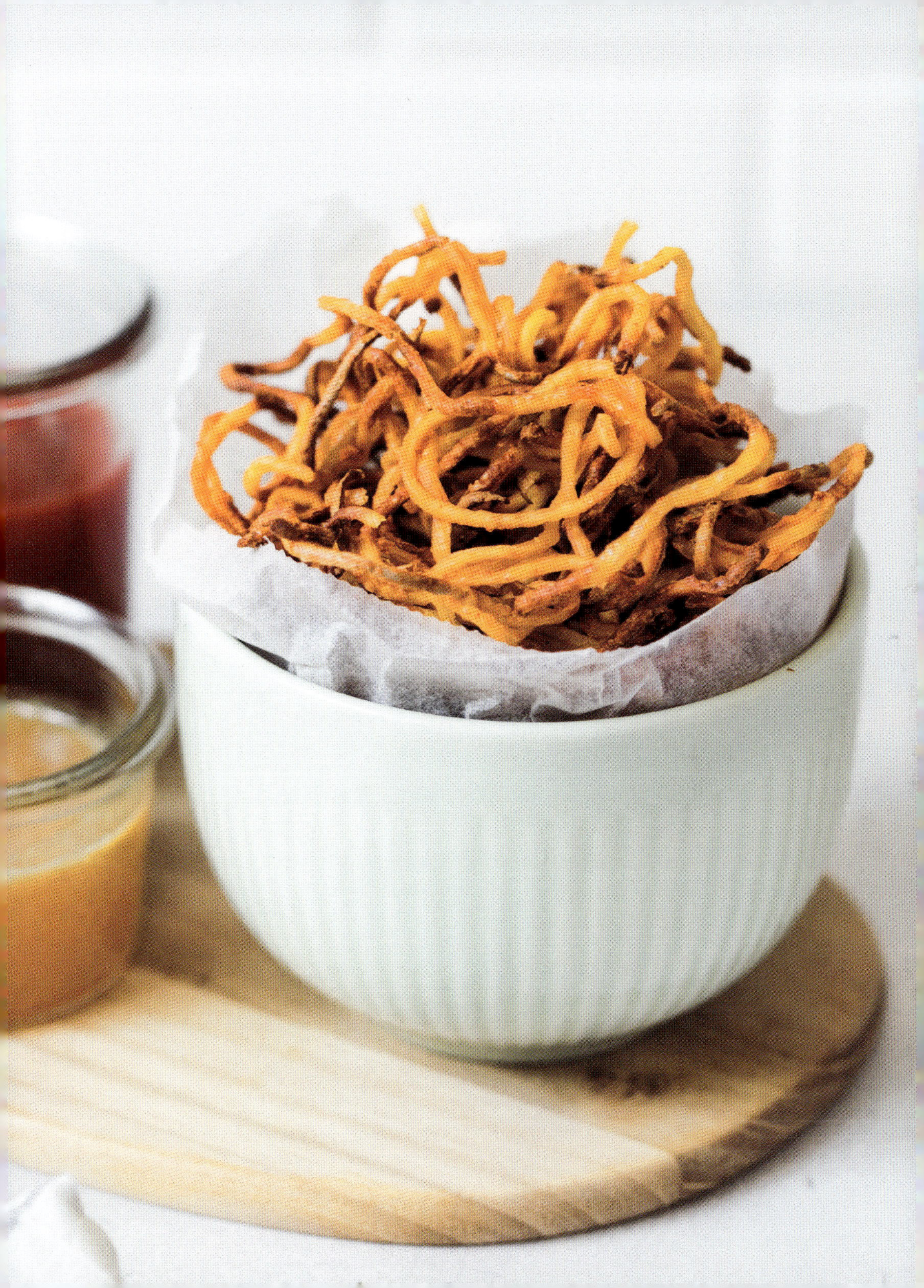

# 80. Hörnchennudeln mit »Käsesoße«

Ergibt 4 Portionen

Wenn Sie Ihre Gesundheit wiederherzustellen versuchen oder Ihrem Körper einfach die bestmöglichen Voraussetzungen bieten möchten, probieren Sie es einmal mit dieser milch-, fett- und glutenfreien Variante: Auch so ist das Gericht cremig und wohltuend, hat aber nicht die Nachteile eines konventionellen Nudelauflaufs.

*2 mittelgroße, gewürfelte Kartoffeln*
*1 mittelgroße, gewürfelte Karotte*
*1 EL Zwiebelpulver*
*1 TL Knoblauchpulver*
*½ TL Paprikapulver*
*½ TL Kurkumapulver*
*1 TL getrockneter Oregano*
*1 EL frisch gepresster Zitronensaft*
*80 ml Heilbrühe (siehe Rezept Nr. 39) oder Wasser*
*360 g gluten- und maisfreie Hörnchennudeln*
*2 EL gehackte, frische Petersilie (optional)*
*1 bis 2 TL Chiliflocken (optional)*

Geben Sie Wasser bis circa 7 Zentimeter Höhe in einen mittelgroßen Kochtopf, und setzen Sie einen Dampfkorb ein. Die Kartoffel- und Karottenwürfel 15 bis 20 Minuten darin garen. In den Mixer umfüllen und Zwiebel-, Knoblauch-, Paprika- sowie Kurkumapulver, Oregano, Zitronensaft und Heilbrühe oder Wasser hinzufügen und glatt pürieren.

In der Garzeit des Gemüses die Nudeln nach Anleitung auf der Packung kochen. Abgießen und in den Topf zurückgeben.

Die Soße über die Nudeln gießen und alles gut vermengen. Bei geringer Hitzezufuhr bis zur gewünschten Temperatur erwärmen, dann mit Petersilie und Chiliflocken garnieren und sofort servieren.

## Tipps

- Heilbrühe liefert deutlich mehr Geschmack als Wasser. Gekaufte Brühe ist in aller Regel nicht empfehlenswert, weil es kaum Produkte ohne Öl, natürliche Aromen und sonstige Zusatzstoffe gibt.
- Sehen Sie sich nach getreidefreien Nudeln um, die aus Maniok, Erbsen, Linsen oder Kichererbsen bestehen.

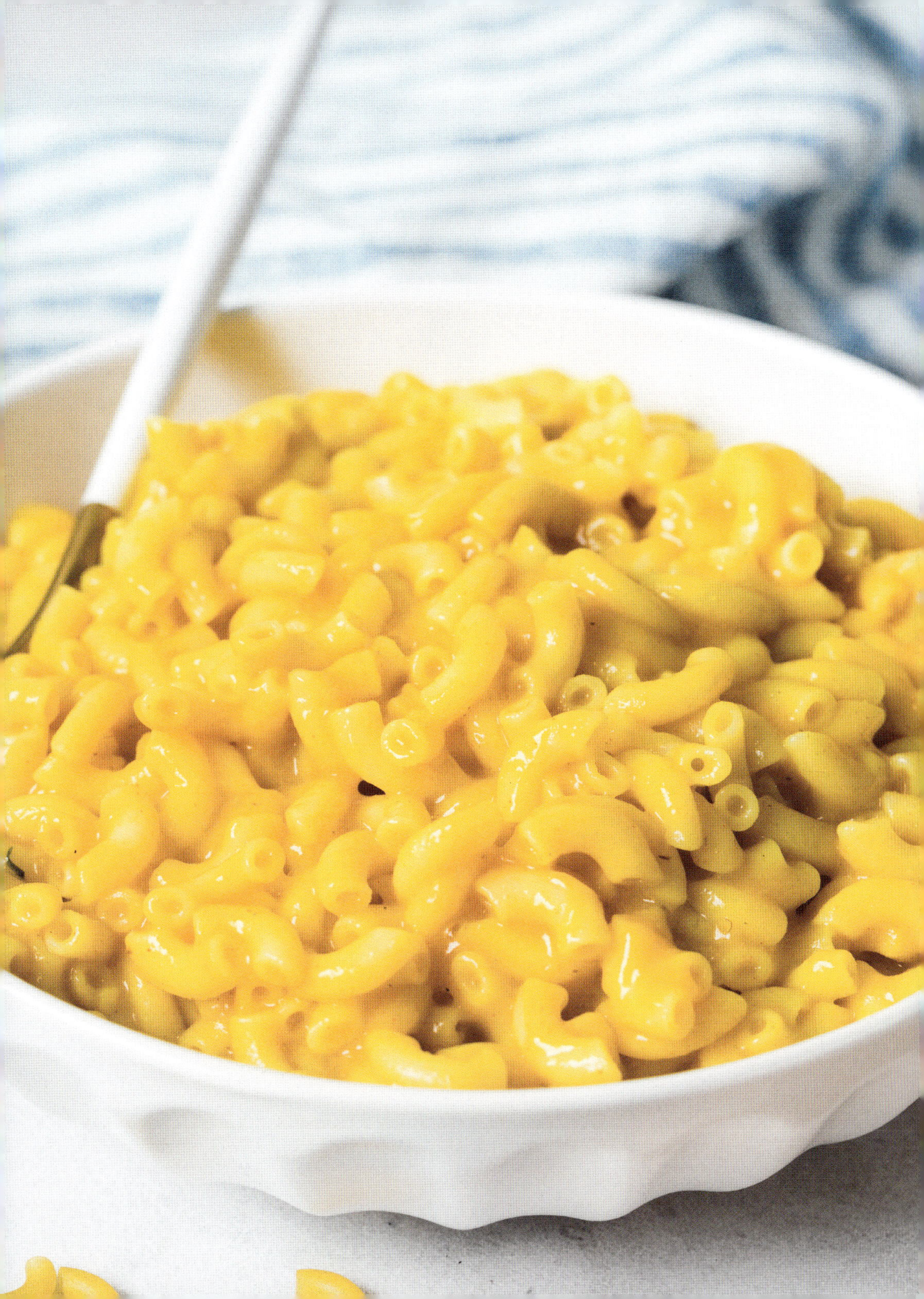

# 81. Pfannkuchen mit Frühlingszwiebeln

Ergibt 2 bis 3 Portionen

Diese Frühlingszwiebel-Pfannkuchen sind ebenso wohlschmeckend wie vielseitig. Statt des normalen Mehls wird glutenfreies Maniokmehl verwendet, und Öl brauchen Sie nicht.

Für die Pfannkuchen:

*1 kg grob zerkleinerte Kartoffeln*

*70 bis 100 g Maniokmehl*

*1 Tasse zerkleinerte Frühlingszwiebeln*

*1 TL Meersalz (optional)*

*¼ TL chinesisches Fünf-Gewürze-Pulver (optional)*

Für den Dip:

*3 EL Ahornsirup*

*2½ EL frisch gepresster Zitronensaft*

*½ TL Knoblauchpulver*

*½ TL Chilipulver, nach Geschmack auch mehr*

*1 TL Frühlingszwiebelringe zum Anrichten*

Geben Sie Wasser bis circa 7 Zentimeter Höhe in einen mittelgroßen Kochtopf, und setzen Sie einen Dampfkorb ein. Die Kartoffeln 20 bis 25 Minuten darin garen. Dann in eine Schüssel umfüllen.

Die Kartoffeln mit dem Kartoffelstampfer zu einer glatten Masse verarbeiten. Das Maniokmehl hinzufügen und einkneten, bis ein weicher Teig entsteht. Sollte er kleben, noch etwas mehr Maniokmehl zugeben.

Frühlingszwiebeln, Salz (falls verwendet) und Fünf-Gewürze-Pulver (optional) hinzufügen und das Ganze durchkneten, bis alles gleichmäßig verteilt ist.

Den Teig dritteln und die Portionen zwischen zwei Lagen Backpapier zu Kreisen ausrollen. Eventuelle Risse mit den Fingern zusammendrücken. Die Pfannkuchen nacheinander in einer ausreichend breiten Pfanne mit keramischer Antihaftbeschichtung bei starker Hitze beiderseits 4 bis 6 Minuten backen, bis sie gebräunt sind.

Für den Dip rühren Sie einfach alle Zutaten zusammen. Die Pfannkuchen in Tortenstücke schneiden und sofort mit dem Dip und den Frühlingszwiebelrollen servieren.

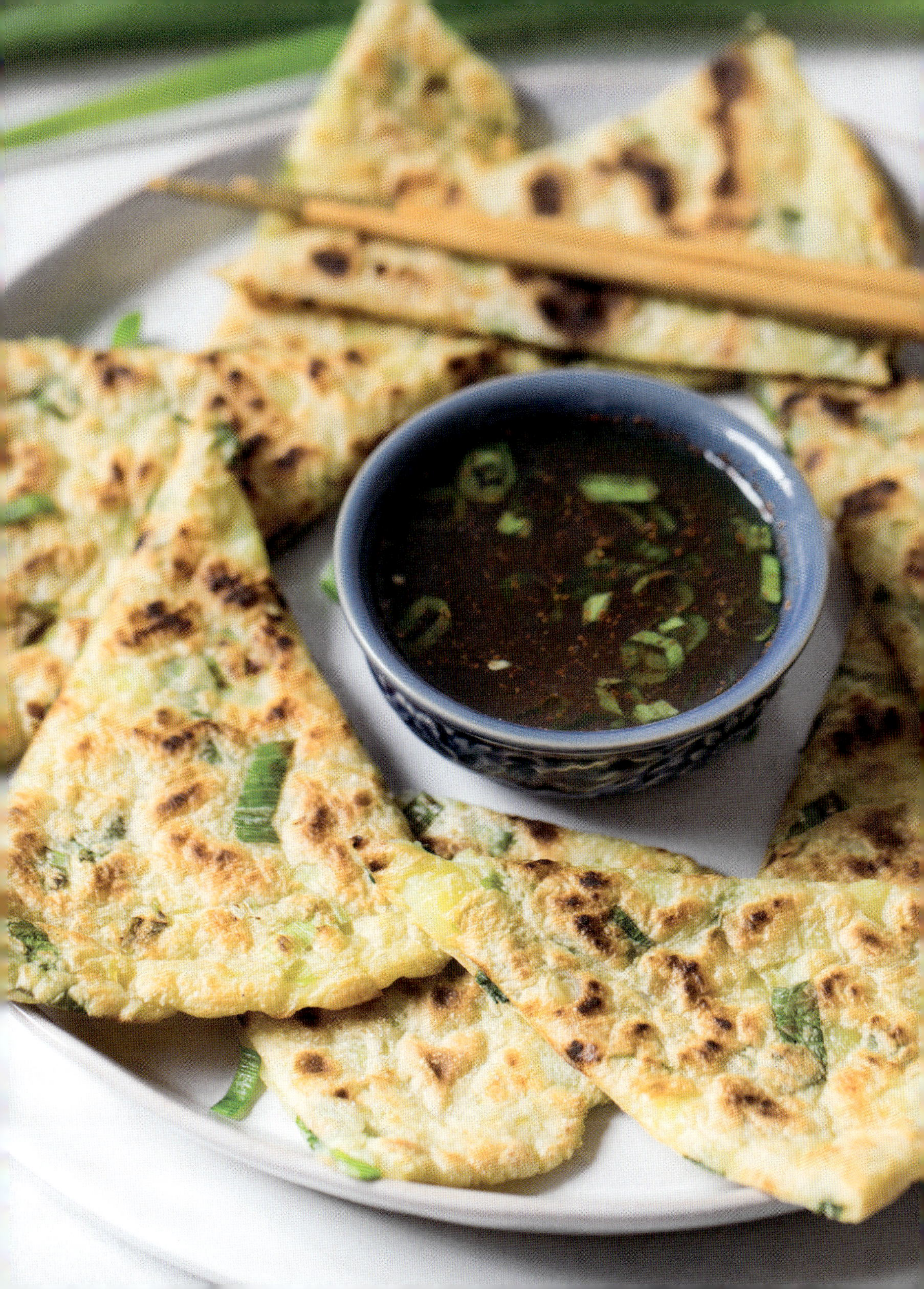

# 82. Shepherd's Pie mit Linsen

Ergibt 6 Portionen

Dieser urige und herzhafte Auflauf eignet sich wunderbar für eine Hauptmahlzeit im Familienkreis.

Für das Kartoffelpüree:

*1,5 kg Kartoffeln*

*1 Prise Muskat (optional)*

*2 bis 3 EL ungesüßte Mandelmilch oder Wasser (optional)*

Für die Füllung:

*1 mittelgroße, gewürfelte Zwiebel*

*2 fein gehackte Knoblauchzehen*

*2 fein zerkleinerte Selleriestangen*

*2 oder 3 mittelgroße, gewürfelte Karotten*

*1½ Tassen gespülte, rohe braune oder grüne Linsen (stattdessen eventuell 1 kg zerkleinerte Champignons)*

*1 l Heilbrühe (siehe Rezept Nr. 39) oder Wasser (bei der Verwendung von Pilzen weglassen)*

*3 EL Tomatenmark*

*1 EL frischer oder 1 TL getrockneter Thymian*

*1 EL zerkleinerter frischer oder 1 TL getrockneter Rosmarin*

*2 TL Zwiebelpulver*

*1 TL Knoblauchpulver*

*½ TL Paprikapulver*

*½ Tasse frische oder aufgetaute TK-Erbsen*

*Frische Thymianzweige zum Garnieren (optional)*

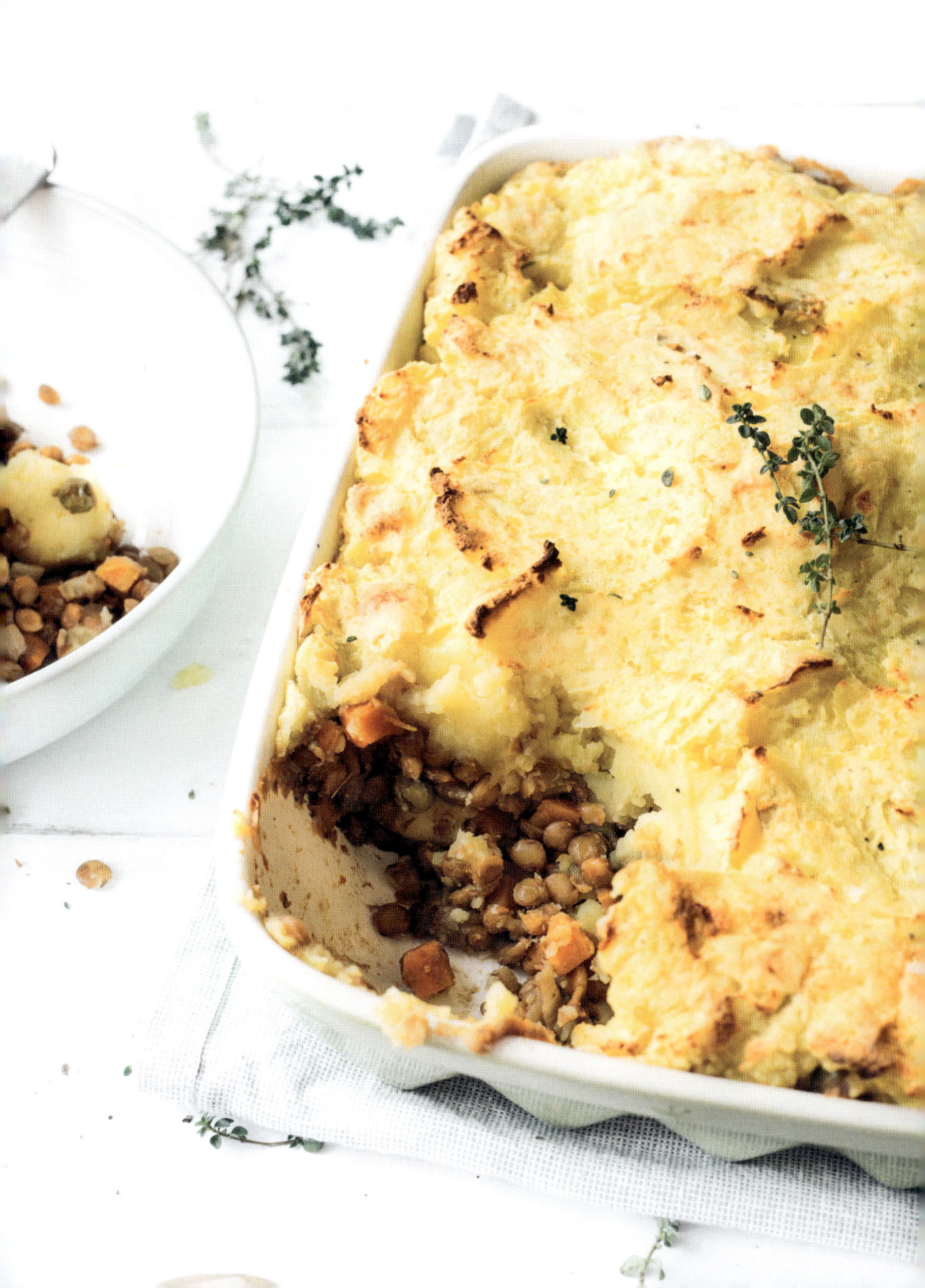

Geben Sie Wasser bis circa 5 oder mehr Zentimeter Höhe in einen mittelgroßen Kochtopf, und setzen Sie einen Dampfkorb ein. Kartoffeln 30 bis 45 Minuten darin garen. In eine breite Schüssel umfüllen, Muskat hinzufügen und mit dem Kartoffelstampfer zu einer glatten Masse verarbeiten. Nach Bedarf einige EL Mandelmilch oder Wasser angießen. Locker abgedeckt stehen lassen.

Während des Dämpfens den Backofen auf 200 °C vorheizen.

Für die Füllung die Zwiebelwürfel in einem breiten Stieltopf 3 bis 5 Minuten dünsten, bis sie glasig sind. Wenn sie ansetzen, ein wenig Wasser angießen. Knoblauch, Sellerie und Karotten hinzufügen und weiter 5 Minuten erhitzen, bis alles leicht gebräunt ist. Linsen, Brühe, Tomatenmark, Thymian, Rosmarin, Zwiebel-, Knoblauch- und Paprikapulver hinzufügen. Deckel auflegen und 30 bis 35 Minuten köcheln, bis die Linsen gar sind. In den letzten 5 Minuten der Kochzeit die Erbsen hinzufügen.

Wenn Sie statt der Linsen Champignons verwenden, geben Sie sie zusammen mit Tomatenmark, Thymian, Rosmarin, Zwiebel-, Knoblauch- und Paprikapulver in den Topf. 15 bis 20 Minuten erhitzen, bis die Pilze weich sind. In den letzten 5 Minuten der Kochzeit die Erbsen einrühren.

Die Füllung in eine ungefähr 20 × 30 Zentimeter große Auflaufform geben und mit der Kartoffelmasse abdecken. Die Oberfläche mit einem Löffel oder einer Gabel glätten. 10 bis 15 Minuten backen, bis die Oberfläche leicht gebräunt ist. Aus dem Backofen nehmen und 10 bis 15 Minuten abkühlen lassen. Nach Geschmack mit einigen Thymianzweigen garnieren und servieren.

## Tipps

- Verwenden Sie Tomatenmark, das nur Tomaten und keine weiteren Zutaten wie Salz oder Zitronensäure enthält.
- Heilbrühe liefert deutlich mehr Geschmack als Wasser. Gekaufte Brühe ist in aller Regel nicht empfehlenswert, weil es kaum Produkte ohne Öl, natürliche Aromen und sonstige Zusatzstoffe gibt.
- Wenn Sie Zeit sparen möchten, können Sie die Heilbrühe auf Vorrat zubereiten und einen Teil einfrieren, um sie sofort parat zu haben.
- Die Pilze vor dem Schneiden mit warmem bis heißem Wasser abspülen.
- Verwenden Sie keine überalterten oder schleimigen Pilze.

# 83. Mexikanische Kartoffelpfanne

Ergibt 2 bis 3 Portionen

Diese herrliche Kartoffelpfanne vereinigt die schönsten mexikanischen Aromen mit einem selbst komponierten Taco-Gewürz, frischem Koriander und einer »Pico de Gallo« genannten Salsa und schließlich einer »Käsesoße« aus Kartoffeln. Dieses Rezept eignet sich für die Hauptmahlzeit des Tages.

Für das Taco-Gewürz:
*1 EL Zwiebelpulver*
*2 TL Kreuzkümmel gemahlen*
*1 TL Paprikapulver*
*1 TL Knoblauchpulver*
*½ TL Chilipulver*
*½ TL Chiliflocken*
*1 TL getrockneter Oregano*

Für die Kartoffeln:
*6 Tassen Kartoffel- oder Süßkartoffelwürfel*
*240 ml Wasser*
*2 oder 3 Limettenspalten zum Anrichten*
*¼ locker gefüllte Tasse Korianderblätter zum Anrichten*

Für die »Käsesoße« (optional):
*1 Tasse Kartoffelwürfel*
*¼ Tasse fein zerkleinerte Karotte*
*½ EL frisch gepresster Limettensaft*
*2 TL Zwiebelpulver*
*1 TL Knoblauchpulver*
*½ TL Paprikapulver*

Für die »Pico de Gallo«-Salsa:
*1 Tasse Tomatenwürfel*
*¼ Tasse fein gehackte Zwiebeln (optional)*
*¼ Tasse fein gehackte Korianderblätter*
*1 TL fein gehackte, reife Chilischoten*
*½ EL frisch gepresster Limettensaft*

Alle Zutaten für das Taco-Gewürz in einer Schale vermengen. Eine Pfanne mit keramischer Antihaftbeschichtung bei mittlerer Hitze anwärmen, Kartoffeln, Taco-Gewürz und Wasser hinzufügen. Aufkochen, einen Deckel auflegen und 12 bis 15 Minuten köcheln, bis die Kartoffeln gar sind. Den Deckel abnehmen und weiter erhitzen, bis alle Flüssigkeit verdampft ist.

Geben Sie Wasser bis circa 7 Zentimeter Höhe in einen mittelgroßen Kochtopf, und setzen Sie einen Dampfkorb ein. Die Kartoffeln für die »Käsesoße« darin 15 bis 20 Minuten garen. Zusammen mit Limettensaft, Zwiebel-, Knoblauch- und Paprikapulver in den Mixer geben und glatt pürieren.

Alle Zutaten der »Pico de Gallo«-Salsa in eine Schüssel geben und gleichmäßig vermengen.

Die »Käsesoße« über die Kartoffeln träufeln, mit der Salsa toppen und zuletzt alles mit Korianderblättern und Limettenspalten garnieren. Sofort servieren.

## Tipp

- Besonders gut ist dieses Gericht, wenn man mit dem Inhalt der Pfanne Salatblätter (z. B. Eisbergsalat) füllt und sie wie Tacos verspeist.

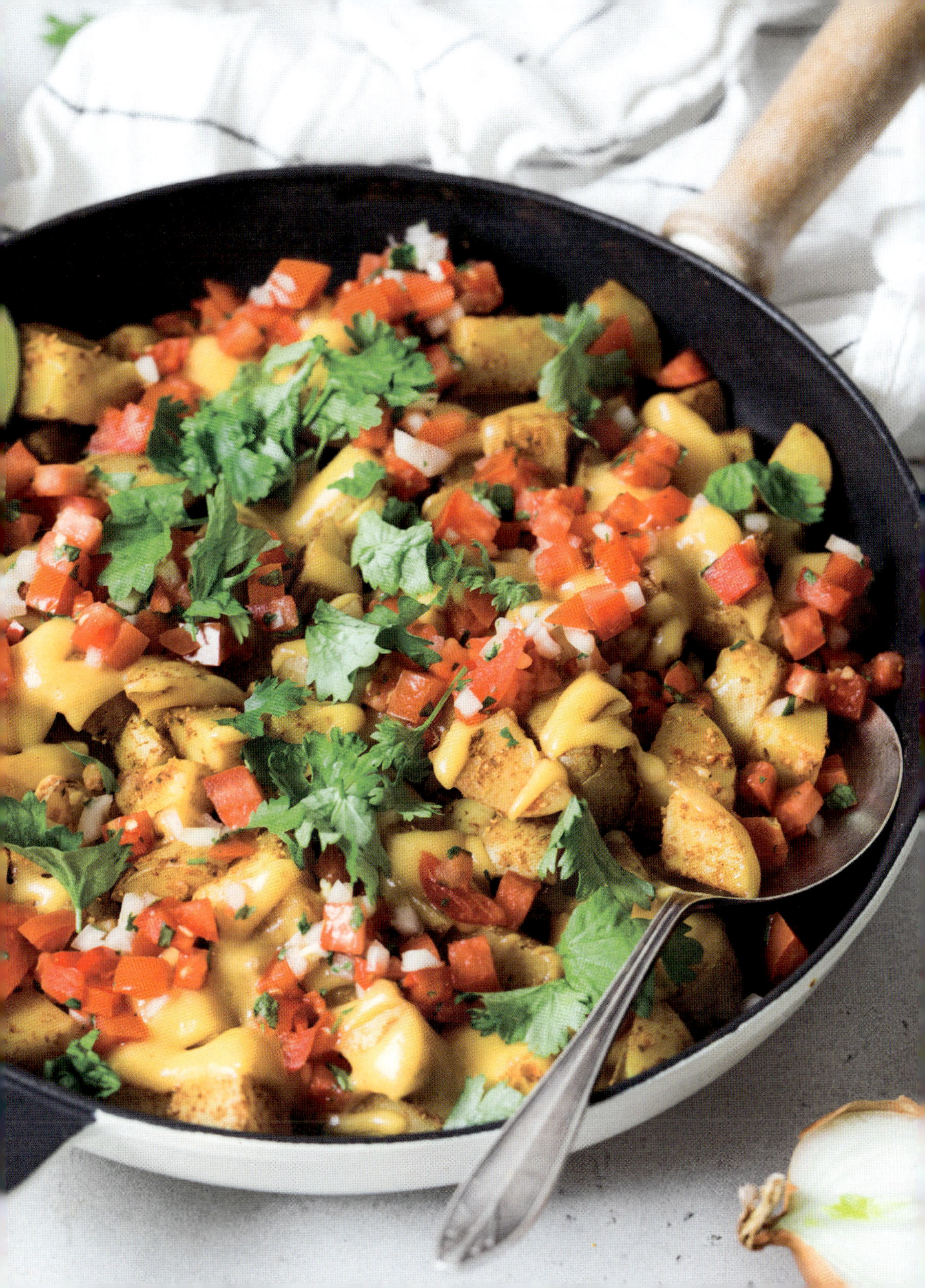

# 84. Brokkoli mit Zucchinicremesoße

Ergibt 2 Portionen

Diese leichte und frische Beilage passt zu fast jeder Mahlzeit. Frischer Dill und frische Petersilie geben dem Rezept den Aromakick und lichtvolle Klarheit.

*1 großer, in Röschen zerteilter Brokkoli*
*3 Tassen rohe Zucchiniwürfel (ohne Schale)*
*3 EL frisch gepresster Zitronensaft*
*1½ EL Zwiebelpulver*
*2 TL Knoblauchpulver*
*1½ EL gehackter Dill*
*1½ EL gehackte Petersilie*

Geben Sie Wasser bis circa 7 Zentimeter Höhe in einen mittelgroßen Kochtopf, und setzen Sie einen Dampfkorb ein. Brokkoli circa 8 Minuten darin garen, bis er leuchtend grün und weich ist. In eine Servierschale umfüllen.

Für die Cremesoße Zucchini, Zitronensaft, Zwiebel- und Knoblauchpulver im Mixer glatt pürieren. Dill und Petersilie einrühren.

Den Brokkoli mit der Soße übergießen und sofort servieren.

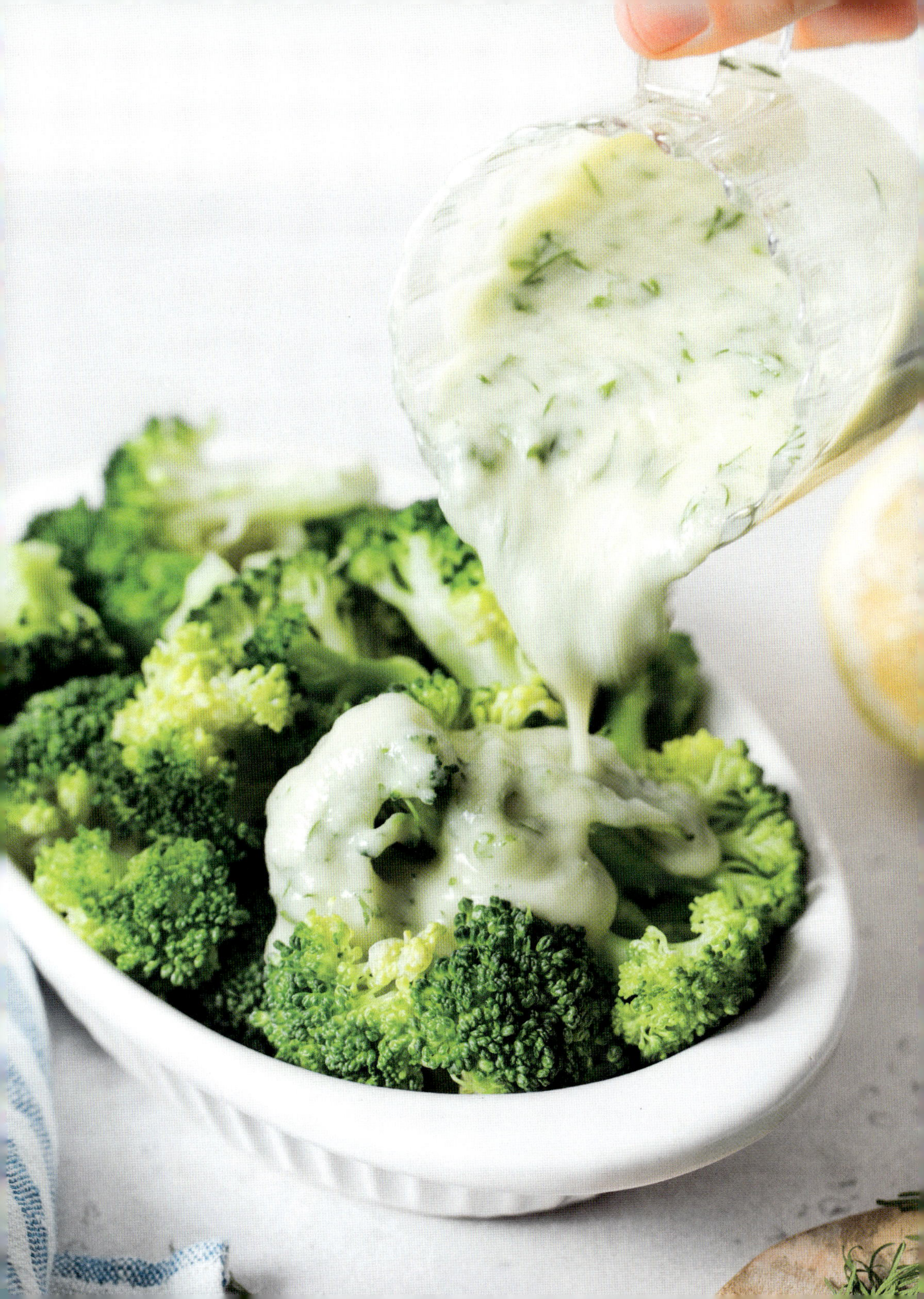

# 85. Hirse-Kräuter-Salat

Ergibt 2 Portionen

Frische Pfefferminze, Koriander und Petersilie geben diesem mühelos zuzubereitenden Salat eine reiche Fülle von Aromen mit. Das Rezept lässt sich besonders schnell umsetzen, wenn Sie Hirse-Reste zur Hand haben. Dann heißt es nur noch klein schneiden, vermengen und servieren, und schon steht ein köstlicher Salat auf dem Tisch.

*3 EL frisch gepresster Limetten- oder Zitronensaft*
*2 EL naturreiner Honig oder Ahornsirup*
*1 TL Knoblauchpulver*
*½ TL Chiliflocken*
*2 Tassen gekochte und abgekühlte Hirse*
*1 locker gefüllte Tasse grob zerkleinerte Korianderblätter*
*1 locker gefüllte Tasse grob zerkleinerte Petersilie*
*¼ Tasse fein gehackte Pfefferminzblätter*
*1 Tasse Tomatenwürfel*
*1 Tasse Gurkenwürfel*
*½ Tasse fein geschnittener Staudensellerie*
*¼ Tasse fein gehackte Zwiebeln*
*2 EL Frühlingszwiebelringe*

Limetten- oder Zitronensaft, Honig oder Ahornsirup, Knoblauchpulver und Chiliflocken gut miteinander verrühren.

Hirse, Koriander, Petersilie, Minze, Tomaten, Gurken, Sellerie, Zwiebeln und Frühlingszwiebeln hinzufügen und alles behutsam wenden, bis eine gleichmäßige Mischung entsteht. Sofort servieren.

## Tipp

- Wenn Sie andere glutenfreie Getreide verwenden möchten, können Sie statt Hirse auch Quinoa oder Vollkornreis nehmen, die Sie ebenfalls kochen und abkühlen lassen. Falls Sie einen empfindlichen Darm haben, sollten Sie wissen, dass Quinoa ein bisschen kratzig für die Darmschleimhaut ist.

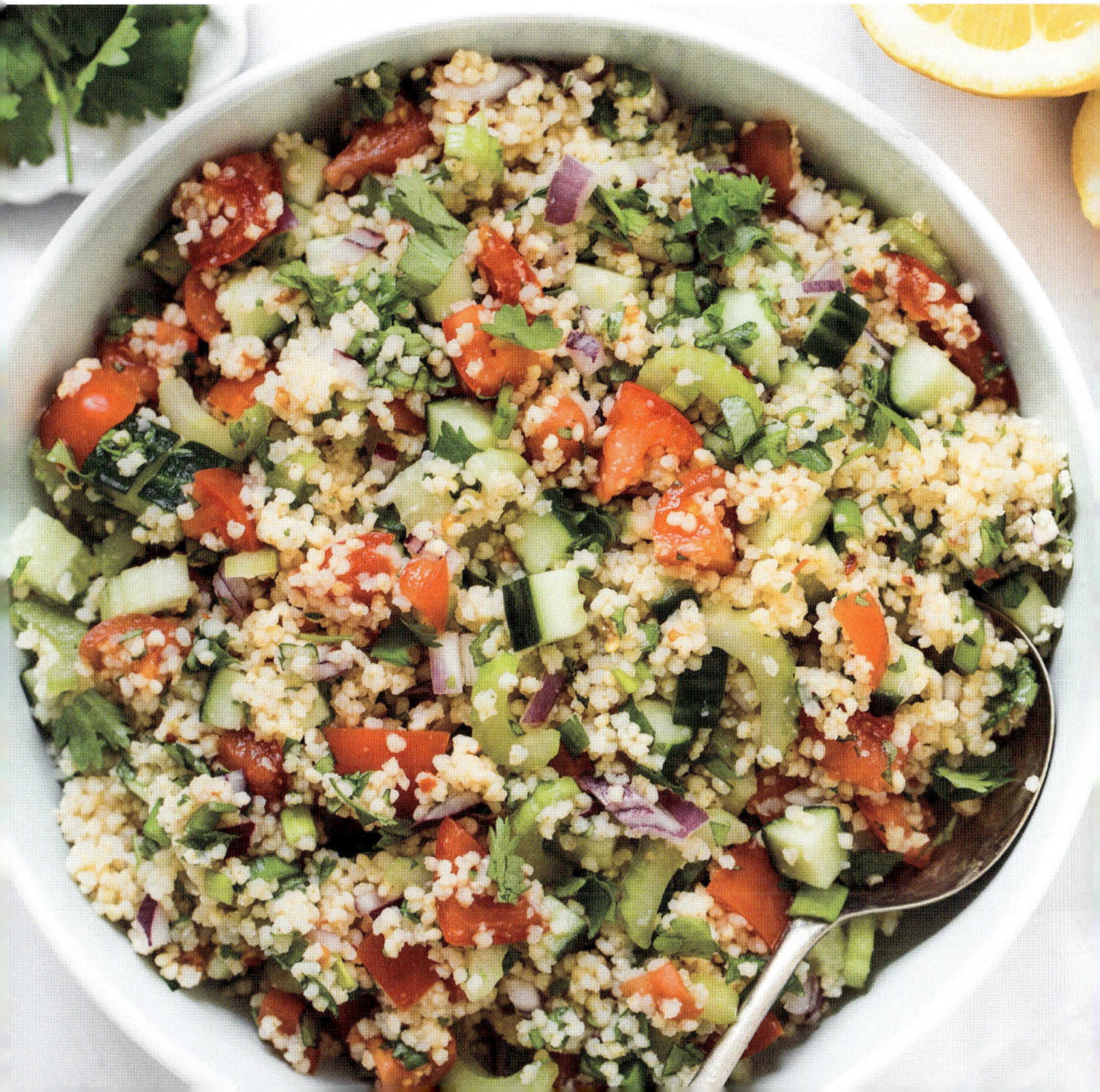

# 86. Sushi mit Spargel

Ergibt 2 Portionen

Diese Sushi-Happen sind ebenso leicht wie köstlich, und die Zubereitung macht auch noch Spaß. Der Dip und das Wasabi entfalten ein Geschmacksfeuerwerk und außerdem Hitze. Mit diesen Sushi können Sie sich bedenkenlos satt essen.

Für den Dip:

*120 ml frisch gepresster Orangen- oder Mandarinensaft*

*1 TL fein gehackte Chilischoten*

*1 TL fein geriebener Knoblauch*

*1 TL fein geriebener, frischer Ingwer*

*1 EL frisch gepresster Limettensaft*

*½ EL naturreiner Honig*

*½ TL atlantische Dulseflocken (optional)*

Für den Blumenkohlreis:

*½ Blumenkohl*

*⅓ Tasse fein gehackte Zwiebeln*

*3 fein gehackte Knoblauchzehen*

Für die Füllung:

*6 geputzte grüne Spargelstangen*

*6 Noriblätter*

*½ Tasse dünne Radieschenscheiben*

*6 Frühlingszwiebeln*

*½ mit dem Julienneschneider verarbeitete Gurke*

Zum Anrichten:

*1 TL Wasabi-Pulver*

*2 bis 3 EL Wasser*

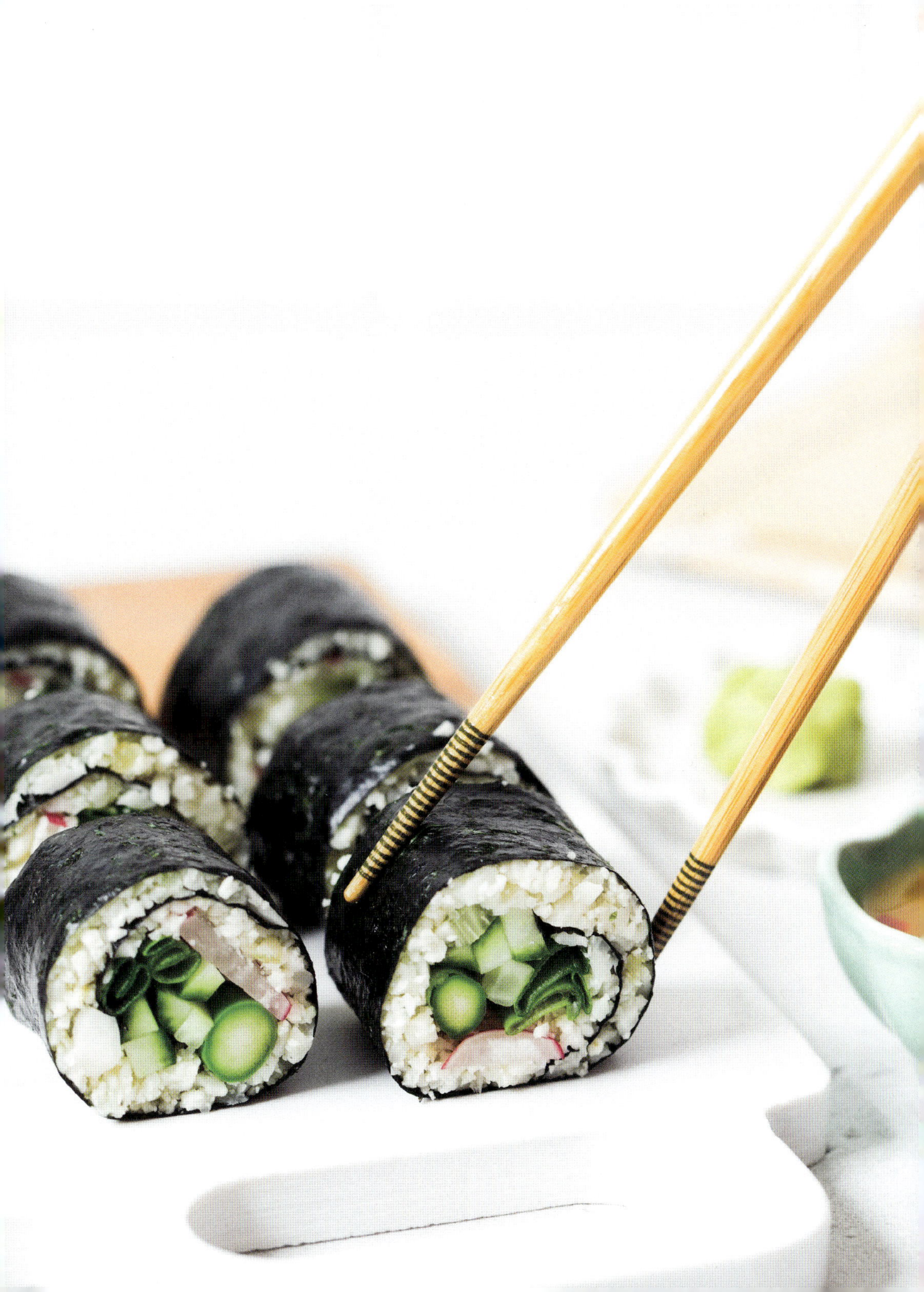

Für den Dip den Orangen- oder Mandarinensaft, Chili, Knoblauch, Ingwer, Limettensaft, Honig und Dulseflocken (falls verwendet) verrühren. Bis zur Verwendung kalt stellen.

Die Blumenkohlröschen in die Küchenmaschine geben und einige Male die Pulstaste betätigen, bis eine reisartige Konsistenz entsteht.

Die Zwiebeln in einer Pfanne mit keramischer Antihaftbeschichtung 5 bis 6 Minuten dünsten, bis sie weich sind und zu karamellisieren beginnen. Knoblauch hinzufügen und weitere 2 bis 3 Minuten erhitzen. Blumenkohlreis zugeben und 5 bis 7 Minuten unter häufigen Rühren erhitzen, bis er weich ist. Vom Herd nehmen.

Geben Sie Wasser bis circa 7 Zentimeter Höhe in einen mittelgroßen Kochtopf, und setzen Sie einen Dampfkorb ein. Die Spargelstangen 4 bis 5 Minuten darin garen.

Ein Noriblatt mit der langen Seite in Ihre Richtung auf einem Schneidebrett auslegen, glänzende Seite nach unten. Ungefähr eine 3/4 Tasse abgekühlten Blumenkohlreis auf der Ihnen zugewandten Blattseite ausbringen und gleichmäßig so verteilen, dass oben ein Rand von gut 2 Zentimeter frei bleibt. Die Reisschicht mit Spargelstangen, Radieschen, Frühlingszwiebeln und Gurke belegen, den Rand des Noriblatts anheben und fest nach oben einrollen.

Zum Schluss den Finger mit dem Dip benetzen und den frei gelassenen oberen Rand des Noriblatts damit einstreichen und das Blatt vollständig einrollen. Die Sushirolle mit einem scharfen Messer in gleichmäßige Stücke schneiden und das Ganze mit den übrigen Zutaten wiederholen.

Das Wasabi-Pulver mit etwas Wasser zu einer glatten Paste rühren.

Sushi mit Dip und Wasabi servieren.

# 87. Gerührtes Kichererbsenmus

Ergibt 1 bis 2 Portionen

Rührei mögen viele Menschen ganz besonders gern. Dieses Rezept vermittelt ein ähnliches Geschmackserlebnis, verwendet aber statt der Eier Kichererbsenmehl.

*70 g Kichererbsenmehl*
*120 ml ungesüßte Mandel- oder Kokosmilch, Heilbrühe (siehe Rezept Nr. 39) oder Wasser*
*2 TL Zwiebelpulver*
*1 TL Knoblauchpulver*
*½ TL Paprikapulver*
*¼ TL Kurkumapulver*
*¼ TL Cayennepfeffer*
*¼ TL Meersalz (optional)*
*⅓ Tasse fein gehackte Zwiebeln*
*⅓ Tasse zerkleinerte gelbe, rote oder orange Paprika*
*¼ Tasse zerkleinerte Tomate*
*¼ locker gefüllte Tasse grob zerkleinerte Petersilie und Basilikum, etwas mehr zum Anrichten*
*1 EL frisch gepresster Zitronensaft*

Kichererbsenmehl, Mandel- oder Kokosmilch beziehungsweise Brühe oder Wasser und Gewürze in eine Schüssel geben. Meersalz (falls verwendet) hinzufügen und alles zu einem glatten Teig verrühren.

Die Zwiebeln in einer Pfanne mit keramischer Antihaftbeschichtung bei mittlerer Hitze 3 bis 5 Minuten dünsten. Paprika und Tomaten hinzufügen und weitere 2 bis 3 Minuten erhitzen. Den Teig dazugießen und 2 Minuten garen, ohne zu rühren. Sobald er an den Seiten zu stocken beginnt, mit dem Kochspatel zerteilen und weitere 3 bis 4 Minuten wie Rührei behandeln, bis alles eine gewisse Festigkeit hat und nicht mehr nass ist. Petersilie und Basilikum sowie Zitronensaft einrühren und vom Herd nehmen.

In eine Schale umfüllen, mit Petersilie und Basilikum bestreuen und servieren.

## Tipps

- Wenn Sie Mandel- oder Kokosmilch verwenden, gelingt das Gericht besonders gut, aber Heilbrühe und Wasser erfüllen auch ihren Zweck, wenn Sie eine fettfreie Mahlzeiten wünschen.
- Bei der Entscheidung, ob Sie Heilbrühe oder Wasser verwenden, müssen Sie berücksichtigen, dass die Heilbrühe deutlich mehr Geschmack liefert. Gekaufte Brühe ist in aller Regel nicht empfehlenswert, weil es kaum Produkte ohne Öl, natürliche Aromen und sonstige Zusatzstoffe gibt.
- Wenn Sie Zeit sparen möchten, können Sie die Heilbrühe auf Vorrat zubereiten und einen Teil einfrieren (zum Beispiel in der Eiswürfelschale), um sie sofort parat zu haben.
- Hochwertiges Meer- oder Steinsalz sind bei diesem Rezept eine Option, aber ohne Salz ist es heilkräftiger. Vielleicht stellen Sie mit der Zeit fest, dass Sie das Salz reduzieren oder ganz weglassen möchten.

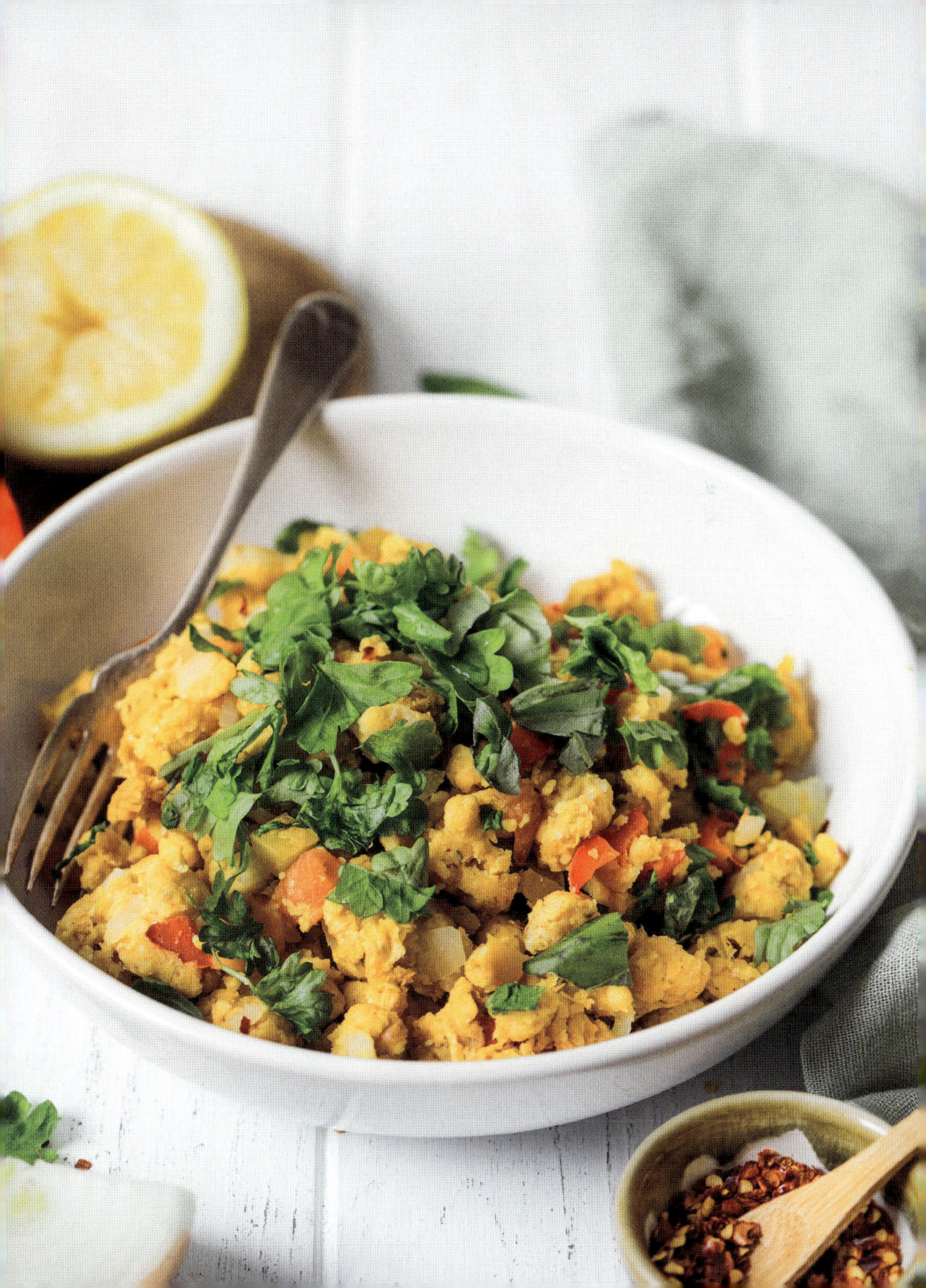

# 88. Kräutererbsen mit Knoblauch

Ergibt 2 Portionen

Ein einfaches Rezept – aber einfach ist manchmal das Beste. Wenn Sie tiefgekühlte Erbsen verwenden, ist dieses Gericht mühelos zubereitet, und die Kräuter, Gewürze und der Zitronensaft verleihen ihm Geschmacksfülle. Diese Erbsen eignen sich wunderbar als Beilage und schmecken auch zu Salat oder als Zwischenmahlzeit. Halten Sie in Ihrer Küche TK-Erbsen griffbereit, dann ist dieses Gericht jederzeit im Handumdrehen zubereitet.

*3 Tassen frisch aus Schote gepulte oder aufgetaute TK-Erbsen*
*2 TL Zwiebelpulver*
*½ TL Knoblauchpulver*
*2 EL frischer gehackter oder 1 EL getrockneter Dill*
*1 EL frisch gepresster Zitronensaft*

Geben Sie Wasser bis circa 7 Zentimeter Höhe in einen mittelgroßen Kochtopf, und setzen Sie einen Dampfkorb ein. Die Erbsen bis zu 5 Minuten darin garen, bis sie leuchtend grün und weich werden.

In eine Schüssel umfüllen. Zwiebel- sowie Knoblauchpulver, Dill und Zitronensaft hinzufügen und alles gleichmäßig vermengen.

Sofort servieren.

Wenn Sie dieses Gericht als Mus verzehren möchten, können Sie die Erbsen in einen Mixer oder eine Küchenmaschine umfüllen und ein paarmal die Pulstaste betätigen.

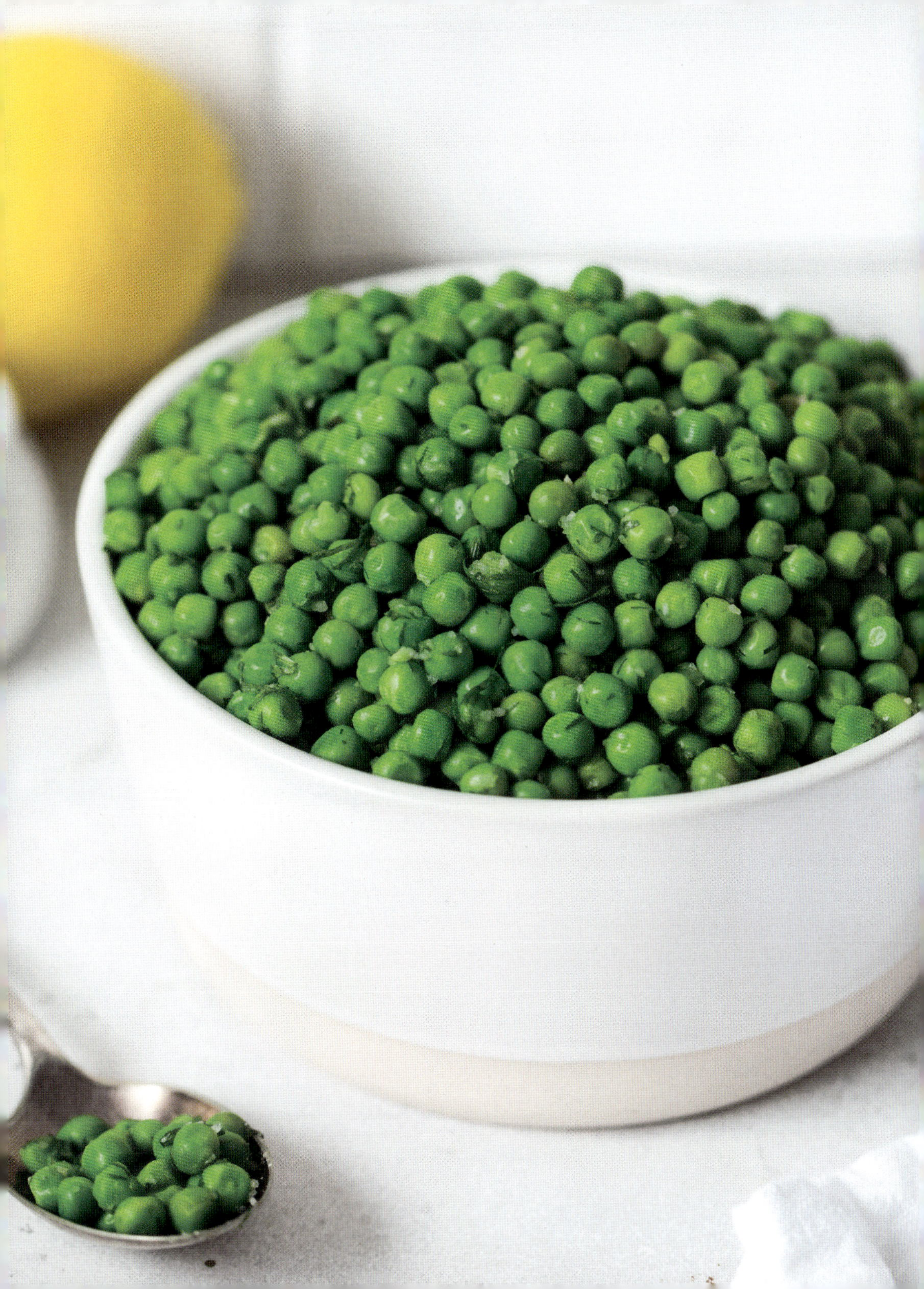

# 89. Garam-Masala-Kartoffeln

Ergibt 2 Portionen

Die mit den Gemüsen gedünsteten Gewürze verleihen diesem Gericht Tiefe und Vollmundigkeit. Abgerundet wird das Ganze mit Koriander und einem Spritzer Zitronen- oder Limettensaft.

Für das selbst gemachte Garam Masala:

*1 TL Kreuzkümmelpulver*
*1 TL Korianderpulver*
*½ TL Kardamompulver*
*½ TL Zimt*
*¼ TL Nelkenpulver*
*¼ TL Muskatpulver*
*¼ TL Chilipulver oder Chiliflocken*

Für die Kartoffeln:

*½ Tasse Zwiebelwürfel*
*2 fein gehackte Knoblauchzehen*
*1 TL fein gehackter Ingwer*
*1½ EL Garam Masala*
*1 kg Kartoffelwürfel*
*½ Tasse Tomatenwürfel*
*1 Tasse rote, orange oder gelbe Paprika*
*240 ml Heilbrühe (siehe Rezept Nr. 39) oder Wasser*
*¼ locker gefüllte Tasse Korianderblätter zum Anrichten*
*½ EL frisch gepresster Limetten- oder Zitronensaft zum Anrichten*

Die Garam-Masala-Zutaten in einer Schale gut vermischen.

Die Zwiebeln in einer Pfanne mit keramischer Antihaftbeschichtung 3 bis 5 Minuten dünsten, bis sie weich sind. Falls etwas anhaftet, ein wenig Wasser angießen.

Knoblauch, Ingwer und Garam Masala hinzufügen und weitere 1 bis 2 Minuten erhitzen, bis sich der Duft der Gewürze entfaltet.

Jetzt Kartoffeln, Tomaten, Paprika und Heilbrühe oder Wasser hinzufügen. Umrühren, den Deckel auflegen, die Hitze reduzieren und das Ganze 10 bis 15 Minuten köcheln lassen, bis die Kartoffeln gar sind.

Das Gericht auf zwei Schalen verteilen, mit Koriander und einem Spritzer Limetten- Zitronensaft abrunden und sofort servieren.

## Tipp

- Bei der Entscheidung, ob Sie Heilbrühe oder Wasser verwenden, müssen Sie berücksichtigen, dass die Heilbrühe deutlich mehr Geschmack liefert. Gekaufte Brühe ist in aller Regel nicht empfehlenswert, weil es kaum Produkte ohne Öl, natürliche Aromen und sonstige Zusatzstoffe gibt.

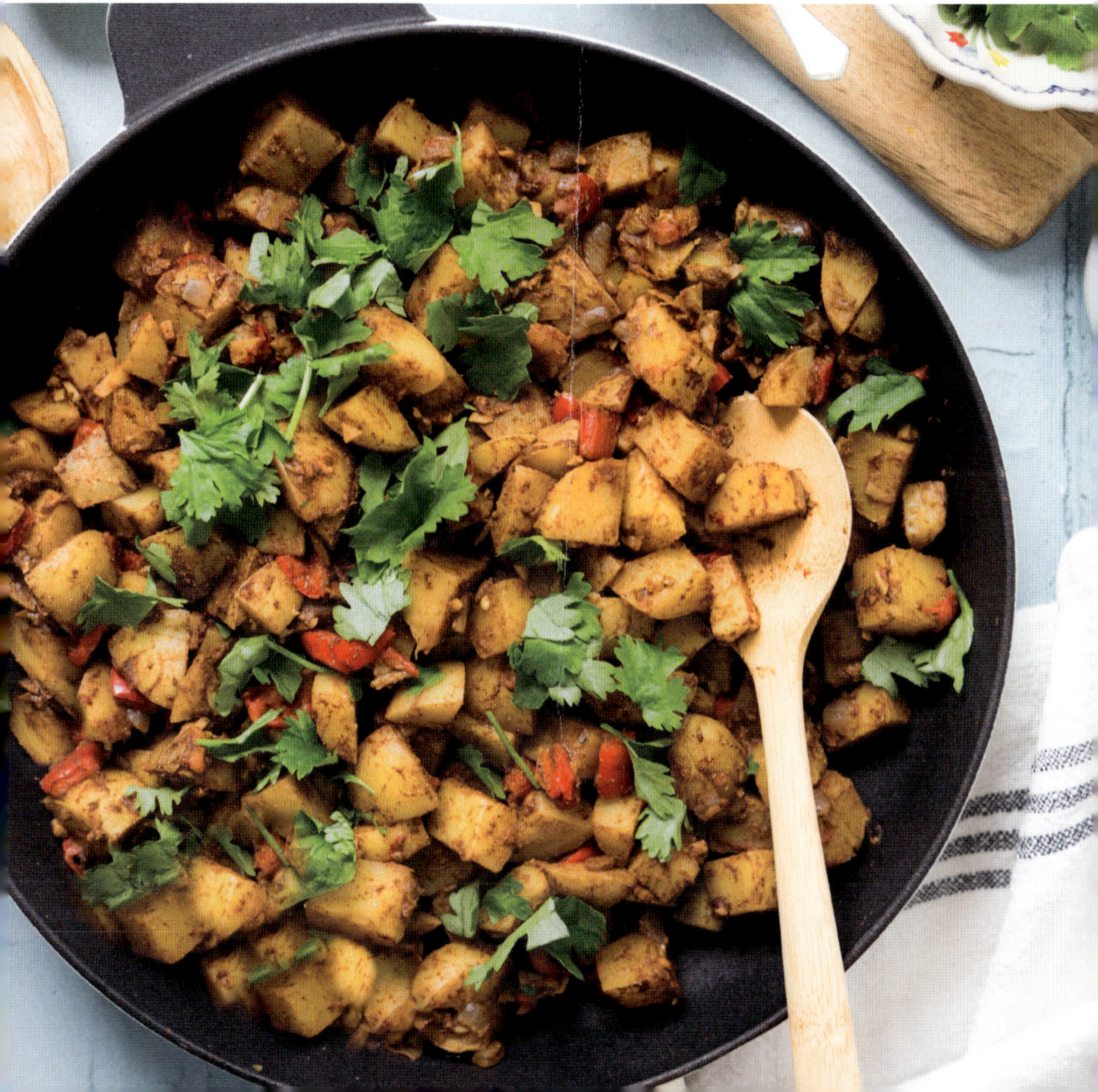

# 90. Hirse-Polenta mit geschmorten Kirschtomaten und Spargel

Ergibt 2 Portionen

Bei dieser Polenta wird Hirse statt Mais verwendet. Zusammen mit den saftig-süßen geschmorten Kirschtomaten und dem Spargel ist diese Variante nicht nur gesünder, sondern schmeckt auch noch fantastisch.

Für die Tomaten und den Spargel:

*1 Pfund Kirschtomaten*

*1 TL naturreiner Honig*

*1 bis 2 EL frischer oder 1 bis 2 TL getrockneter Thymian oder Rosmarin*

*10 Stangen geputzter grüner Spargel*

*1 bis 2 EL frisch gepresster Zitronensaft zum Anrichten*

*½ TL Chiliflocken zum Anrichten*

Für die Hirse-Polenta:

*150 g Hirse*

*½ Tasse Zwiebelwürfel*

*2 fein gehackte Knoblauchzehen*

*1 l Heilbrühe (siehe Rezept Nr. 39) oder Wasser*

*½ TL Meersalz (optional)*

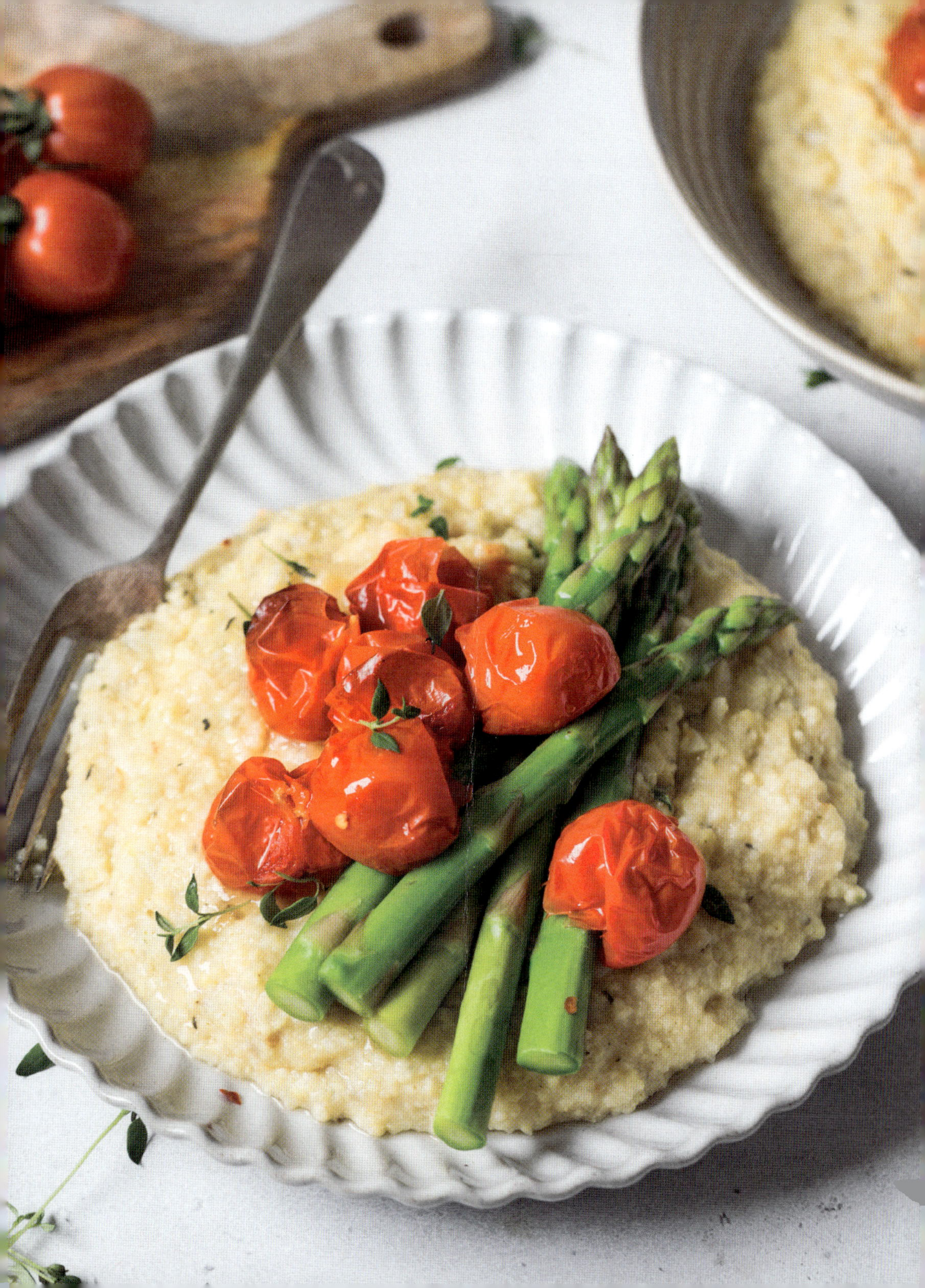

Backofen auf 180 °C vorheizen und ein Blech mit Backpapier auslegen.

Die Kirschtomaten auf dem Blech verteilen, mit dem Honig beträufeln und schließlich mit den Kräutern bestreuen. 30 bis 35 Minuten schmoren, bis die Tomaten weich werden und aufplatzen.

Inzwischen die Hirse in den Mixer oder die Küchenmaschine geben und einige Male die Pulstaste betätigen, bis die Körner zerkleinert, aber noch nicht zu Staub verarbeitet sind.

Einen Topf mit keramischer Antihaftbeschichtung erwärmen, die Zwiebeln hineingeben und 3 bis 5 Minuten dünsten, bis sie weich werden. Falls sie ansetzen, ein wenig Wasser angießen. Knoblauch hinzufügen und weitere 1 bis 2 Minuten erhitzen.

Heilbrühe oder Wasser angießen und aufkochen. Die Hirse einrühren und 12 bis 15 Minuten garen, zwischendurch immer wieder umrühren. Die Hirse ist fertig, wenn alle Flüssigkeit aufgesogen ist. Salz (falls verwendet) hinzufügen.

Geben Sie Wasser bis circa 7 Zentimeter Höhe in einen mittelgroßen Kochtopf, und setzen Sie einen Dampfkorb ein. Den Spargel 4 bis 5 Minuten darin garen.

Die Hirse-Polenta auf zwei Schalen verteilen und mit den Tomaten und dem Spargel anrichten. Zuletzt mit Zitronensaft beträufeln und mit Chiliflocken (falls verwendet) bestreuen und sofort auftragen.

## Tipps

- Bei der Entscheidung, ob Sie Heilbrühe oder Wasser verwenden, müssen Sie berücksichtigen, dass die Heilbrühe deutlich mehr Geschmack liefert. Gekaufte Brühe ist in aller Regel nicht empfehlenswert, weil es kaum Produkte ohne Öl, natürliche Aromen und sonstige Zusatzstoffe gibt.
- Wenn Sie Zeit sparen möchten, können Sie die Heilbrühe auf Vorrat zubereiten und einen Teil einfrieren (zum Beispiel in der Eiswürfelschale), um sie sofort parat zu haben.
- Hochwertiges Meer- oder Steinsalz sind bei diesem Rezept eine Option, aber ohne Salz ist es heilkräftiger. Vielleicht stellen Sie mit der Zeit fest, dass Sie das Salz reduzieren oder ganz weglassen möchten.

# 91. Würzige Fajitas

Ergibt 2 Portionen

Die Geschmacksfülle dieser Fajitas wird Sie wirklich begeistern. Genießen Sie die Füllung einfach für sich allein oder mit Tortillas, oder machen Sie mit Salsa und Guacamole ein sättigendes Festmahl daraus.

Für die Fajitas:

*½ Tasse dünne Zwiebelscheiben*
*2 in dünne Scheiben geschnittene, mittelgroße Champignons*
*3 Tassen in schmale Streifen geschnittene orange, gelbe oder rote Paprika*
*1½ TL Knoblauchpulver*
*½ bis 1 TL Chilipulver zum Abschmecken*
*1 TL Paprikapulver*
*½ TL gemahlener Kreuzkümmel*
*¼ TL Meersalz (optional)*
*4 bis 5 Tortillas zum Anrichten*
*2 EL grob zerkleinerter, frischer Koriander zum Anrichten*
*2 bis 3 Limettenspalten zum Anrichten*

Für die Guacamole:

*2 mittelgroße Avocados (nur das Fruchtfleisch)*
*¼ Tasse fein zerkleinerter Staudensellerie*
*¼ Tasse fein gehackte Korianderblätter*
*2 EL fein gehackte Zwiebeln*
*½ fein gehackte Knoblauchzehe*
*¼ TL Meersalz (optional)*
*1 bis 2 EL frisch gepresster Limettensaft zum Abschmecken*

Für die Salsa:

*1 Tasse zerkleinerte Tomaten*
*2 EL gehackte rote Zwiebeln*
*2 EL grob zerkleinerte Korianderblätter*
*½ fein gehackte Knoblauchzehe*
*1 TL fein gehackte Serrano- oder Jalapeño-Paprika*
*½ TL gemahlener Kreuzkümmel (optional)*
*1 bis 2 EL frisch gepresster Limettensaft zum Abschmecken*

Zwiebeln und Champignons in einer Pfanne mit keramischer Antihaftbeschichtung 5 bis 7 Minuten unter häufigem Umrühren dünsten, bis sie weich sind. Falls etwas ansetzt, ein wenig Wasser angießen.

Paprika, Knoblauch-, Chili- sowie Paprikapulver, Kreuzkümmel und Meersalz (falls verwendet) hinzufügen. 4 bis 6 Minuten bei starker Hitze garen, bis die Paprikastreifen weich werden und gebräunt sind. Vom Herd nehmen.

Für die Guacamole das Avocadofleisch in eine Schale geben. Mit einer Gabel zerdrücken, bis eine glatte, aber noch ein wenig stückige Masse entsteht. Die übrigen Zutaten hinzufügen und verrühren.

Die Salsa-Zutaten in einer Schüssel gut vermengen und beiseitestellen.

Zum Anrichten der Fajitas geben Sie ein paar EL der Füllung aus Zwiebeln, Champignons und Paprika auf die Tortillas, gefolgt von je 1 EL Guacamole und Salsa. Sehen Sie zu, dass möglichst wenig von der Flüssigkeit auf die Tortillas gelangt, um sie nicht aufzuweichen. Am Schluss ein bisschen zerkleinertes Korianderkraut darübergeben und mit den Limettenspalten servieren.

## Tipps

- Wenn das Gericht frei von radikalen Fetten sein soll, lassen Sie die Guacamole weg, es schmeckt dann immer noch ganz vorzüglich.
- Die Hirse-Tortillas sind leichter zubereitet, aber die Kartoffelversion eignet sich perfekt für Leute, die sich getreidefrei ernähren. Beide Rezepte sind fettfrei.
- Wenn Sie fertige Tortillas kaufen, achten Sie darauf, dass weder Mais noch Gluten und Essig oder irgendwelche anderen problematischen Zutaten enthalten sind.
- Hochwertiges Meer- oder Steinsalz sind bei diesem Rezept eine Option, aber ohne Salz ist es heilkräftiger. Vielleicht stellen Sie mit der Zeit fest, dass Sie das Salz reduzieren oder ganz weglassen möchten.
- Die Champignons vor dem Schneiden gründlich mit warmem bis heißem Wasser abspülen. Verwenden Sie keine überalterten oder schleimigen Pilze, bei denen die Oxidation bereits fortgeschritten ist.
- Als Tortillas können Sie die Hirse-Tortillas (siehe Rezept Nr. 92) oder die Kartoffel-Tacos (siehe Rezept Nr. 72) verwenden.

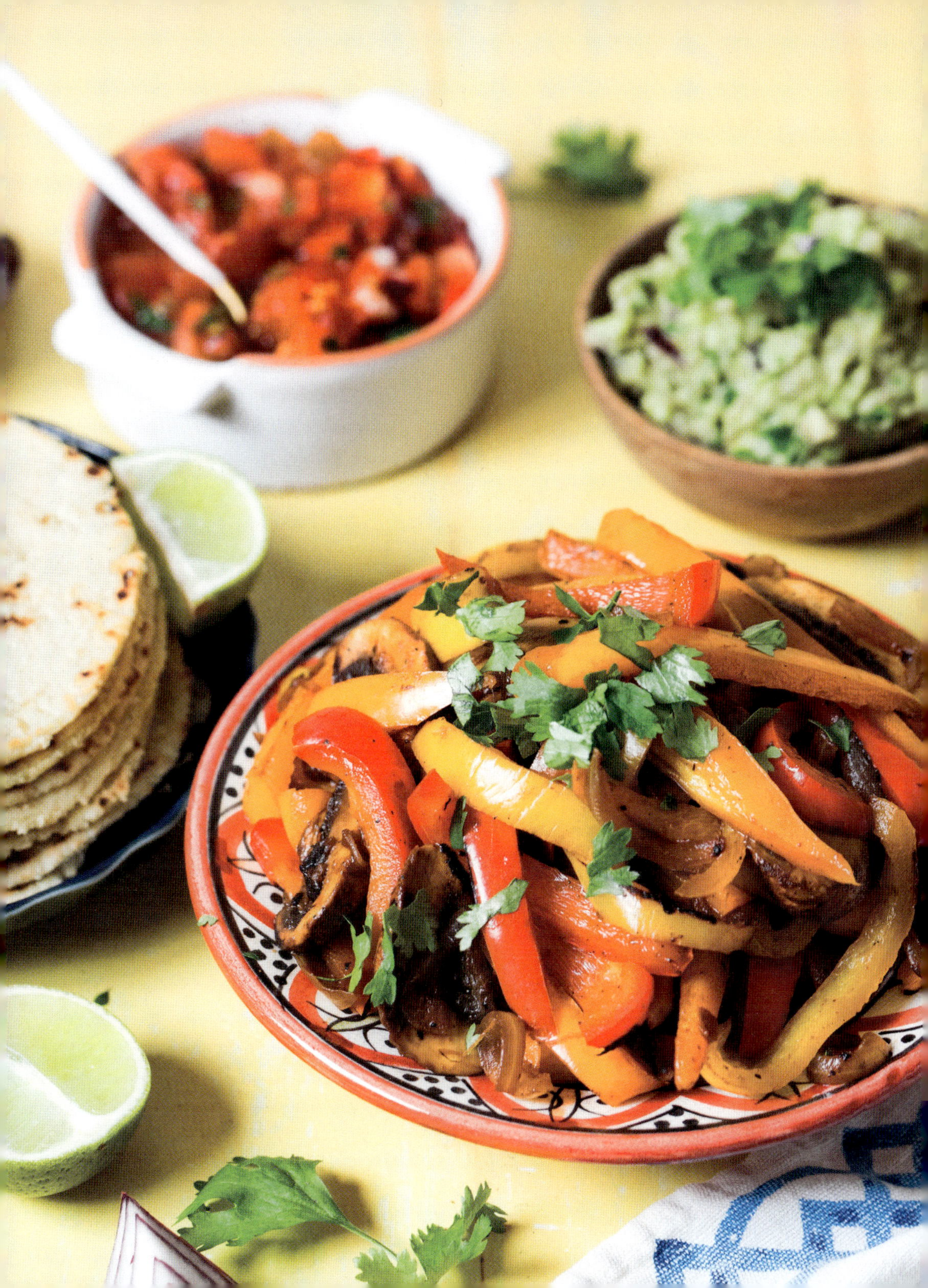

# 92. Hirse-Tortillas

Ergibt 10 bis 12 Tortillas

Diese köstlichen Tortillas ohne Gluten und Mais sind die perfekten Träger für eine unerschöpfliche Vielfalt von Toppings, die einem den Mund wässrig machen. Probieren Sie sie einmal als würzige Fajitas (siehe Rezept Nr. 91), oder belegen Sie sie mit einer der Gemüse-, Obst- und Kräuterzubereitungen in diesem Buch und den übrigen Medical-Medium-Büchern, oder verwenden Sie Dips und Soßen, die Sie hier ebenfalls in reicher Auswahl vorfinden. Lassen Sie sich von Ihrer Kreativität mitreißen, um Ihre Lieblingszubereitung für diese leckeren Tortillas herauszufinden.

*½ l Wasser*
*280 g Hirsemehl*
*1 EL gehackter frischer Knoblauch oder ½ TL Knoblauchpulver*
*¼ TL Meersalz (optional)*

Das Wasser in einem Stieltopf aufkochen und das Hirsemehl einstreuen. Nicht rühren. Das Wasser für weitere 2 Minuten leicht köcheln lassen, dann Knoblauch und Meersalz (falls verwendet) hinzufügen. Vom Herd nehmen und umrühren. Der so entstehende Teig fühlt sich trocken an. In eine Schüssel umfüllen und für die Weiterverarbeitung ausreichend abkühlen lassen.

Den Teig zu Kugeln von ungefähr 5 Zentimeter Durchmesser formen. Eine Kugel zwischen zwei Stücke Plastikfolie legen und ausrollen. Die offene Seite einer Schale von passender Größe auf den ausgerollten Teig setzen und den Teigrand ringsum abschneiden. Den kreisrunden Fladen beiseitelegen und das Ganze mit dem restlichen Teig wiederholen.

Eine breite Pfanne mit keramischer Antihaftbeschichtung erhitzen und die Tortillas möglichst eng, aber nicht überlappend hineinlegen. Alle 2 Minuten wenden, bis sie auf beiden Seiten goldbraun mit »Sommersprossen« sind. Fahren Sie fort, bis alle Tortillas gebacken sind.

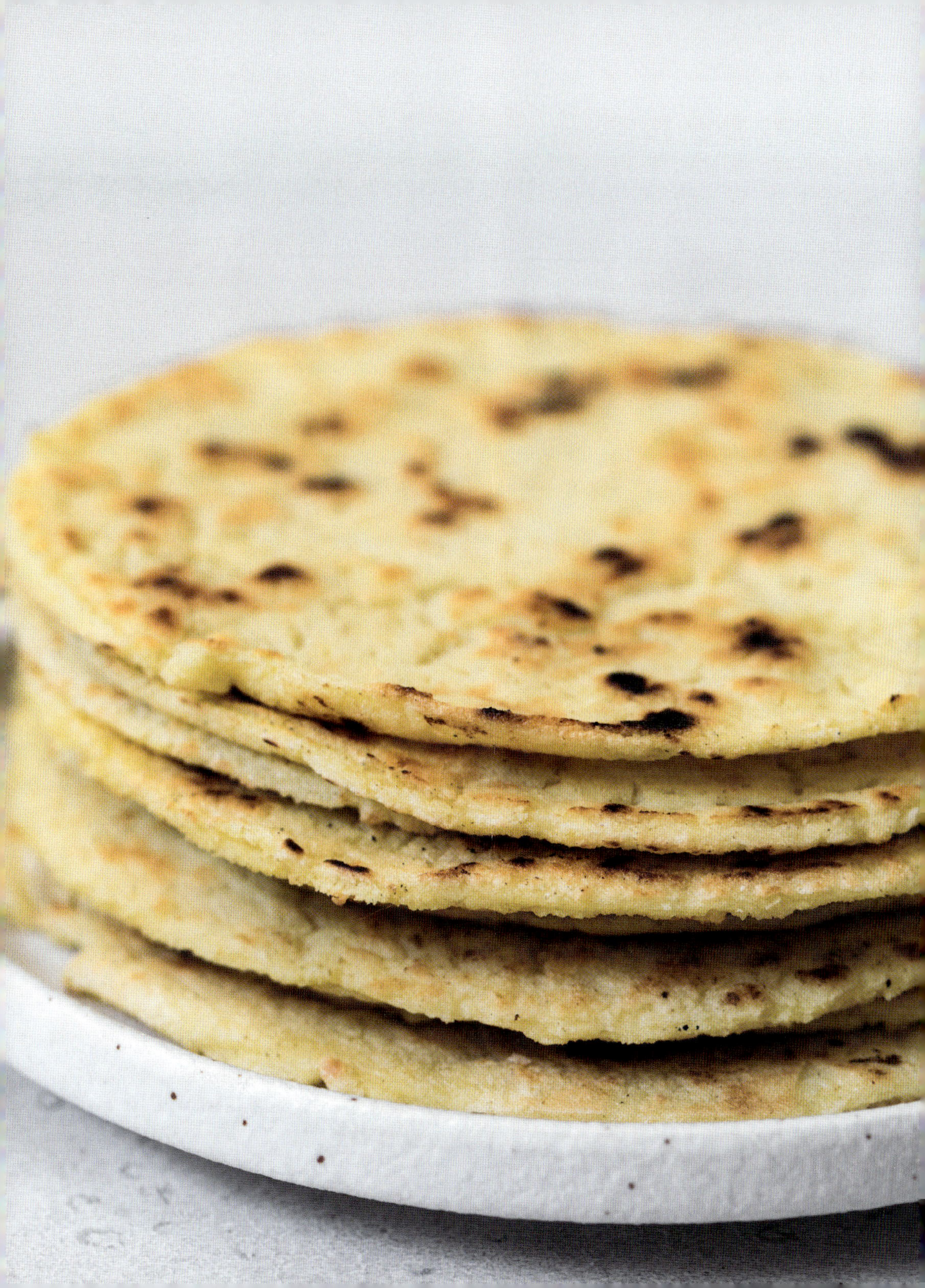

# 93. Zerdrückte Kartoffeln mit Tandoori-Kichererbsen

Ergibt 2 Portionen

**Goldbraune Kartoffeln, mit Garam Masala überzogen, und zur Krönung frische Zwiebeln, Kräuter und Limettensaft – das Ganze wird mit Tandoori-gewürzten Kichererbsen serviert und dann gegebenenfalls noch mit Minze-Koriander-Chutney beträufelt. Ein wahres Fest für die Sinne!**

Für die Kartoffeln:

*1 kg kleine Kartoffeln*
*½ EL frisch gepresster Limettensaft*
*½ EL naturreiner Honig*
*1 EL Garam Masala*

*Für die Tandoori-Kichererbsen:*

*1½ Tassen gegarte Kichererbsen*
*½ TL Kreuzkümmelpulver*
*½ TL Korianderpulver*
*¼ TL Ingwerpulver*
*¼ TL Knoblauchpulver*
*¼ TL Kurkumapulver*
*¼ TL Chilipulver oder Cayennepfeffer*

Für das Garam Masala:

*½ TL Kreuzkümmelpulver*
*½ TL Korianderpulver*
*¼ TL Kardamompulver*
*¼ TL Zimt*
*¼ TL Chilipulver oder Chiliflocken*
*1 Messerspitze Nelkenpulver*
*1 Messerspitze Muskatpulver*

Für das Minze-Koriander-Chutney (optional):

*1 Tasse zusammengedrückte, frische Pfefferminzblätter*
*1 Tasse zusammengedrückter, frischer Koriander*
*3 Knoblauchzehen*
*1 cm frischer, geschälter Ingwer*
*2 EL frisch gepresster Limettensaft*
*½ EL naturreiner Honig*

Für das Topping:

*1 Tasse Tomatenwürfel*
*½ Tasse Zwiebelwürfel*
*1 TL fein gehackte, reife Chilischoten*
*2 EL fein gehackte, frische Pfefferminze*
*2 EL grob zerkleinerter, frischer Koriander*
*1 bis 2 EL frisch gepresster Limettensaft*

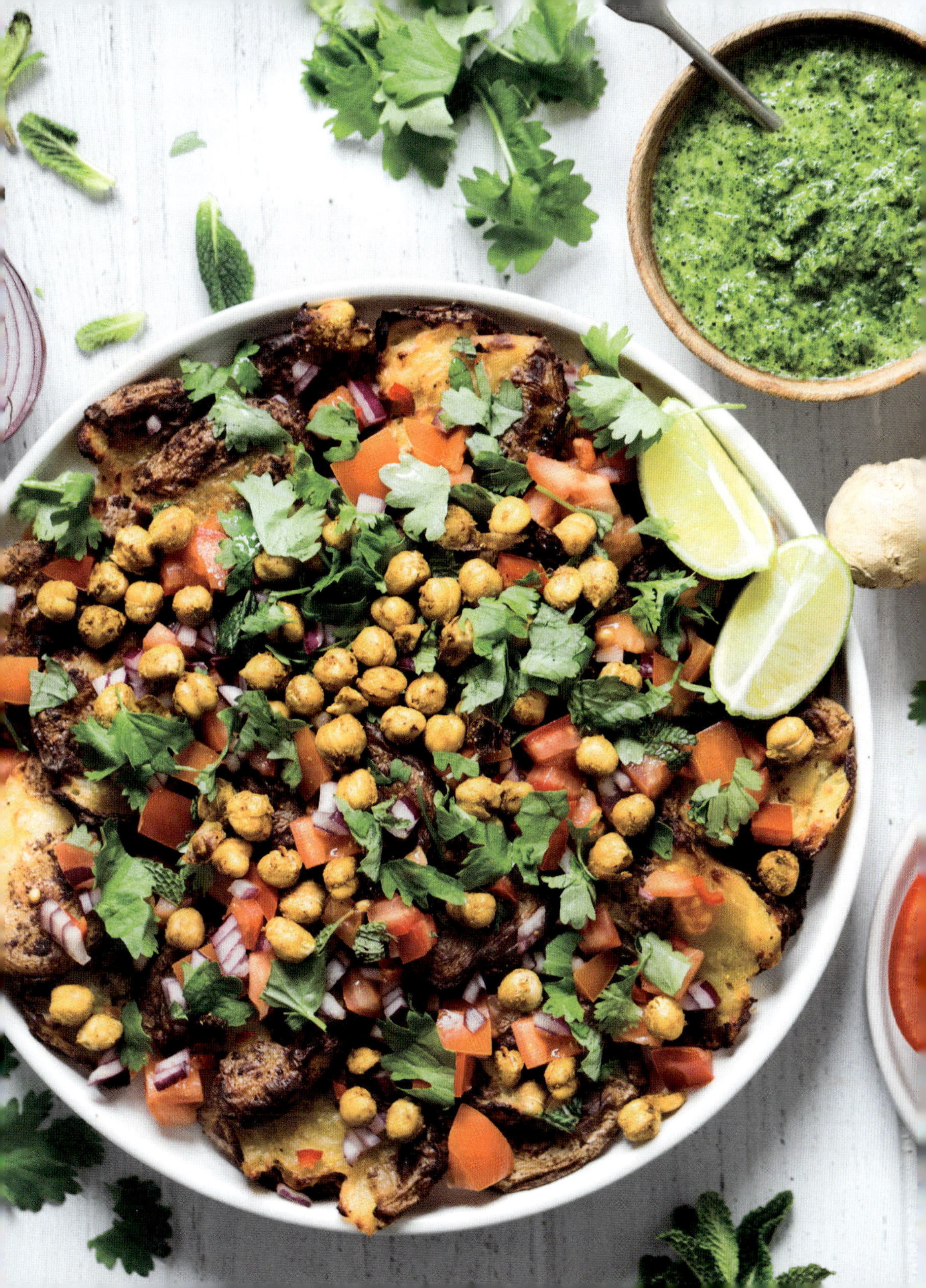

Backofen auf 200 °C vorheizen und zwei Bleche mit Backpapier auslegen.

Geben Sie Wasser bis circa 7 Zentimeter Höhe in einen mittelgroßen Kochtopf, und setzen Sie einen Dampfkorb ein. Die Kartoffeln darin circa 20 Minuten dämpfen. 10 Minuten abkühlen lassen.

Inzwischen alle Zutaten für die Tandoori-Kichererbsen in einer Schüssel vermengen, bis die Kichererbsen gleichmäßig bedeckt sind. Diese Masse auf eins der beiden Backbleche verteilen und 15 bis 20 Minuten backen, bis die Kichererbsen braun und knusprig werden. Aus dem Backofen nehmen.

Die Kartoffeln zusammen mit Limettensaft, Honig und den zum Garam Masala vermischten Zutaten in eine Schüssel geben und alles gut vermengen. Die Kartoffeln auf dem zweiten Backblech mit etwas Zwischenraum verteilen. Die Kartoffeln mit einem Kochspatel oder mit der Unterseite eines Glases behutsam zerdrücken, danach etwa 30 Minuten backen, bis sie braun und knusprig sind.

Die Chutney-Zutaten in einem kleinen Mixer oder der Küchenmaschine zu einer glatten Masse verarbeiten.

Die Kartoffeln mit Tomaten, Zwiebeln, Chili, Minze, Koriander, Limettensaft, Kichererbsen und Chutney (falls verwendet) anrichten und auftragen.

## Tipps

- Wenn Sie Chutney möchten, können Sie dieses oder auch rohes Koriander-Chutney (siehe Rezept Nr. 35) zubereiten.
- Es empfiehlt sich, im Kühlschrank gedämpfte Kartoffeln für Gerichte wie dieses griffbereit zu haben.
- Dieses Chutney können Sie auf Vorrat zubereiten, im Kühlschrank hält es sich einige Tage. Es kann auch zu Salaten und gedämpftem oder geschmortem Gemüse serviert werden.

# 94. Banana-Split

Ergibt 2 Portionen

Cremiges Bananeneis mit süßer Karamell-Dattel-Soße und dazu frische Beeren, Kirschen und Trockenfrüchte. Dieses Dessert hat etwas geradezu Dekadentes, enthält aber keinerlei Fett, sondern besteht ganz aus Obst.

Für das Bananeneis:

*3 oder 4 grob zerkleinerte, gefrostete Bananen*

*2 bis 3 EL Wasser oder frisch gepresster Orangensaft (optional)*

Für das Erdbeereis:

*3 oder 4 grob zerkleinerte, gefrostete Bananen*

*1 Tasse TK-Erdbeeren*

*60 bis 80 ml Wasser oder frisch gepresster Orangensaft (optional)*

Für das Wildblaubeereis:

*3 oder 4 grob zerkleinerte, gefrostete Bananen*

*1 Tasse wilde TK-Blaubeeren*

*60 bis 80 ml Wasser oder frisch gepresster Orangensaft (optional)*

Für die Dattelsoße:

*½ Tasse entsteinte Medjool-Datteln*

*240 ml warmes Wasser*

*1 TL alkoholfreier Vanilleextrakt oder ½ TL Vanillepulver*

Zum Anrichten:

*2 bis 4 längs halbierte Bananen*

*¼ Tasse Erdbeermarmelade*

*¼ Tasse Wildblaubeermarmelade*

*¼ Tasse ganze oder zerkleinerte, getrocknete Maulbeeren (optional)*

*½ Tasse entsteinte, frische oder aufgetaute TK-Kirschen*

Geben Sie die Zutaten für die einzelnen Geschmacksrichtungen in die Küchenmaschine oder den Mixer, um sie glatt zu pürieren. Zwischendurch gegebenenfalls die Masse wieder nach unten schieben. Wenn Sie einen Hochleistungsmixer oder eine besonders starke Küchenmaschine besitzen, brauchen Sie möglicherweise kein Wasser oder keinen Orangensaft. Anderenfalls gießen Sie so viel Flüssigkeit an, wie notwendig ist, um die Masse glatt zu bekommen. Servieren Sie das Eis sofort, oder stellen Sie es noch einmal für mindestens 2 Stunden in den Tiefkühlschrank, damit es fester wird.

Für die Dattelsoße verarbeiten Sie die Datteln, das Wasser und die Vanille im Hochleistungsmixer, bis eine glatte Konsistenz entsteht.

Legen Sie die Bananenhälften auf zwei Teller, und geben Sie von allen Geschmacksrichtungen eine Portion Eis zwischen die Hälften. Am Schluss je einen Klecks Dattelsoße, Erdbeer- und Wildblaubeermarmelade über das Eis geben und getrocknete Maulbeeren oder Kirschen aufsetzen. Sofort servieren und genießen.

## Tipps

- Verwenden Sie Marmelade ohne zusätzlichen Zucker, ohne Zitronensäure, natürliche Aromen, künstliche Aromen oder andere Zusatzstoffe.
- Statt eines Mixers oder der Küchenmaschine können Sie Ihr Bananeneis auch mit einer Eismaschine oder einem geeigneten Entsafter zubereiten.

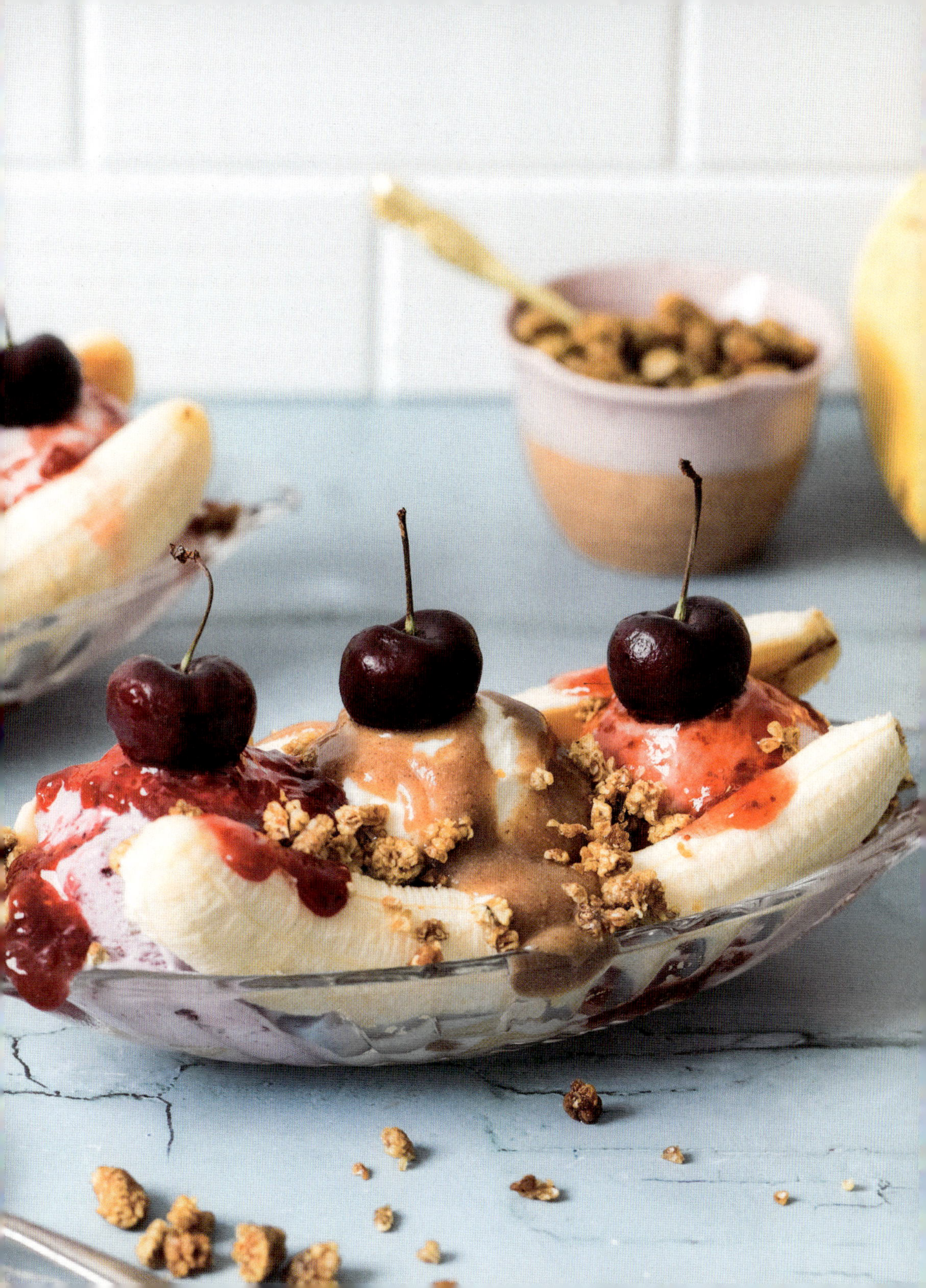

# 95. Wildblaubeer-Latte

Ergibt 1 bis 2 Portionen

Dieses süß-cremige Getränk ist eine wahre Wohltat, wenn man sich etwas Warmes wünscht, in dem man schwelgen kann. Schon der Anblick ist ein Hochgenuss.

*180 ml Wasser*
*120 ml Kokos- oder ungesüßte Hafermilch*
*½ Tasse frische oder aufgetaute wilde TK-Blaubeeren*
*1 bis 2 EL naturreiner Honig*
*½ TL Zimt (optional)*
*½ TL Kardamompulver (optional)*

Alle Zutaten im Mixer zu einer glatten Flüssigkeit verarbeiten.

Durch ein feines Sieb in einen kleinen Stieltopf gießen. Wenn die Samenkörnchen nicht stören, können Sie diesen Schritt auch weglassen.

Bei geringer Hitzezufuhr erwärmen.

Auf zwei Trinkgefäße verteilen und servieren.

Wenn Ihnen danach zumute ist, können Sie auch etwas mehr Kokos- oder Hafermilch nehmen und sie aufschäumen. Den Schaum auf die Trinkgefäße verteilen und mit ein wenig Zimt bestäuben.

## Tipp

- Nuss- und Hafermilch können Zusatz- und Füllstoffe enthalten, die nicht immer explizit deklariert werden. Wenn möglich, machen Sie Ihre Nuss- oder Hafermilch am besten selbst, oder sehen Sie sich nach Produkten ohne Zusatzstoffe um.

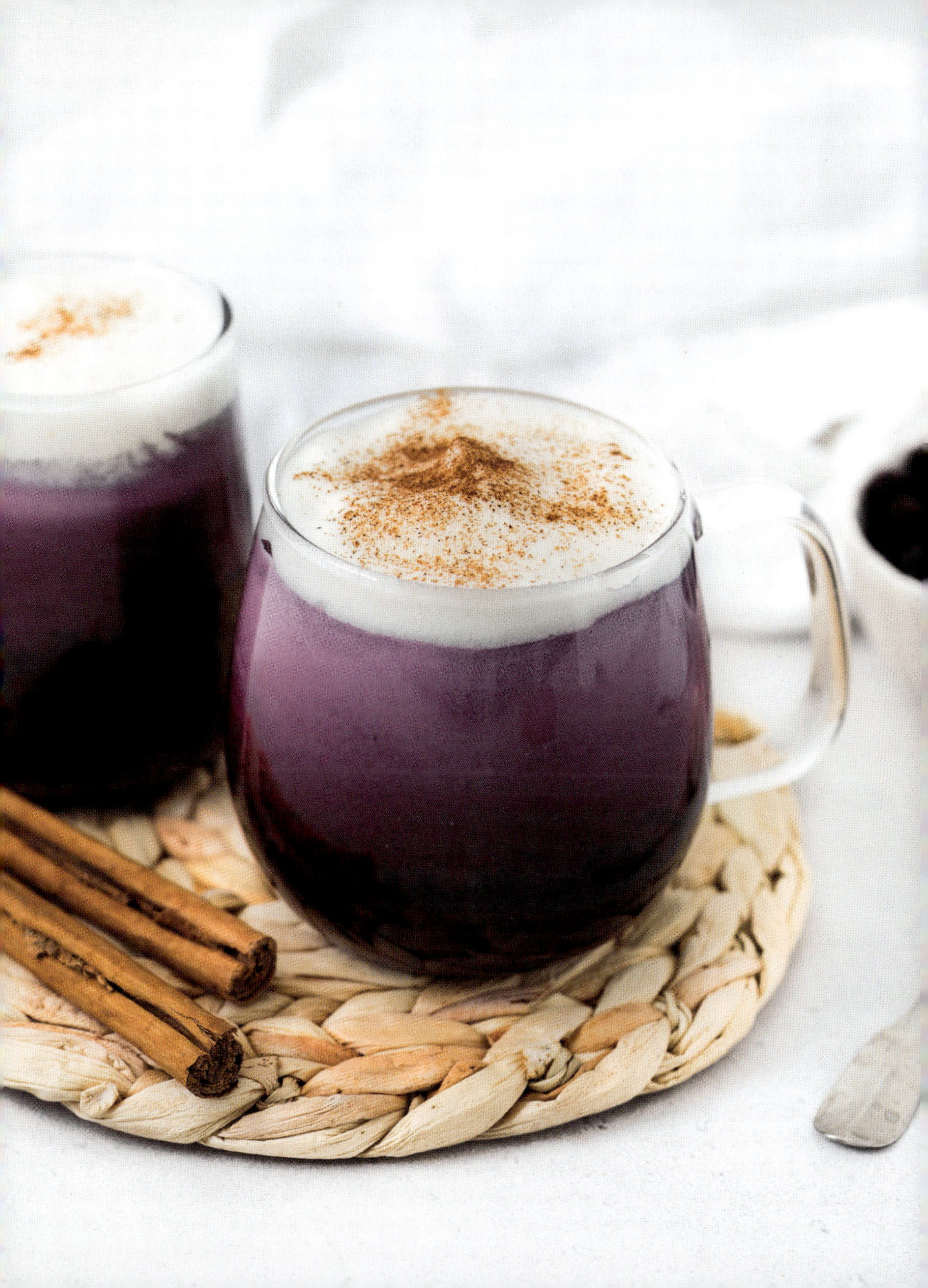

# 96. Wildblaubeer-Sorbet

Ergibt 2 Portionen

Dieses leichte, etwas säuerliche und erfrischende Sorbet ist nicht nur schön anzuschauen, sondern wegen der enthaltenen leicht verfügbaren Glukose aus Früchten und Honig und der adaptogenen Wirkung der wilden Blaubeeren ein ideales Stärkungsmittel am Vor- oder Nachmittag.

*3 Tassen gefrorene Wildblaubeeren*
*2 EL frisch gepresster Zitronensaft*
*½ TL abgeriebene Zitronenschale*
*2 bis 4 EL Wasser*
*Gut 100 ml naturreiner Honig oder Ahornsirup, nach Geschmack auch mehr*

Blaubeeren, Zitronensaft und -schale, 2 EL Wasser sowie Honig oder Ahornsirup im Hochleistungsmixer oder der Küchenmaschine zu einer glatten Flüssigkeit verarbeiten und bei Bedarf bis zu 2 weitere EL Wasser angießen. Die Masse nach Bedarf immer wieder nach unten schieben. Danach abschmecken und gegebenenfalls etwas mehr Honig oder Ahornsirup verwenden.

Sofort servieren oder luftdicht verschlossen einige Stunden in den Tiefkühlschrank stellen, damit es etwas fester wird.

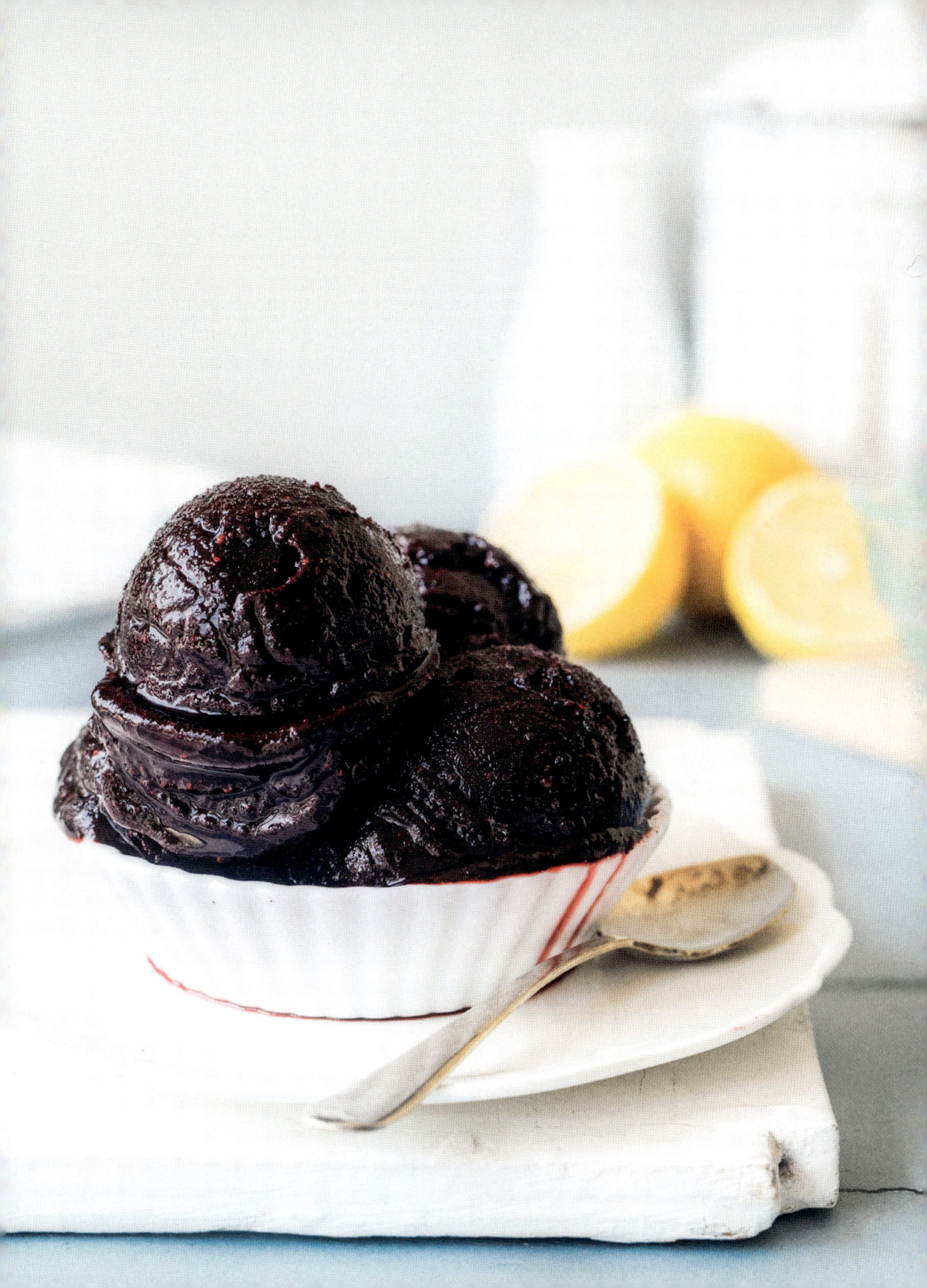

# 97. Kirschkompott

Ergibt 2 bis 3 Portionen

Dieses schnell zuzubereitende und einfache Kompott schmeckt herrlich und dient mit seinen nährstoffreichen Zutaten auch noch Ihrer Gesundheit. Seien Sie beim Anrichten kreativ, servieren Sie es in kleinen Einmachgläsern, Teeschalen oder sonstigen Gefäßen, die seine aufbauende Farbe unterstreichen.

*3 Tassen frische oder aufgetaute, entsteinte TK-Kirschen*
*80 ml Ahornsirup*
*2 EL Pfeilwurzmehl*
*1½ EL frisch gepresster Zitronensaft*
*½ TL abgeriebene Zitronenschale*
*1 EL alkoholfreier Vanilleextrakt oder ½ TL Vanillepulver*
*½ TL Zimt (optional)*

Alle Zutaten in einem mittelgroßen Topf miteinander vermengen.

Bei mittlerer Hitzezufuhr erwärmen und unter häufigem Umrühren 10 bis 15 Minuten kochen, bis die Kirschen weich sind und die Flüssigkeit dick wird.

Vom Herd nehmen und gänzlich abkühlen lassen, dann in die Gefäße zum Servieren umfüllen.

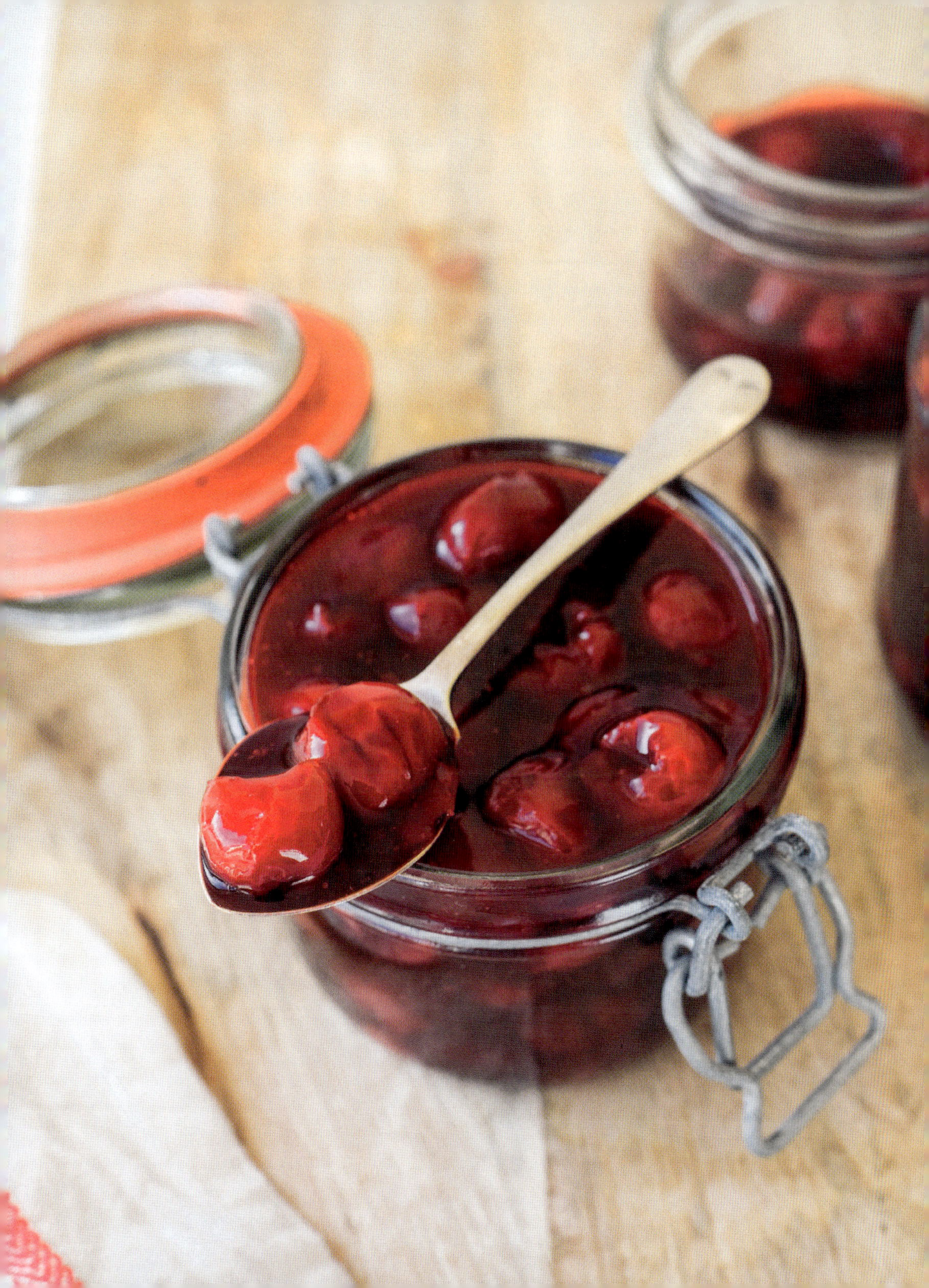

# 98. Wildblaubeer-Tarte

Ergibt 6 bis 8 Portionen

Der Blaubeerkuchen aus der Quiche- oder einer anderen Backform ist die denkbar beste Art, sich mehr von diesen so gesunden Beeren zuzuführen. Außerdem müssen Sie dabei nicht am Herd stehen und Pfannkuchen backen, sondern gießen den Teig einfach in eine Form und lassen den Backofen die Arbeit tun.

*250 g Kichererbsenmehl*
*240 ml Kokos- oder ungesüßte Mandelmilch*
*240 ml Wasser*
*2 TL aluminiumfreies Backpulver*
*120 ml Ahornsirup und zusätzlich ein wenig zum Anrichten*
*1 EL frisch gepresster Zitronensaft*
*2 TL alkoholfreier Vanilleextrakt oder 1 TL Vanillepulver*
*½ TL Kardamompulver*
*1½ Tassen wilde Blaubeeren*

Backofen auf 200 °C vorheizen.

Kichererbsenmehl, Kokos- oder Mandelmilch, Wasser, Backpulver, Ahornsirup, Zitronensaft, Vanille und Kardamom im Mixer zu einem glatten Pfannkuchenteig verarbeiten.

In eine Quiche- oder Backform von etwa 25 Zentimeter Durchmesser füllen und die wilden Blaubeeren gleichmäßig darüber verteilen.

35 bis 45 Minuten backen, bis die Oberfläche leicht gebräunt ist, dann mindestens 20 Minuten abkühlen lassen. Mit etwas Ahornsirup beträufeln, aufschneiden und servieren.

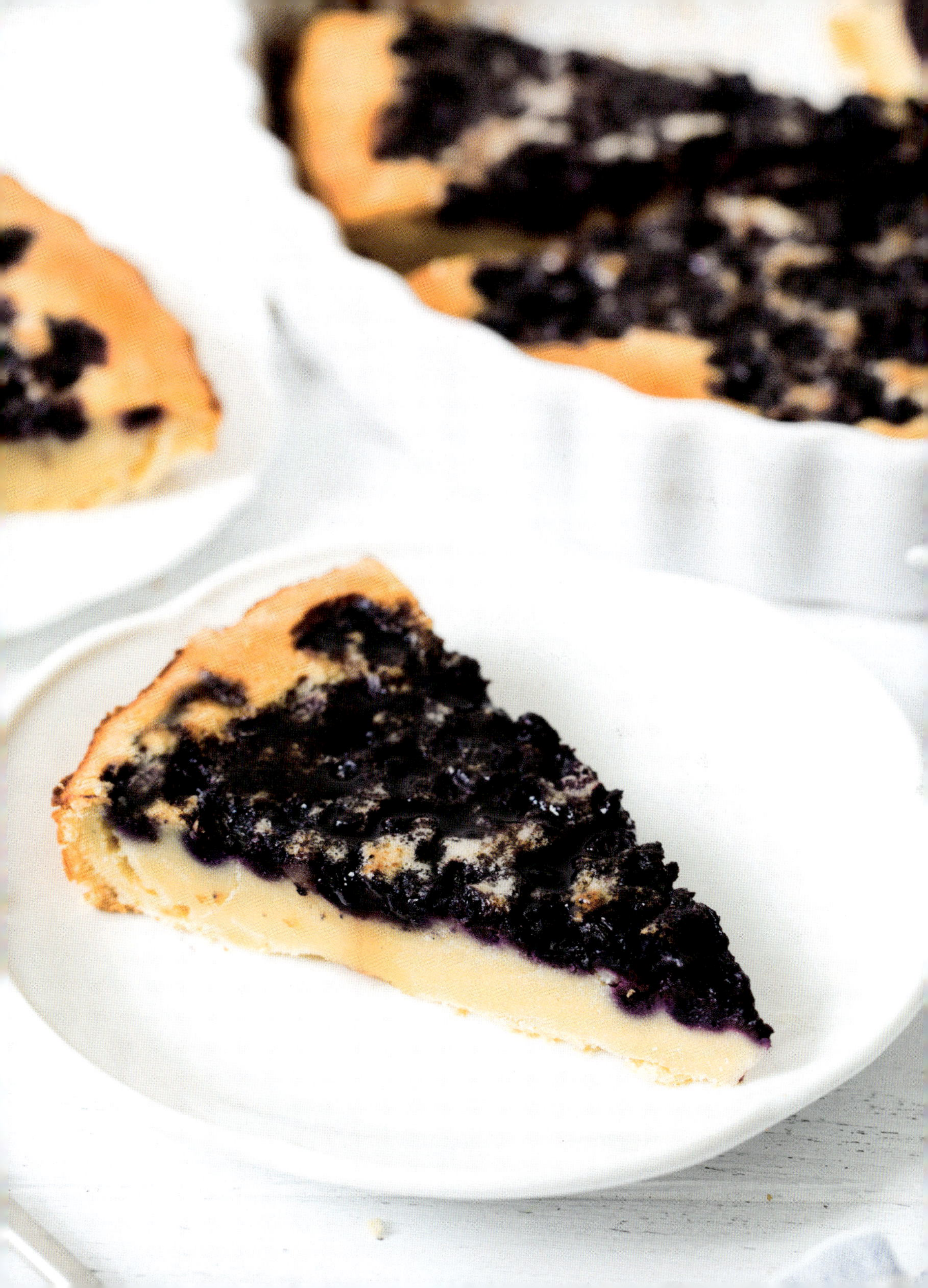

# 99. Kartoffelwaffeln mit Wildblaubeersoße

Ergibt 2 Portionen

Diese goldbraunen Waffeln werden mit süßer Wildblaubeersoße serviert – man kann sie zu jeder Tageszeit genießen und die Lust auf Süßes wird damit zuverlässig gestillt.

Für die Waffeln:

*1 kg grob zerkleinerte Kartoffeln*

Für die Wildblaubeersoße:

*2 Tassen frische oder aufgetaute wilde TK-Blaubeeren*

*60 ml Ahornsirup*

*1 TL alkoholfreier Vanilleextrakt oder ½ TL Vanillepulver*

*2 TL Pfeilwurzmehl*

Geben Sie Wasser bis circa 7 Zentimeter Höhe in einen mittelgroßen Kochtopf, und setzen Sie einen Dampfkorb ein. Die Kartoffeln 15 bis 20 Minuten darin garen, bis eine Gabel leicht eindringt. Vom Herd nehmen und vollständig abkühlen lassen.

Die Kartoffeln in einer breiten Schüssel mit dem Kartoffelstampfer zerdrücken, bis die Masse klumpenfrei ist.

Ein Waffeleisen mit keramischer Antihaftbeschichtung auf hoher Stufe erhitzen. Das Unterteil gleichmäßig mit der Kartoffelmasse füllen, dann schließen und erhitzen, bis die Waffeln knusprig sind, etwa 10 bis 15 Minuten lang. Mit der restlichen Kartoffelmasse wiederholen. Inzwischen Wildblaubeeren, Ahornsirup, Vanille und Pfeilwurzmehl in einem kleinen Stieltopf gleichmäßig verrühren. Auf mittlerer Stufe unter häufigem Umrühren erwärmen, bis eine dickflüssige Soße entsteht.

Die fertigen Waffeln mit der Wildblaubeersoße begießen und sofort genießen.

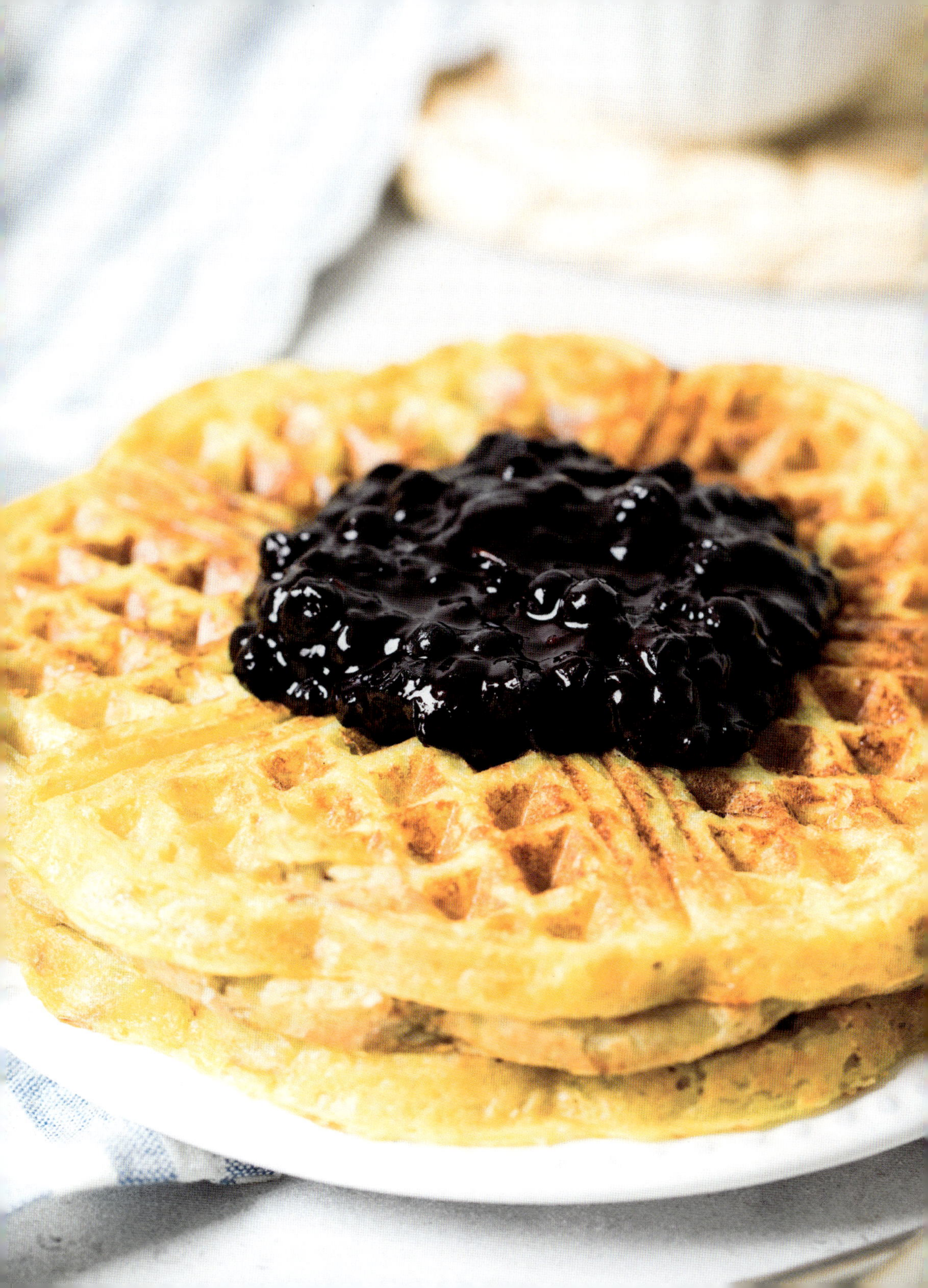

# 100. Gemischtes Beerenkompott

Ergibt 2 Portionen

Beerenkompott ist eine wohltuende süße Leckerei. Es macht sich besonders gut bei kühlem Wetter und immer dann, wenn einem danach ist oder man sich Wärmendes oder Nährendes wünscht. Genießen Sie dieses Kompott für sich allein oder auf anderem Obst, wie zum Beispiel Bananen oder Mango oder auch auf glutenfreiem Hafer- oder Hirseporridge.

*1½ Tassen wilde TK-Blaubeeren*
*1½ Tassen frische oder TK-Himbeeren*
*½ Tasse frische oder TK-Brombeeren*
*3 EL Ahornsirup*
*½ TL Zimt*
*1 TL alkoholfreier Vanilleextrakt oder ½ TL Vanillepulver*

Die Beeren zusammen mit Ahornsirup, Zimt und Vanille in einen kleinen Stieltopf geben und unter gelegentlichem Umrühren erhitzen, bis die Beeren warm und weich sind. Vom Herd nehmen und servieren.

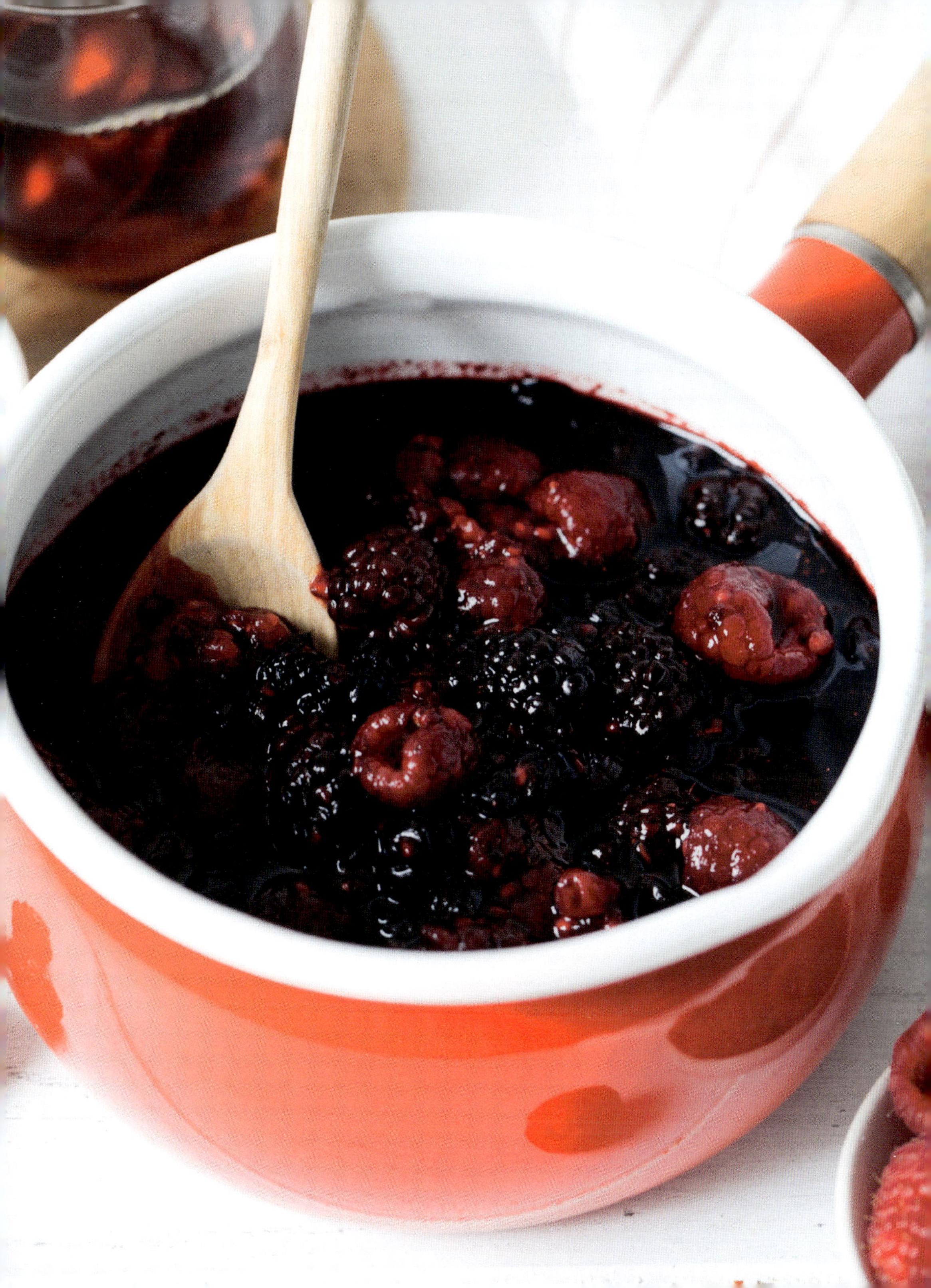

# 101. Beerenbrot

Ergibt 4 bis 6 Portionen

Dieses köstliche Beerenbrot verbreitet seinen Duft in der ganzen Wohnung. Es eignet sich auch wunderbar für den gemeinsamen Backspaß mit Ihren Kindern oder zum Schmaus im Familien- und Freundeskreis. Es schmeckt so gut wie jedes andere Gebäck, kommt aber ohne problematische Zutaten wie Eier, Milch, Butter, Weißzucker und Gluten aus.

*3 zerdrückte Bananen*
*80 ml Ahornsirup*
*1 TL alkoholfreier Vanilleextrakt oder ½ TL Vanillepulver*
*120 ml ungesüßte Mandel- oder Kokosmilch*
*280 g glutenfreies Hafermehl*
*70 g Hirsemehl*
*1 TL aluminiumfreies Backpulver*
*¼ TL Natron*
*1 Tasse frische oder aufgetaute, gemischte TK-Beeren, beispielsweise Himbeeren, Brombeeren, Wildblaubeeren und zerkleinerte Erdbeeren*

Backofen auf 180 °C vorheizen und eine Kastenform von circa 12 × 20 Zentimeter mit Backpapier auskleiden.

Die Bananen mit Gabel oder Kartoffelstampfer zerdrücken, dann gründlich mit Vanille und Mandel- oder Kokosmilch verrühren. Hafer- sowie Hirsemehl, Backpulver und Natron in einer anderen Schüssel vermengen. Eventuelle Klumpen zerdrücken. Die feuchten Zutaten hinzufügen und behutsam kneten, bis ein gleichmäßiger Teig entsteht.

Die Beeren zugeben und ganz vorsichtig einrühren.

Den Teig in die Backform umfüllen und 50 bis 60 Minuten backen, bis ein eingestochenes Holzstäbchen ohne anhaftenden Teig wieder herauskommt. Aus dem Backofen nehmen und vor dem Schneiden vollständig auskühlen lassen.

## Tipp

- Falls Sie für dieses Rezept frische Erdbeeren verwenden, entfernen Sie den Stiehl und den grünen Blätterkranz am Stielansatz.

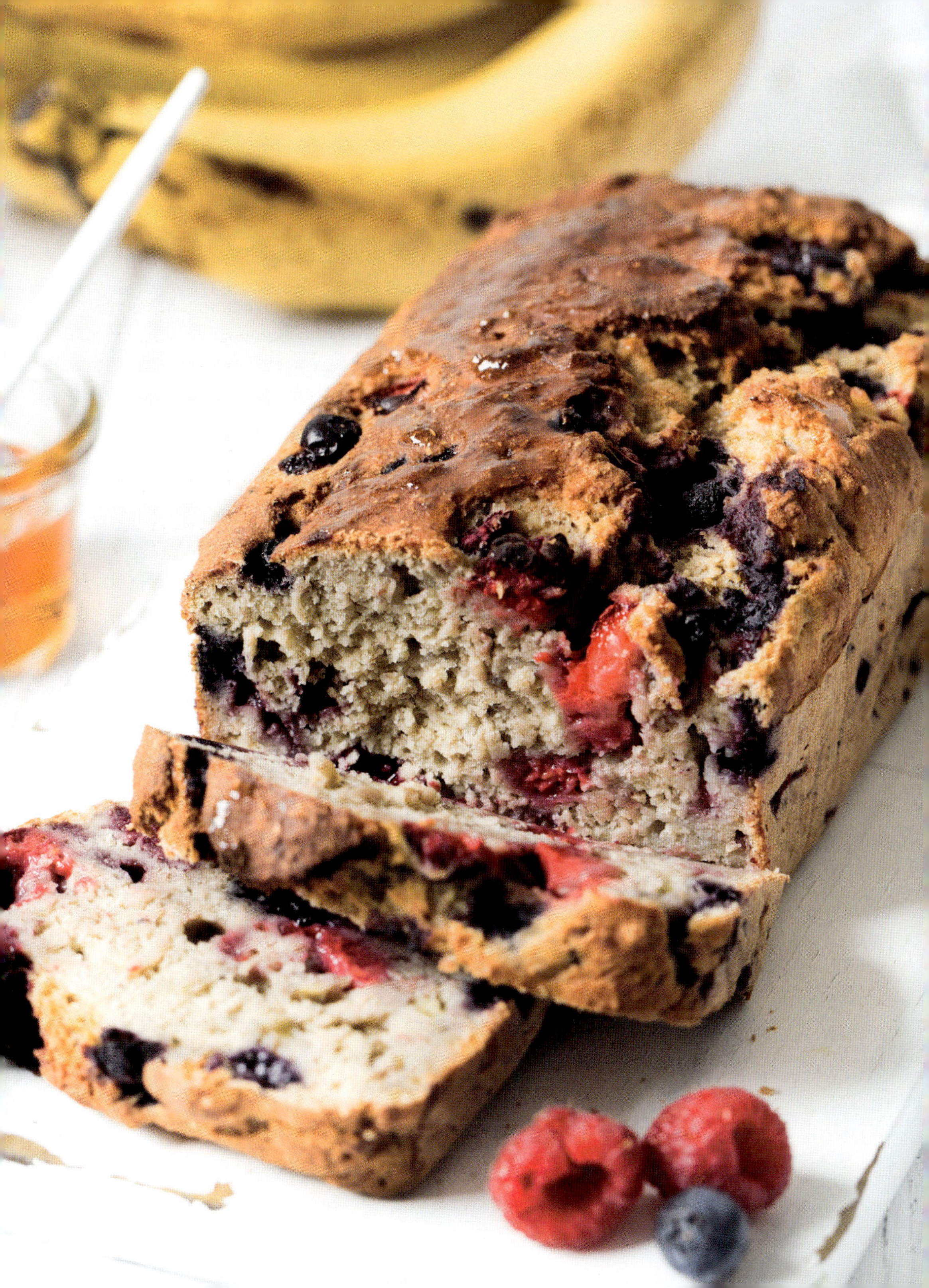

# | 102. Wilde Blaubeeren mit Knusperflocken und Bananeneis

Ergibt 6 Portionen

Süße wilde Blaubeeren unter einer knusprigen Decke aus Haferflocken mit Ahornsirup, goldgelb ausgebacken und knusprig: Genießen Sie diese Köstlichkeit für sich allein oder mit einer ordentlichen Portion Bananeneis.

Für die Füllung:

*5 Tassen aufgetaute wilde TK-Brombeeren*
*2 EL frisch gepresster Zitronensaft*
*½ TL abgeriebene Zitronen- oder Orangenschale*
*120 ml Ahornsirup*
*1 TL alkoholfreier Vanilleextrakt oder ½ TL Vanillepulver*
*3 EL Pfeilwurzmehl oder Kartoffelstärke*

Für das Topping:

*2 Tassen glutenfreie Haferflocken*
*½ TL Zimt*
*¼ TL Kardamompulver (optional)*
*80 ml Ahornsirup*

Für das Bananeneis (optional):

*3 oder 4 grob zerkleinerte, gefrostete Bananen*
*2 bis 3 EL Wasser oder frisch gepresster Orangensaft (optional)*

Backofen auf 180 °C vorheizen. Blaubeeren, Zitronensaft, Zitronen- oder Orangenschale, Ahornsirup, Vanille und Pfeilwurzmehl in einer Schüssel gleichmäßig vermengen. In eine quadratische Auflaufform mit etwa 20 Zentimeter Seitenlänge oder in eine Eisenpfanne füllen.

Haferflocken, Zimt und Kardamom (optional) in einer Schüssel vermengen und den Ahornsirup dazugießen. Gut verrühren.

Diese Mischung über die Beerenzubereitung geben. Backen, bis die Beeren Blasen werfen und die Kruste braun wird, etwa 40 bis 45 Minuten. Aus dem Backofen nehmen und mindestens 15 Minuten abkühlen lassen, dann warm oder auf Zimmertemperatur abgekühlt servieren.

Die Bananen mit dem Wasser oder Orangensaft im Mixer glatt pürieren, gegebenenfalls immer wieder nach unten schieben und ein wenig mehr Flüssigkeit angießen. Sie können auch einfach die Bananen ohne weitere Zutaten in der Küchenmaschine glatt pürieren. Sofort mit der knusprigen Leckerei servieren.

Sie können das Eis auch im Voraus zubereiten und für mindestens 2 Stunden in die Tiefkühle geben, damit es fester wird.

## Tipp

- Falls Sie für dieses Rezept frische Erdbeeren verwenden, entfernen Sie bitte den grünen Blätterkranz am
- Ersatzweise können Sie auch frische oder TK-Erdbeeren, Himbeeren oder Brombeeren verwenden.

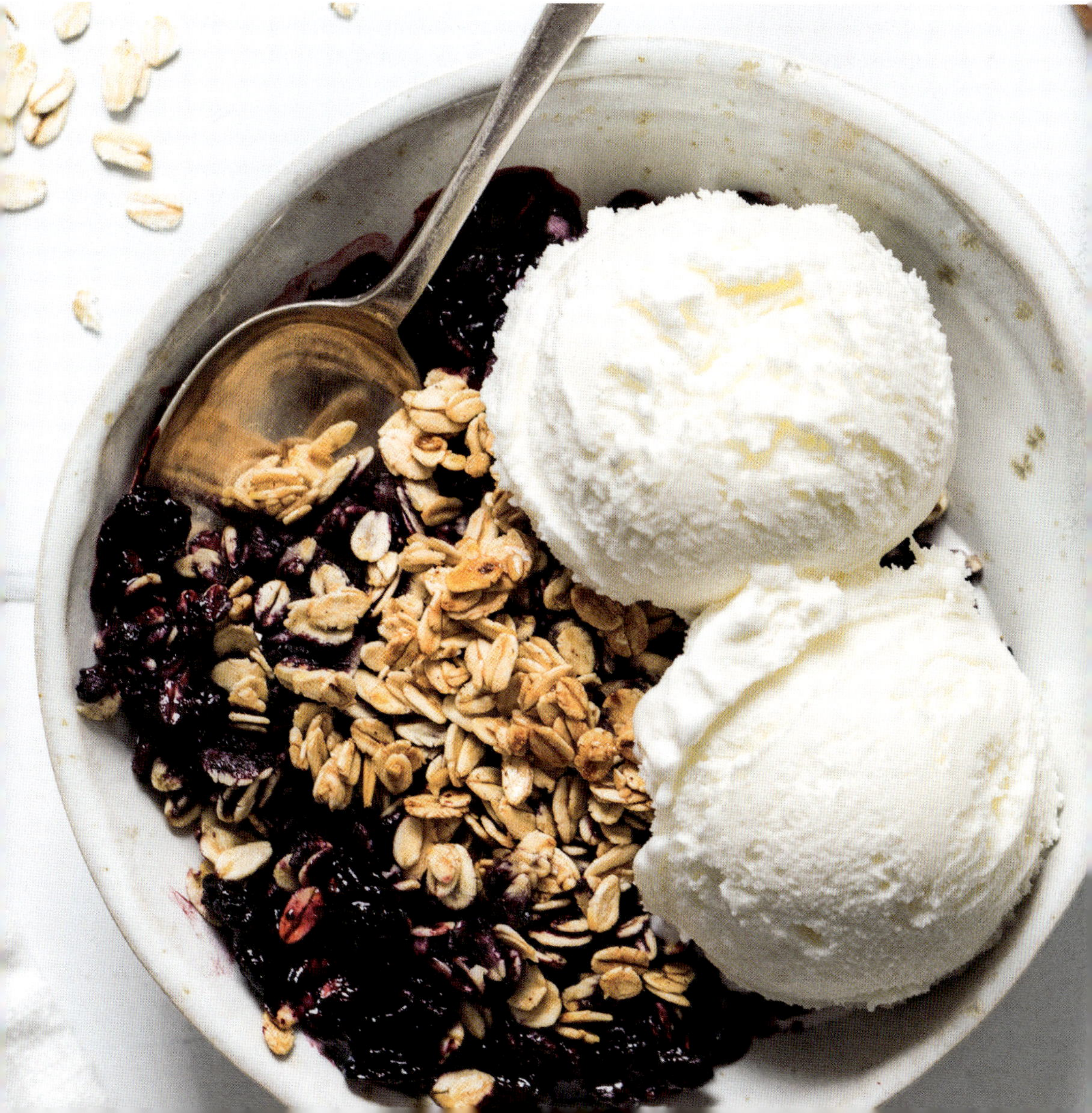

# 103. Brombeer- und Himbeertörtchen

## Brombeertörtchen

Ergibt 5 Portionen

- *2⅓ Tassen entsteinte und halbierte Datteln*
- *1 Tasse getrocknete Maulbeeren*
- *3 Tassen frische Brombeeren*
- *2 EL frisch gepresster Zitronensaft*
- *1 TL naturreiner Honig (optional)*

Für die Törtchen 2 Tassen der entsteinten Datteln und die getrockneten Maulbeeren in der Küchenmaschine verarbeiten. Gegebenenfalls alles immer wieder nach unten schieben. 5 Törtchenformen von 10 Zentimeter Durchmesser mit Backpapier belegen. (Dadurch lösen sich die Törtchen hinterher leichter.) Die Häckselmischung gleichmäßig in die Förmchen drücken und 30 Minuten tiefkühlen.

Für die Füllung 2 Tassen Brombeeren und die restlichen Datteln zusammen mit dem Zitronensaft glatt pürieren. Auf die Törtchenböden umfüllen und noch einmal ½ Stunde kühlen. Die Törtchen aus dem Kühlschrank nehmen und mit den restlichen Brombeeren belegen. Mit Honig (optional) beträufeln.

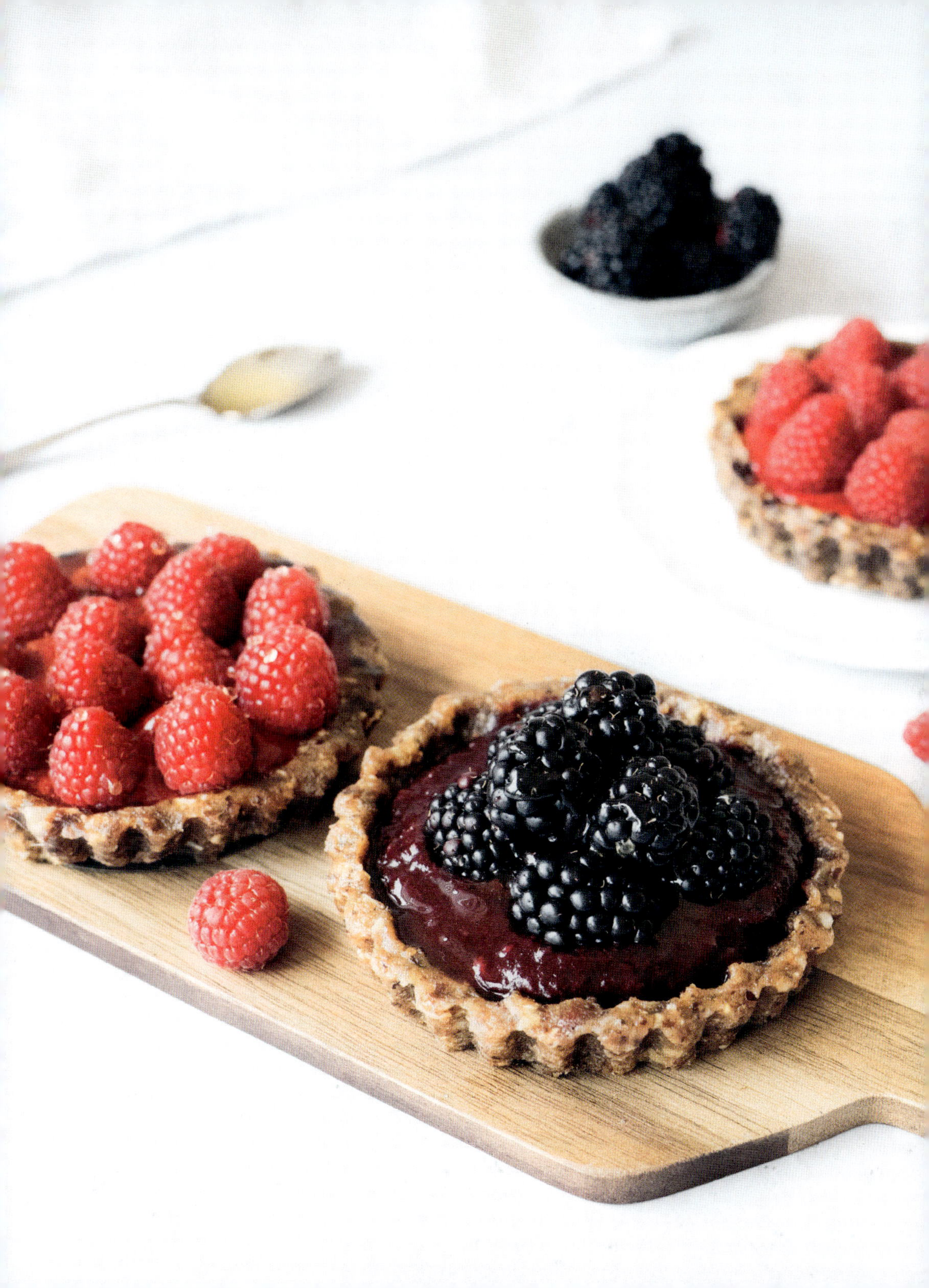

## Himbeertörtchen

Ergibt 5 Portionen

- *2½ Tassen entsteinte und halbierte Datteln*
- *1 Tasse getrocknete Maulbeeren*
- *3 Tassen frische Himbeeren*
- *2 EL frisch gepresster Zitronensaft*
- *1 TL naturreiner Honig (optional)*

Für die Törtchen 2 Tassen der entsteinten Datteln und die getrockneten Maulbeeren in der Küchenmaschine verarbeiten. Gegebenenfalls alles immer wieder nach unten schieben. 5 Törtchenformen von 10 Zentimeter Durchmesser mit Backpapier belegen. (Dadurch lösen sich die Törtchen hinterher leichter.) Die Häckselmischung gleichmäßig in die Förmchen drücken und 30 Minuten tiefkühlen.

Für die Füllung 2 Tassen Himbeeren und ½ Tasse Datteln zusammen mit dem Zitronensaft glatt pürieren. Auf die Törtchenböden umfüllen und noch einmal ½ Stunde kühlen. Die Törtchen aus dem Kühlschrank nehmen und mit den restlichen Himbeeren belegen. Mit Honig (optional) beträufeln.

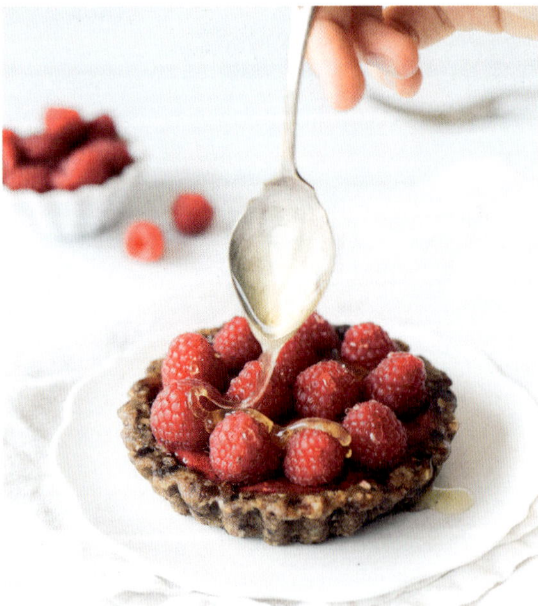

# 104. Eistorte mit wilden Blaubeeren

Ergibt 4 bis 6 Portionen

Je eine Schicht Vanille- und Blaubeer-Bananen-Eis auf einem süßen Boden machen diese Eistorte schier unwiderstehlich. Sie können dieses Rezept in der üppigen Form mit ein wenig gesundem Fett zubereiten, oder Sie wählen die ebenfalls leckere, aber gesündere fettfreie Variante.

Für den Boden:

*1 Tasse entsteinte Medjool-Datteln*
*½ Tasse getrocknete Maulbeeren*
*¼ ungesüßte Kokoschips oder getrocknete Maulbeeren*

Für das Vanilleeis:

*3 gefrostete Bananen*
*1 TL Vanillepulver oder alkoholfreier Vanilleextrakt*
*60 ml ungesüßte Kokos- oder Mandelmilch (optional)*
*3 EL Ahornsirup*
*½ EL frisch gepresster Zitronensaft*

Für das Wildblaubeereis:

*2 gefrostete Bananen*
*¾ Tasse frische oder wilde TK-Blaubeeren*
*1 TL Vanillepulver oder alkoholfreier Vanilleextrakt*
*60 ml ungesüßte Kokos- oder Mandelmilch (optional)*
*3 EL Ahornsirup*

Für das Topping:

*½ Tasse frische Blaubeeren*
*1 bis 2 EL Ahornsirup oder naturreiner Honig (optional)*

Eine Springform von circa 20 Zentimeter Durchmesser mit Backpapier auslegen.

Datteln, Maulbeeren und Kokoschips oder weitere Maulbeeren in der Küchenmaschine 3 bis 4 Minuten verarbeiten, bis eine homogene Masse entsteht. Diese Masse mit angefeuchteten Händen in die Springform füllen und gleichmäßig verteilen. Die Springform mit Inhalt tiefkühlen.

Für die Vanilleeisschicht verarbeiten Sie die gefrosteten Bananen zusammen mit Vanille, Kokos- oder Mandelmilch (falls verwendet), Ahornsirup und Zitronensaft in der Küchenmaschine, bis alles glatt püriert ist. Dabei, falls erforderlich, die Zutaten immer wieder nach unten schieben. Die fertige Masse auf dem Boden verteilen und wieder alles zusammen tiefkühlen.

Für die Schicht aus Wildblaubeereis verarbeiten Sie die gefrosteten Bananen zusammen mit den wilden Blaubeeren, der Vanille, der Kokos- oder Mandelmilch (falls verwendet) und dem Ahornsirup in der Küchenmaschine, bis eine glatte Masse entsteht.

Verteilen Sie die Blaubeermasse vorsichtig auf der Vanilleschicht, und stellen Sie die Torte für mindestens 2 bis 3 Stunden in Ihr Tiefkühlgerät.

Unmittelbar vor dem Auftischen belegen Sie die Torte noch mit frischen Blaubeeren und träufeln Ahornsirup oder naturreinen Honig darüber. Dann aufschneiden und servieren.

## Tipps

- Für die fettfreie Variante dieser Eistorte verwenden Sie getrocknete Maulbeeren, statt der Kokoschips für den Boden und lassen Sie bei beiden Tortenlagen die Kokos- oder Mandelmilch weg.
- Tiefgekühlte Brombeeren oder Himbeeren sind ebenfalls geeignet, falls Sie keine Wildblaubeeren bekommen können und etwas anderes ausprobieren wollen.
- Lassen Sie die Tortenstücke vor dem Verzehr ein wenig stehen, damit sie weicher und dadurch noch cremiger werden.

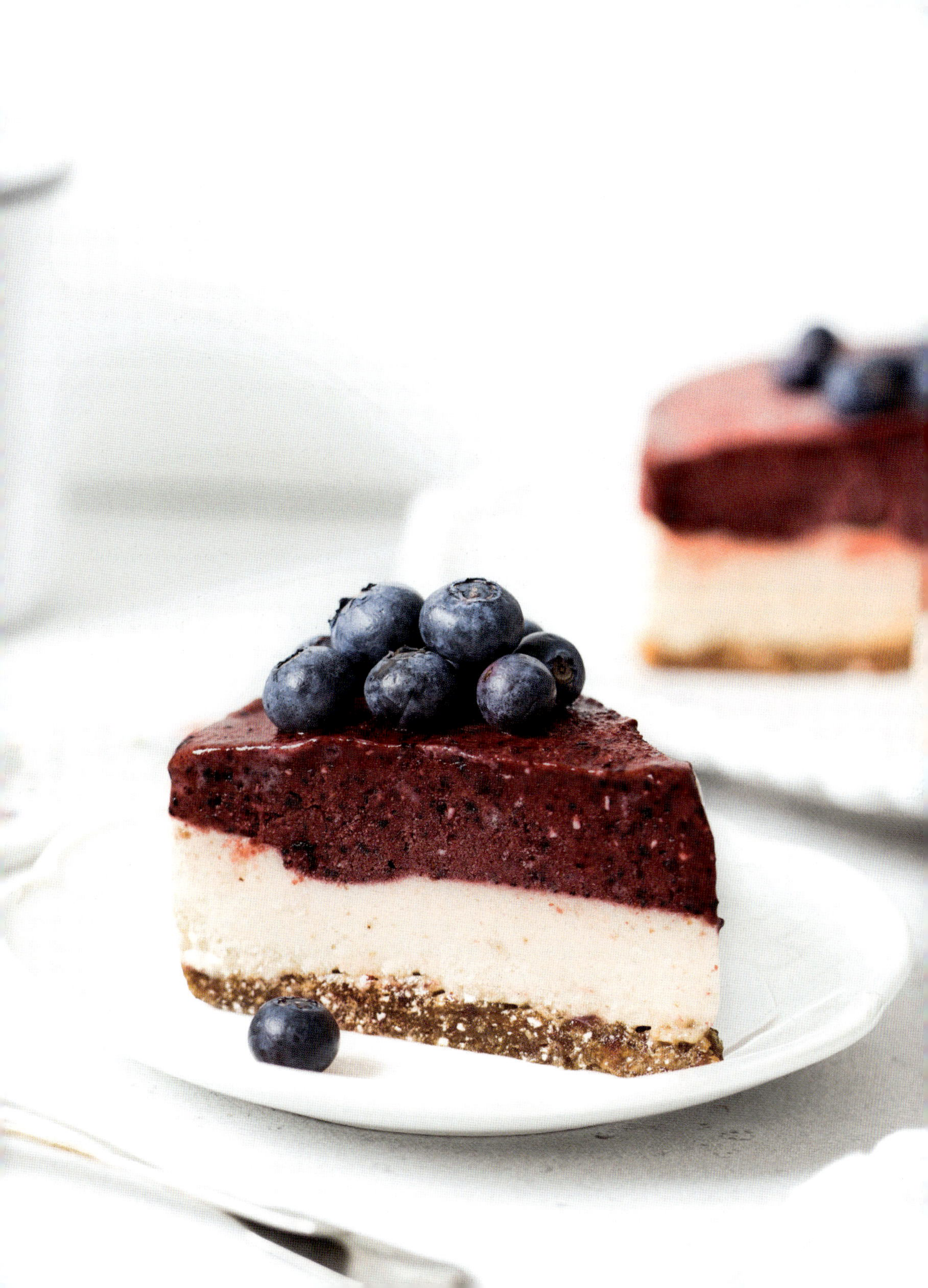

# 105. Gebackene Kurkuma-Bananen mit Blaubeersoße

Ergibt 2 bis 3 Portionen

Diese noch warmen Bananen sind angereichert mit den Heilkräften der Kurkuma und werden ergänzt durch eine süße, antioxidanzienreiche Wildblaubeersoße!

Für die Bananen:

*3 oder 4 längs halbierte Bananen*
*¼ bis ½ TL Kurkumapulver*
*1 EL naturreiner Honig oder Ahornsirup*

Für die Blaubeersoße:

*1½ Tassen frische oder aufgetaute wilde TK-Blaubeeren*
*2 EL naturreiner Honig oder Ahornsirup*
*2 TL Pfeilwurzmehl*

Backofen auf 200 °C vorheizen und ein Blech mit Backpapier auslegen.

Die Bananenhälften aufs Blech legen und gleichmäßig mit Kurkuma bestreuen, danach mit Honig oder Ahornsirup beträufeln.

15 bis 18 Minuten backen, bis die Bananen goldbraun und weich sind. Wenn die Bananen noch nicht gebräunt sind, weiter 2 bis 3 Minuten den Grill einschalten, aber achten Sie darauf, dass nichts anbrennt.

Inzwischen die Blaubeeren, den Honig oder den Ahornsirup und das Pfeilwurzmehl in einem Stieltopf gleichmäßig vermengen. Bei mittlerer Hitze erwärmen und häufig umrühren, bis die Blaubeeren weich werden und die Soße sämig ist.

Die fertigen Bananen auf Teller verteilen und mit der warmen Blaubeersoße übergießen. Sofort servieren.

## Tipp

- Nehmen Sie nicht zu viel Kurkuma, die Bananen können sonst bitter werden.

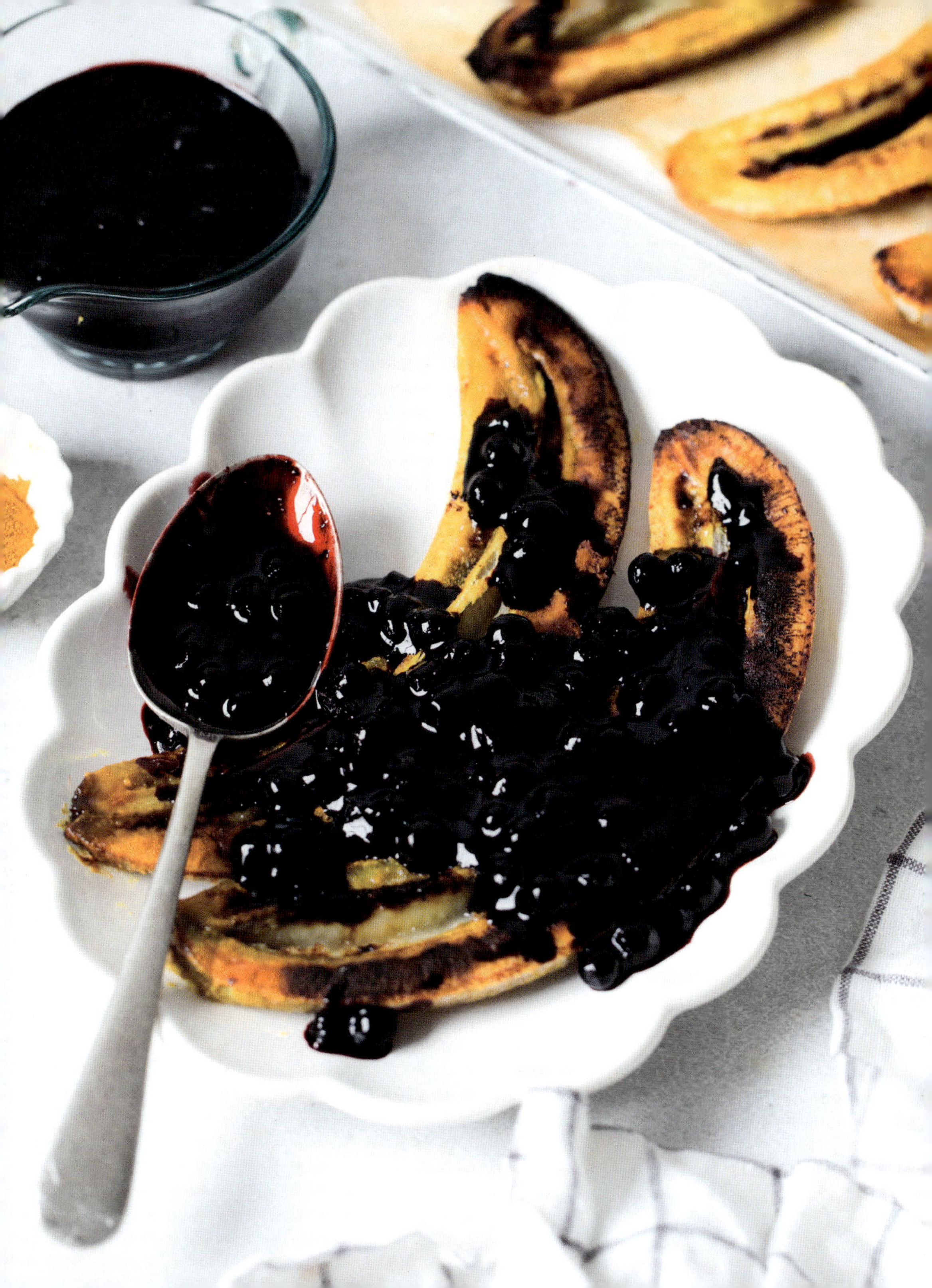

# 106. Pancakes mit Beerensirup

Ergibt 1 bis 2 Portionen

Diese Pancakes gelingen ohne Öl, Butter, Eier oder Milch ganz vorzüglich und sind deshalb optimal für alle, die gesund werden möchten. Sie sind auch für Kinder sehr gut geeignet und überhaupt für alle Ihre Lieben, unabhängig von ihrer Ernährungsweise. Gönnen Sie sich diesen sättigenden Genuss, wann immer Ihnen danach ist.

Für das Beerensirup:

*1 Tasse gemischte TK-Beeren, etwa Erdbeeren, Himbeeren, Brombeeren, Wild- oder andere Blaubeeren*

*2 EL Wasser*

*2 EL Ahornsirup*

*1 TL alkoholfreier Vanilleextrakt oder ½ TL Vanillepulver*

*½ TL Pfeilwurzmehl oder Kartoffelstärke*

Für die Pancakes:

*140 g glutenfreies Hafermehl*

*1 TL aluminiumfreies Backpulver*

*50 bis 60 g Apfelmus*

*120 ml Wasser*

*2 EL Ahornsirup*

*½ TL Zimt (optional)*

Beeren, Wasser, Ahornsirup, Vanille und Pfeilwurzmehl in einem Stieltopf gut verrühren. Aufkochen und ein paar Minuten köcheln lassen, bis der Sirup dick wird.

Hafermehl und Backpulver in einer Schüssel gut vermengen. Apfelmus, Wasser, Ahornsirup und Zimt (optional) hinzufügen und rühren, bis eine homogene Masse entsteht.

Eine Pfanne mit keramischer Antihaftbeschichtung bei mittlerer Hitzezufuhr erwärmen und etwa 60 Milliliter des Teigs hineingießen. Wenn sich Blasen bilden, den Pancake wenden und nicht einmal 1 Minute erhitzen. Herausnehmen und mit dem übrigen Teig ebenso verfahren. Wenn der Teig zu dick wird, können Sie noch 1 TL Wasser hinzufügen.

Die Pancakes sofort mit dem Beerensirup servieren.

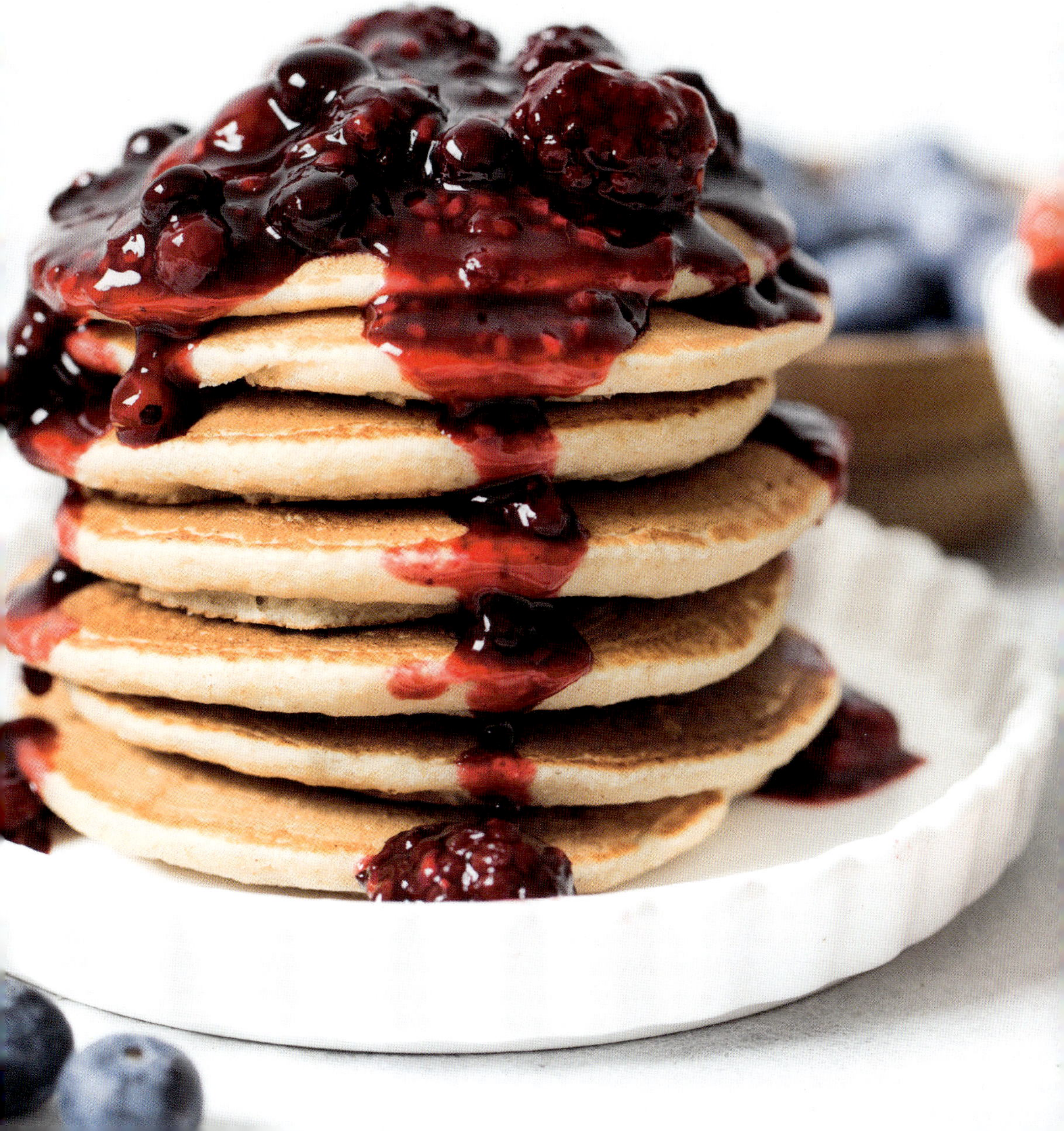

# 107. Warme Wildblaubeerschale

Ergibt 1 bis 2 Portionen

Diese sämige, geradezu üppige Wildblaubeerschale bringt Süße und Wärme mit, sie tröstet die Seele und richtet sie auf. Außerdem ist sie unglaublich einfach zubereitet. Und Sie können sie sich immer dann gönnen, wenn Sie etwas Wohltuendes brauchen.

*4 Tassen frische oder aufgetaute wilde TK-Blaubeeren*
*120 ml Ahornsirup*
*1½ EL Pfeilwurzmehl*
*1½ EL kaltes Wasser*
*Wildblaubeeren zum Garnieren (optional)*

Blaubeeren und Ahornsirup in einem Stieltopf 6 bis 8 Minuten lang erhitzen, bis die Beeren warm und weich sind.

Pfeilwurzmehl mit dem kalten Wasser verrühren und zu den Blaubeeren gießen. Aufkochen und 2 Minuten köcheln lassen, bis die Masse dick wird. Vom Herd nehmen und vor dem Verzehr 3 bis 5 Minuten abkühlen lassen. Mit frischen Wildblaubeeren (falls verwendet) anrichten und servieren.

## Tipp

- Dieses Gericht ist so schon köstlich, aber Sie können es ruhig noch mit einer Prise Ihrer Lieblingsgewürze verfeinern, zum Beispiel Zimt, Kürbiskuchengewürz oder Vanille.

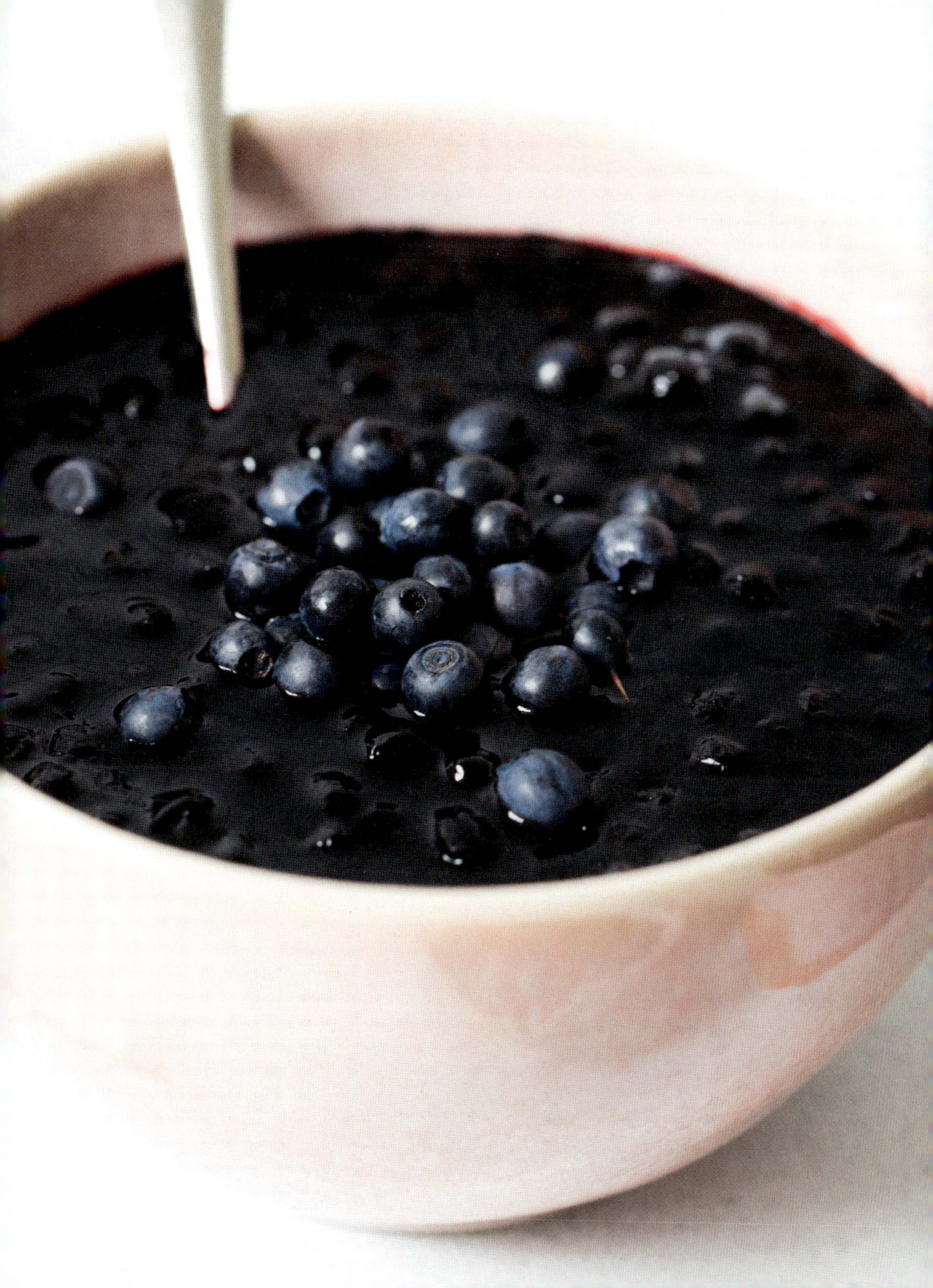

# 108. Hirse-Pancakes mit Bananen

Ergibt 1 bis 2 Portionen

Zu diesen süßen und sättigenden Bananen-Pancakes gehört Hirse als glutenfreies Getreide. Die mühelos zubereiteten »Pfannküchlein« sind eine wahre Gaumenfreude!

*140 g Hirsemehl*
*1½ TL aluminiumfreies Backpulver*
*1 zerdrückte Banane*
*80 ml ungesüßte Mandel- oder Kokosmilch, nach Bedarf auch mehr*
*2 EL Ahornsirup und ein wenig mehr zum Anrichten*
*½ TL frisch gepresster Zitronensaft*
*1 TL alkoholfreier Vanilleextrakt oder ½ TL Vanillepulver*
*½ TL Zimt*
*Bananenscheiben zum Anrichten*
*Naturreiner Honig zum Anrichten (optional)*

Hirsemehl, Backpulver, Banane, Mandel- oder Kokosmilch, Ahornsirup, Zitronensaft, Vanille und Zimt im Mixer zu einem glatten Teig verarbeiten. 5 Minuten stehen lassen.

Eine Pfanne mit keramischer Antihaftbeschichtung bei mittlerer Hitze erwärmen. 60 Milliliter Teig hineingeben und auf einer Seite backen, bis sich an der Oberfläche Blasen bilden, dann wenden und noch einmal 30 Sekunden backen. Pancakes herausnehmen und mit dem übrigen Teig genauso verfahren.

Die Pancakes mit den frischen Bananenscheiben anrichten und mit Ahornsirup oder Honig (falls verwendet) beträufeln und sofort servieren.

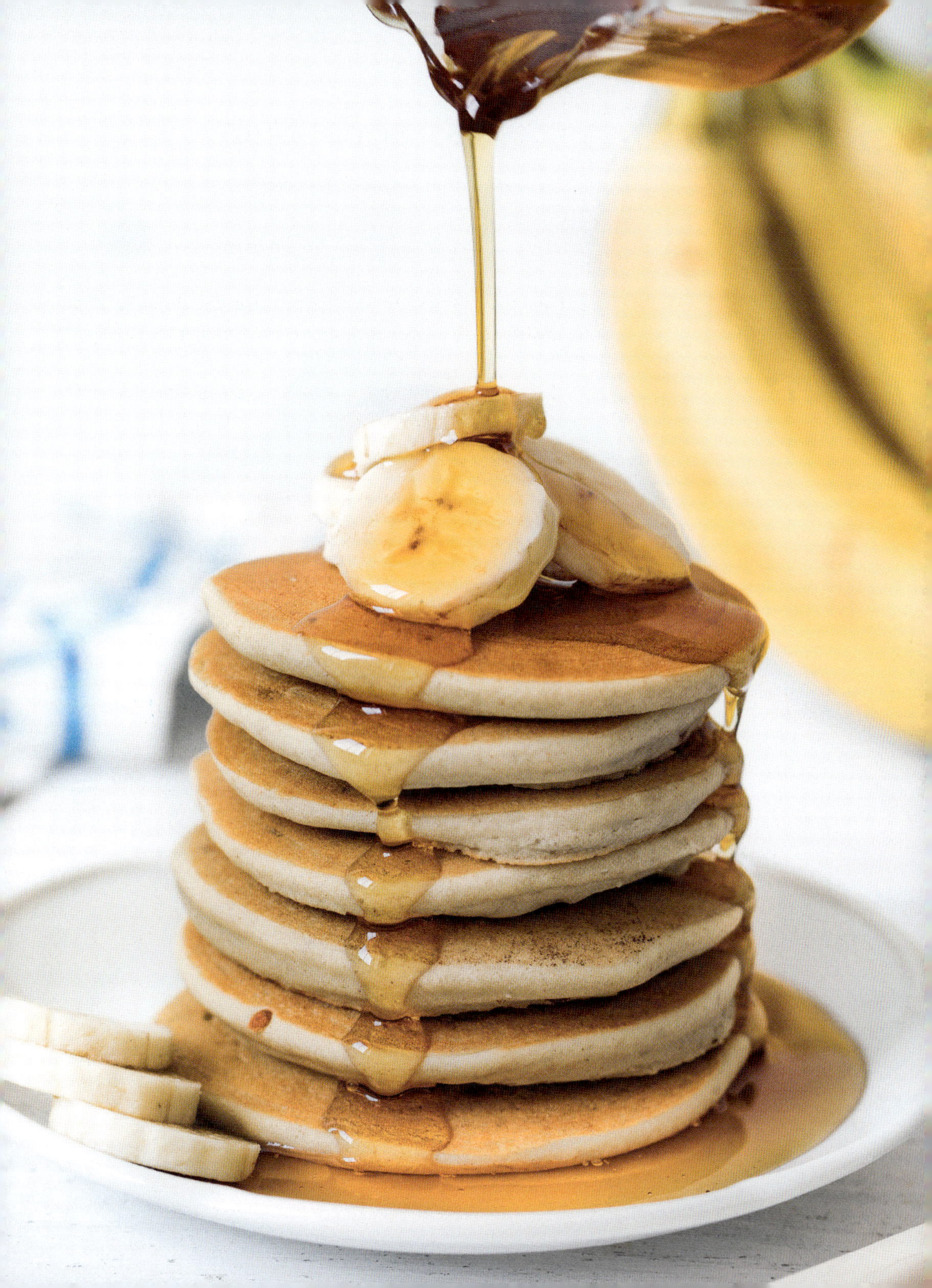

# SECHSTER TEIL | REHA FÜR GEHIRN UND SEELE

Erleiden wir ein emotionales Trauma, sei es leicht oder schwer, geschieht etwas mit unserer Seele. Erleben wir etwas extrem Unangenehmes, Kränkendes oder Kummervolles – Verrat, Verlust oder Not irgendeiner Art –, wird unsere Seele gleichsam aus unserem Gehirn gestoßen, hält sich dann aber ganz in der Nähe auf. Viele erleben das als eine »außerkörperliche Erfahrung«. Sie verfolgen sozusagen von oben oder von der Seite, was sich bei besonders schwierigen oder traumatischen Ereignissen in ihrem Leben abspielt.

Wenn die Seele den Körper verlässt, dann, um sich in Sicherheit zu bringen und nicht zu stark verletzt zu werden.

Sobald sich das Kampfgetümmel wieder legt, kehrt die Seele ins Gehirn beziehungsweise den Körper zurück. Kommt es jedoch wiederholt zu traumatischen Erlebnissen, die unsere Seele immer wieder vorübergehend die Flucht ergreifen lassen, kann das schließlich dazu führen, dass die Verbindung gekappt wird.

Diese Meditationen und Übungen unterstützen den Wiederanschluss der Seele an Gehirn und Körper, sie stärken die Seele und helfen bei ihrer Genesung. Außerdem fördern sie die Heilung physischer Verletzungen Ihres Gehirns.

Kapitel 13

# Heilmeditationen und andere Übungen für das Gehirn

Falls Sie es schon mit dem Meditieren versucht haben, aber es für Sie irgendwie so aussieht, als würde es bei Ihnen »nicht funktionieren«, lassen Sie sich durch dieses Kapitel nicht abschrecken. Hier geht es nicht darum, Ihr Denken zu disziplinieren oder etwas gegen die Langeweile zu unternehmen. Ein Versuch mit diesen Übungen wird Ihnen Erfahrungen einer ganz anderen Art erschließen. Auch wenn Sie bereits nach einem der gängigen Systeme meditieren, gibt es hier Neues zu entdecken. Diese Übungen und Meditationen sind darauf abgestimmt, Sie zur Ausheilung der in diesem Buch beschriebenen Symptome und Beschwerden zu befähigen. Es sind wirkmächtige Praktiken, die Sie in Ihre übrigen Heilungsbemühungen integrieren können.

Es handelt sich nicht einfach um Übungen, von denen man sich ein bisschen Frieden und Gelassenheit verspricht. Vielleicht müssen Sie sich auch gar nicht mit den Meditationen befassen, weil Sie durch die Heilung Ihres Gehirns – insbesondere nach Schmerzen und Leiden – in einen Zustand der heiteren Gelassenheit oder sogar der Erleuchtung eintreten. Es kann aber auch sein, dass Sie Übungen und Meditationen dieser Art unterstützend auf Ihrem Heilungsweg benötigen. Manche kommen ohne solche Übungen aus, und für andere sind sie wirklich notwendig. Diese heilsamen Übungen und Meditationen dienen auch dann der Stärkung Ihres emotionalen Gehirns und Ihrer Seele, wenn Sie keine Symptome und Gesundheitsstörungen haben.

Erleiden wir ein emotionales Trauma, sei es leicht oder schwer, geschieht etwas mit unserer Seele. Erleben wir etwas extrem Unangenehmes, Kränkendes oder Kummervolles – Verrat, Verlust oder Not irgendeiner Art –, wird unsere Seele gleichsam aus unserem Gehirn gestoßen, hält sich dann aber ganz in der Nähe auf. Viele erleben das als eine »außerkörperliche Erfahrung«. Sie verfolgen sozusagen von oben oder von der Seite, was sich bei besonders schwierigen oder traumatischen Ereignissen in ihrem Leben abspielt.

Wenn die Seele den Körper verlässt, dann, um sich in Sicherheit zu bringen und nicht zu stark verletzt zu werden.

Wie Sie in Kapitel 5 von *Heile dein Gehirn. Das Basisbuch* nachlesen können, ist unser Gehirn verletzbar. Das gilt auch für die Seele, aber dieser Schutzmechanismus wurde uns mitgegeben und begleitet uns vom Beginn unseres Daseins an.

Sobald sich das Kampfgetümmel wieder legt, kehrt die Seele in das Gehirn beziehungsweise den Körper zurück. Kommt es jedoch wiederholt zu traumatischen Erlebnissen, die unsere Seele immer wieder vorübergehend die Flucht ergreifen lassen, kann das schließlich dazu führen, dass die Verbindung gekappt wird.

Dann fühlen wir uns irgendwie taub oder abgestumpft oder so, als müssten wir eigentlich anderswo sein und hätten uns verirrt. Es ist, als wäre etwas von uns verloren gegangen, und wir fühlen uns sogar unter Menschen einsam. Manchmal rauschen Wellen von tiefer Traurigkeit über uns hinweg, und wir kennen den Grund nicht. Wenn wir uns dann umsehen, scheint im Leben anderer alles in Ordnung zu sein und es nur uns so zu gehen.

Diese Meditationen und Übungen unterstützen den Wiederanschluss der Seele an Gehirn und Körper, sie stärken die Seele und helfen bei ihrer Genesung. Außerdem fördern sie die Heilung physischer Verletzungen Ihres Gehirns.

Zur Durchführung können Sie ruhig einen Ihrer Lieben bitten, Ihnen geeignete Passagen der folgenden Abschnitte als eine Art geführte Meditation vorzulesen. Oder Sie nehmen sie auf und spielen sie dann ab. Wie Sie diese heilsamen Übungen anwenden, liegt ganz bei Ihnen.

## Den Nerven Ruhe gönnen

Diese Übung ist von nachhaltiger Wirkung und verschafft dem gesamten Nervensystem einen Neustart. Unser Gehirn ist einfach anfällig für Einflüsse, die es schwächen und neurologischen Erkrankungen aussetzen. Wir alle können uns dieser kleinen Übung praktisch jederzeit bedienen, wenn Gehirn und Nervensystem eine schnelle Stärkung benötigen, um weiter ihren Dienst versehen zu können. Sie können sie überall ausprobieren, im Büro auf dem Drehstuhl, daheim auf dem Boden, im Bett oder auf der Couch sitzend oder liegend, am Küchentisch, im Wagen auf dem Parkplatz – die Möglichkeiten sind unbegrenzt, solange Sie die Augen gefahrlos eine Weile geschlossen halten können. Das ist sehr einfach und in diesem Fall wichtig für die Wirkung.

Zunächst unterbrechen Sie einfach das, womit Sie gerade beschäftigt sind. Nehmen Sie eine bequeme Haltung ein. Wenn es die Umstände erlauben, legen Sie sich hin, aber im Sitzen geht es auch. Schließen Sie die Augen, um sie für 8 bis 20 Minuten geschlossen zu halten. Ideal ist es, die Augen 12 bis 15 Minuten lang zu schließen. Wenn Sie nur wenig Zeit haben, sind 8 Minuten auch gut, und wenn es noch weniger Zeit ist, lassen Sie die Übung nicht aus. Auch 3 bis 4 Minuten bewirken schon etwas. Von jeder Minute dieser Nervenerholung haben Sie einen Nutzen.

Wenn Sie sich hinsetzen oder hinlegen und die Augen schließen, sollten Sie sich in

Erinnerung rufen, weshalb Sie das tun: um Ihren Nerven Erholung zu gönnen. Ganz sicher kommen Ihnen Gedanken und Bedenken und sogar Sorgen in den Sinn, Sie denken an Vorhaben, mit denen Sie befasst sind, und alles Mögliche erinnert Sie daran, wie viel Sie an einem Tag zu tun haben. Für die meisten von uns ist es jedenfalls so. Diese Übung soll Sie nicht zur Räson bringen. Es ist kein Fehler Ihrerseits, wenn Ihr Denken mit den Dingen befasst ist, die für Sie eine Rolle spielen. Der Nutzen der Übung gleicht die jagenden Gedanken und den ganzen Stress aus. Wenn Sie nur wissen, worum es Ihnen geht, werden Gedanken und Sorgen Ihre Erholungsphase nicht schmälern können, sobald Sie einfach nur die Augen schließen und sich sagen, dass Sie dabei sind, Ihr Nervensystem zu »restaurieren«.

Sagen Sie sich also gleich beim Schließen der Augen, dass Sie Ihren Nerven Ruhe gönnen und ihnen ein wenig Genesungszeit einräumen möchten.

Das Schöne an dieser einfachen Übung ist darin zu sehen, dass Sie schon beim ersten Mal spüren können, was sie für Sie bewirkt, und wenn das spürbar ist, haben Sie einen Punkt, an dem Sie sich orientieren können, um jedes Mal wieder Frieden zu finden, wenn Sie diese Übung machen. Die Übung wirkt durchschlagend, das prägt sich Ihnen ein, und bei jeder Wiederholung wird die Wirkung noch besser, weil Ihr Gehirn sich auf den Ablauf einstimmt.

Sobald Sie die Augen geschlossen haben, beginnen Ihre Neurotransmitter, Kräfte zu sammeln. Das elektrische Impulsgeschehen fängt an, sich zu beruhigen. Die Neuronen kommen zur Ruhe, weil sie weniger zu tun haben. Obwohl Ihnen weiterhin Gedanken kommen, stehen Sie nicht mehr unter der Herrschaft der emotionalen Zentren Ihres Gehirns. Sobald Ihr Zentralnervensystem erkennt, dass Sie ihm geben wollen, was es im Augenblick braucht, können herumschwirrende Gedanken nicht mehr verhindern, dass Ihre Nerven Minute für Minute Kräfte sammeln.

Diese Übung ist für Ihr Nervensystem wie eine Schnellladung, und die Nährstoffe von allem, was Sie an diesem Tag gegessen haben, werden viel besser ausgenutzt, wenn Ihre Nerven Ruhe bekommen. Auch das Immunsystem wird dadurch gestärkt.

Gegen Ende der Ruhezeit, die Sie sich gesetzt haben, sollten Sie versuchen, sich bewusst zu machen, dass Ihr Gehirn und Ihre Nerven jetzt Kräfte gesammelt haben. Stimmen Sie sich auf den Gedanken ein, dass Sie nun stärker sind als zu Beginn der Übung und dass diese bei jeder Wiederholung noch wirksamer wird.

Wenn Sie mit neurologischen Symptomen und Krankheiten zu tun haben – zum Beispiel ME/CFS, MS, Krampfanfällen, Gliederschwäche, Kribbeln und Taubheitsgefühlen, Benommenheit, Schwindel, Glaskörperflocken, Zittern, allerlei Schmerzen, Ohrenklingen, Kopfschmerzen, Migräne, Kieferschmerz, Nackenschmerz, Erschöpfung, Unfähigkeit, klar zu denken, und Gehirnnebel –, ist dies eine der wirksamsten Heilmaßnahmen überhaupt für Sie. Sie können die Technik im Laufe des Tages (oder in schlaflosen Nächten) immer wieder mal anwenden, solange Ihr Genesungsprozess dauert.

## Routineabläufe

Wenn wir krank sind und leiden, wissen wir manchmal nicht weiter. Es ist wie eine Achterbahnfahrt zwischen Hoffnung und Entmutigung, und nach jedem Absturz müssen wir die Hoffnung wieder neu aufbauen. Die Symptome machen uns bewusst, dass etwas nicht in Ordnung ist. Manche Menschen leiden von Jugend an unter Krankheiten und wissen gar nicht mehr, wie das ist, keine zu haben. Bei anderen setzen die chronischen Symptome gerade erst ein, oder es wurde ihnen eine Diagnose gestellt. Wenn man auf der Suche nach Lösungen und Heilanwendungen ist und sich in dem ganzen Wirrwarr zurechtzufinden versucht, schleichen sich schnell ungesunde Verhaltensmuster ein, die dann schwer wieder loszuwerden sind. Ein besonders heilsamer Ansatz kann in dieser Lage darin bestehen, gesunde neue Routineabläufe einzuüben.

Wenn Sie die in diesem Buch vermittelten Kenntnisse regelmäßig umsetzen, entstehen Routinen, die in sich selbst heilsam sein können. Bereiten Sie Ihren Selleriesaft und die für Sie richtigen Gehirn-Shots zu? Bestehen Ihre Mahlzeiten und Zwischenmahlzeiten aus gesunden Nahrungsmitteln? Machen Sie täglich Ihren Spaziergang? Gönnen Sie Ihren Nerven Ruhe, oder machen Sie andere Übungen, die in diesem Kapitel zu finden sind?

Ein morgendlicher Routineablauf kann Erhebliches bewirken. Wenn Sie aufgestanden sind und sich Ihren Saft zubereitet haben, wenn Sie ein paar körperliche Übungen gemacht und die Mahlzeiten des Tages zu- oder vorbereitet haben und wenn Sie alle vorgesehenen Nahrungsergänzungen eingenommen und sich einer der hier beschriebenen Meditationen gewidmet haben, dann ist das eine tragfähige Grundlage, auf der Sie aufbauen können, wenn im übrigen Ablauf des Tages das eine oder andere schiefgeht.

Dies klingt jetzt vielleicht allzu simpel. Das ist es aber nicht. Es geht hier nicht einfach um die heilsamen Maßnahmen selbst – die Nahrungsmittel, die Übungen, die Nahrungsergänzungen, die Meditationen –, so wirksam sie auch sein mögen. Es geht darüber hinaus darum, welchen Nutzen unser Gehirn aus der Wiederholung wohltuender und produktiver Übungen zieht. Wenn Sie nämlich mit einer chronischen Krankheit leben, kann Routine etwas sein, was Ihre Genesung beschleunigt.

Solange wir uns wohlfühlen, sind Routineabläufe keine Problem. Dann sagt jemand vielleicht: »Oh, ich habe da so meine wiederkehrenden Abläufe. Ich trinke meinen Kaffee, gehe zu meinem Trainingskurs, absolviere meine Meetings, bringe die Kinder zum Fußballtraining, mache meine Besorgungen, treffe mich mit Freunden ...« Hat man jedoch physische Beschwerden und Leiden, dann läuft das Leben nicht mehr so. Bei chronischen Symptomen und Krankheiten geht es darum, wie man Tag für Tag irgendwie über die Runden kommt. Dadurch ist alles ein wenig schwerer. Wie erschlagen sind Sie beispielsweise bereits beim Aufwachen? Müssen Sie Ihre Tagesplanung nach den Kopfschmerzen ausrichten, nach Ihrem Gehirnnebel, nach Ihrer Benommenheit? Machen Angstanfälle und Depression Ihnen einen Strich durch die Rechnung? Wenn wir uns mit derlei Dingen herumschlagen, tun wir uns schwer, sie uns nachzusehen, vielleicht bestrafen wir uns sogar dafür. So etwas wird schnell zum Muster, und es sind Muster, die uns gar nicht gut bekommen. Hier können auch ganz kleine regelmäßige Abläufe stabilisierend wirken und den Selbsthass unterbrechen, den wir unserem eigenen Körper gegenüber entgegenbringen, wenn wir uns von ihm im Stich gelassen fühlen.

Können wir gesunde Routineabläufe etablieren, wird dadurch das Wachstum von Neuronen angeregt, und das ist entscheidend wichtig, weil wir im Alter und bei Krankheiten ohnehin Neuronen einbüßen. Durch chronische Symptome geraten wir schnell in eine Blase, wodurch die Bandbreite unserer Erfahrungen stark eingeschränkt wird. Wiederkehrende Abläufe regen hier das Zellwachstum an, weil sie das Repertoire der elektrischen Impulse erweitern, die uns aus solchen Blasen auszubrechen erlauben. Außerdem werden neue Bahnen für diese Impulse geschaffen und Hirnareale angeregt, die vielleicht teilweise von der elektrischen Versorgung abgeschnitten waren. Ebendeshalb ist eine Routine oft schwer zu durchbrechen, wenn sie sich einmal etabliert hat. Die Neuronen erwarten dann, immer wieder den gleichen elektrischen Strömen ausgesetzt zu sein.

Durch gesunde Routine entstehen neue Verteilungsmuster im Stromnetz des Gehirns. Dann werden auch Teile von ihm wieder eingebunden, die einige Zeit nicht auf zuträgliche Weise genutzt worden sind, weil sich hier ungesunde Routineabläufe eingenistet haben, vielleicht auch Selbsthass, Widerwille, Enttäuschung oder Traurigkeit, weil man krank ist oder weil sonst irgendetwas im Leben nicht wie erwartet oder wie gewünscht läuft. All das bekommt jetzt eine neue Chance, sich zu reorganisieren.

Wenn Ihre derzeitige Vollzeitbeschäftigung darin besteht, gesund zu werden, möchte ich Ihnen hier einen Routineablauf vorschlagen, der für Sie geeignet sein könnte (und das ist wirklich nur ein Beispiel, sie können sich auch Ihre eigene Routine schaffen): Steigen Sie nach dem Aufwachen gleich in einen morgendlichen Ablauf ein, der Zitronenwasser, gefolgt von Selleriesaft und von einem Schwermetall-Detox-Smoothie, vorsieht. Je nachdem, wie Sie sich dann fühlen, erwägen Sie einen kleinen Spaziergang (selbst wenn der Sie nur einmal durch die Wohnung führt), beschäftigen Sie sich mit irgendetwas Schöpferischem, oder denken Sie einfach über ein kreatives Vorhaben nach, versuchen Sie sich an einem Puzzle, arbeiten Sie kleine Erledigungen ab, beschäftigen Sie sich mit nicht so anspruchsvollen Dingen. Achten Sie darauf, dass Ihr Körper den Vormittag hindurch gut versorgt ist.

Gegen Mittag stellen Sie sich auf das Essen ein, das in einem der heilsamen Gerichte aus Medical-Medium-Büchern bestehen sollte. Gönnen Sie sich die Zeit, um Ihr Essen zu genießen. Hinterher möchten Sie sich vielleicht ein wenig hinlegen und ausruhen. Dabei sollten Sie zumindest zeitweilig die Augen schließen, damit Gehirn und Körper Gelegenheit bekommen, sich zu erneuern. Bei dieser Gelegenheit können Sie auch gleich eine der Meditationen aus diesem Kapitel machen. Sehen Sie zu, ob Sie ein wenig wegdösen können. Wenn Sie dann wieder aufwachen, sollten Sie unbedingt einen Saft oder Smoothie trinken oder etwas Obst essen, um den Körper zu befeuchten und mit Nährstoffen zu versorgen. Dadurch werden Sie richtig wach und können sich den für den Nachmittag vorgesehenen Dingen widmen – ein bisschen sportliches Training, irgendein Vorhaben, den Vögeln zusehen, sich im Garten beschäftigen, Freunde besuchen, der Haushalt …

Für das Abendessen sollten Sie sich wieder an Medical-Medium-Rezepte halten und anschließend das tun, was Sie auf die Nacht und den Schlaf einstimmt. Sehen Sie zu, dass Sie gegen 22.00 Uhr einschlafen, sofern Sie nicht einen ganz anderen Tagesrhythmus haben. Abendliche Rituale können einen zur Ruhe kommen lassen. Lesen Sie also, oder hören Sie Musik, und wenn Sie dann trotzdem nicht um 22.00 Uhr einschlafen können, lassen Sie keinen Stress aufkommen. Halten Sie die Augen geschlossen, wenn Sie können, und nutzen Sie so die heilige Kern-Schlafzeit von 22.00 bis 2.00 Uhr, von der ich schon immer spreche. Der Erholungswert des Schlafs wird Ihnen auch auf diese Weise zuteil. Wenn Sie diesen Ablauf zu einem Rhythmus für sich machen können, ist das von großem Nutzen für die Genesung, weil es sich einerseits um sehr wirksame Heilanwendungen handelt und Sie darüber hinaus brachliegende oder geschädigte Nervenbahnen wieder in Betrieb nehmen. Falls Sie nicht für alles Zeit finden, keine Sorge. Kreieren Sie anhand des Medical-Medium-Heilwissens Ihre eigene Heilroutine.

Wenn Sie eine solche Routine etabliert haben, darf sie auch einmal unterbrochen werden. Es ist sogar eher günstig, hier und da einmal von Ihren Mustern abzuweichen, solange Sie dadurch nicht zu anderen Gewohnheiten ohne Heilwirkung verleitet werden. Wechseln Sie Ihre Tools und Ihre Anwendungen ab, halten Sie Ihren »Stundenplan« flexibel, ohne unzuträgliche neue Angewohnheiten entstehen zu lassen, die Ihre Genesung behindern. Haben Sie durch regelmäßige Heilmaßnahmen einmal grundlegende neue Verbindungswege geschaffen, kann Variation dafür sorgen, dass elektrische Impulse neue Wege bahnen und neue Neuronen entstehen lassen.

## Ärger, Frust, negatives Denken und Kränkung »wegblasen«

Dies ist eine sehr wirksame Meditation, mit der Sie die Gefühlsregungen, die über Sie kommen, sobald etwas in Ihnen angetriggert wird, entschärfen, auflösen, in Bahnen lenken und sogar anhalten können. Frust, Ärger, Kränkungen und andere negative Regungen scheinen manchmal etwas Unausweichliches und Unaufhaltsames zu haben. Wenn wir uns von solchen emotionalen Stürmen mitreißen lassen und die Auslöser auch gerade noch aktiv sind, identifizieren wir uns völlig mit der ganzen Enttäuschung und dem Ärger, die sich dabei einstellen. Im Moment wollen wir dann nichts von Frieden, Ruhe und Entspannung wissen und sind nicht bereit, uns helfen zu lassen. Die wogenden eigenen Gefühle wie auch die der anderen erzeugen Hitze in unserem Gehirn, und die befeuert den inneren Aufruhr, was wiederum die Hitze nur weiter zunehmen lässt, bis zuletzt Gehirngewebe geschädigt wird.

Steigen wir also jetzt in die Meditation ein. Suchen Sie ein bequemes, ungestörtes Plätzchen, an dem Sie sich hinlegen können. Wenn das gerade nicht möglich ist und Sie im Sitzen meditieren müssen, geht das natürlich auch. Nehmen Sie also eine entspannte Haltung ein, und schließen Sie die Augen. Atmen Sie tief durch, um ganz loszulassen. Zählen Sie bis drei, um abermals tief einzuatmen und entspannt auszuatmen.

Sehen Sie sich vor Ihrem geistigen Auge irgendwo gehen, in der Natur, in der Stadt oder irgendwo sonst. Spüren Sie bei jedem Schritt Ihre Füße auf dem Boden. Spüren Sie den einsetzenden Wind und seine Temperatur. Ist er warm? Ist er kühl? Sie spüren seine leichte Berührung im Gesicht. Er wird jetzt ein wenig stärker und böig. Das Gehen wird mühsamer. Sie müssen sich gegen den Wind stemmen. Spüren Sie seinen Druck gegen Ihren Körper? Wie er Ihre Lunge füllt? Sie atmen tief ein und entlassen die Luft wieder. Auf drei atmen Sie noch einmal tief ein. Eins, zwei, drei: tief einatmen und loslassen.

Noch stärker weht Ihnen der Wind jetzt entgegen, es sind keine Böen mehr, sondern es ist ein stetiger starker Strom. Sie stemmen sich wacker gegen ihn, aber irgendwann gehen Sie nicht mehr weiter, sondern überlassen sich der Kraft des Windes und öffnen die Arme. Fühlen Sie Ihre weit ausgebreiteten Arme, während der Wind gegen Ihren Körper andrängt. Jetzt lassen Sie in dieser Haltung ganz los. Atmen Sie tief ein, und überlassen Sie sich dem Geschehen.

Sie sind dabei, sich gänzlich in den Wind zu lehnen. Sind Sie bereit, sich fallen zu lassen? Lassen Sie los, lassen Sie sich nach vorn in den Wind fallen. Fühlen Sie, wie er Sie auffängt? Er ist so stark, dass er Sie aufrecht hält. Überlassen Sie sich ihm ganz. Überlassen Sie es dem Frieden, Sie aufrecht zu halten. Fühlen Sie den Druck des Windes gegen Bauch und Brust, gegen Ihre Arme und Beine, gegen Ihr Gesicht. Sie kämpfen nicht mehr gegen den Wind an. Sie empfinden den Wind als etwas Heilendes. Spüren Sie Ihren kühlen Kopf, der Wind lässt nicht zu, dass es in Ihrem Gehirn zu heiß wird. Sie sind eins mit dem Wind. Hören Sie sein Sausen beim Vorbeistreifen an Ihren Ohren.

Der Wind bläst alle schwierigen Gefühlsregungen weit, weit weg von Ihnen; sie gehören jetzt nicht mehr zu Ihnen. Werden Sie eins mit dem Wind, und atmen Sie tief ein, um die Luft dann wieder entweichen zu lassen.

Damit ist die Meditation abgeschlossen, und Sie können die Augen öffnen. Sie stehen nicht mehr im Wind, spüren aber seine Berührung im Gesicht und am Körper nachwirken. Es erinnert Sie daran, dass Sie sich nicht von Ärger, Frust, Kränkungen und anderen negativen Gefühlen beherrschen lassen müssen. Sie sind nicht die Geisel dieser Gefühle.

Sie können sich dieser Meditation jederzeit bedienen. Wenn Sie in schwierige Situationen geraten, die im Gehirn etwas Hitziges aufkommen lassen, können Sie trotzdem Frieden in der Seele empfinden und sich bewusst machen, dass es Ihnen freisteht, einen anderen Weg einzuschlagen und Ihr Gehirn zu kühlen, damit seine kostbaren Mittel und Vorräte erhalten bleiben. Sie können diese Meditation täglich oder so oft wie nötig wiederholen.

## Durch Metalle bedingte seelische Traumata auflösen

Hier haben wir eine wirksame Meditation für die begleitende emotionale Aufarbeitung während der Ausleitung giftiger Leicht-, Schwer- und Halbmetalle. Es kommt vor, dass bestimmte Gefühlsregungen und emotionale Erlebnisse in Teilen des Gehirns haften bleiben, die besonders stark mit giftigen metallischen Abfallstoffen belastet waren. Wenn die giftigen Metalle aus dem Gehirn vertrieben werden, setzt das die hier gefangenen Gefühle wieder frei, und es kommt zu Traurigkeit, Verlorenheit, Wehmut, Déjà-vu-Erlebnissen, Unruhe und nicht näher bestimmbaren Gefühlsregungen. Falls die durch das Metall verursachten Symptome und Beschwerden besonders schlimm für Sie waren und Ihr Leben durcheinandergebracht haben, können für die Bearbeitung der wieder frei werdenden Gefühle besondere Hilfestellungen erforderlich sein. Metalle stehen unserem wahren Ich zuweilen im Wege und lassen nicht zu, dass wir uns anderen offen mitteilen oder Entscheidungen finden, die uns wirklich weiterbringen. So kommt es schnell zu Nöten, Konflikten und Missverständnissen, die wiederum seelische Verletzungen nach sich ziehen. Diese Meditation unterstützt die Heilung solcher Wunden, und wir können die damit zusammenhängenden Erlebnisse besser verarbeiten, während sie aus dem Gehirngewebe, in dem sie gefangen waren, wieder freigesetzt werden.

Damit kommen wir zur Meditation. Suchen Sie sich wieder ein stilles Plätzchen, an dem Sie ungestört sind und sich bequem hinlegen können. Aber keine Sorge, auch im Sitzen tut diese Meditation ihren Dienst. Wenn Sie eine bequeme Haltung gefunden haben, schließen Sie die Augen, atmen Sie tief ein und wieder aus. Jetzt noch einmal auf drei: tief ein- und ausatmen.

Sehen Sie in Ihrer Vorstellung Ihr Gehirn vor sich in der Luft schweben. Sie sehen es sich an und haben dabei vielleicht das Gefühl, von ihm angeschaut zu werden. Von Ihrem Gehirn strahlt ein mildes Glühen aus, sehen Sie es? Sie erkennen in Ihrem Gehirn kleine glitzernde Reflexionen. Das sind die Stellen, an denen es metallische Ablagerungen gibt. Sehen Sie die winzigen Pünktchen? Atmen Sie tief durch.

Wir zoomen uns jetzt an Ihr Gehirn heran, so nah, dass Sie die Feinstruktur des Gewebes erkennen. Sehen Sie das? Sie werden immer kleiner, während Ihr Gehirn gleich bleibt. Jetzt sind Sie so klein, dass Sie das Innere Ihres Gehirns betreten können und sich bis ins Zentrum vortasten. Es ist nicht stockdunkel in Ihrem Gehirn, sondern es bleibt immer ein weiches, schwaches Licht ringsum. Sind sie jetzt in der Mitte Ihres Gehirns? Atmen Sie wieder tief ein und aus.

Kleine flackernde Lichtpunkte erscheinen in der Ferne. Das sind die Metallablagerungen, die da schon viele Jahre vorhanden sind. Sehen Sie dieses Metalldepot, das gerade Ihr Gehirn verlässt? Sein Glitzern wird schwächer und schwächer und verliert sich in der Ferne. Zugleich baut sich ein energetisches Gewitter auf. Es besteht aus den alten Gefühlen, die dort gefangen waren. Spüren Sie, wie diese Gefühle ringsum wirbeln? Ein weiteres flackerndes Glitzern verlischt in der Ferne. Sehen Sie es? Es verblasst, aber das energetische Unwetter wird stärker. Spüren Sie den emotionalen Gehalt der Energie? Sie stehen jetzt mitten in Ihrem Gehirn. Sehen Sie sich die Arme heben und mit den Händen in den Sturm greifen und ihn »packen«. Und jetzt drängen Sie die Energie mit den Händen behutsam aus Ihrem Gehirn.

Sehen Sie sich in der Mitte Ihres Gehirns ein paar langsame Schritte tun. Jetzt bleiben Sie stehen und blicken nach unten. In Ihrem Gehirngewebe ist eine kleine Einbuchtung zu erkennen, wo das glitzernde Metall gesessen hat. Sie verfolgen, wie sich das Loch mit neuem, gesundem Gehirngewebe füllt. Sehen Sie das Loch verschwinden?

Ein energetisches Unwetter bricht los. Sie haben es hier mit Gefühlen zu tun, die sich tief in Ihrem Gehirngewebe verfangen haben und jetzt rings um Sie her wirbeln. Auf drei packen Sie diesen Wirbel und lassen sich davon aus Ihrem Gehirn tragen. Eins, zwei, drei – greifen Sie nach diesem Gewitter, klammern Sie sich regelrecht daran, und verlassen Sie mitsamt der wirbelnden emotionalen Energie Ihr Gehirn.

Betrachten Sie Ihr Gehirn aus einem gewissen Abstand. Ist es klarer und heller als zuvor? Ihr Gehirn ist jetzt stärker, sehen Sie das? Atmen Sie wieder auf drei ein und aus. Eins, zwei, frei: tief einatmen, dann lösen und ausatmen. Damit haben Sie die Meditation der Auflösung metallbedingter seelischer Traumata abgeschlossen.

Kaum jemals nehmen wir direkt wahr, wie eng Metalle mit unserem Gefühlsleben verknüpft sind. Seelische Verletzungen können tief in Depots metallischer Abfälle versteckt sein, vor allem wenn giftige Leicht-, Schwer- und Halbmetalle dafür sorgen, dass in Ihrem Leben alles drunter und drüber geht und sein ganzer Verlauf geändert wird. Mit dieser Meditation ebnen Sie gesundem Wachstum in Ihrem Gehirn den Weg und regen es an, sich von giftigen Metallen und giftigen Gefühlen frei zu machen. Diese Meditation können Sie jeden Tag, jeden zweiten Tag oder mehrmals pro Woche machen, denn mit jeder Wiederholung sind Sie noch besser in der Lage, metallbedingte psychische Traumata aufzulösen.

## Sich von der Angst lösen

Mit dieser kraftvollen Meditation stimmen wir uns darauf ein, uns von Ängsten sowie Befürchtungen zu lösen und Seele, Geist und Herz davon zu befreien. Ängste und Befürchtungen machen sich in unserem Bewusstsein breit und lassen uns nicht mehr so sein, wie wir eigentlich sind.

Auf unserem Weg durchs Leben geraten wir in Bedrängnisse und Nöte, erleiden Verrat, Vertrauensbruch, Verluste, den Abbruch von Freundschaften und anderen Beziehungen und führen innere Kämpfe verschiedener Art. Dadurch kann es wie gesagt zu »außerkörperlichen Erfahrungen« kommen, bei denen unsere Seele uns verlässt und die Verbindung zu unserem Körper gekappt wird. Da tut sich eine Leere zwischen Seele und Gehirn auf, und es entsteht ein Zwischenraum, der sich mit Angst füllt.

Bei dieser Meditation geht es darum, das Leben wieder selbst in die Hand zu nehmen und sich nicht von Ängsten und Befürchtungen beherrschen zu lassen. Dadurch können sich die Neuronen in den emotionalen Zentren Ihres Gehirns wieder mit der Seele verbinden und das Impulsgeschehen in andere Kanäle als die der Angst lenken.

Zu Beginn dieser Meditation suchen Sie sich ein bequemes Plätzchen, an dem Sie ungestört liegen können. Sollte das nicht gehen, können Sie genauso gut sitzen. Nehmen Sie eine entspannte Haltung ein, und schließen Sie die Augen. Atmen Sie tief ein und aus. Zählen Sie bis drei, und atmen Sie noch mal tief ein und aus. Sehen Sie sich vor dem inneren Auge eine Straße entlanggehen. In der Ferne erkennen Sie eine Brücke. Diese Brücke können Sie ganz nach Ihrer eigenen Vorstellung gestalten, als Holz-, als Zug- oder auch als Hängebrücke über eine Schlucht oder eine breite Brücke über einen Fluss.

Wenn Sie die Brücke vor Augen haben, atmen Sie tief ein und lassen die Luft dann wieder ausströmen. Sie sind hier allein und stehen genau am Beginn der Brücke. Betreten Sie sie noch nicht. Machen Sie sich erst einmal bewusst, was es mit dieser Brücke auf sich hat, sie ist nämlich nicht ganz in Ordnung, denn offenbar werden Reparaturarbeiten an ihr durchgeführt. Hier und da scheint sie sogar Lücken zu haben, und überall liegen hölzerne und metallene Bauteile sowie Unrat herum. Sie sehen ein zerbeultes Schild mit der Warnung: »Einsturzgefahr! Betreten auf eigene Gefahr.«

Während Sie noch da stehen und sich den desolaten Zustand der Brücke vergegenwärtigen, erkennen Sie am anderen Ende einen Menschen. Dieser Mensch winkt und ruft etwas in Ihre Richtung. Undeutlich verstehen Sie, dass er Hilfe braucht, und jetzt ruft er wieder: »Ich brauche Hilfe. Sie können die Brücke ruhig betreten, sie hält noch.«

Sie erkennen die Person nicht, die Entfernung ist zu groß, und außerdem hängt ein leichter Dunst in der Luft. Sie glauben diesem Menschen auch nicht, denn offensichtlich ist die Brücke baufällig. Dann ruft dieser Mensch wieder: »Bitte kommen Sie, ich brauche Hilfe. Schnell!«

Sie rufen hinüber: »Hält die Brücke wirklich noch?«

Und gleich kommt die Antwort: »Ja sie hält noch, das kann ich Ihnen versprechen.«

Sofort kommt Ihnen der Gedanke, dass diese Antwort nicht stimmt und Ihnen mit einem Versprechen nicht gedient ist. Oft genug haben Sie erlebt, dass sich Versprechungen einfach nicht bewahrheiteten. Und dann hören Sie wieder: »Bitte kommen Sie. Sie gehen kein Risiko ein.«

Atmen Sie jetzt tief ein und wieder aus. Zählen Sie bis drei, dann atmen Sie noch einmal tief ein und lassen die Luft entspannt wieder ausströmen. Eins, zwei, drei – tiefes Einatmen, tiefes Ausatmen. Sie können diesem Menschen nicht einfach glauben, und doch führt etwas Sie auf die Brücke und in diese Richtung. Sie können sich das nicht erklären, dennoch kommt es Ihnen irgendwie bekannt vor. Vorsichtig setzen Sie den ersten Schritt auf die Brücke, um zu sehen, ob sie hält. Links sehen Sie alte Autoreifen, und voraus ist nur ein wüstes Durcheinander zu erkennen, haufenweise Schutt und Metallteile. Sie tun einen weiteren Schritt, und rechts ist auf einmal ein Getränkestand zu erkennen. Hier schenken Mutter und Kind Limonade aus. Sie wissen sich keinen Reim darauf zu machen, denn eben noch war hier nichts zu sehen. Und was hätten sie auch auf einer so gefährlichen Brücke zu tun? »Alles in Ordnung?«, fragen Sie. Keine Antwort. Die beiden halten sich offenbar auf einem sicheren Abschnitt der Brücke auf, frei von Trümmerteilen und Unrat.

Der Mensch am anderen Ende der Brücke ruft: »Ich hab Ihnen doch gesagt, dass die Brücke hält und keine Gefahr besteht. Jetzt kommen Sie bitte, schnell!«

Sie sehen sich den vor Ihnen liegenden Weg an. Er ist in einem katastrophalen Zustand, und ganz offensichtlich kann man ihn nicht bedenkenlos begehen. Die Brücke wirkt vollkommen baufällig, aber als Sie Ihren Fuß jetzt wieder daraufsetzen, hält sie. Sie atmen auf.

Sie gehen an dem Limonadenstand weiter, und schon verschwindet er im Nebel und ist weg. Rechts voraus ist ein Autowrack zu erkennen, und noch weiter voraus ist alles öde Trümmerwüste. Beim Blick nach links fällt Ihnen eine Gruppe auf, die nach zwei Eltern mit Kindern aussieht, alle mit Angelruten. Sie werfen ihre Leinen von der Brücke hinunter ins Wasser aus, doch mit so etwas rechnet man an einem Ort wie diesem nicht. Es ist nicht mehr viel übrig, wo man stehen könnte, aber da, wo diese Leute angeln, scheint die Brücke in Ordnung zu sein und sogar ein stabiles Geländer zu haben.

»Gehen Sie weiter!«, ruft die Stimme vom anderen Ende. »Wirklich, Sie haben nichts zu befürchten. Schnell, kommen Sie.«

Atmen Sie jetzt wieder tief ein und dann aus. Sie gehen einen Schritt weiter auf der Brücke, und jetzt kommt ein niedlicher Welpe auf sie zugerannt und springt an Ihnen hoch. Sie erschrecken. Wie kommt so ein kleiner Hund über all die Lücken hierher? Er sieht aus wie ein Golden Retriever. Er leckt Ihnen die Hand. Sie spüren die raue, feuchte Berührung. Wie kann das alles sein? Wie kommt der Hund hierher? Gleich hinter ihm hat die Brücke eine Lücke, und dahinter ist eine Schuttwüste. Und wieder ruft die Stimme vom anderen Ende der Brücke: »Hier drüben bin ich. Hier. Schnell, ich brauche Sie.«

Ringsumher sieht alles nach Katastrophengebiet aus, und die Brücke wirkt akut einsturzgefährdet, aber wo Sie stehen, scheint sie sich selbst repariert zu haben. Unter Ihren Füßen ist die Brücke wieder fest geworden, und offenbar befinden Sie sich zusammen mit diesem Welpen in Sicherheit. Plötzlich hat er auch ein Halsband um, an dem eine Leine befestigt ist, und am anderen Ende der Leine sehen Sie die Hand eines lächelnden Menschen. Der geht jetzt an Ihnen vorbei, und Sie fragen sich erneut, wie das alles sein kann. Sie wenden sich um und wollen der Person nachsehen, aber schon verschwindet sie im Nebel und ist weg. Sie schöpfen mit jedem weiteren Schritt neues Vertrauen, denn offenbar ist die Brücke stellenweise tatsächlich in Ordnung.

Es liegt jetzt noch eine gewaltige Lücke vor Ihnen, und Sie sind sich gar nicht sicher, ob Ihr Vertrauen ausreicht, um Sie darüber hinwegzutragen. Sehen Sie diese Lücke? Schauen Sie hin, sie ist gut zu erkennen, und dieser Mensch ruft von drüben wieder: »Nicht stehen bleiben. Gehen Sie weiter.«

Ihnen schießt durch den Kopf, dass Sie beim nächsten Schritt abstürzen, sich verletzen oder sogar ums Leben kommen könnten. Sie rufen hinüber: »Ich kann nicht. Ich setze mein Leben nicht aufs Spiel für Sie. Ich glaube Ihnen nicht. Das hat doch alles keinen Zweck.«

Die Stimme erwidert: »Schnell, schnell. Sie müssen mir helfen. Sie können mich jetzt nicht hängen lassen. Tun Sie einfach den Schritt, es wird nichts passieren, versprochen.«

Dieses Wort wieder. Sie kennen es nur zu gut. Sie sehen sich um zum anderen Ende der Brücke hin, von dem Sie gekommen sind. Gern würden Sie wieder zurückgehen, doch das geht nicht mehr, wie Sie jetzt erkennen. Die Brücke ist in einem noch schlimmeren Zustand als zuvor, und die Menschen sind alle weg. Sind Sie hereingelegt worden? Und jetzt ruft die Stimme wieder: »Hören Sie doch! Es passiert Ihnen nichts. Die Brücke hält. Wir haben keine Zeit zu verlieren. Kommen Sie bitte.«

Sie atmen tief ein und dann wieder aus. Und noch einmal tief und wieder aus. Sie stehen da vor dieser breiten Lücke, und jetzt schließen Sie in Ihrer Vorstellung die Augen. Sie tun den nächsten Schritt. Ihr Fuß trifft auf festen Boden, und Sie stürzen nicht ab. Sie stehen sicher.

Jetzt öffnen Sie in Ihrer Vorstellung die Augen wieder und sehen, dass sich die Brücke unter Ihnen geschlossen hat. Wieder gehen Sie einen Schritt weiter und können zusehen, wie die Brücke sich selbst instand setzt. Sie erneuert sich mit jedem weiteren Ihrer Schritte.

Nun erkennen Sie Menschen auf der Brücke, und es geht Ihnen auf, dass Sie diese Menschen kennen. Es sind Angehörige, Freunde und Tiere, die da vorbeigehen. Alle sind fröhlich und guter Dinge. Und mit allen hatten Sie in Ihrem Leben einmal zu tun. Dann hören Sie wieder diese Person am anderen Ende, die jetzt sagt: »Hier bin ich. Geh weiter.« Jetzt haben Sie das Ende der Brücke fast erreicht – und wie schön, wie solide, wie sicher sie ist. Hier herrscht Frieden. Sie fühlen die Sonne im Gesicht, und der leichte Nebel verfliegt.

Nun haben Sie das Ende der Brücke fast erreicht. Nur noch ein Schritt, und dann stehen sie da, und der Mensch, der die ganze Zeit nach Ihnen gerufen hat, steht auch da, direkt vor Ihnen. Jetzt wird Ihnen klar, dass Sie es die ganze Zeit selbst waren. Ihre Seele wartete da am anderen Ende der Brücke auf Sie, und die Furcht, die Sie und Ihre Seele getrennt hielt, ist weg. Atmen Sie tief ein und wieder aus. Sie können die Augen nun wirklich öffnen.

Wir nehmen auf unserem Weg durchs Leben nicht unbedingt wahr, was unsere Seele an Verletzungen durch Verrat und Vertrauensbruch davonträgt, aber so entstehen Angst und Befürchtungen in uns. Dadurch scheint die Brücke zwischen unserer Seele und unserem Gehirn nicht mehr begehbar zu sein, aber sie ist in Wirklichkeit die Verbindung, die uns ein Gefühl von Sicherheit gibt, die uns zu vertrauen erlaubt, sodass wir nicht in Ängsten leben müssen. Sie haben jetzt das Ende dieser Meditation erreicht, die Ihre Seele mit den physischen Neuronen in den emotionalen Zentren Ihres Gehirns verbindet, und diese Verbindung kann nun ganz stark werden, keine Angst vor Vertrauensbruch kann Sie jetzt noch aufhalten.

Diese Meditation können Sie täglich oder jeden zweiten Tag oder mehrmals die Woche machen, und mit jedem Mal wird sie noch wirksamer und bringt die Brücke zwischen Ihrer Seele und Ihrem Körper wieder in Ordnung.

## Lichtdurchflutung der Seele

Mit dieser Heilmeditation können Sie seelische Brüche heilen, zu denen es im Laufe der Jahre durch große Nöte, durch Verlust, Verrat, Vertrauensbruch oder das Gefühl, missverstanden zu werden, gekommen ist. Vielleicht haben Sie auch gegen Unrecht angekämpft und den Kampf verloren, und jetzt werden Sie das Gefühl nicht mehr los, ein Stück von Ihrer Seele verloren zu haben und es wiederfinden zu müssen.

Beginnen Sie mit der Meditation, nachdem Sie einen Platz gefunden haben, an dem Sie ungestört liegen oder sitzen und die Augen eine Weile geschlossen halten können. Nehmen Sie eine bequeme Haltung ein, und schließen Sie die Augen. Atmen Sie tief ein und wieder aus. Eins, zwei drei – und tief einatmen und die Luft dann wieder entlassen.

Stellen Sie sich in der Ferne einen Treppenaufgang vor. Während Sie sich dorthin wenden, kommt Nebel auf. Sehen Sie ihn? Der Treppenaufgang ist noch zu erkennen. Sie gehen weiter in dieser Richtung und nähern sich der Treppe. Jetzt sind Sie fast da, nur noch ein paar Schritte. Und nun stehen Sie am Fuß der Treppe und blicken hinauf. Atmen Sie tief ein und wieder aus.

Die Treppe hat 21 Stufen. Sehen Sie die? Sie werden jetzt hinaufsteigen, und wir zählen dabei zusammen die Stufen. Setzen Sie einen Fuß auf die erste Stufe. Eins. Jetzt den anderen Fuß auf die zweite Stufe. Zwei. Im Nebel steigen Sie die Treppe hinauf. Hat irgendeine dieser Zahlen eine besondere Bedeutung für Sie? Jetzt steigen wir die weiteren Stufen hinauf. Drei, vier, fünf und so weiter ... Sie haben schließlich das obere Ende der Treppe erreicht und stehen vor einer Tür, einem Portal. Atmen Sie tief ein und aus.

Drücken Sie die Klinke, um diese große Tür zu öffnen. Dahinter gelangen Sie in einen weiten dunklen Raum. Unter Ihnen ist kein Boden, Sie schweben. Spüren Sie es? Über sich und ringsumher sehen Sie ferne glitzernde Sterne. Direkt voraus erkennen Sie eine Lichtkugel, die Ihnen entgegenkommt. Sehen Sie dieses Licht? Sie strecken die Hand aus, Sie werden es auffangen. Und da ist es auch schon – drei, zwei, eins und zugreifen. Sie halten dieses Licht jetzt in der Hand. Heben Sie es an die Stirn, um es mit leichtem Druck eindringen zu lassen, sodass es in Ihre Seele gelangen kann.

Wieder kommt Ihnen von fern her ein Licht entgegen. Sie bereiten sich darauf vor, es aufzufangen. Da ist es auch schon, Sie greifen danach und halten es in der Hand. Wie fühlt es sich an, dieses Licht in der Hand zu halten? Sie heben es an die Stirn und schieben es mit leichtem Druck hinein, bis es sich in Ihrer Seele wiederfindet.

Sie sehen ein drittes Licht auf sich zukommen, größer und heller. Sie werden es mit beiden Händen auffangen müssen. Es kommt näher und näher, und Sie machen sich zum Fangen bereit. Drei, zwei, eins, Sie fangen es mit beiden Händen auf. Sehen Sie nur, wie schön es in Ihren Händen ist, ein warmes, wohltuendes, tröstendes Licht. Etwas von Ihnen ist darin. Und dieser Teil von Ihnen ist rein, unberührt, unverletzt, immer in Sicherheit und geborgen. Heben Sie auch dieses Licht an die Stirn, um es mit sanftem Druck in Ihre Seele gelangen zu lassen. Spüren Sie dieses Licht in Ihrer Seele? Atmen Sie tief ein und wieder aus. Eins, zwei, drei: tief einatmen und ausatmen.

Jetzt ist es Zeit, zu der großen Tür zurückzukehren. Sie steht noch offen. Sind Sie da? Stehen Sie am oberen Ende der Treppe? Sie greifen die Klinke, um die Tür hinter sich zu schließen. Nun ist sie zu, und Sie steigen die Stufen hinunter, und wir zählen zusammen abwärts von der 21. bis zur letzten Stufe ... Atmen Sie tief ein und wieder aus.

Sie können die Augen öffnen. Die Meditation der Lichtdurchflutung Ihrer Seele ist abgeschlossen. Alle Beschädigungen Ihrer Seele – und damit die Seele selbst – sind nun auf dem Weg der Genesung. Die Seele ist jetzt wieder vollständig, es fehlen keine Teile mehr, die in Zeiten der Kämpfe, Nöte und Verluste verloren gegangen waren. Ihre spirituellen Kräfte als Lichtwesen in dieser Welt haben zugenommen. Alte Verletzungen können Ihre Seele nicht mehr wie früher binden. Ihre Seele gehört Ihnen, sonst niemandem, und Sie haben Anspruch darauf, Ihre Seele zu heilen.

Unsere Seele ist eine Energie, eine Kraft,
der nichts von dem, was hier auf der Erde geschieht,
etwas anhaben kann.

Kapitel 14

# Die Stimme Ihrer Seele

Was ist die Seele denn eigentlich? Gibt es sie überhaupt? Ist sie wie entschwebende Luft? Haben wir uns die ganze Zeit nur eingebildet, wir hätten eine Seele?

Jeder Mensch hat eine Seele. Sie ist die Stimme Ihres gesamten Seins. Ihre Seele behält alles, was in Ihrem Leben je geschehen ist. Sie birgt den Sinn Ihres verkörperten Daseins, und sie arbeitet mit allem, was Sie sich als verkörpertes Wesen vorgenommen haben, weil Sie es erfahren wollten. Ihre Seele erhält sich selbst und lebt endlos weiter, wenn Ihr Körper längst vergangen ist.

Es spielt keine Rolle, ob Sie Ihre Seele mögen oder nicht. Es ist auch gleich, ob Sie überhaupt an die Existenz einer Seele und insbesondere der *Ihrigen* glauben. Darauf kommt es nicht an, einfach weil sie viel mehr vermag als Sie oder Ihr gegenwärtiges Bewusstsein. Sie ist stärker als all die Gehirnwäsche, der Sie hier auf der Erde unterzogen worden sind. Ihre Seele ist nicht an die irdische Blase einer menschengemachten Umwelt gebunden. Ihre Seele ist mehr als Sie. Sie ist Ihr Licht. Und dieses Licht ist nicht hier auf der Erde entsprungen, sondern stammt aus höheren Sphären. Ihre Seele ist viel älter als Ihr Körper und erinnert sich an längst vergangene Vorkommnisse, auf die Sie keinen bewussten Zugriff haben. Ihre Seele vermag Sie auch dann noch zu leiten, wenn sie von den Menschen in Ihrem Umfeld nicht genährt oder sogar beschädigt wurde. Auch in dieser gebrochenen Form birgt sie die Macht und die Herrlichkeit, die noch den finstersten Weg erhellt.

Manchmal, wenn wir uns mitteilen, gibt es Momente, in denen wir hinauswachsen über alles Wirre, was uns umgibt, sodass wir dann nicht mehr nur unsere eigene, sondern eine gemeinsame Wahrheit aussprechen, die uns mit anderen verbindet und möglicherweise sogar über Worte hinausgeht. Das ist dann vielleicht unsere ureigene kraftvolle Stimme.

Was hier auf der Erde »Wahrheit« genannt wird, kann voller Mängel sein, weil die menschliche Natur dazu neigt, sich die Wahrheit so zurechtzubiegen, dass man etwas hat, woran man sich »festhalten« kann. Die Wahrheit kann also entstellt und voller Lug und Trug sein. Das Böse macht aus der Wahrheit etwas anderes, was sich als Waffe benutzen lässt – so verdorben und voller Täuschung kann die Wahrheit sein. Das wird von allen, die so agieren, als überlebensnotwendig empfunden beziehungsweise dargestellt.

Unsere Seele jedoch hält an der tatsächlichen Wahrheit fest und bewahrt sie rein und ungeschminkt, unabhängig von unseren Überlebensstrategien. Ihre Seele steht über den Spielchen, die hier auf der Erde gespielt werden. In jedem von uns ist diese Stimme, die es besser weiß und die mehr vermag als unsere irdische Stimme. Diese Stimme steht sogar über jener, die ganz aus unserer Tiefe kommt, denn so stark, so wichtig und so tief unsere Erdenstimme auch sein mag, sie ist doch sehr oft von Kränkung, Kummer, Misstrauen, Verwirrung und Fehlinformation geprägt. Unsere wahre Stimme dagegen, die unserer Seele, ist nicht zu täuschen und fällt auf keinerlei Tricks herein.

Unsere Seele hat einen Klang, der nicht mit den Ohren zu hören ist und der über Raum und Zeit hinweg wahr ist und bleibt. Wenn die Seele unseren Körper verlässt und aufsteigt, ist das begleitet von einem Klang. Die Seele ist Energie, und zwar starke Energie, eine Feuerkugel. Und das Geräusch, das die Reise unserer Seele begleitet, kommt dadurch zustande, dass sie die Zeit selbst durchstößt. Für eine Seele, die den Körper verlassen hat, gibt es keine Zeit mehr.

Wohin sie geht, da gibt es keine Uhren. Sie kehrt heim, und wo sie zu Hause ist, herrscht nicht die Zeit, die ohnehin für jeden Planeten, jedes Sonnensystem und jede Galaxie eine andere ist. Wenn dieser Planet oder dieses Sonnensystem aufhört zu existieren, dann bleibt hier die Zeit stehen, aber unsere Seele hört nie auf zu existieren. Sie muss weiterleben und lebt weiter, und Zeit setzt ihr keine Grenzen.

Unsere Seele ist eine Energie, eine Kraft, der nichts von dem, was hier auf Erden geschieht, etwas anhaben kann. Es ist ein göttliches Gesetz, dass unsere Seele die Dinge richtig sieht, auch dann, wenn das an unser Gehirn gebundene Bewusstsein sich irrt. Irrtum dringt nicht bis in unsere Seele vor und kann sie auch nicht beschädigen. Am Ende zählt einzig die Wahrheit unserer Seele, weil sie unser ewiges Sein ausmacht und mehr ist als alles, was wir hier auf der Erde sind und je waren.

Unsere Seele hat einen Klang, der nicht mit den Ohren zu hören ist und der über Raum und Zeit hinweg wahr ist und bleibt.

# Die Ursprünge der Medialen Medizin

Der Geist des Höchsten, Gottes Stimme der Barmherzigkeit oder des Mitgefühls, trat in mein Leben, als ich vier Jahre alt war. Er wollte mich die wahren Ursachen menschlicher Leiden erkennen lassen, und dieses Wissen sollte ich in die Welt tragen. Der Geist spricht mir ständig und sehr klar und deutlich ins Ohr, wie es ein Freund tun könnte, der neben mir steht. Er teilt mir ganz präzise die Beschwerden und Symptome aller Menschen in meiner Umgebung mit. Außerdem hat er mir von Anfang an beigebracht, wie ich so etwas wie Ganzkörper-Scans der Leute machen kann, die bestehende Blockaden, Krankheiten, Infektionen, Problembereiche und frühere Gesundheitsstörungen wie im MRT hervortreten lassen.

Als Botschafter für den Geist des Mitgefühls habe ich die Aufgabe, Angehörige der Gesundheitsberufe und gesundheitsbewusste Laien weiterhin mit diesem hohen Heilwissen zu versorgen und zu diesem Zweck Bücher und Podcasts zu veröffentlichen, in den sozialen Medien zu posten und aufzutreten sowie mich auf jede erdenkliche Art an die chronisch Kranken zu wenden. Was Sie in diesem Buch vorfinden, verdankt sich dem Umstand, dass der Geist des Mitgefühls Abermillionen chronisch kranke Menschen im Blick hat und alle Formen und Varianten und psychischer Zustände erfasst, mit denen sie leben oder geschlagen sind. Der Geist sammelt ungeheuer viel Information über die Leiden der Menschen und weiß dann, wie das Heilwissen so zu vermitteln ist, dass sich chronisch Kranke gesehen fühlen und die Kenntnisse für ihre Genesung anwenden können.

Oft, wenn ich am Schreibtisch sitze, um all das zu erfassen, was Sie hier lesen, trete ich aus meiner persönlichen Welt hinaus und bin dann in einer Sphäre des Lichts, in der ich den Geist sehr klar höre und die von ihm bereitgestellten Visionen empfange. Einmal saß ich da und wartete darauf mitzuschreiben, was der Geist über Essstörungen zu sagen hatte. Ich fragte: »Wo bist du?« Der Geist des Mitgefühls sagte: »Ich bin da. Ich öffne gerade den Bereich, in dem ich Eindrücke von über einer Milliarde Essstörungen bekomme, damit ich dann etwas mitteilen kann, was alle Menschen erreicht, die mit Essstörungen zu kämpfen haben. Ich möchte das so umfassend formulieren, dass sich alle angesprochen fühlen können.«

Der Geist des Mitgefühls weiß, was Menschsein auf der Erde bedeutet, und dann erklärt er ganz aus der Tiefe, wie alles so gekommen ist und was wir mit den Mitteln erreichen können, die uns hier auf der Erde zur Verfügung stehen. *Wir sehen Sie, wir wissen, was Sie durchmachen, wir wünschen uns und Ihnen, dass Sie es keinen Augenblick länger erdulden müssen.* Meine Aufgabe ist es, Ihnen die nötigen Kenntnisse zu vermitteln, damit Sie sich über das Meer der Konfusion erheben und das ganze Geschrei und Gerede der heutigen Gesundheitstrends hinter sich lassen können, um sich auf eigene Faust Ihre Gesundheit zurückzuerobern und selbstbestimmt Ihr Leben zu gestalten.

Oft bekomme ich zu hören: »Was für eine Gabe Sie haben!« Manche bezeichnen mich sogar als Propheten. Ich erwidere dann: »In meinen Augen ist das keine Gabe, es ist eine Pflicht, die ich gegenüber anderen habe. Für Sie ist es eine Gabe, ein Geschenk.« Wenn jemand ein Bergsteiger ist, kann man das als »Gabe« bezeichnen. Man klettert Felswände hinauf und riskiert vielleicht dabei sogar sein Leben. Aus dieser Gabe bezieht der Bergsteiger tiefe Befriedigung. Andere sehen staunend zu, aber der Bergsteiger klettert für sich, vielleicht, um sich zu beweisen, dass er es kann, oder auch, dass er es besser kann als zuvor. Diese Gabe ist von anderer Art. Die Stimme zu hören erbringt keine Befriedigung für das Ich, ich habe da keine persönlichen Ziele. Die Stimme, die ich höre, ist für alle da, die zuhören möchten oder die leiden. Natürlich ist es immer befriedigend, wenn das Leben eine neue Wendung erfährt, wenn jemand gesund wird. Hier liegt die Befriedigung in dem Wissen, dass jemand von körperlichen oder seelischen Leiden befreit wurde.

Sie müssen mich oder die von mir überbrachte Botschaft oder meine Art der Übermittlung nicht mögen oder auch nur an die Stimme glauben, die mir gegeben wurde. Ich bin dann trotzdem noch ein Botschafter. Ich hatte nie den Wunsch, eine Stimme zu hören; und als ich sie dann hörte, hatte ich trotzdem nicht den Wunsch danach. Es gab aber kein Entkommen, und irgendwann musste ich erkennen, dass sie nicht von mir weichen würde. Was hier vermittelt wird, ist immer für Sie da und hat bereits bewiesen, dass es chronisch Kranke aus einem Abgrund von Krankheit, Hoffnungslosigkeit und Verzweiflung ins Licht der wiederhergestellten Gesundheit heben kann. Als »der Typ, der eine Stimme hört«, habe ich mir einiges anhören müssen, doch das ist nichts gegen das, was chronisch Kranke erleben. Ich bin fest entschlossen, weiterhin stets hinter den chronisch Kranken zu stehen und die Mitteilungen vom Geist des Mitgefühls weiterzugeben, solange ich da bin.

Ich habe denen Klarheit zu bringen, die Zeit zu investieren bereit sind, um herauszufinden, was mit ihrem Körper los ist – nicht, weil der Körper schwach oder mangelhaft wäre, sondern weil durch dieses Erdenleben einfach Gründe für die Minderung der Lebensqualität entstehen. Energie gehört zu den besonders kostbaren Ressourcen, und sehr viele von chronischen Krankheiten Betroffene haben davon nicht genug. Aber wenn jemand jeden letzten Rest von Energie aufbietet, um sich die hier vermittelten Kenntnisse aus höherer Quelle zu vergegenwärtigen, liegt darin die Chance, wirklich etwas zu erreichen. Ich habe die zu versorgen, deren Vertrauen enttäuscht wurde und denen gerade so viel davon bleibt, dass sie noch einmal neu ansetzen können.

Wenn Sie Näheres über meinen Werdegang wissen möchten, empfehle ich Ihnen das erste Kapitel der überarbeiteten und erweiterten Neuausgabe von *Mediale Medizin*.

# Dank

Mein erster Dank geht an die Medical-Medium-Community, die mich so engagiert und Rückhalt bietend durch dick und dünn begleitet. Ihr seid eine Kraft des Mitfühlens und des Lichts geworden.

Danke, Patty Gift, Anne Barthel, Reid Tracy, Margarete Nielsen, Diane Hill, Sarah Coomes und das ganze übrige Hay-House-Team für eure Treue und das Engagement, mit dem ihr die Weisheit des Geistes in die Welt tragt, damit sie im Leben von noch viel mehr Menschen etwas bewegen kann.

Kelly Noonan und Alec Gores, danke, dass ihr euch immer um mich kümmert. Es bedeutet mir so viel.

Helen Lasichanh und Pharrell Williams, ihr seid wirklich Seher der freundlichsten Art.

Sylvester Stallone, Jennifer Flavin Stallone und Familie, euer Rückhalt war und ist wirklich bahnbrechend.

Dwayne Johnson und Lauren Hashian, ich schätze eure Freundschaft über alles, ihr seid das Salz der Erde.

Adam und Jackie Sandler, euer Geist des bescheidenen Dienens ist das einzig Wahre.

Diane von Fürstenberg, was für ein Glück, dass sich unsere Wege in diesem Leben gekreuzt haben.

Hilary Swank und Philip Schneider, euer Engagement für die heilende Wahrheit und das heilende Wissen ist ganz erstaunlich. Ich fühle mich geehrt. Danke für eure kraftvolle Unterstützung.

Kate Hudson, Danny Fujikawa, Erinn und Oliver Hudson sowie Elisabeth Stassen, euch mit eurer Liebe und Unterstützung auf meiner Seite zu wissen ist wahrhaft ein Segen.

Miranda Kerr und Evan Spiegel, wie gut, euer Licht und Mitgefühl aktiv an der Heilbewegung mitwirken zu sehen.

Danke, Laura Dern, dass Sie Ihr Licht leuchten lassen und der Welt Impulse zum Besseren geben.

Gwyneth Paltrow, Ihre Umsicht und Großzügigkeit haben etwas wahrhaft Mitreißendes.

Carrie Ann Inaba, Sie sind so durch und durch echt und wahr.

Uma Thurman, Ihre Freundschaft bedeutet mir sehr viel.

Novak und Jelena Djokovic, euer Sinn für Gesundheit und Wohlbefinden ist vorbildlich und inspirierend.

Sage und Tony Robbins, welche Ehre, zu Ihrer Welt zu gehören, in der so vielen geholfen wird.

Martin, Jean, Elizabeth und Jacqueline Shafiroff, euch habe ich dafür zu danken, dass ihr immer da seid, an mich glaubt und mich unterstützt, damit die Botschaft weitergetragen wird und viele gesund werden können.

Dr. Alejandro Junger, das Leben wäre ohne dich ein anderes, Bruder.

Dr. Ilana Zablozki-Amir, Ihre Bereitschaft, das Anliegen der Medialen Medizin mitzutragen, ist unerschöpflich.

Dr. Prudence Hall, Ihr selbstloser Einsatz für die Aufklärung von Patienten führt uns vor Augen, was es ursprünglich bedeutete, Arzt oder Ärztin zu sein.

Mit Craig Kallman danke ich einem Unterstützer, Fürsprecher und Freund auf diesem Weg.

Corey und Courtney Feldman, was für aufrechte, umsichtige und besondere Seelen ihr doch seid.

Caroline Fleming ist ein wahrer Segen, voller Licht und immer darauf bedacht, für alle ringsum zu sorgen.

Chelsea Field und Scott, Will und Owen Bakula, womit mag ich es verdient haben, dass ihr in meinem Leben seid? Ihr seid die wahren Kreuzritter für die Sache der Medialen Medizin.

Kimberly und James Van Der Beek, für euch und eure Familie ist in meinem Herzen ein besonderer Platz reserviert. Wie schön, dass sich unsere Wege in diesem Leben gekreuzt haben.

Kelly Rutherford, Ihre vorausschauende Weisheit ist für alle ringsum wirklich erhebend.

Kerri Walsh Jennings, Sie überraschen mich immer wieder mit Ihrer hoffnungsvollen Art und Ihrer unerschöpflichen positiven Energie.

John Donovan, wie schön, diese Erde mit einer so friedliebenden Seele zu teilen.

Nanci Chambers und David James, Stephanie und Wyatt Elliott, wie soll ich euch je für eure wunderbare Freundschaft und den nie endenden Zuspruch danken?

Lisa Gregorisch-Dempsey, Ihre Freundlichkeit bedeutet mir sehr viel.

Grace Hightower De Niro, Robert De Niro und Familie, wie kostbar und liebenswürdig ihr seid.

Liv Tyler, ich fühle mich wirklich geehrt, in Ihrer Welt einen Platz zu haben.

Robert Downey Jr., Sie sind wahrhaft durch und durch Herz und Seele.

Jenna Dewan, Ihr Kampfgeist ist bemerkenswert und eine Inspiration.

Debra Messing, mit Ihrer Vision für eine gesündere Erde wenden Sie im Leben der Menschen etwas zum Besseren.

Alexis Bledel, Ihre Kraft in dieser Welt hat etwas ungemein Aufrichtendes.

Lisa Rinna, danke, dass Sie so unermüdlich Ihren Einfluss nutzen, um die Botschaft zu verbreiten.

Steve Harris und Familie, ihr seid wirklich unglaublich.

Jennifer Aniston, Ihre freundliche und fürsorgliche Unterstützung ist wie nicht von dieser Welt.

Taylor Schilling, welch ein Glück, Sie zu kennen und hinter mir zu wissen.

Dana Gerson Unger, Sie haben immer die anderen im Blick. Sie gehören zu den ganz erstaunlichen Menschen.

Marcela Valladolid, Sie zu kennen ist eine Bereicherung meines Lebens.

Jennifer Meyer, ich bin so unendlich dankbar für deine Freundschaft und die unermüdliche Bereitschaft, die Nachricht zu verbreiten.

Calvin Harris, du hast die Welt mit einem kraftvollen Rhythmus verändert.

Courteney Cox, ich bin so dankbar für dein reines, liebevolles Herz.

Hunter Mahan und Kandi Harris, ihr brennt immer auf neue Herausforderungen, ich bin stolz auf euch.

Kidada und Rashida Jones, eure mitfühlende Fürsorge wiegt mehr, als ihr ahnt. Eure Mutter war ein Juwel, das in euch weiterlebt.

All diesen Seelen, deren Treue mir kostbar ist, fliegt mein Dank zu: Naomi Campbell, Eva Longoria, Carla Gugino, Mario Lopez, Renee Bargh, Tanika Ray, Michael Bernard Beckwith, Jay Shetty, Alex Kushneir, LeAnn Rimes Cibrian, Sharon Levin, Nena und Robert Thurman, Leslie Mann und Maude Apatow, Jenny Mollen, Jessica Seinfeld, Kelly Osbourne, Demi Moore, Beth Behr, Nikki Vianna, India Arie, Kristen Bower, Rozonda Thomas, Peggy Rometo, Debbie Gibson, Carol, Scott und Christiana Ritchie, Jamie-Lynn Sigler, Amanda de Cadenet, Marianne Williamson, Erin Johnson, Lewis Howes, Gabrielle Bernstein, Maha Dakhil, Bhavani Lev und Bharat Mitra, Woody Fraser und alle bei Hallmark's Home & Family, Morgan Fairchild, Patti Stanger, Catherine, Sophia und Laura Bach, Annabeth Gish, Robert Wisdom, Danielle LaPorte, Nick und Brenna Ortner, Jessica Ortner, Mike Dooley, Kris Carr, Ann Louise Gittleman, Jan und Panache Desai, Ami Beach und Mark Shadle, Brian Wilson, John Holland, Alexandra Cohen, Christine Hill, Carol Donahue, Caroline Leavitt, Koya Webb, Jenny Hutt, Adam Cushman, Sonia Choquette, Colette Baron-Reid, Denise Linn und Carmel Joy Baird. Ihr seid mir alle sehr wertvoll.

Den mitfühlenden Ärzten und anderen Heilern der Welt, die das Leben so vieler Menschen zum Besseren wenden, rufe ich zu: Ich habe die größte Hochachtung vor Ihnen allen. Dr. Masha Kogan, Dr. Virginia Romano, Dr. Nguyen Phan, Dr. Chris, Dr. Habib Sadeghi, Dr. Carol Lee, Dr. Richard Sollazzo, Dr. Jeff Feinman, Dr. Deanna Minich, Dr. Ron Steriti, Dr. Nicole Galante, Dr. Diana Lopusny, Dr. Dick und Noel Shepard, Dr. Aleksandra Phillips, Dr. Chris Maloney, Drs. Tosca und Gregory Haag, Dr. Dave Klein, Dr. Deborah Kern, Dr. Darren und Suzanne Boles und Dr. Robin Karlin – es ehrt mich, Sie als Freunde bezeichnen zu dürfen. Ihr unermüdliches Engagement für das Gebiet des Heilens ist wahrhaft dankenswert.

Danke an David Schmerler, Brittany Berckes, Kimberly S. Grimsley, Susan G. Etheridge und Paul Prince dafür, dass ihr für mich da seid.

Mein Dank geht an folgende besondere Seelen, deren Loyalität ich schätze: Muneeza Ahmed, Kimberly Spair, Amber Stone, Lauren Henry, Tara Tom, Bella, Victoria und Michael Arnstein, Nina Leatherer, Michelle Sutton, Haily Cataldo, Kerry, Amy Bacheller, Alexandra Laws, Ester

Horn, Linda und Robert Coykendall, Glenn Klausner, Michael Monteleone, Bobbi und Leslie Hall, Katherine Belzowski, Matt und Vanessa Houston, David, Holly und Ginnie Whitney, Melody Lee Pence, Terra Appleman, Eileen Crispell, Kristin Cassidy, Calvin Stebbins, Catherine Lawton, Alana DiNardo, Min Lee und Eden Epstein Hill.

Sally Arnold, danke, dass du dein Licht so hell leuchten lässt und der Bewegung deine Stimme leihst. Jeff Skeirik, danke für die sagenhaften Bilder. Alyssa Degati, deine Stimme bewegt etwas im Leben der Menschen. Bobby Barbaro, deine positive Ausstrahlung ist erhebend für alle. Andrew Kusatsu, du hast über den Schmerz hinaus für gesundheitliche Freiheit gekämpft. Dafür liebe ich dich wie einen Bruder.

Ruby Scattergood, mit ungezählten Stunden hingebungsvoller Arbeit hast du eigentlich das Rückgrat dieses Buchs geformt. Die Bücher zur Medialen Medizin würde es ohne dich nicht in dieser Form geben. Danke für deinen Rat.

Vibodha und Tila Clark, eure Kreativität war unglaublich förderlich für das Vorhaben, anderen zu helfen. Danke, dass ihr über die Jahre an unserer Seite gewesen seid.

Friar und Clare: *Und wenn jemand etwas wegnimmt von den Worten des Buchs dieser Weissagung, so wird Gott ihm seinen Anteil wegnehmen am Baum des Lebens und an der heiligen Stadt, von denen in diesem Buch geschrieben steht. Es spricht, der dies bezeugt: Ja, ich komme bald. – Amen, komm, Herr Jesus! Die Gnade des Herrn Jesus sei mit allen!* (Offb 22, 19–21.)

Danke, Quincy, für unschätzbar wertvolle Unterstützung und unermüdlichen Einsatz.

Chelsey, Courtney, Harper und Anett, ich danke euch für wertvolle Unterstützung und engagierte Arbeit.

Sepideh Kashanian und Ben, danke für eure herzliche, liebevolle Fürsorge.

Michael und Bonnie McMenamin, wie gut, dass wir zur gleichen Zeit auf dieser Erde sind.

Oliver Niño und Mandy Morris, ich bin stolz auf euch für alles, was ihr für so viele tut.

Wie immer habe ich meiner Familie für Liebe und Rückhalt zu danken: meiner wunderbaren Frau, Dad und Mom, meinen Brüdern, Nichten, Neffen, Tanten und Onkeln, meinen Champions Indigo, Ruby und Great Blue, außerdem Hope sowie Marjorie und Robert, Laura, Rhia und Byron, Alayne Serle und Scott, Perri, Lissy und Ari Cohn, David Somoroff, Joel, Liz, Kody, Jesse, Lauren, Joseph und Thomas, Brian, Joyce und Josh, Jarod, Brent, Kelly und Evy, Danielle, Johnny und Declan und allen meinen Lieben auf der anderen Seite.

Danke, Geist des Höchsten, den ich auch »Geist des Mitgefühls« nenne, dass du uns alle mit der barmherzigen Weisheit des Himmels versorgst. Sie gibt uns ein, den Kopf erhoben zu halten und deine heiligen Gaben weiterzutragen. Danke, dass du mich Jahr für Jahr erträgst. Mit deiner endlosen Geduld und Bereitschaft, auf meine Fragen nach der Wahrheit zu antworten, lehrst du mich die Leichtigkeit des Herzens.

Es spielt keine Rolle, ob Sie Ihre Seele mögen oder nicht.
Es ist auch gleich, ob Sie überhaupt an die Existenz
einer Seele und insbesondere der *Ihrigen* glauben.
Darauf kommt es nicht an, einfach weil sie viel mehr
vermag als Sie oder Ihr gegenwärtiges Bewusstsein.

# Sachregister

## O

## P



## R



## S

# Rezeptregister

# Revolutionärer Selbstheilungsansatz mit ganzheitlichen Methoden

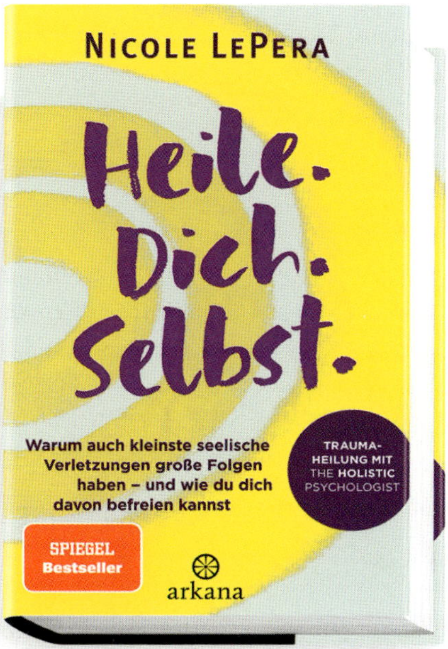


432 Seiten. ISBN 978-3-442-34276-1
Auch als E-Book erhältlich.

Mit ihrer Plattform »The Holistic Psychologist« hat die US-amerikanische Psychologin Nicole LePera nicht weniger als eine Revolution auf dem Psychologie-Sektor begründet. Ihr Ansatz: Fast jeder von uns hat in der Kindheit Traumata und seelische Verletzungen erlitten, die unser Leben nachhaltig beeinflussen. Und wir selbst haben es in der Hand, uns davon zu befreien - wenn wir die richtigen Tools kennen, uns die Erkenntnisse der Mind-Body-Medizin zunutze machen und unsere Selbstheilung auf allen Ebenen anstoßen.

Mit LePeras ganzheitlicher, einzigartiger Anleitung zur mentalen Selbstheilung gelingt es, die tieferen Ursachen von seelischen wie psychosomatischen Problemen zu erkennen, sich von selbstsabotierenden Mustern zu lösen und emotionale Wunden nachhaltig zu heilen.

arkana

# Warum es ohne Spiritualität keine Heilung bei seelischen Krankheiten gibt

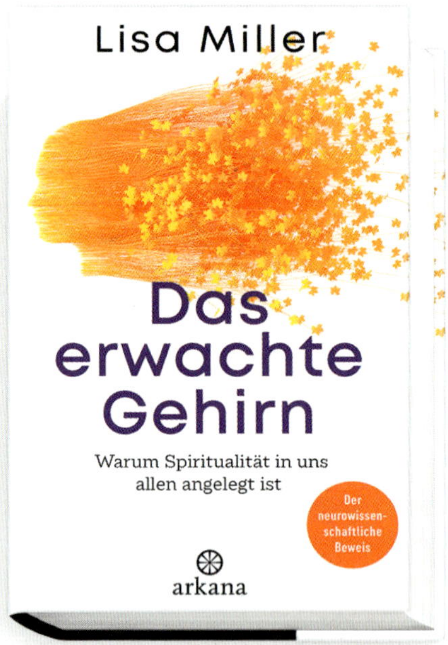


320 Seiten. ISBN 978-3-442-34265-5
Auch als E-Book erhältlich.

Jeder von uns verfügt über die Ressourcen, um tiefen inneren Frieden zu empfinden, sich verbunden zu fühlen und ein sinnerfülltes Leben führen. Denn Spiritualität ist von Geburt an im Gehirn angelegt. Diese bahnbrechende Erkenntnis verdanken wir Lisa Miller, Neurowissenschaftlerin, Psychologin und Professorin an der Columbia University: Erstmals konnte sie wissenschaftlich nachweisen, in welchem Gehirn-Areal die Gefühle von Einssein und Erwachen lokalisiert sind und auf welche faszinierende Weise Gene und Neurotransmitter hierbei zusammenspielen. Ganz praktisch zeigt sie, wie sich dieses Areal aktivieren lässt, um unser ureigenes spirituelles Potenzial voll auszuschöpfen – für Resilienz, Zuversicht und Freude.

arkana

# Berührende Gespräche über Trauma und Transformation

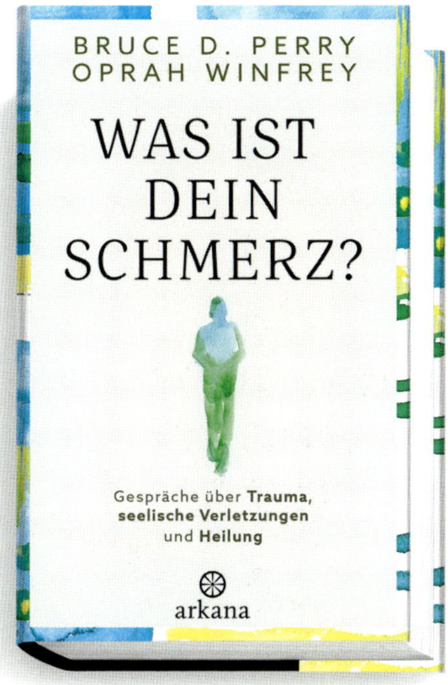


368 Seiten. ISBN 978-3-442-34298-3
Auch als E-Book erhältlich.

Wenn wir als Kind nicht das bekommen, was wir für eine gesunde Entwicklung brauchen, zum Beispiel Sicherheit und eine dauerhafte emotionale Verbundenheit, entstehen seelische Verletzungen. Unsere Lebendigkeit wird eingeschränkt, wir können unser Potenzial nicht entfalten oder fühlen uns minderwertig. Oprah Winfrey diskutiert mit dem renommierten Hirnforscher und Kinderpsychiater Bruce Perry die Auswirkungen traumatischer Kindheitserlebnisse. In vielschichtigen und tief persönlichen Gesprächen beleuchten die Autoren, wie sehr diese Erfahrungen unser Leben als Erwachsene prägen.

arkana

# Einzigartiges Heilwissen von Medical Medium Anthony William

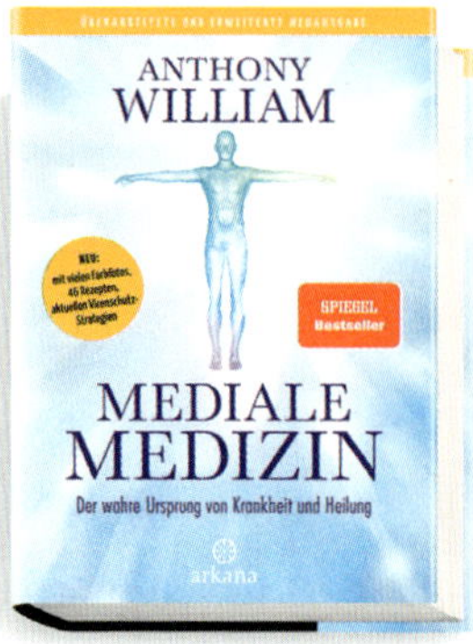


608 Seiten .
ISBN 978-3-442-34290-7

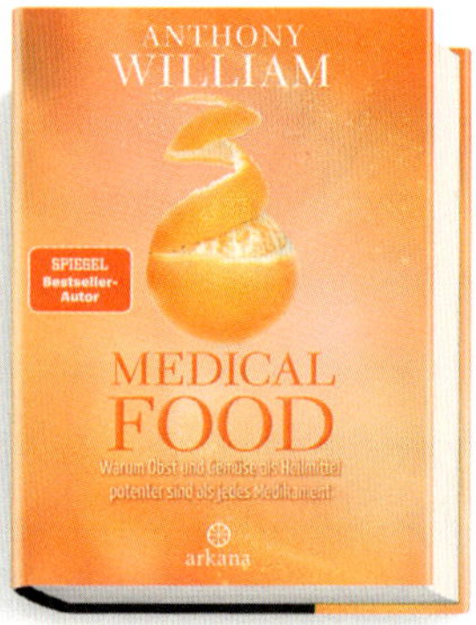


400 Seiten .
ISBN 978-3-442-34225-9

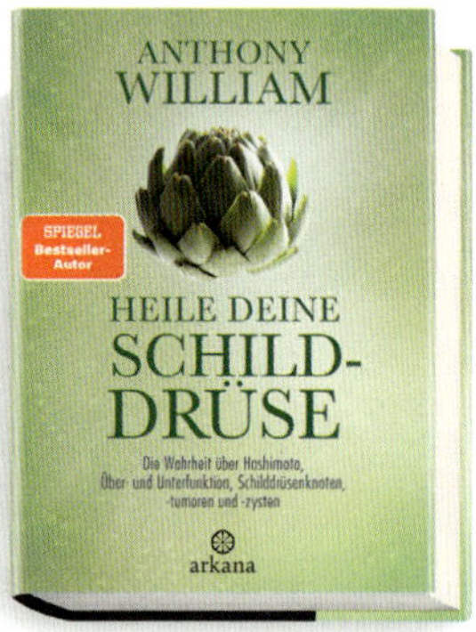


320 Seiten .
ISBN 978-3-442-34236-5

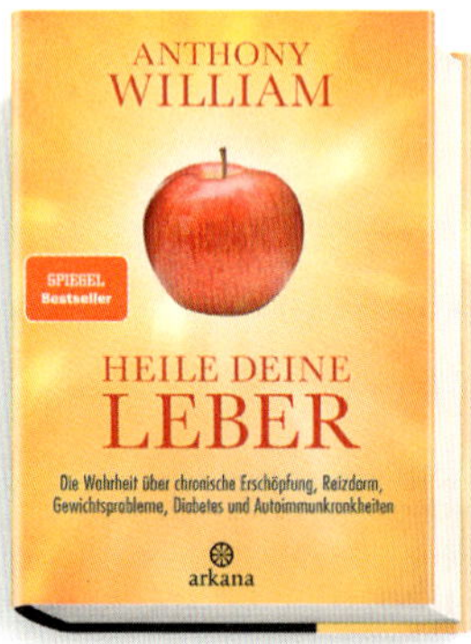


576 Seiten .
ISBN 978-3-442-34251-8

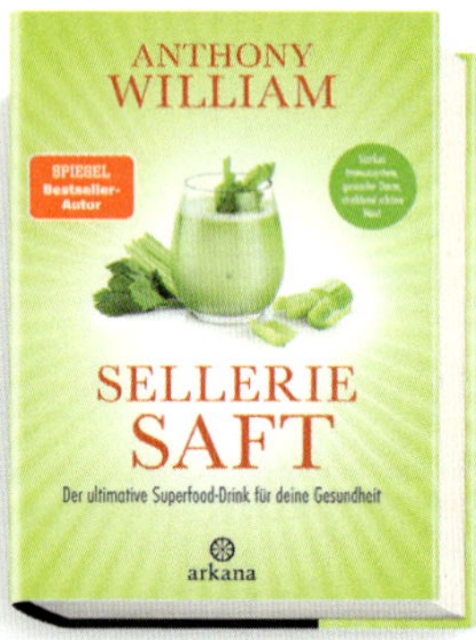


232 Seiten .
ISBN 978-3-442-34264-8

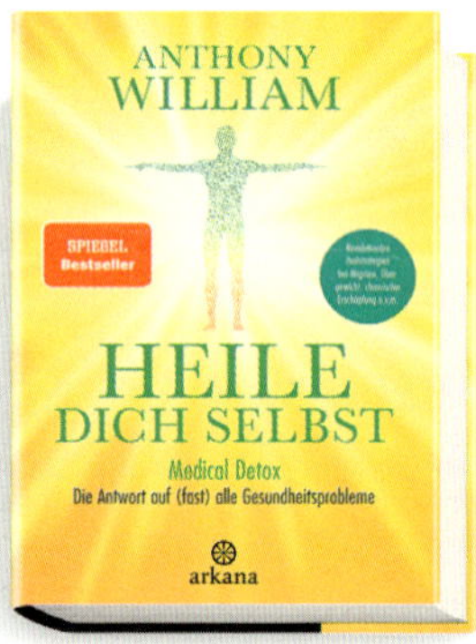


704 Seiten .
ISBN 978-3-442-34274-7

Alle Titel sind auch als E-Book-, Audio- und DL-Ausgabe erhältlich.
Mehr Infos zum Autor und seinen Büchern finden Sie auf arkana-verlag.de.

arkana